本草原始

明李中立纂辑于万历四十年（1612）。本书12卷，收载药物470种，药图420幅，其中360余幅是作者据实物亲临写生所绘，附方369个。本书与以往本草的不同点为药图不绘原植物，仅绘其药用部分，真伪对照，以利药材鉴别，为突出药材形态鉴别的综合性本草；对前代本草记载详明的药品图注简明扼要，对易混淆品种则详加考察，澄清混乱；揭露当时药商以伪充真的卑劣手法，并注意到产地环境、采收季节、炮制加工等因素对药材质量的影响，是在中药鉴定、炮制等方面做出贡献的一部药材学著作。

张卫／张瑞贤 校注

學苑出版社

本草原始

〔明〕李中立　撰

张卫　张瑞贤　校注

學苑出版社

图书在版编目(CIP)数据

本草原始/〔明〕李中立撰；张卫，张瑞贤校注. —北京：学苑出版社，2011.8
ISBN 978-7-5077-3837-7

Ⅰ.①本… Ⅱ.①李…②张…③张… Ⅲ.①本草-汇编 Ⅳ.①R281.3

中国版本图书馆CIP数据核字(2011)第167480号

责任编辑：马红治
出版发行：学苑出版社
社　　址：北京市丰台区南方庄2号院1号楼
邮政编码：100079
网　　址：www.book001.com
电子信箱：xueyuan@public.bta.net.cn
销售电话：010-67675512、67678944、67601101(邮购)
经　　销：新华书店
印 刷 厂：河北三河灵山红旗印刷厂
开本尺寸：890×1240　1/32
印　　张：25.625
字　　数：528千字
印　　数：0001—3000册
版　　次：2011年9月第1版
印　　次：2011年9月第1次印刷
定　　价：65.00元

前　言

明代晚期出现了本草史上第一部绘制药材图谱的著作——《本草原始》，该书的药材图绘画精当，文字描述准确到位，至今仍被许多中药学家认为是开启中药药材学的第一部著作，而该书的作者李中立却名不见经传。那么该书的作者到底是怎么样一个人？该书又主要论述了哪些内容？下就以上两个问题作一简单介绍。

一、李中立其人

《本草原始》卷首题："雍丘李中立正宇甫纂辑"，明确交代了《本草原始》一书的作者是李中立，雍丘（今河南杞县）人，字正宇。李中立的生平在史籍中没有记载，其名仅见于清乾隆五十三年（1788）周玑所著《杞县志》中，该书卷二十四《叙录志》中仅用寥寥十字提到："李中立本草原始十二卷"，再无其他论述。

李中立的生平事迹可以从罗文英和马应龙为《本草原始》所作"本草原始叙"及"本草原始序"两篇序文中略知一二。

罗文英"本草原始叙"中指出"李君，儒者也，胡以辑本草？余授李君业儒者也，胡为李君叙本草？""李君，名中立，少从余游，博极秦汉诸书"，可见李中立原本是学习儒学的，而且博览秦汉时期的书籍。他的授课老师便是这位为其书《本草原始》作序的罗文英，但至于李中立的本草学知识是如何获得的，罗也不甚了解。

罗文英的生平事迹详见于《杞县志·选举志上》："罗文英，字剑翀，其先丰城人，从祖游梁因籍于杞，见事功传。万历三十五年丁未科"，及《杞县志·人物志二》："罗文英，字剑翀，其先丰城人，从祖游梁因籍于杞。登第后授中书舍人，擢监察御史。辛酉上疏陈时政，上嘉纳。又言内市奸宄易混，请罢。会言官以论事，忤旨。文英遗书，政府救之，咸高其义。是年奉命按闽。卒于官。孙继谟，已亥进士。"[1]罗文英字剑翀，祖籍丰城，因为其祖父仕途不得志，跟随祖父落户杞县，习儒业，万历三十五年（1607）丁未科进士，登第后授中书舍人，后曾官至监察御史。从《本草原始》罗序中可以看出，罗为该书作序时，应进士及第，官拜中书舍人。

另一个为《本草原始》作序的是便是马应龙。《杞县志·县令传》载："马应龙，安邱人，万历二十年进士。"，《杞县志·名宦传》载："马应龙，字北溟，安邱人。万历二十年以进士知杞县政务，宽厚恤民、礼士，风化日淳。率邑中诸名士纂修《杞乘则例》一本迁史。世称宏识健笔。至于立社学、建常平仓，更修复诸公署之废阙者，教养兼施，杞民至今讴思焉。"[1]可见马应龙本是安邱（今山东安丘）人，万历二十年（1592）中进士后掌管杞县，从其事迹中可以看出马氏实为一名体恤民情、礼贤下士的好官。

马氏在"本草原始序"中提到"宰杞时，得李君中立

① 清·周玑修. 杞县志. 清乾隆五十三年（1788）刻本. 北京图书馆.

氏，年幼而姿敏，多才艺。其医虽不敢即谓与古人方驾，而偏至之能，有足取焉。”说明马应龙应该是在杞县当地方官时结识了李中立。当时的李中立年纪尚轻，但天资聪敏，多才多艺，尤其是李中立的医学才能，虽然比不上医术精湛的老中医，但他掌握了独特的技能，是值得人们学习的。李氏独特的技能主要表现在两点：

其一，精于绘图。

马氏“本草原始序”中提到“（李中立）皆手自书而手自图之”，且笔者考察了李中立之前的中医书籍，将《本草原始》一书中的药图与其相对，都不相同，足可证明《本草原始》一书中的药图为李氏自己所绘无疑。药图虽为墨线图，但其中绝大部分绘制精良而且比例准确，极能反映药材的特征。

如苍术图：

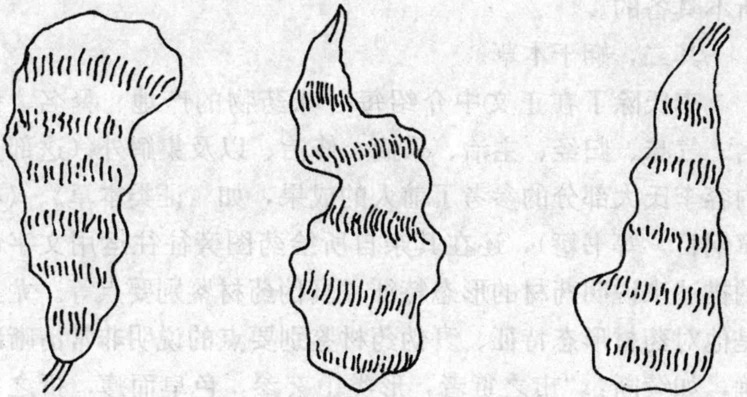

又如常山图：

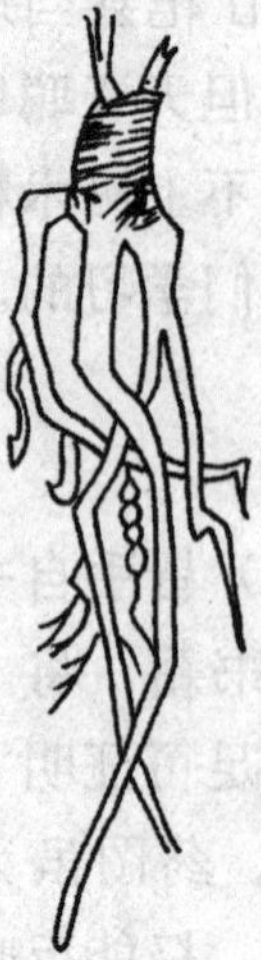

真　蜀漆根也

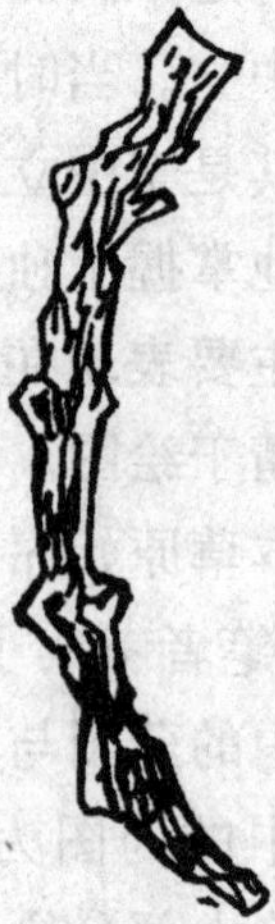

假　色褐多刻，俗呼金刚骨，市每充常山

李中立所具有的这种精湛的绘图技能是普通的临床医生所不具备的。

其二，娴于本草。

李氏除了在正文中介绍每一味药物的产地、释名、别名、气味、归经、主治、采摘、修治、以及集解外（这部分内容李氏大部分的参考了前人的成果，如《证类本草》、《本草纲目》等书籍），还在其亲自所绘药图旁往往运用文字性的描述来说明药材的形态特征、真伪药材鉴别要点等。尤其是他对药材形态特征、真伪药材鉴别要点的说明非常清晰准确，如续断："市之货者，形类山玄参，色皂而瘦，折之有烟尘起者为良。状如鸡脚，赤黄色，节节断皮多皱者，是为真也。极少难得。"准确地描写了市售黄连以及鸡爪黄连的药材形态特点。又如升麻："形小而黑，极坚实，削去皮，青绿色者，谓之鸡骨升麻，最佳。形虚大而肉黄白者次之，肉黑者下劣也。”指出了升麻药材优劣的判断要点。再如乌头：“今用侧子者甚稀。乌头今呼为川乌头，亦呼川乌。世用乌头，并用似草乌、无芦有脐、光黑而小者，不见用歪顶之附子也。”说明了当时用药多用乌头，少用侧子，且指出了乌头药材的形态特征。再如防己，“市卖防己，一种如上条形，类木通，文如车辐理解。诸本草曰汉防己，或者是此也；一种如上瓜形，俗呼瓜防己，今用甚多。诸本草并无载瓜防己者。陈藏器曰：如陶隐居所说，汉、木二防己，即是根苗为名。予玩条防己像苗，瓜防己像根，或者是根苗为名乎？予未见其鲜形，难辨是否，以俟后之君子再正之”等等。这些说明性文字均是其前代医书所未载，说明了李中立必然长期地对药材市场进行实地考察以及对药材知识的学习，而这些知识也是一般的临床医生所不具备的。

综上所述，将李中立的生平事迹归纳如下：

李中立，字正宇，明朝雍丘（今河南杞县）人。少年时跟随同乡中书舍人罗文英学习儒学，博览秦汉群书。李氏天资聪颖且多才多艺，尤其是在绘画和药物学知识上有一定的造诣。李中立具备中医学知识，但处方用药并非其所长，青年时在学习儒学之余长期地对药材市场进行实地考察，并将自己在对药材实地考察所获得的一手材料结合前人所著本草的相关内容，完成对了《本草原始》一书的编著，以图文结合的方式详细地介绍了药材的形态特点及其真伪鉴别等，对药材学的发展起了很大的作用。

值得一提的是，一些中医药工具书及文章（王重民，中国善本书提要，上海古籍出版社，258，1983；冈西为人：

本草概说，大阪创元社，241，1983；中医大辞典编辑委员会：中医大辞典医史文献分册，人民卫生出版社，95，1985；Paul U. Unschuld：Medicine in China a History of Pharmaceutics Ed. 1 Berkeley Los Angeles London，University of California Press，248，1986；丁福保：四部丛录医药编下册，商务印书馆，41，1955 等）误将《本草原始》的著者当成明代名医李中梓之兄李中立，郑金生[①]先生主要从3 个方面对此种错误的观点进行了批判。其一，《本草原始》卷首指明李中立字正宇，籍贯为雍丘，而在《同治上海县志》及《明清进士题名碑录索引》中所记载的李中梓之兄李中立字士强，直隶上海人，为万历二十三年进士。二人字号与籍贯均不相同。其二，无论上海的李中立其弟李中梓所著的《本草通玄》、《本草徵要》，其子李延昰补订的《药品化义》还是《同治上海县志》都没有提到他著《本草原始》。其三，上海的李中立中进士比罗文英早十二年，比马应龙早近二十年，这与二者在《本草原始》序中所提到的李中立"少从余游"及"辛杞时，得李君中立氏，年幼而姿敏，多才艺"不符。郑氏的论述是十分恰当的。

二、《本草原始》其书

（一）目录版本学考察

《本草原始》约成书于明万历四十年（1612），为李中立

---

① 郑金生. 李中立及其《本草原始》的考察. 中华医史杂志，1987，17（1）：32.

亲手书画而成。据王玠[①]等人考证，史书上记载的《本草原始》及其版本有：明殷仲春《医藏书目·普醒函》最早著录《本草原始》谓“八卷”。清乾隆五十三年（1788）《杞县志》谓“《本草原始》十二卷”。清《郑堂读书记》谓“清乾隆甲戌（1754）存诚堂重刊袖珍本，为十二卷。”《中国医学书目》录有道光友于堂本。孙殿起《贩书偶记》及《续编》各著录了一个清刊本。王重民介绍了《本草原始》明万历间刻本的内容及版本。龙伯坚介绍了《本草原始》国内的八个明清刊本。由于《本草原始》成书后不久传入日本，日本《聿修堂书目》中介绍了两个明清刻本（二十卷）及“八卷李氏手书本”。《东京大学综合图书馆古医学书目录》介绍了一个清刊本。《杏雨书屋藏书目录》著录了7个刊本（十二卷本）及1卷《本草原始药品图》手抄本。英国博物院还藏有一部残本，仅存8、9两卷。

除此之外，《续修四库全书·子部医家类》收录了《本草原始》初刊本，但为残卷。《中国医籍通考》[②]罗列了《本草原始》的20个版本。《中国中医古籍总目》[③]罗列了《本草原始》的26个版本及馆藏情况，该书对《本草原始》的版本情况介绍得最为详细，将其摘录如下：①明万历刻本（初刊本）；②明崇祯十一年戊寅（1638）永怀堂刻本；③明刻本（存卷一至二，卷五至八）；④明抄本；⑤清乾隆十九

① 王玠，谢宗万，张国镇.《本草原始》研究概述. 中药材. 1989，12（10）：41.

② 严世芸主编. 中国医籍通考·第一卷. 上海：上海中医学院出版社. 1990，6：1148.

③ 薛清录主编. 中国中医古籍总录. 上海：上海辞书出版社，2007，12.

年甲戌（1754）刻本；⑥清乾隆五十一年丙午（1786）刻本；⑦清嘉庆二十三年戊寅（1818）经余堂刻本；⑧清道光十一年辛卯（1831）三畏堂刻本；⑨清道光二十四年甲辰（1844）信元堂刻本；⑩清道光二十八年戊申（1848）友于堂刻本；⑪清咸丰元年（1851）文会堂刻本；⑫清咸丰元年（1851）奎文堂刻本；⑬清光绪五年已卯（1879）刻本；⑭清光绪善成堂刻本；⑮清四川宏道堂刻本；⑯清翠筠山房刻本；⑰清青藜阁刻本；⑱清四美堂刻本；⑲清刻本；⑳清石印本；㉑1923年上海锦章书局石印本；㉒上海大成书局石印本；㉓上海扫叶山房石印本（四卷）；㉔校经山房石印本（四卷）；㉕据清嘉庆二十三年经余堂刻本、精抄本；㉖1998年中医古籍出版社据清光绪善成堂刻本影印本。

（二）内容及体例

《本草原始》共12卷，收录药物502条（部分药物条中还列有该药物的相关药物，因此总药物数大大超过了502个），总为十部，即草（上、中、下）、木、谷、菜、果、石、兽、禽、虫鱼、人。药图416条（部分药图条画有相关药物的药图，因此药幅数也超过此数）。

表：《本草原始》药数及药图数（单位：条）

卷数	部类	药数	药图
1	草（上）	52	52
2	草（中）	66	65
3	草（下）	75	74
4	木	62	61
5	谷	17	13

卷数	部类	药数	药图
6	菜	20	19
7	果	27	27
8	石	84	27
9	兽	23	22
10	禽	13	12
11	虫鱼	48	45
12	人	15	0
合计	10	502	417

每卷中药物正文与药图穿插在一起，绝大多数药图旁带有描述药图特点的文字说明。药物正文在药名下按照药物“原始”（包括药物产地、形态、释名等）、气味、主治、采摘、修治、附方、药物君臣佐使属性等顺序分项加以介绍。药物“原始”项采用大字书写，其他各项均用小字书写。

《本草原始》一书在编写时极大地借鉴了前人的成果。该书对药物进行描述时所列的各项（包括药物产地、形态、释名等、气味、主治、采摘、修治、附方）等都能从《本草纲目》一书中找到影子，一一对应上。如药物的“产地、形态、释名”项即该书的“原始”部分与《本草纲目》的“释名”、“集解”两项相对应；“气味”、“主治”、“修治”、“附方”项分别与《本草纲目》的“气味”、“主治”、“修治”、“附方”相对应；“采摘”项与《本草纲目》的“释名”项相对应。而且这些项下的文字绝大多数摘自《本草纲目》的原文，只是在顺序上略作了些调整。

此外，该书还引用了《证类本草》中的一些内容；书中药物的君臣佐使属性大部分则摘自王纶的《本草集要》；该书除缺少总论外，其药物的分类（分为草、木、谷、菜、果、石、兽、禽、虫鱼、人 10 类)、卷数（12 卷）及图文合参的编写形式与陈嘉谟的《本草蒙筌》如出一辙。

虽然《本草原始》借鉴并转引了很多其前代本草著作中的内容，但李氏在引用这些内容时都经过了考察，并按照自己的思路重新编排，对于与自己考察结果不一致的内容则直陈己见，如菖蒲历来以一寸九节为佳，而李氏则指出“不必泥于九节，多节者良”。更为重要的是书中的药材图及图旁注文均为李中立所原创，并亲自书写文字、绘画药材图，完成该书的编撰。正如马应龙在“本草原始序”中所说：“皆手自书而手自图之。”

三、学术成就及价值

《本草原始》一书的主要成就表现在其对于中药药材描绘及鉴别上，该书以图文并貌的形式对中药药材加以说明在中国本草史上实属首创。其突出的特点主要有以下几方面：

（一）精美准确的药材图

《本草原始》一书共附药图 417 幅，均为作者李中立在药材市场长期观察，留心记忆所绘。李中立是历史上少有的既懂医药又擅于绘画的人才。正是由于他懂医药，才可以很好地把握绘图的内容和重点；也正是由于他擅于绘画，才能准确地绘出他心中所想，眼中所见的图案。李中立的这两点突出才能成就了《本草原始》一书精美而准确的药材图。

（二）细致入微地对药材观察

通过该书对于药材的描述可以看出李中立对于药材的观

察十分仔细，如茵陈蒿条“春生苗，其茎如艾叶，叶如淡色青蒿而背白多歧”；泽泻条“痕中有须毛”；又如漏芦条“近芦头有白茸”等等。“须毛”、“白茸”等这些很容易被人忽略的地方李中立都进行了观察，真可谓细致入微。

（三）形象生动的药材特征描述

书中对于药材的描述通常采用十分生动形象的语言进行描述，如车前“叶似牛舌，穗似鼠尾”；通草“茎似葡萄，皮似暖木”等。“牛舌”、“鼠尾”、“葡萄”、“暖木”等这些都是日常生活中常见事物，运用这些事物作比喻生动形象，使得药材图像跃然纸上。

（四）重视药材质量

由于药材的产地、采摘季节、加工炮制等不同，药材的优劣也有所不同。然而由于长期的医药分家，为医者对于药材已不甚了解。该书作者正是看到这种情况，详细地介绍了部分药材的质量鉴别，如生地黄“钉头鼠尾沉水者佳”，“再小者不堪用”；茈胡“色紫或黑色长大者佳”，“鼠尾者佳”；芎藭“凡用以川中大块重实，作雀脑，皮色黄黑，肉色白，不油，嚼之微辛甘者佳。他种不入药，止可为末，煎汤沐浴而已。”等等，这些经验对于医生无疑是十分宝贵的。

（五）药材真伪鉴别

珍贵药材难得，商人们便采用各种手段制造伪药，在这一点上古今雷同。难得的是该书中记载了当时许多商人制假售药的惯用手段，以及教导人们如何去伪存真的技巧。如青黛“市多取干靛、罗青充卖。入药宜择娇嫩体轻者”；人参“市人参者，皆绳缚杆上蒸过，故参有绳痕。买者若不识真伪，惟要透明似肉，近芦有横纹者，则假参自不得紊之”；

再如贝母“今有无耻小人，以制过半夏削成两瓣，内入须心，合为一颗，仿佛西贝母形状欺人，深为可恨。买者宜细辨之”等等。

（六）不同的药材品种

产地不同导致药物的品种不同，而药物不同的品种往往具有不同的功效。书中记载了许多药材的不同品种以及性状特点，如白术有“云头术、狗头术、鸡腿术”三个品种；五味子“北者湿润，南者干枯”，并指出“凡用以北为胜”；细辛有辽细辛和西细辛，“辽细辛，气香色黄白，味极辛”，“西细辛，根粗，色黑，味微辛微苦”。当归有马尾当归和蚕头当归，“马尾当归，头圆尾多，色紫，气香肥润者，名马尾当归，最胜他处当归。蚕头当归，头大尾粗，色白坚枯者，为蚕头当归，止宜入发散药尔”等等。

书中还记载了许多药材的俗名，如黄连“出川省俗呼川黄连，产雅川俗呼雅黄连，生宣城俗呼宣黄连”。黄芩“根圆实者，弘景名子芩，俗呼条芩。破者名宿芩，俗呼片芩”。并绘有图片与之对应，这些对于药材品种的考证也是非常有意义的。

此外，书中对前人错误大胆地考订，如通草条：“木通，《本经》载名通草，今人咸呼为木通，反呼作花通脱木为通草。不知木通即通草，而作花者乃通脱木也。用通草者，当细玩《本经》。”对于前代本草没有记载的药物，则根据自己的考察加以补充，存疑待考。如儿茶条“儿茶乃治疮之圣药，遍查本草并无载之者。予补之，未知其详，待后之识者再政之。”又如“两头尖，形似草乌而两头尖锐，黑色。予考诸本草俱无载之者，是以不知出处之的，以俟后之君子再正之。"反映了李中立实事求是，敢于突破治学的精神。

（七）对后世的影响

正是由于《本草原始》一书对于药材图的精确描绘及药材鉴别方面的重要经验介绍，给后世医药学带来了很大的影响。首先《本草原始》为由于长期医药分家所引起的对于药材不甚了解的医家们提供认知药材的好途径，深受广大医家的欢迎。此外，该书开启了药材图谱的先河，其后的许多医药书籍均仿照此书，于书中附加药材图，并引用该书的文字。据考证，比《本草原始》成书晚 8 年的《本草汇言》(1620) 所绘药图绝大多数袭自该书。其后的《本草汇》(1655) 大部分药图也来自《本草原始》，但《本草汇》所引用书目 47 家却未列《本草原始》。《本草纲目拾遗》(1765) 也引用了《本草原始》有关条文。《本草原始》成书后不久传入日本，并于日本明历三年 (1657) 和日本元禄十一年 (1698) 两次刊行，产生一定影响。稻若水的《本草图翼》四卷 (1714) 将《本草原始》药图及图注全部抄袭。另外还有一些日本本草书籍如《本草纲目启蒙》、《和语本草纲目》等也引用了《本草原始》有关文图。

四、校注说明

(一)《本草原始》12 卷，为明·李中立所著。本次校勘选用明崇祯十一年戊寅 (1638) 永怀堂刻本（以下简称"永怀堂本"）为底本，以明万历四十年 (1612) 作者亲手书画初刊本（以下简称"初刊本"）为校本，旁参校《证类本草》、《本草纲目》等书。

(二) 不同之处，如有义可两存，难作定论的，一般只出校记不作改动。如“麦门冬”条，“‘有须连珠’，初刊本作‘有连须珠’”。但实属原书脱误则加以改正，并加校记，说明原作什么以及或衍或脱，今据何书加以改正，以及或删或补，以便读者查对。如“石斛”条“‘实者有力’中‘实者’原本脱据初刊本补。”

（三）《本草原始》永怀堂本只有葛鼒所作一篇序言，此次校勘在葛鼒序言的基础上补入初刊本两篇序文，分别为万历四十年雍丘罗文英所作“本草原始叙”及渤海马应龙所作“本草原始序”。

（四）书中凡加校记之处，均用“脚注序码”标出，而将校记附于页末。

（五）书中对于难懂的字、词、典故，部分书名、作者均加以注释，以“注”的形式列于该段之后。

（六）书中各种异体字、繁体字均改用简体字，笔划有差错残缺的，就直接改正，不加校记。

（七）书中凡书名均用书名号标出，整篇文章均加标点，以方便读者阅读。

（八）书中图注文字均依原貌，未改。

（九）因底本为竖排本，原文中具指示右边文字之义的“右”字，今统一改为“上”字。反之，“左”字，统一改为“下”字。

这次校注，虽然做了一些努力，但限于校者水平有限，错漏之处一定不少，希望读者指正，以便今后改进。

目　　录

本草原始总目

合刻李正宇[1]先生《本草原始》、戚南塘[2]大将军《纪效新书》序

葛子鼐曰：兵药一也。此言驱患苦而活人其功同也。然士不自活，安能活人。疆场马革未必尽裹男儿七尺躯，而歌音荦沥之间，其足糜溃，无形者正不独樗材与蔓草也。古圣贤经天纬地，万物咸育，总因一身做起。无身外事便无事外身，在学者曰为己，在圣人曰践行，一而已。况明天子为民造命，为天用材，谆复[3]详至，可以泣鬼神而揭日月，未尝责人以本无，而何必皇皇焉求之身以外乎！故文武分情，而医标内外，始惧天下之无全人也。宁俟执古方而读父书乎？王文成[4]在军中尝四十九日不睡，一睡却鼾声如雷。天之与人，殆何如哉！成之有异，得之未有异矣。士固当敬其身，敬其身而后能用其身。敬其身者非为己也，用其身者非为人也。兵乎，药乎，岂特一之而，且贯之矣。昔先稚川[5]求仙，而预为旨蓄[6]，彼虽至术不能无籍。然兵革钝形，资粮尽，物聚是材以活人，而不得其一能自活之人。我恐乌堇如山，苓、术万剂，而隔垣之人且望而返走[7]。区区故纸又何足云。

戊寅秋日书

【注】

[1] 李正宇：即《本草原始》一书作者李中立，明代著名医药学家，

字正字。

［2］戚南塘：即《纪效新书》作者，明代著名民族英雄戚继光，号南塘。

［3］谆复：反复叮咛。

［4］王文成：即王阳明，明代著名思想家，哲学家、军事家，谥号文成。

［5］稚川：即东晋著名道士、医药学家葛洪，字稚川。

［6］旨蓄：贮藏的美好食品。

［7］隔垣之人且望而返走：隔垣之人：《史记·扁鹊传》中载扁鹊饮“饮是（药物）以上池之水三十日，视见垣一方人”。此句是说即使像扁散这样的神医再世也无能为力。

本草原始叙

李君，儒者也，胡以辑本草？余授李君业儒者也，胡为李君叙本草？要以物而物视之，物其与于我？物而我视之，即一根一荄，一飞一游一泳，以及块然、凝黯然，呈者畴，非吾性之森罗而法象乎哉！矧[1]三五[2]以降，气渐浇漓，疵疠夭扎。人或不尽其天年。咎在方术之家，谬执臆见，误投药饵。本始之不原而懵懵焉，承舛袭讹，曷其有极？乃吾儒者，又末技鄙之，置弗道。夫孰知格物穷理之非二事，而同类瘴瘃[3]，固无异其身之痌瘝耶？若然，则李君之辑《本草原始》，其意良厚而心独苦矣。以较他刻，樊然淆乱，挂此漏彼者，不啻轩轾。试取而披之，图其象矣，必核其名；详其用矣，必推其体。与夫甘苦辛咸之味，青黄赭垩之色，寒热温凉之性，采制蒸晒之宜，无不种种具备。令观者焕若发蒙，灿如指掌，斯刻讵不大有裨于世哉！虽然，始者始矣，所以始者，口不可得而述，简不可得而陈。探之未始有始之先，以观其妙；验之既始有始之后，以观其窍。则始从何始，原无可原，即伊耆、巫彭、桐君之著，犹糟粕也。是在得鱼兔而忘筌蹄[4]者之神遇耳。李君，名中立，少从余游，博极秦汉诸书，余雅器重李君，与李君夙自负更有进于此者。此一斑，又何足为李君知已。

时万历四十年岁次壬子吉旦　赐进士第征

仕郎中书科中书舍人雍丘罗文英质先甫撰

罗文英　剑聃　质先印

【注】

[1] 矧（shěn）：况且。

[2] 三五：指三皇五帝。

[3] 痒瘃（zhú）：痒，热症，瘃，冻疮；痒瘃合用，指性质相反的事物。

[4] 得鱼兔而忘筌蹄：筌，捕鱼竹器；蹄，捕兔网。筌蹄比喻达到目的的手段或工具。本句话是说获得医学的实质精华而不去考虑它的形式。

本草原始序

医虽方技尔，然理微而道大，用广而功切，故称仁术焉。上古神农氏始尝百草而知药，轩辕氏咨访岐伯、伯高、少俞而知脉，后世始有生生之术矣。夫人之五藏六腑，气脉周流，阴阳穴络，上按天道，下侔地理，非冥心聚精，博考沉思，不能入其奥妙，而况粗浮之气，疏略之见，又何当焉！余幼善病，留心此技二十余年，仅得其梗概以自卫。宰杞时，得李君中立氏，年幼而姿敏，多才艺。其医虽不敢即谓与古人方驾，而偏至之能，有足取焉。所著有《本草原始》。夫本草者，医之肯綮[1]也。之生而致死，之死而致生，所系在呼吸间，可弗慎乎？李君核其名实，考其性味，辨其形容，定其施治，运新意于法度中，标奇趣于寻常之外，皆手自书而手自图之，抑勤且工矣。书成，遣人邸中，丐余一言以传。余以为昔人读《尔雅》不熟，为蟛蜞[2]所误；考白泽[3]不审，陷傒囊[4]于亡。然则非有易牙之口，不能辨淄渑之水[5]；非有师旷之聪，不能察劳薪之味[6]。故古人不三折肱，不称良医。吾与子固无所用其患矣，特以告夫来者。

赐进士第文林郎礼部仪制济吏

司主事渤海马应龙伯光甫撰

【注】

［1］肯綮：筋骨结合的地方，比喻要害或最重要的关键。

［2］蟛蟆：螃蟹的一种，穴居海边或江河泥岸，对农作物有害。

［3］白泽：传说中的神兽名。

［4］傒囊：古代传说中的精怪名。

［5］非有易牙之口，不能辨淄渑之水：易牙，春秋时齐国的厨师，善于辨味。淄渑之水，淄水和渑水的并称，皆在今山东省，相传二水味各不同，混合之则唯以辨别。典出《列子·说符》："孔子曰：淄渑之合，易牙尝而知之。"

［6］非有师旷之聪，不能察劳薪之味：师旷，春秋晋国音乐师，善于辨音。劳薪，旧时木轮车的车脚吃力最大，使用数年后，析以为烧柴，故称劳薪。典出《北史·王邵传》："师旷食饭，云是劳薪所炊，晋平公便视之，果然车轴。"

本草原始目次

本草原始卷之一

雍丘李中立正宇甫纂辑

鹿城葛鼐端调甫校订

草部上

黄　精

出茅山、嵩山者良。二月始生，一枝多叶，叶状似竹而鹿兔食之，故《别录》名鹿竹、兔竹。根如嫩生姜，黄色，故俗呼为野生姜。洗净，九蒸九晒，味甚甘美。代粮可过凶

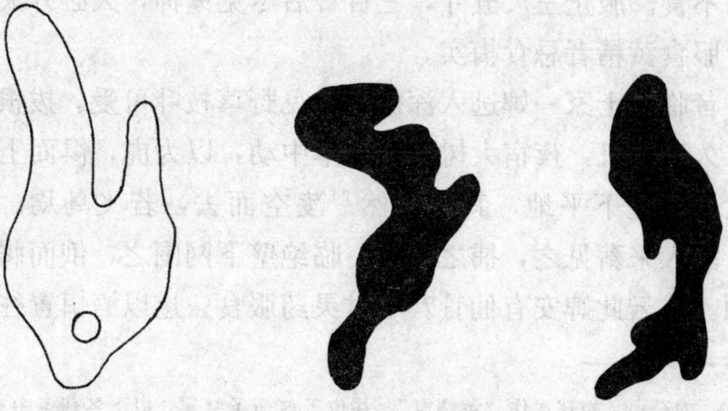

黄精　　有一二歧者，有二三歧者　　亦有无歧者

年[1]，故《救荒本草》名救穷草，《蒙筌本草》名米脯。仙家以为芝草之类，以其得坤土之精粹，故谓之黄精。

【气味】甘平，无毒，君药也。①

【主治】补中益气，除风湿，安五脏。久服，轻身延年不饥。补五劳七伤，助筋骨，耐寒暑，益脾胃，润心肺。单服，九蒸九暴，食之驻颜断谷。补诸虚，止寒热，填精髓，下三尸虫。

黄精，《别录》上品之药。生淡黄色，类白芨。熟深黑色，象熟地黄。入药用根，故予惟画根形。后仿此。

按《博物志》曰：太阳之草名黄精，饵之可以长生。太阴之草名钩吻，食之入口立死。人信钩吻杀人，并无敢食之者，何尝信黄精延寿而饵之不厌者耶？按此但以黄精、钩吻相对待而言，非言其相似也。

【修治】先以溪水洗洁净，用木甑釜内安置得所，入黄精令满，密盖，蒸至气溜，暴之。如此九蒸九暴，饵之。若生，则刺人咽喉。若服生者，初时只可一寸半，渐渐增之，十日不食。服止三尺五寸，三百日后尽见鬼神，久必升天。

服食黄精者忌食梅实。

昔临川士家一婢逃入深山中，见野草枝叶可爱，拔根食之，久而不饥，夜宿大树下，闻草中动，以为虎，惧而上树避之。及晓下平地，其身欻然[2]凌空而去，若飞鸟焉。数岁，家人采薪见之，捕之不得，临绝壁下网围之，俄而腾上山顶。或云此婢安有仙骨？不过灵药服食。遂以酒饵置往来

① 君药也：初刊本作“黄精君”，并位于该药条结尾。以下各药条中有作“君药也”或“臣药也”的文字在初刊本中均作“某某君”或“某某臣”，俱不出注。

之路。果来，食讫，遂不能去。擒之，具述其故，指所食之草，即此黄精也。

【注】

[1] 凶年：荒年。

[2] 欻然：忽然。

生地黄

生咸阳黄土地者佳。二月生叶，布地便出，似车前叶，上有皱文而不光，高者及尺余，低者三四寸。其华似油麻花而红紫色，亦有黄花者。其实作房如连翘，子甚细而沙，褐色。根如人手指，黄色。二月、八月采根阴干。以水浸试

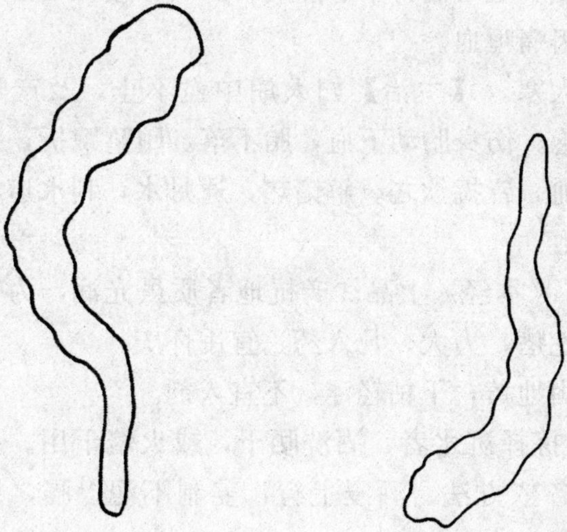

生地黄　钉头鼠尾沉水者佳，形肥大者俗呼顶条　　二条　俗呼中条今多用，再小者不堪用

之，浮者名天黄，半浮半沉者名人黄，沉者名地黄。以沉者为良，故以地为名。《尔雅》云：苄[1]，地黄。“苄”字从下，亦趋下之议也。《本经》所谓干地黄者，即生地黄之干者也。

【气味】甘寒，无毒。君药也。

干地黄【主治】伤中，逐血痹，填骨髓，长①肌肉。作汤，除寒热积聚，除痹，疗折跌绝筋。久服轻身不老，鲜者尤良。主男子五劳七伤，女子伤中，胞漏下血，破恶血，溺血，利大小肠，去胃中宿食，饱力断绝。补五脏内伤不足，通血脉，益气力，利耳目。助心胆气，强筋骨，长志，安魂定魄。治惊悸劳劣，心肺损，吐血鼻衄。妇人崩中血运，产后腹痛。久服变白延年。凉血生血，补肾水真阴，除皮肤燥，去诸湿热。主心病，掌中热痛，脾气，痿蹶嗜卧，足下热而痛。治齿痛唾血。

鲜地黄大寒。【主治】妇人崩中血不止，及产后血上薄[2]，心闷绝。伤身胎动下血，胎不落。堕坠踠折，瘀血留血，鼻衄吐血，皆捣饮之。解诸热，通月水，利水道。捣贴腹，能消瘀血。

生地黄，《本经》上品。产杭地者质虽光润，力微；出怀庆者皮有疙瘩，力大。凡入药，宜用怀庆。

有一种山地黄，干枯轻浮，不宜入剂。

【修治】拣择沉水者，酒洗晒干，或火焙干用。亦有以姜汁炒者，各依方法。酒浸上行，姜制不泥[3]膈，日干者平，火干者温。

---

① 长：原本作“涨”，据初刊本改。

生地黄味厚气薄，阴中之阳，入手足少阴、厥阴及手太阳经。得清酒、麦门冬良。恶贝母；畏芜荑；忌葱、蒜、莱菔。勿犯铜铁器，令人肾消并发白。

《千金方》：治吐血、唾血。补虚除热，取乳石；去痈疖等疾，鲜地黄不拘多少，三捣三压，取汁令尽，以磁器盛之，密盖，勿泄气，汤上煮，减半，绞去滓，再煎如饧，丸弹子大。每温酒服一丸，日二服，良。

【注】

[1] 苄（hù，音户）：即地黄。

[2] 薄：通“迫”，迫近，接近。

[3] 泥（nì，音逆）：阻塞，阻滞。

熟地黄

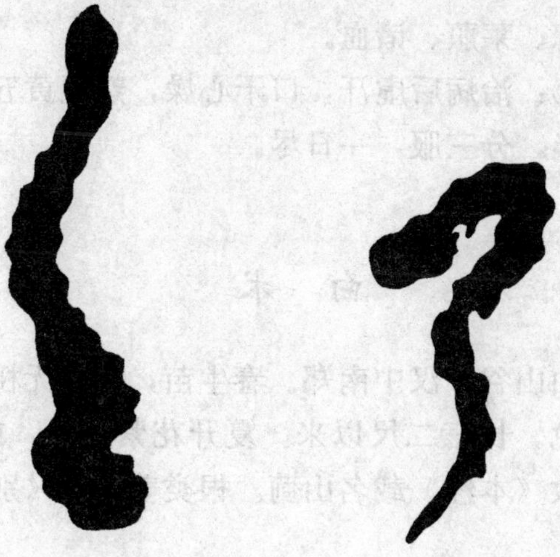

怀熟地黄　顶条　　　　中条

系缩砂酒拌蒸熟者。

【气味】甘、微苦，微温，无毒。君药也。

【主治】填骨髓，长肌肉，生精血，补五脏内伤不足，通血脉，利耳目，黑须发，男子五劳七伤，女子伤中胞漏，经候不调，胎产百病。补血气，滋肾水，益真阴，去脐腹急痛，病后胫股酸痛。坐而欲起，目䀮䀮无所见。

怀熟地黄，《本经》上品。

入药惟怀庆熟地黄最优，杭地黄及山地黄不堪用。今市家或以酒煮，或以黑豆汤拌蒸，或用铁锅煮熟售者，勿用。

【修治】拣取沉水肥大者，以好黄酒入缩砂仁在内拌匀，用木甑于瓦锅内蒸令气透，晾干，再以砂仁酒拌蒸，晾，如此九蒸九晾乃止。盖地黄性泥，得砂仁之香而窜，合和五脏冲和之气，归宿丹田故也。

熟地黄味厚气薄，阴中之阳，沉也。入手足少阴、厥阴经。

忌葱、蒜、莱菔、诸血。

《圣惠方》：治病后虚汗，口干心燥，熟地黄五两，水三盏，煎一盏半，分三服，一日尽。

白　术

始生郑山山谷，汉中南郑。春生苗，青色无桠。茎作篙干状，青赤色。长三二尺以来。夏开花紫碧色，或黄白色，似刺蓟花，故《本经》载名山蓟。根类姜，故《别录》名山姜。扬州之域多种白术，状如枹[①]，枹乃鼓槌之名。按六书本义，术字篆文，象其根干枝叶之形。

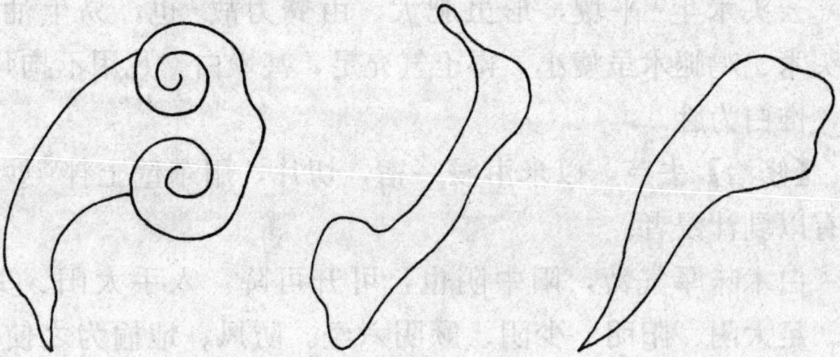

白术云头术　　产歙者俗呼狗头术　　浙术俗呼鸡腿术，过夏生油

【气味】甘温，无毒。君药也。

【主治】风寒湿痹，死肌，痉疸，止汗除热，消食。作煎饵。久服轻身，延年不饥。主大风在身面，风眩头痛，目泪出。消痰水，逐皮间风水结肿。除心下急满，霍乱吐下不止。利腰脐间血，益津液，暖胃消谷嗜食。治心腹胀满，中冷痛，胃虚下利，多年气痢。除寒热，止呕逆。反胃，利小便，主五劳七伤，补腰膝，长肌肉。治冷气痃癖气块，妇人冷癥瘕。除湿，益气和中，补阳，消痰逐水，生津止渴，止泻痢。消足胫肿[②]，除胃中热、肌热。得枳实消痞满气分，佐黄芩安胎清热。理胃益脾，补肝风虚。主舌本强，食则呕，胃脘痛，身体重，心下急痛，心下水痞。冲脉为病，逆气里急，脐腹痛。

① 枹：初刊本后有"故一名杨枹"5字。
② 肿：初刊本作"湿肿"。

白术，《本经》上品。

入药用根。二月、三月、八月、九月采，暴干。

云头术生[①]平壤，形虽肥大，由粪力故[②]也，易生油。狗头术、鸡腿术虽瘦小，得土气充足，甚燥白。凡用不拘州土，惟白为胜。

【修治】去芦，以米泔浸一宿，切片，用东壁土拌[③]炒，亦有以乳汁浸者。

白术味厚气薄，阳中阴也，可升可降。入手太阳、少阴、足太阴、阳明、少阴、厥阴六经。防风、地榆为之使。忌食桃、李、雀、蛤。

《简便方》治湿泻、暑泻，白术、车前子等分，炒为末，空心用[④]白汤调下二三钱效。

苍术

以茅山者为良。苗高二三尺，其叶抱茎而生，梢间叶似棠梨，其脚下叶有三五叉，有锯齿小刺。根苍黑色，故名苍术。术者，山之精也，故抱朴子名山精。服之令人长生，辟谷致神仙，故来仙家"仙术"之称。

---

① 生：初刊本作"种"。

② 故：初刊本无此字。

③ 拌：初刊本无此字。

④ 空心用：初刊本无此 3 字。

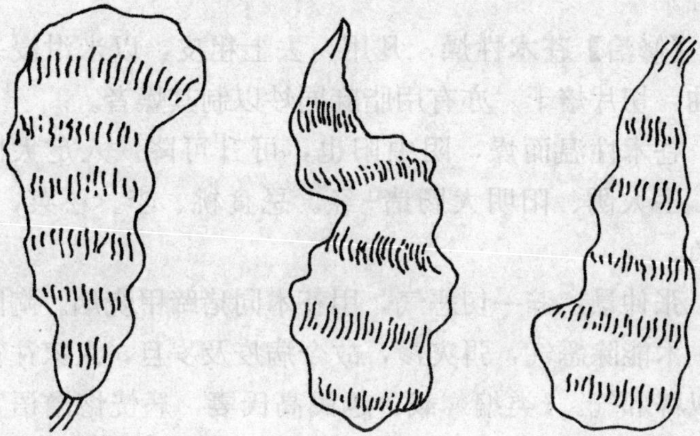

苍术　根形　　皮黑肉白有黄点

【气味】甘、辛，温，无毒。君药也。

【主治】风寒湿痹，死肌痉疸。作煎饵，久服轻身，延年不饥。主头痛，消痰水，逐皮肤风水结肿；除心下急满，及霍乱吐下不止。暖胃消谷，嗜食。除恶气，弭灾沴[1]。主大风痛痹，心腹胀痛，水肿胀满。除寒热，止呕逆，下泄冷痢。治筋骨软弱，痃癖气块，妇人冷气癥瘕，山岚瘴气，温疾。明目，暖水脏。除湿发汗，建胃安脾，治痿要药。散风益气，总解诸郁。

苍术，《本经》上品。

茅山苍术，坚小肉白，气辛味甘①。他山苍术，块大肉黄，气味辛烈。又有一种苍术，皮白肉俱白，坚硬而实②，气味亦甘辛，较之茅山者次之，北人每呼为南苍术，比西山

① 气辛味甘：初刊本作"气味甘辛"。

② 坚硬而实：初刊本作"坚实"。

者胜。

【修治】苍术性燥，凡用，去上粗皮，以米泔浸一宿去其油，切片焙干。亦有用脂麻同炒以制其燥者。

苍术性温而燥，阴中阳也，可升可降。入足太阴、阳明，手太阴、阳明大肠诸①经。忌食桃、李、菘菜，雀肉，青鱼。

张仲景：辟一切恶气，用苍术同猪蹄甲烧烟。陶隐居亦言：术能除恶气，弭灾沴，故今病疫及岁旦，人家往往烧苍术以辟邪气。《类编》载：越民高氏妻，病恍惚谵语，亡夫之鬼凭之。其家烧苍术烟，鬼遽求去。《夷坚志》载：江西一士人，为女妖所染。其鬼将别，曰：君为阴气所侵，必然暴泄，但多服平胃散为良。中有苍术，能去邪也。

【注】

[1] 沴（lì，音丽）：灾害。

透骨草

苗春生田野间，高尺余，茎圆，叶尖有齿，至夏抽三四穗，花黄色，结实三棱，类蓖麻子。五月采苗。治风湿有透骨搜风之功，故名。

【气味】甘，辛，无毒。

【主治】一切风湿，筋骨疼痛、拘挛，寒湿脚气，遍身疮癣疥癞肿毒。

---

① 诸：初刊本作“之”。

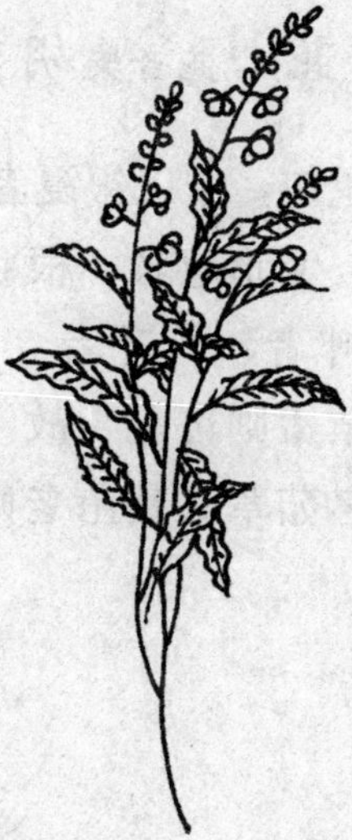

透骨草 叶茎俱青，高一二尺，干透骨草叶不显锯齿

入药苗花并用。与马鞭草大不相似。马鞭草花叶如菊，紫花，透骨、草尖叶类蓝，黄花。治疗亦异，用者宜审。

透骨草新增。

《普济方》：治反胃吐食，透骨草、独科、苍耳、生牡蛎各一钱，姜三片，水煎，空心服①。

杨诚《经验方》：治一切肿毒初起，用透骨草、漏芦、防风、地榆各等分，煎汤绵蘸，乘热不住盪[1]之，二三日即消。

【注】

[1] 盪（dàng，音荡）：涂抹。

① 水煎，空心服：初刊本作："水煎服"。

茈[1]茈音柴胡

始生弘农川谷及冤句，今以银夏者为佳。根长尺余，色白而软，俗呼银柴胡。生北地者，根状如前胡而强硬如柴，故名柴胡。其苗有韭叶者、竹叶者、邪篙者，以竹叶者为胜。柴胡生山中，其苗嫩则可茹，故《别录》名芸篙；《吴普本草》名山菜，又名茹草。其苗老则采而为薪①，故根名柴胡。此又一说也。

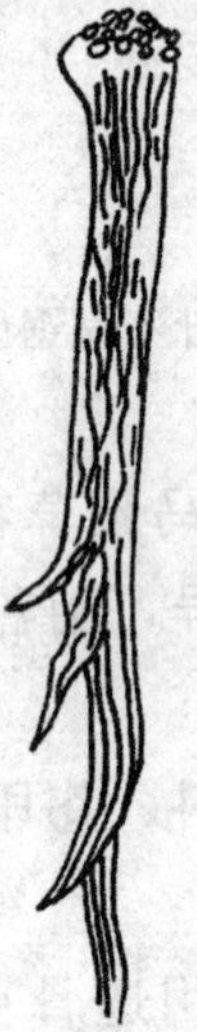

茈胡　根有长及一二尺者

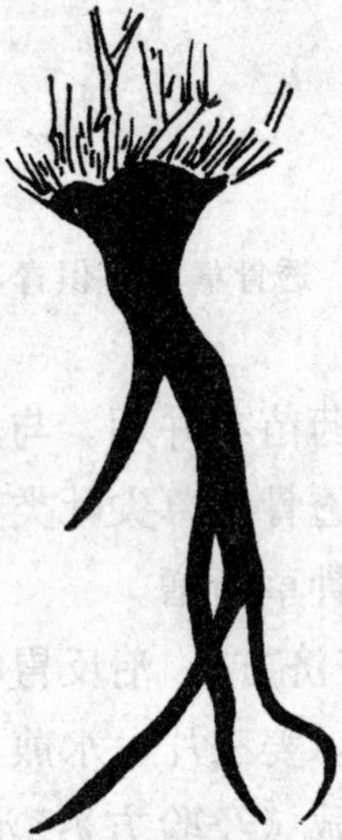

山柴胡　色紫或黑色长大者佳，鼠尾者佳

【气味】苦平，无毒。君药也。

【主治】心腹肠胃中结气，饮食积聚，寒热邪气，推陈

① 薪：初刊本作“柴”。

致新。久服轻身，明目益精。除伤寒心下烦热，诸痰热，结实胸中，邪逆五脏间游气，大肠停积，水胀，及湿痹拘挛，亦可作浴汤。治热劳骨节烦疼，热气肩背疼痛，劳乏羸瘦，下气消食，宣畅气血。主时疾内外热不解，单煮服之良。补五劳七伤，除烦止惊。益气力，消痰止嗽。润心肺，添精髓，治健忘。除虚劳，散肌热，去早晨潮热，寒热往来，胆瘅。妇人产前产后诸热，心下痞，胸胁痛。治阳气下陷，平肝胆、三焦、包络相火，及头痛眩运[2]，目昏赤痛障翳，耳聋耳鸣，诸疟，及肥气寒热。妇人经水不调，小儿痘疹余热，五疳羸热。

银夏柴胡，根类沙参而大，皮皱色黄白，肉有黄纹，市卖皆然。

茈胡，《本经》上品。

入药用根。二月、八月采根，暴干。

【修治】去芦及须，水洗净，剉用。勿令犯火。欲上升用根，酒浸；欲下降用梢。

柴胡气味俱轻，阳也，升也。阴中之阳。手足少阳、厥阴四经引经药也。半夏为之使，恶蜀葵、皂荚，畏女菀、藜芦等药。

许学士《本事方》：治伤寒后邪入经络，体瘦肌热，推陈致新，解利伤寒，时气伏暑，仓卒并治，不论长幼：柴胡四两，甘草一两，每用三钱，水一盏煎服。

《千金方》：治眼目昏暗者，柴胡六铢，决明子十八铢，治筛，以人乳汁和傅目上，久久夜见五色。

【注】

[1] 茈：同柴，下同。

[2] 运：通晕。

麦门冬

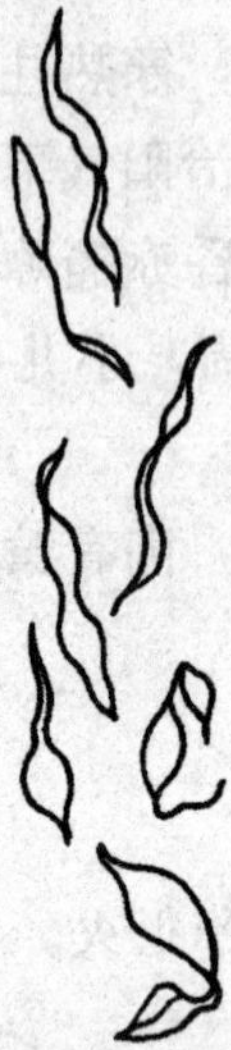

麦门冬

始生函谷川谷，及堤坂肥土石间久废处。叶青如韭，故秦名乌韭，齐名爱韭，楚名马韭，越名羊韭。此草凌[①]冬不凋，故《吴普本草》名忍冬，又名忍凌。根白色，有须连珠，类穬麦，故名麦蘴冬。麦须曰蘴，俗作门冬，便于字也。蘴音门。

【气味】甘平，无毒。君药也。

【主治】心腹结气，肠中伤饱，胃络脉绝，记羸瘦短气。久服轻身，不老不饥。〇疗身重目黄，心下支满，虚劳客热，口干燥渴。止呕吐，愈痿蹶，强阴益精，消谷，调中，保神，定肺气，安五脏，令人肥健，美颜色，有子。〇去心热，止烦热，寒热体劳，下痰饮。〇治五劳七伤，安魂定魄。止嗽，定肺痿吐脓，时疾热狂头痛。〇治热毒大水，面目肢节浮肿，下水，止[②]泄精。〇治肺中伏火，补心气不足，血热妄行[③]，及经水枯，乳汁不

① 凌：原本作"零"，据初刊本改。

② 止：初刊本作"主"。

③ 血热妄行：初刊本作"主血妄行"。

下。〇久服轻身明目。和车前地黄丸服，去湿痹，变白，夜视有光。断谷为要药。

麦门冬，《本经》上品。凡用择肥大者佳。二月、十月采。入药用根。

【修治】以滚水润湿，少顷抽心。或以沙锅焙软，乘热去心，不尔令人烦。若以水浸多时去心，柔则柔矣，然气味都尽，用之不效。天门冬亦然。

麦门冬微苦，微寒，阳中微阴。入手太阴经气分。地黄、车前为之使。恶款冬花、苦瓠、苦芙，畏苦参、青蘘、木耳、伏石、钟乳。

《保命集》：治衄血不止，麦门冬去心、生地黄各五钱，水煎服，立止。

《兰室宝鉴》：治齿缝出血，麦门冬煎汤漱之。

沙参

始生河内川谷及冤句般阳续山，今出近道。二月生苗如葵，叶青色，七八月抽茎，高一二尺。茎上之叶如枸杞叶，有细齿，开紫花，亦有白花者。折其茎根有白汁出，故《别录》名羊乳，俚人呼为鸟羊婆奶。其根如葵根，白色。生黄土地者短而小，生沙地者长尺余，白而实。此草宜于沙地，故《本经》名沙参。《吴普》名白参。弘景曰：沙参与人参、玄参、丹

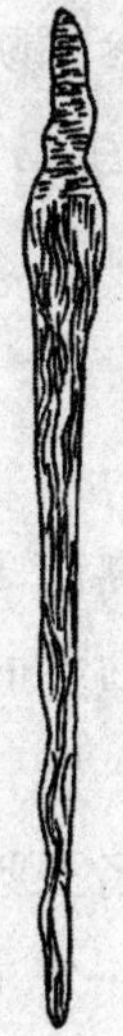

沙参

参、苦参，是为五参，其形不尽相类，而主疗颇同，故皆有参名。

【气味】甘、微苦，无毒。臣药也。

【主治】血结惊气，除寒热，补中，益肺气。〇疗胸痹，心腹痛，结热邪气，头痛，皮间邪热。安五脏，久服利人。主头肿痛，益气，长肌肉。〇去皮肌浮风，疝气下坠。治常欲眠，养肝气，宣五脏风气。〇补虚，止惊烦，益心肺，并一切恶疮疥癣及身痒，排脓，消肿毒。

沙参，《本经》上品。入药用根。二月八月采根，暴干。

沙参形如桔梗，无桔梗肉实，亦无桔梗金井玉栏之状。又似荠苨，无荠苨色白，亦无荠苨芦头数股之多。然而有心者为桔梗，多芦者为荠苨。市者彼此代充，深为可恨！用沙参者，宜择独芦无心，色黄白、肉虚者真也。《本经》云：中正白实者良。就沙参之虚实黄白而论也。

沙参恶防已，反藜芦。

《卫生易简方》：治肺热咳嗽，沙参五钱，水煎服，效。

五味子

出高丽者第一，今南北俱有。春初生苗，引赤蔓于木上。叶似杏叶，三月四月开黄花。七月成实，丛生茎端，如梧子大，生青、熟红紫。其实皮甘肉酸，核中辛苦，都有咸味，故名五味子。《典术》曰：五味者，五行之精。其茎赤，花黄白，生青、熟紫黑，亦具五色。且能养五脏，是以称五。

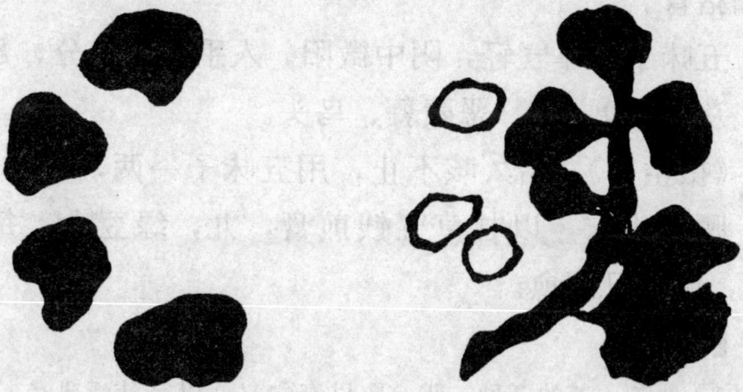

辽五味子鲜红色，久黑色，俱多膏，润泽　　子　核　南五味子新紫色，久亦黑，但少膏干燥

【气味】酸温，无毒。君药也。

【主治】益气，咳逆上气，劳伤羸瘦。补不足，强阴，益男子精。〇养五脏，除热，生阴中肌。〇治中下气，止呕逆，补虚劳，令人体悦泽。〇明目，暖水脏，壮筋骨，治风，消食反胃，霍乱转筋，痃癖，奔豚冷气。消水肿，心腹气胀。止渴，除烦热，解酒毒。〇生津止渴，治泻痢，补元气不足，收耗散之气，瞳子散大。〇治喘咳燥嗽，壮水镇阳。

五味子，《本经》上品。

子比蔓荆子而大。北者湿润，南者干枯。凡用以北为胜。

雷公云：小颗，皱，有白朴盐霜一重。其味酸、咸、苦、辛、甘味全者为真。则南五味陈久自生白朴，是雷公之言，是南而非北。不知南北各有所长，风寒咳嗽南五味为奇，虚寒劳伤北五味为佳。

【修治】入补药蜜浸蒸用，入嗽药生用。连核入药，其核如猪肾。

五味子味厚气轻，阴中微阳。入手太阴血分，足少阴气分。苁蓉①为之使，恶葳蕤、乌头。

《摄生方》：治久咳不止，用五味子一两，真腊②茶[1]四钱，晒研为末，以甘草五钱煎膏，丸，绿豆大，每服三十丸③，服数日即愈。

【注】

[1] 腊茶：茶的一种。腊，取早春之义。以其汁泛乳色，与溶蜡相似，故也称蜡茶。

车 前

始生真定平泽、丘陵坂道中，今处处有之。春初生苗叶，布地如匙面，累年长及尺余。中抽[1]数茎，作长穗如鼠尾。花甚细密。结实如葶苈，赤黑色。此草好生道边及牛马足迹中，故《本经》名车前，又名当道。《别录》名马舄[2]。又名牛遗。幽人谓之牛舌草，象形也。虾蟆喜藏于下，故江东称为虾蟆衣。《诗》云“采采芣苡”，即此也。

子【气味】甘寒，无毒。君药也。

【主治】气癃。止痛，利水道，快小便，除湿痹。久服轻身耐老。〇男子伤中，女子淋沥，不欲食，养肺强阴益精，令人有子。明目，疗赤痛。〇去风毒，肝中风热，毒风

① 苁蓉：初刊本作“从蓉”。

② 腊：初刊本无此字。

③ 丸：初刊本后有“沸汤下”3字。

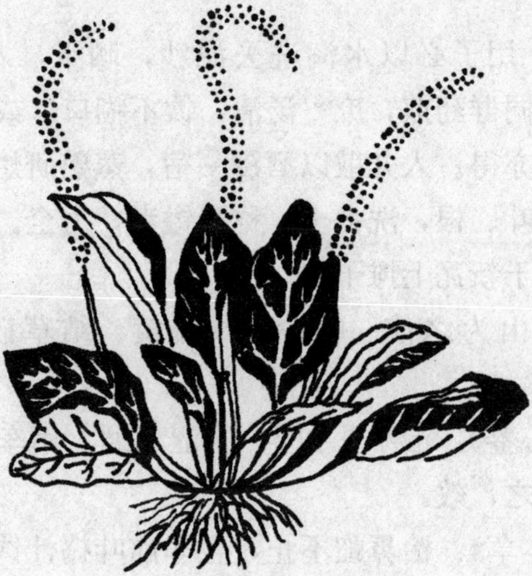

车前　叶似牛舌，穗类鼠尾

冲眼，赤痛障翳，脑痛泪出。压丹石毒，去心胸烦热。○养肝。○收妇人难产。○导小肠热，止暑泻痢。

叶、根【气味】甘寒，无毒。

【主治】金疮止血，衄鼻，瘀血血瘕，下血，小便赤。止烦下气，除小虫。主阴癀。

叶【主治】泄精病，治尿血。补五脏，明目，利小便，通五淋。

车前，《本经》上品。

五月五日采苗；七月八月采实。

凡用须一窠[①]有九叶，内有蕊，茎长一尺二寸者，力全

① 窠：原本作"科"，据初刊本改。

堪用。

【修治】用子必以水淘洗去泥沙，晒干，入汤液炒过，盛绢袋中，同群药煎，庶[3]汤清，饮不糊口。或药煎熟，临服入车前子亦得。入丸散以酒浸一宿，蒸熟研烂作饼，晒干焙研。〇使叶、根，洗去土，称一镒者，力全。用叶勿使蕊茎，剉细，于新瓦上摊干用。

子，常山为之使。叶，伏[4]硫黄、结草砂，伏五矾、粉霜。

《全幼心鉴》：治小儿初生①尿涩不通。用车前捣汁，入蜜少许，灌之，效。

《图经本草》：治鼻衄不止，生车前叶捣汁饮之，甚妙。

《千金方》：治金疮血出，车前叶捣傅[5]之，良。

【注】

[1] 抽：引出，长出。

[2] 舄（xì，音隙）：指脚。

[3] 庶（zhù，音注）：煮。

[4] 伏：制伏。

[5] 傅：涂。

茵陈蒿

始生太山及丘陵坡岸上，今近道有之。似蓬蒿而叶紧细，无花实。茎干经冬不死，至春更因旧茎而生新叶，故谓之茵陈蒿。

① 小儿初生：初刊本作“初生小儿”。

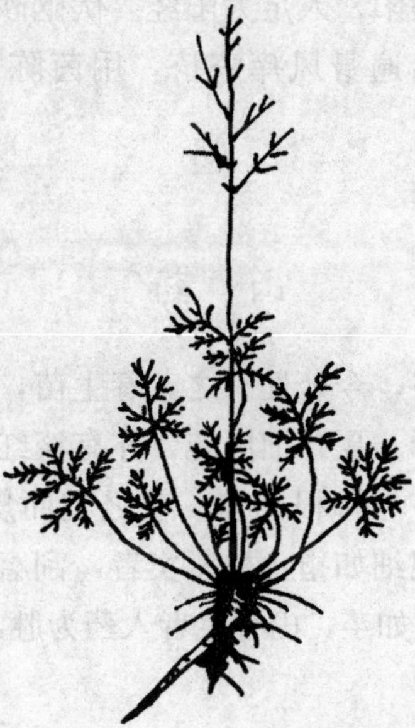

茵陈蒿　亦有有花实者，春生苗，其茎如艾，
叶如淡色青蒿而背白，多歧

【气味】苦平，微寒，无毒。使药也。

【主治】风湿，寒热邪气，热结黄疸。久服轻身，益气耐老，面白悦泽，长年。治小便不利，除头热，去伏瘕。通关节，伤寒用之。治时疫热狂，头痛风眼，瘴疟，闪损。

茵陈蒿，《本经》上品。

三月采收，于日中暴干①。

【修治】凡用茵陈蒿，要连枯茎者方真。入药去茎并根，细剉。

① 于日中暴干：初刊本作“晒干”。

茵陈，阴中微阳，入足太阳经。伏硇砂。

《千金方》：治遍身风痒疮疥，用茵陈蒿煮浓汁，洗之立瘥。

山　药

始生嵩高山谷，今处处有之。春生苗，延蔓，紫茎，青叶，有三尖，光泽。夏开细白花，亦有淡红花者。秋结实于叶间，状如铃。有一种根如姜、芋之类而皮紫，极有大者；有一种生山中，根细如指，极紧实者，刮磨入汤煮食，味咸甘美。因根皮外黄如芋，山谷生者入药为胜，故《吴普本草》

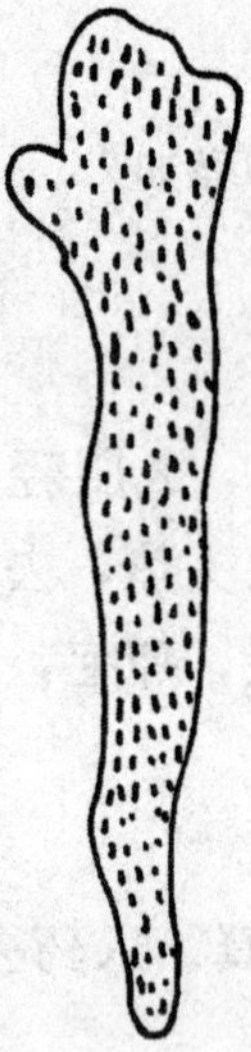

山药　俗呼片子山药，堪食，皮黄多须

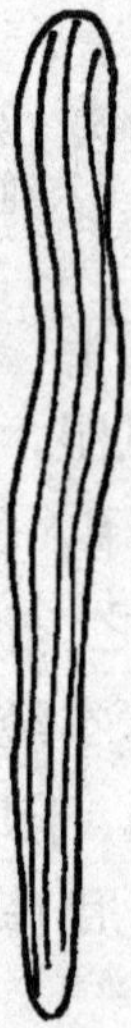

今人多用怀庆者，肉白指细紧实者入药

名山芋，《图经》名山藷。又一名藷薁，一名藷薯，一名土藷。彼土人呼为藷，其音相近，或语有轻重，或相传之讹耳。其山药正名薯蓣，因唐代宗名预，避讳改为薯药；又因宋英宗讳署，改为山药，盖言山中之药也。

【气味】甘，温平，无毒。臣药也。

【主治】伤中。补虚羸，除寒热邪气，补中，益气力，长肌肉，强阴，久服耳目聪明，轻身不饥，延年。〇主头面游风，头风眼眩，下气，止腰痛。治虚劳羸瘦，充五脏，除烦热。〇补五劳七伤，去冷风，镇心神，安魂魄，补心气不足，开达心孔，多记事。〇强筋骨，主泄精健忘。〇益肾健脾，止泄痢，化痰涎，润皮毛。〇生捣，贴肿硬毒，能消散。

山药，《本经》上品。

凡入药白色者为上，青黑者不堪。

【修治】择山产条直坚白者，生干之，故古方皆用干山药。盖生则性滑，熟则滞气。只宜用竹刀刮去皮，竹筛盛，置檐风处，或置焙笼中微火烘干亦佳。若晒干，不合制度[①]。凡药晒干者极多，则古人何必独加“干”字于山药之上?!

山药入手足太阴二经。紫芝为之使。恶甘遂。

《普济方》：治心下虚胀[②]手足厥冷[③]，或饮苦寒之剂过多，未食先呕，不思饮食，山药半炒半生，为细末，米饮调

① 不合制度：初刊本无此4字。

② 心下虚胀：初刊本作“心胀，虚胀”。

③ 冷：初刊本作“逆”。

服二钱，一日二服，大有功效。忌铁器、生冷。

泽泻

始生汝南池泽，今以汉中者为佳。苗春生，叶似牛舌，独茎而长。根作块，色黄白，痕中有须毛。多生池泽浅水。性能泻水，故名泽泻。

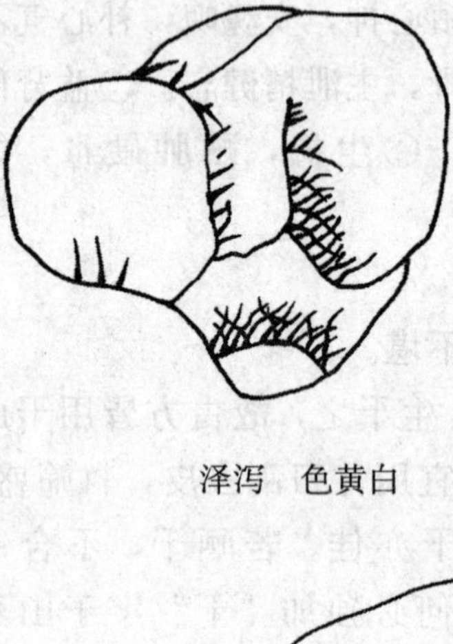

泽泻 色黄白

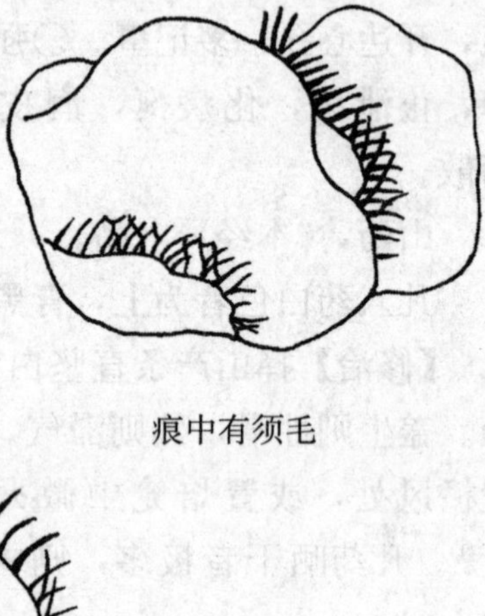

痕中有须毛

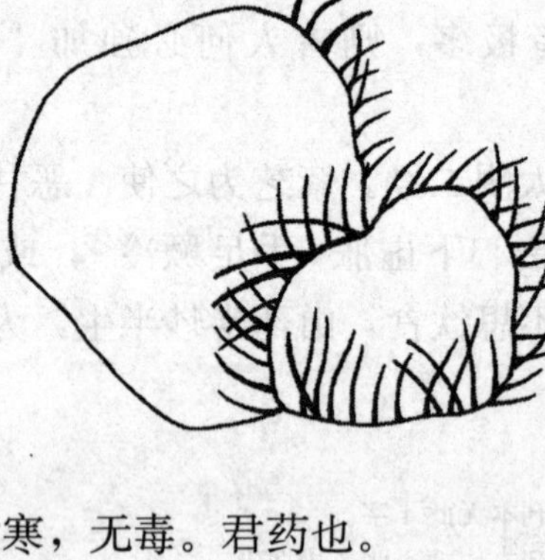

【气味】甘寒，无毒。君药也。

【主治】风寒湿痹，乳难，养五脏，益气力，肥健，消水。久服耳目聪明，不饥延年，轻身，面生光，能行水上。〇补虚损。五脏痞满。起阴气，止泄精、消渴、淋沥。逐膀胱、三焦停水。〇主肾虚精自出，治五淋，宣通水道。〇主头旋、耳虚鸣，筋骨挛缩。通小肠，止尿血。主产难，补女人血海，令人有子。〇入肾经，去旧水，养新水，利小便，消胀肿，渗泻，止渴。〇去脬中留垢，心下水痞。〇渗湿热，行痰饮，止呕吐泻痢，疝痛脚气。

今汝南不复采，惟以径州、华州者为善。今山东、河陕、江淮亦有之，惟汉中者最优。

泽泻，《本经》上品。八月采。

入药用根。虫易蛀损，收藏宜密[①]。

有一种形象三棱，体稍轻，山人每呼为水泽泻，市多以此乱真，用者宜审。

【修治】去毛，酒浸一宿，细剉，暴干，任用。

气薄[②]味厚，阴也。阴中微阳。入足太阳、少阴经。畏海蛤、文蛤。

《保命集》：治水湿肿胀，白术、泽泻各一两，为末或为丸，每服三钱，白茯苓汤下。

远 志

始生太山及冤句川谷，今河陕、洛西州郡皆有之。茎叶青色而极细小，故苗名小草。三月开白花，亦有红花者。其

---

① 收藏宜密：初刊本作“宜密藏”。

② 薄：初刊本作“寒”。

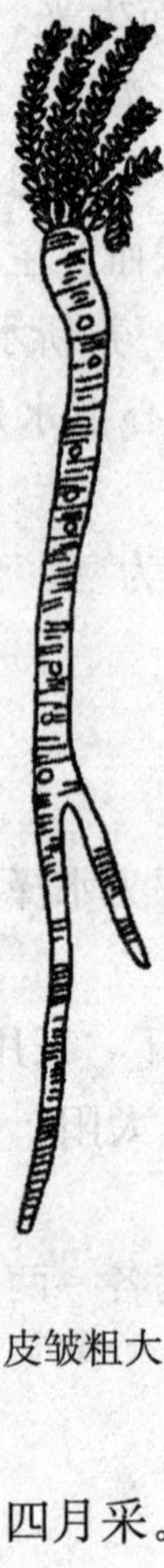

远志　皮皱粗大者良

根长及一尺。昔陵阳仲子服此二十年，展卷一日，永记而不忘。功能强志，故有远志之称。

根【气味】苦温，无毒。君药也。

【主治】咳逆伤中，补不足，除邪气，利九窍，益智慧，耳目聪明不忘，强志倍力，久服轻身不老。利丈夫，定心气，止惊悸。益精，去心下膈气，皮肤中热，面目黄。○杀天雄、附子、乌头毒，煎汁饮之。○治健忘，安魂魄，令人不迷，坚壮阳道。○长肌肉，助筋骨。妇人血噤失音，小儿客忤[1]。○肾积奔豚。

叶【主治】益精补阴，止虚损梦泄。

远志，《本经》上品。入药根苗俱用。四月采。

【修治】远志，甘草汤浸一宿，去骨于日中暴干，或火上焙干用。

入足少阴肾经。得茯苓、冬葵子、龙骨良。畏珍珠、藜芦、蜚蠊[2]、齐蛤。

《肘后方》：治心孔昏塞多忘，丁酉日，密自至市买远志，着巾角中还，为末服之，勿令人知。

【注】

[1] 客忤：旧俗以婴儿见生客而患病。

[2] 蜚蠊（fēi lián，音飞连）：即蟑螂。

龙　胆

生齐朐山谷及冤句，今出近道。根黄白色，下抽根十余条，类牛膝而粗短。四月生苗，细茎如小竹枝。七月开花如牵牛花，作铃铎状，青碧色。冬后结子。因叶如龙葵，根如胆苦。俗呼龙胆草，亦名草龙胆，正名龙胆。

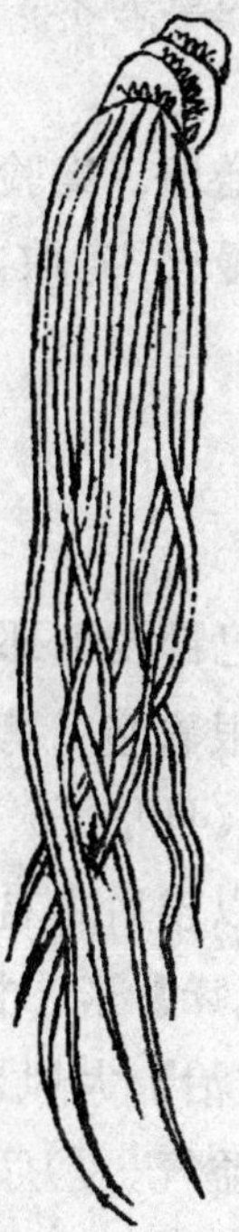
龙胆

【气味】苦涩，大寒，无毒。君药也。

【主治】骨间寒热，惊痫邪气。续绝伤，定五脏，杀蛊毒。除胃中伏热，时气温热，热泄下痢，去肠中小虫。益肝胆气，止惊惕。久服益智不忘，轻身耐老。〇治小儿壮热骨热，惊痫入心，时疾热黄痈肿，口干。〇客忤疳气，热狂，明目，止烦，治疮疥。〇去目中黄及睛赤肿胀，瘀肉高起，痛不可忍。〇退肝经邪热，除下焦湿热之肿，泻膀胱火。〇疗咽喉痛，风热盗汗。

二月、八月、十一月采根阴干。

凡用根，肥长色黄白者佳。

龙胆，《本经》上品。

【修治】以甘草汤浸一宿，去芦头①，剉细，暴干用。

气味俱厚，沉而降，阴也。足厥阴、少阴经气分药也。贯仲、小豆为之使。恶生熟地黄、防葵。

《杨氏家藏方》：治妇人小儿一切盗汗，并伤寒后盗汗不止，龙胆草为末，每服一钱，猪胆汁三两点，入温酒少许，调服。

姚僧坦《集验方》：治卒然尿血不止，龙胆一虎口，水五升，慢火②煮取二升半，分为五服。尽剂必愈③。

巴戟天

生巴郡及下邳山谷，今江淮、河东州郡亦有之。根如连珠，宿根青色，嫩根白色，老根紫色。其叶似茗，经冬不凋，故《日华子》大明序集诸家本草名不凋草。巴戟天名义未详，以俟后之君子解之。

【气味】辛、甘，微温，无毒。使药也。

【主治】大风邪气，阴痿不起。强筋骨，安五脏。补中增志，益气。〇疗头面游风，小腹及阴中相引痛，补五劳，益精，利男子。〇治男子夜梦鬼交，精泄，强阴下气。治风癞[1]。〇治一切风。疗水胀。

① 芦头：初刊本作“头子”。

② 慢火：初刊本无此2字。

③ 尽剂必愈：初刊本无此4字。

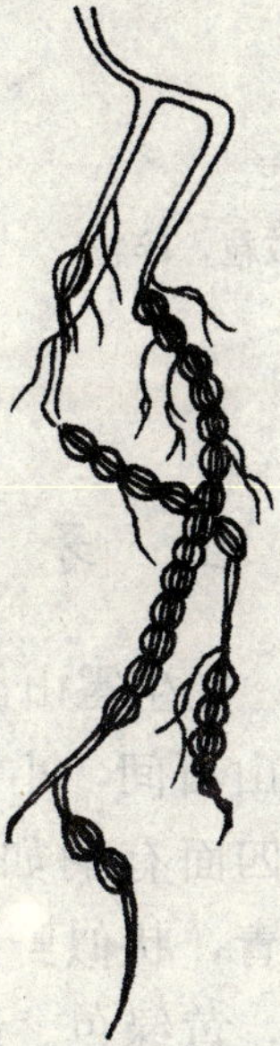

巴戟天　如珠肉厚者胜

巴戟天，《本经》上品。入药用根。二月八月采根，阴干。

今方家多以紫色者为良。蜀人云：都无紫色者，采时或用黑豆同煮，欲其色紫，殊失气味，尤宜辨之。又有一种山葎根，正似巴戟，但色白。土人采得，以醋水煮之，乃以杂巴戟，莫能辨也。但击破视之，中紫色而鲜洁者，伪也。其中虽紫，又有微白糁[2]，有粉色而理小暗者，真也。

【修治】巴戟以酒浸一宿入心，剉焙。若急用，以滚水浸软，去心。

巴戟天，肾经血分药也。覆盆子为之使。恶雷丸、丹参、朝生[3]。

巴戟天使。

【注】

[1] 风癞：麻风一类病症。

[2] 糁（sǎn，音散）：散粒，碎粒。

[3] 朝生：即木槿。

卫 矛

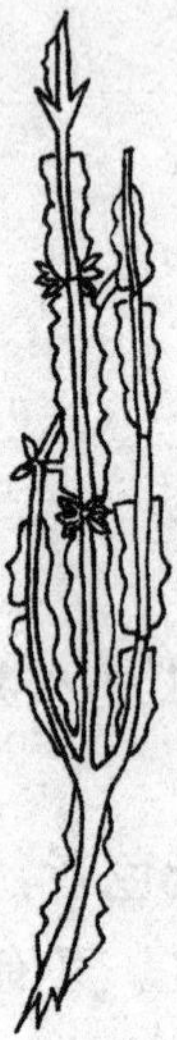

卫矛

始生霍山山谷，今江淮州郡有之。生山石间，小株成丛。春长嫩条，条上四面有羽如箭羽，视之若三羽尔。叶青，状似野茶，对生。三四月开碎花，黄绿色。结实大如冬青子。刘熙《释名》言：齐人谓箭羽为卫，此物干直有羽①，如箭羽矛刃自卫之状，故名卫矛。《广雅》谓之神箭。《别录》谓之鬼箭。

【气味】苦，寒，无毒。使药也。

【主治】女子崩中下血，腹满，汗出。除邪，杀鬼毒蛊疰，中恶腹痛。去白虫，消皮肤风毒肿，令阴中解。〇疗妇人血气大效。〇破陈血，能落胎。主百邪鬼魅。〇通月经，破癥结，止带下，杀腹脏虫，及产后血咬腹痛。

① 干直有羽：初刊本作"干有直羽"。

卫矛俗呼鬼箭，《本经》中品。

茎黄绿色，羽紫皂色。二月七月采茎，阴干入药。

【修治】去叶，剉，以酥拌缓炒。

《圣济总录》：治鬼疟日发，鬼箭，川山甲烧灰为末，每以一字，发时嗅鼻。道家所用十二精、鬼精、鬼箭，即此草也。

细　辛

生华阴山谷，今处处有之，然他处所出者，不及华阴者良。叶如葵，赤黑色。其根细而其味极辛，故名之曰细辛。按《山海经》云：浮戏之山多少辛。《管子》云：五沃之土群药生，少辛是矣。

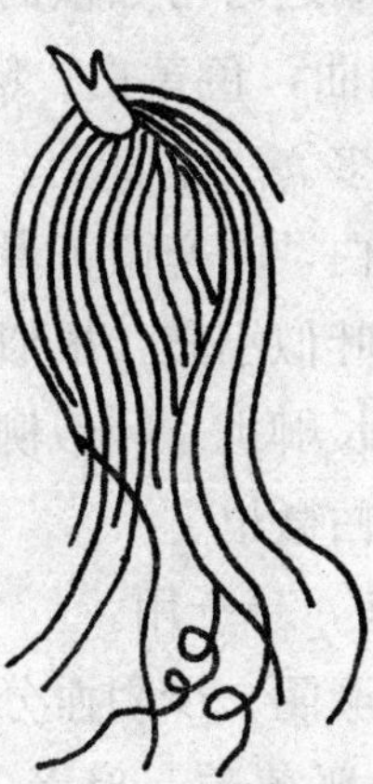

细辛　辽细辛　形气香，色黄白，味极辛

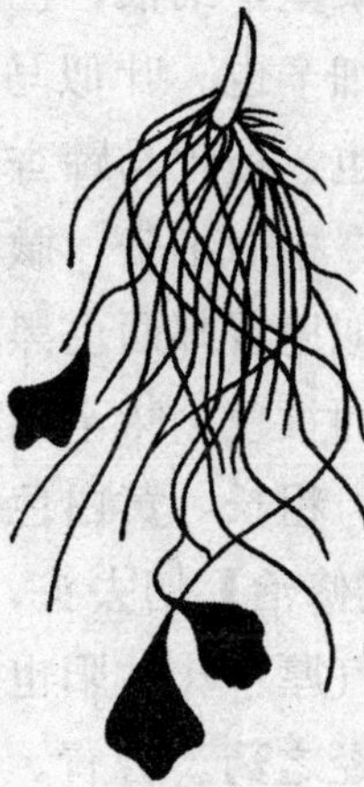

西细辛　根粗色黑，味微辛微苦

【气味】辛温，无毒。臣药也。

【主治】咳逆上气，头痛脑动，百节拘挛，风湿痹痛，死肌。久服明目，利九窍，轻身长年。○温中下气，破痰，利水道，开胸中滞结。除喉痹，齆鼻不闻香臭，风痫癫疾。下乳结，汗不出，血不行。安五脏，益肝胆，通精气。○添胆气，治嗽，去皮风湿痒，风眼泪下。除齿痛，血闭，妇人血沥腰痛。○含之去口臭。○润肝燥，治督脉为病，脊强而厥。○治口舌生疮，大便燥结，起目中倒睫。

得当归、芍药、白芷、芎䓖、牡丹皮、藁本、甘草，共疗妇人诸疾；得决明、鲤鱼胆、青羊肝共疗目痛。以独活为使，治少阴头痛如神，亦止诸阳头痛。

细辛，《本经》上品。二月八月采根，阴干入药。

《博物志》言杜衡乱细辛，自古已然。沈氏所说甚详。大抵乱细辛者不止杜衡，用者当以根苗色味细辨之。叶如葵，柔茎，细根，色紫，味极辛，嚼之习习如椒而更甚于椒者，细辛也。叶似马蹄，茎粗，根曲，色黄白，味微辛者，杜衡也，俗呼马蹄香，当细辛用最多。一茎直上，茎端生叶如伞，根似细辛，微粗，直而色黄白，味辛微苦者，鬼督邮也。似鬼督邮而色黑者，及已也。叶似小桑，根似细辛，微粗长而黄色，味辛而有臊气者，徐长卿也。叶似柳，而根似细辛，粗长，黄白色，而味苦者，白微也。

【修治】切去头，以瓜水浸一宿，暴干用。

气厚于味，阳也，升也。入足厥阴、少阴血分，为手少阴引经之药。曾青、枣根为之使。恶黄耆、狼毒、山茱萸。忌生菜、狸肉。畏消石、滑石。反藜芦。

龚氏《经验方》：治诸般耳聋，真细辛末溶黄蜡，丸鼠屎大，绵裹一丸塞之，二次即愈。神效。

石　斛

始生六安山谷，今出荆襄及汉中江左。有二种，一种生水旁石上，茎似小竹，节节间出碎叶，折之有肉，中实，名石斛；一种生栎木上，茎似麦秆而匾大，叶在茎头，折之无肉，中虚，名木斛。因茎如金钗之股，故获金钗石解之称。

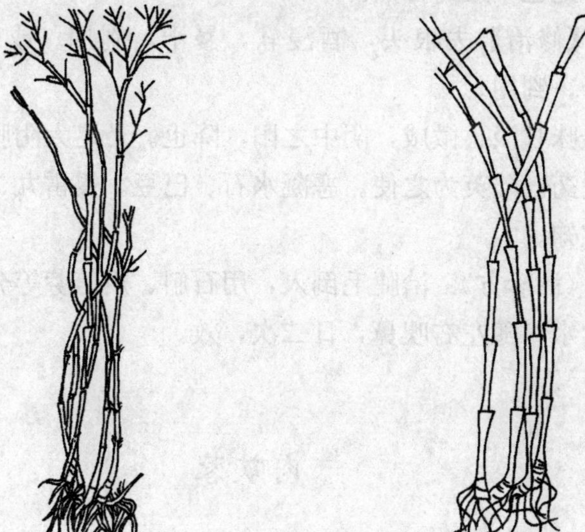

石斛　茎圆，丛生石上，根纠结甚繁，干则白软。茎有节，心实

木斛　茎扁亦丛生，根黑，亦有节，心空

【气味】甘，平，无毒。君药也。

【主治】伤中。除痹，下气，补五脏虚劳，羸瘦，强阴益精，久服厚肠胃，补内绝不足。平胃气，长肌肉，逐皮肤邪热痱气，脚膝疼冷痹弱。定志除惊，轻身延年。〇益气除热，治男子腰脚软弱，健阳。逐皮肌风痹，骨中久冷。补肾

益力，壮筋骨，暖水脏，益智清气，治发热自汗。痈疽排脓，内塞。

《本经》上品。

石解入药佳，木斛不堪用。今人见木斛形匾如钗，多用木解，医家亦不能明辨。予并写其象，令用者知，茎圆中实者为石解，实者[①]有力；茎匾中虚者为木解，虚者无能[②]。不特此也，凡药皆然。

【修治】去根头，酒浸软，暴干，剉用。或以酥拌蒸，焙干，剉用。

味甘淡、微咸，阴中之阳，降也。乃足太阴脾、足少阴肾之药。陆英为之使。恶凝水石、巴豆。畏雷丸、僵蚕。用者宜知。

《袖珍方》：治睫毛倒入，用石斛、川芎藭等分为末，口内含水，随左右嗅鼻，日二次，效。

肉苁蓉

陕西州郡俱有。生大木及土堑垣中。旧说是马遗沥所生。此非游牝之所而有此，则知自是一种类耳。皮如松，稍有鳞甲，形柔软如肉，故吴普名肉松蓉。《本经》名肉苁蓉。此药虽补而不峻，颇有从容和缓之功，故得是美称也。[③]

---

① 实者：原本脱，据初刊本补。

② 虚者无能：原本，初刊本均脱，据《本草纲目》卷十二“肉苁蓉”条补。

③ “此药虽补而不峻……故得是美称也”：初刊本作“从容，和缓之貌。此药补而不峻，故有从蓉之号”。

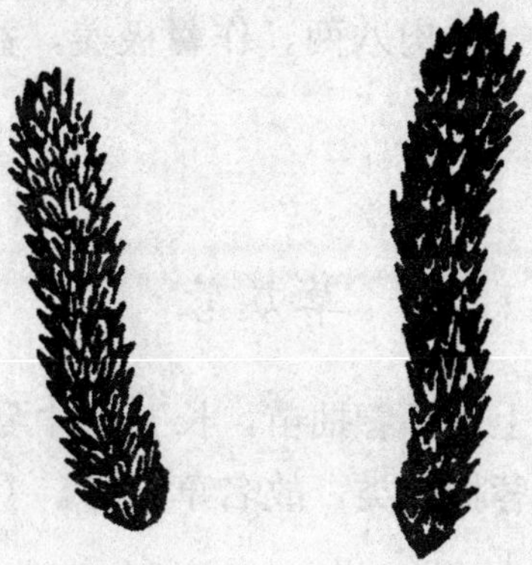

肉苁蓉　色黑　长五六寸至一尺以来　皮有鳞甲，肉有筋膜

【气味】甘，微温，无毒。臣药也。

【主治】五劳七伤。补中，除茎中寒热痛。养五脏，强阴益精气，多子，妇人癥瘕，久服轻身。〇除膀胱邪气，腰痛，止痢。〇益髓，悦颜色，延年，大补壮阳，日御过倍。女人血崩。〇男子绝阳不兴，女子绝阴不产。润五脏，长肌肉，暖腰膝。男子泄精，尿[1]血遗沥，女子带下阴痛。

肉苁蓉肥大柔软者佳，干枯瘦小者劣。今人多以金莲根、草苁蓉[2]，嫩松，稍盐润充之，用者宜审。

肉苁蓉，《本经》上品。色黑，长五六寸至一尺以来，皮有鳞甲，肉有筋膜。二月采阴干。

【修治】酒浸一宿，刷去浮甲，劈破中心，去白膜一重，焙干用，或酥炙得所。

---

① 尿：原本脱，据初刊本补。

② 蓉：初刊本无此字。

本经方：肉苁蓉四两，刮去鳞甲，酒浸，洗去黑汁，薄切，合山药四两，羊肉八两，作羹极美，益人，胜服补药。入肾经血分。

草苁蓉

生山南岩石上。暮春抽苗，长五六寸至一尺以来。茎花俱紫色，与肉苁蓉极相类，故名草苁蓉。《日华子》名花苁蓉，俗呼紫花地丁。

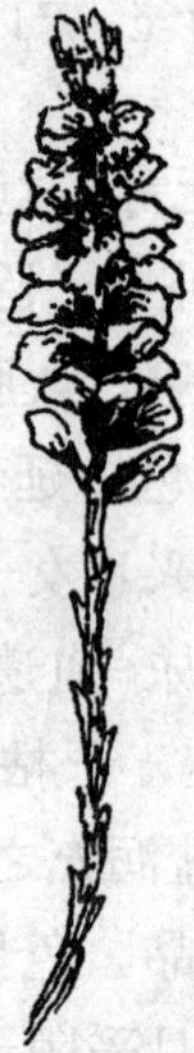

草苁蓉　花繁密，紫色。茎圆有鳞甲

【气味】甘、温，无毒。

【主治】男子五劳七伤，补腰肾，令人有子。去风血，煮酒、浸酒服之。诸疮可作汤洗[1]。

草从蓉，《开宝》名列当。今原州、秦州、渭州、灵州皆有之。

四月中旬采，取压扁，日干。

《食医心镜》：治阳不兴，草苁蓉好者二斤，以好酒一斗，浸之经宿，随意日饮之。

甘　草

生河西川谷积沙山及上郡。春生青苗，高一二尺，叶如槐叶。七月开紫花，结角作一本生，如相思角，至熟时角拆，子扁如小豆，极坚。根长者三四尺，粗细不定，皮赤肉黄，其味甘甜，故名甘草。《别录》名蜜草，又名国老。弘景曰：此草最为众药之王，经方少有不用者，犹如香中有沉香也。国老即帝师之称，虽非君而为君所宗，是以能安和草石而解诸毒也。甄权曰：诸药中甘草为君，治七十二种乳石毒，解一千二百般草木毒，

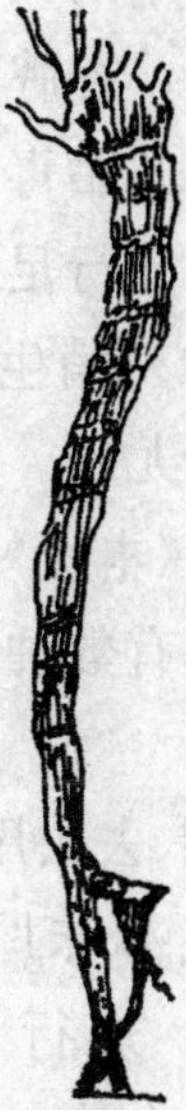

甘草　皮赤肉黄

① 汤洗：初刊本作“洗汤”。

调和众药有功，故有国老之称。

【气味】甘，平，无毒。君药也。

【主治】五脏六腑寒热邪气，坚筋骨，长肌肉，倍气力，金疮尰，解毒，久服轻身延年。○温中下气，烦满短气，伤脏咳嗽，止渴，通经脉，利血气，解百药毒，为九土之精，安和七十二种石，一千二百种草。○主腹中冷痛，治惊痛，除腹胀满，补益五脏，肾气内伤，令人阴不痿。主妇人血沥腰痛。凡虚而多热者加用之。○安魂定魄，补五劳七伤，一切虚损，惊悸烦闷，健忘，通九窍，利百脉，益精养气、壮筋骨。○生用泻火热，熟用散表寒。去咽痛，除邪热，缓正气，养阴血，补脾胃润肺。○吐肺痿之脓血，消五发[1]之疮疽。○解小儿胎毒。

头生用能行足厥阴、阳明二经污浊之血，消肿导毒。节主痈疽焮肿。稍生用治胸中积热，去茎中痛，加酒煮玄胡索、苦楝子尤妙。节主治：痈疽焮肿。

甘草，《本经》上品。二月、八月除日[2]采根，暴干。

今甘草有数种，其坚实断理粗大者佳，其轻虚纵理及细韧者不堪。

【修治】去头尾，刮去赤皮。补中宜炙用，泻火宜生用。

甘草气薄味厚，升而浮，阳也。入足太阴、厥阴经。《纲目》曰：通行①手足十二经。术、苦参、干漆为之使，恶远志，反大戟、芫花、甘遂、海藻。

《金匮玉函方》：治饮馔[3]中毒，未审何物，卒急无药，只煎甘草、荠苨，入口便活。

① 行：初刊本作“人”。

《千金方》：治阴头生疮，蜜煎甘草末，频频涂之，神效。

【注】

［1］五发：即因服食五石而毒发。葛洪《抱朴子·金丹》："五石者，丹砂、雄黄、白矾、曾青、慈石也。"

［2］除日：农历十二月最后一天。

［3］馔（zhuàn，音转）：一般的食品、食物。

牛 膝

始生河内川谷及临朐，今以怀庆者为良。春生苗，茎高二三尺，青紫色，有节如牛膝，叶颇似苋菜叶而长，且尖

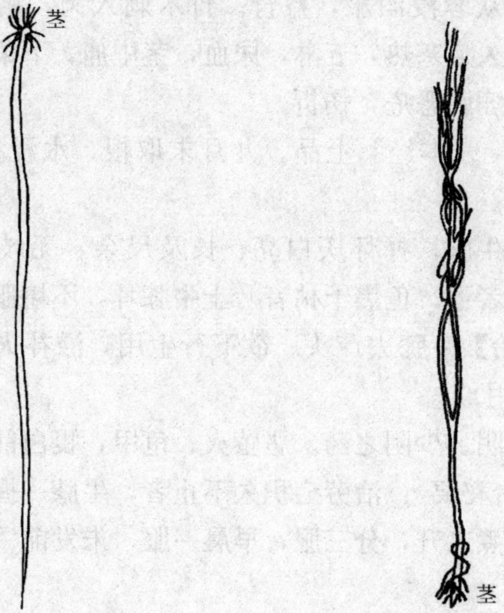

牛膝　茎紫结大者为雄，茎青结细者为雌　　根长大柔润者为雄，根细小多歧者为雌。俱有肉色

艄，两两相对。于节上生花作穗，秋结实甚细。根长二三尺，柔润。有雌雄二种，雄者粗长，雌者细短。因茎似牛膝，故名牛膝。《广雅》名牛茎。因叶似苋，嫩可茹，故《救荒本草》名山苋菜。

【气味】苦、酸，平，无毒。君药也。

【主治】寒热湿痿痹，四肢拘挛，膝痛不可屈伸。逐血气，伤热火烂，堕胎。久服轻身耐老。〇疗伤中少气，男子阴消，老人失溺，补中续绝，益精利阴气填骨髓，止发白，除脑中痛及腰脊痛。妇人月水不通，血结。〇治阴痿，补肾，助十二经脉，逐恶血。〇治腰膝软怯冷弱，破癥结，排脓止痛。产后心腹痛，并血运，落死胎。〇强筋补肝脏风虚。〇同苁蓉浸酒服，益肾。竹木刺入肉，嚼烂罨[1]之即出。〇治久疟寒热，五淋，尿血，茎中痛，下痢，喉痹，口疮齿痛，痈肿恶疮，伤折。

牛膝，《本经》上品。九月末取根，水浸挼皮，暴干。怀庆者佳。

凡用牛膝，择怀庆白亮、长及尺余、无歧者最优。色紫、短细者下。色黑干枯者乃土牛膝耳，不堪服食。

【修治】牛膝去芦头。欲下行生用，滋补火焙用，或酒拌蒸熟①用。

足厥阴、少阴之药。恶萤火、龟甲，畏白前，忌牛肉。

《外台秘要》：治劳疟积久不止者，牛膝一握，生切，以水六升，煮二升，分三服，早晨一服，未发前一服，临发时一服。

---

① 熟：初刊本作“过”。

【注】

［1］罨（yǎn，音演）：覆盖，敷。

黄　连

始生巫阳川谷及蜀郡太山之阳，今以宣城者为胜。苗高一尺以来，叶似甘菊，凌冬不凋。四月开花黄色，六月结实，似芹子，色亦黄。其根如鹰、鸡爪，连珠而色黄，故名黄连。

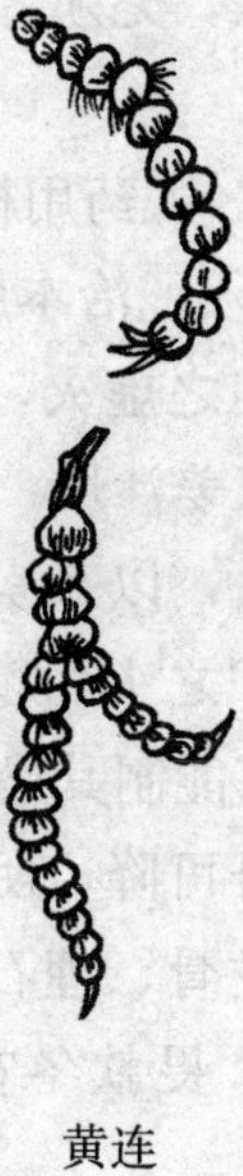

黄连

【气味】苦，寒，无毒。臣药也。

【主治】热气目痛，眦伤泣出，明目。肠澼腹痛，下痢。妇人阴中肿痛。久服令人不忘。○主五脏冷热，久下泄澼脓血。止消渴、大惊，除水利骨，调胃厚肠，益胆。疗口疮。〇治五劳七伤，益气。止心腹痛，惊悸烦躁。润心肺，长肉，止血。天行热疾。止盗汗并疮疥。猪肚蒸为丸，治小儿疳气，杀虫。〇羸瘦气急。〇治郁热在中，烦躁在①心，兀兀欲吐，心下痞满。〇主心病逆而盛，心积伏梁[1]。〇去心窍恶血，解巴豆、轻粉毒。

出川省俗呼川黄连，产雅川俗呼雅黄连，生宣城俗呼宣黄连。有连珠无毛而坚实，色深黄者；有无珠多毛而中虚，黄色稍淡者。凡用黄连，选粗大，黄色鲜明，多节坚重，相击有声者为胜。小而连珠，无须者次之。无珠多毛，色浅而虚者不堪用。

黄连，《本经》上品。入药用根。二月、八月采。

【修治】黄连去芦及须，治本脏之火生用。治肝胆之实火以猪胆汁浸炒。治肝胆之虚火，以醋浸炒。治上焦之火，以酒炒。治中焦之火，以姜汁炒。治下焦之火，以盐水或朴硝②炒。治气分湿热之火，以茱萸汤浸炒。治血分块中伏火，以干漆水炒。治食积之火，以黄土炒。不独为之引导，盖辛热能制其苦寒，咸寒能制其燥性，在用者详酌之。

黄连气味俱厚，可升可降，阴中阳也。入手少阴心经，为治火之主药。黄芩、龙骨、理石为之使。恶菊花、玄参、白鲜皮、芫花、白僵蚕。畏款冬花、牛膝。胜乌头，解巴豆毒。

《斗门方》：治鸡冠痔，以黄连末傅之良。

---

① 在：初刊本作“恶”。
② 硝：初刊本作“消”。

苏东坡[2]收笔，黄连煎汁，调轻粉蘸笔头，候干收，不蛀。

【注】

[1] 伏梁：指脘腹部痞满肿块一类疾患，多由气血结滞而成。

[2] 苏东坡：即北宋文学家苏轼，号东坡居士。

地肤子

生荆州平泽及田野，今近地有之。苗春生，叶似荆芥。一茎数十枝，攒簇团团直上，性最柔弱。七月开黄花，子青色，似一眠起蚕沙之状。田野人呼为地麦①草，名地肤、地

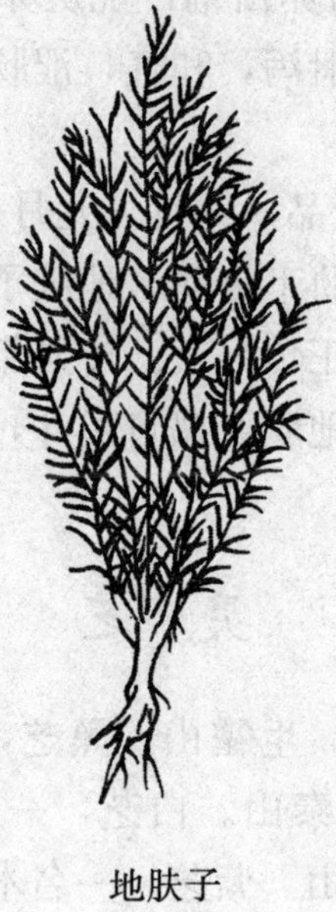

地肤子

① 麦：原本作“来”，据初刊本改。

麦，因其子形似也。《本经》名地葵，因其苗味似也。《图经》名鸭舌草，因其叶形似也。俗呼千头草，因枝繁而头多也。《药性》名益明，因其子功能明目也。子落则老，茎可为帚，故《日华子》名落帚，《图经》名独帚，郭璞名王帚，弘景名扫帚。

子【气味】苦寒，无毒。君药也。

【主治】膀胱热，利小便。补中益气，久服耳目聪明，轻身耐老。〇去皮肤中热气，使人润泽。散恶疮疝瘕，强阴。〇治阴卵癞[①]，去热风，可作汤沐浴。与阳起石同服，主丈夫阴痿不起，补气益力。〇治客热丹肿。

苗叶【气味】苦寒，无毒。

【主治】捣汁服治赤白痢，烧灰亦善。煎水洗目，去热暗雀盲涩痛。主大肠泄泻，和气，涩肠胃，解恶疮毒。煎水日服，主手足烦疼。

地肤，《本经》上品。八月、九月采实，阴干。

《寿域神方》：治胁下疼痛，地肤子为末，酒服方寸匕。

按：虞抟《医学正传》云：抟兄年七十，秋间患淋二十余日。后得一方，取地肤草捣自然汁，服之遂通。

灵芝

赤芝，一名丹芝，生霍山。黑芝，一名玄芝，生常山。青芝，一名龙芝，生泰山。白芝，一名玉芝，生华山。黄芝，一名金芝，生嵩山。紫芝，一名木芝，生高夏山。六芝

① 癞：原本作“颓”，据初刊本改。

俱主祥瑞，故曰灵芝。

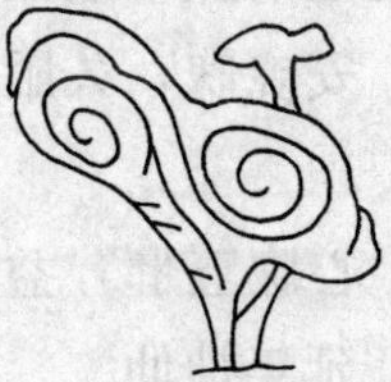

灵芝　赤芝

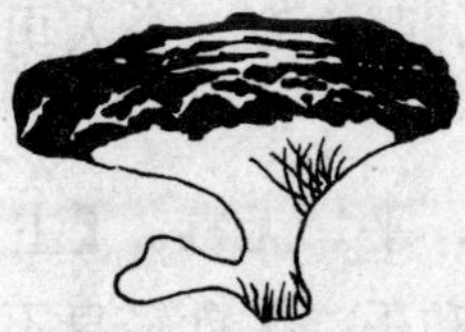

黑芝

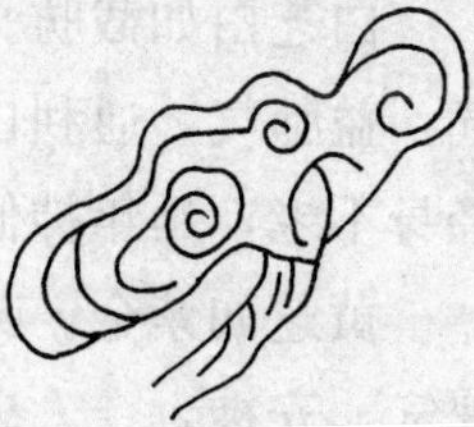

青芝

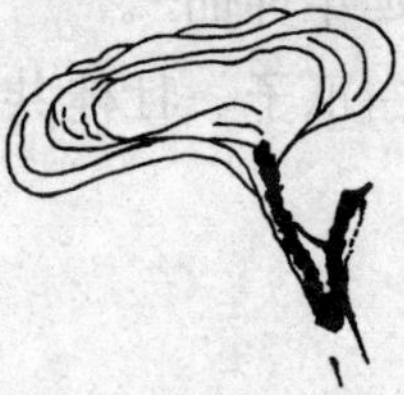

白芝

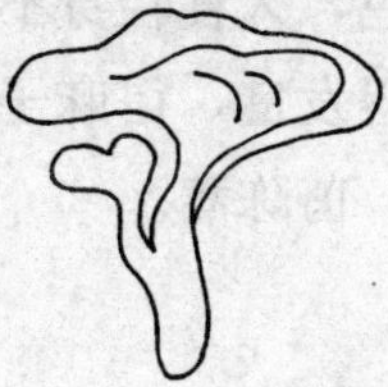

黄芝

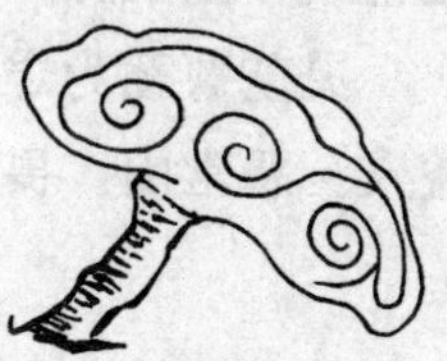

紫芝

按《尔雅》云：茵，芝。释曰：瑞草名也。一岁三华。一名茵，一名芝。《论衡》云：芝生于土，土气和，故芝草生。《瑞命礼》曰：王者仁慈，则芝草生。是也。

赤芝如珊瑚。【气味】味苦，平。无毒。【主治】胸中结，益心气，补中，增慧智，不忘，久服轻身不老，延年神仙。

黑芝黑如泽漆。【气味】味咸，平。无毒。【主治】癃[①]。利水道，益肾气，通九窍，令人聪察，久食不老，羽化神仙。

青芝如翠羽。【气味】酸，平。无毒。【主治】明目，补

① 癃：原本脱，据初刊本补。

肝气，安精神[①]，令人仁恕，久服轻身不老，延年神仙。

白芝白如截肪。【气味】辛，平。无毒。【主治】咳逆上气，益肺气，通利口鼻，强志意，令人勇悍，安魂魄，久服轻身不老，延年神仙。

黄芝如紫金。味甘，平。无毒。【主治】心腹五邪，益脾气，安神，令人忠信和乐，久食轻身不老，延年神仙。

紫芝【气味】味甘，温。无毒。主耳聋，利关节，保神益精气，坚筋骨，好颜色，久食轻身不老，延年神仙[②]。

灵芝薯蓣为之使。得发良，得麻子仁、白瓜子、牡桂共益人。恶常山。畏扁青、茵陈蒿。

卷柏

始生常山山谷，今出近道。根紫色，多须，形仅寸余。茎叶青黄，仿佛柏叶，卷束如鸡足，故名卷柏。吴普名豹足，象形也。《别录》名万岁。《纲目》名长生不死草，言其耐久也。

【气味】辛平，无毒。君药也。

【主治】五脏邪气，女子阴中寒热痛，癥瘕，血闭绝子。久服轻身，和颜色。止咳逆，治脱肛，散淋结，头中风眩，痿躄，强阴益精，令人好容颜。通月经，治尸疰、鬼疰、腹

---

① 神：初刊本作“魂”。

② 仙：初刊本后有“六芝皆无毒，六月、八月采。按《尔雅》云：茵，芝。释曰：瑞草，名也。一岁三华。一名茵，一名芝。《论衡》云：芝生于土，土气和，故芝草生。《瑞命礼》曰：王者仁慈，则芝草生。是也”60字。

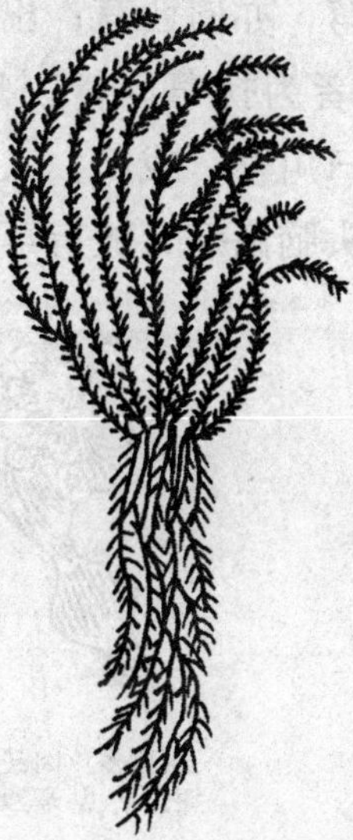

卷柏　叶似柏而细，色青黄，水润，色青绿可爱

痛，百邪鬼魅啼泣。镇心，除面皯头风，暖水脏。生用破血，炙用止血。

卷柏，《本经》上品。五月五日采，阴干。

【修治】以盐水煮，日中晒干，焙用。

《百一选方》：治远年下血，卷柏、地榆，焙，等分，每用一两，煎数沸，通口服。

芎　䓖

香草也。四五月生叶，似水芹、胡荽、蛇床辈，作丛而茎细，其叶倍香。七八月间开碎白花，叶堪作饮。古人因其根节状如马衔，谓之马衔芎䓖；后世因其状如雀脑，谓之雀脑芎；出关中者为京芎，亦曰西芎；出蜀中者为川芎；出天台者为台芎；出抚郡者为抚芎。皆因地而得名也，惟川为胜。故方中用芎，惟曰川芎。或曰：人头芎窿穷高，天之象也。此药上行，专治头脑诸病，故有芎䓖之名。

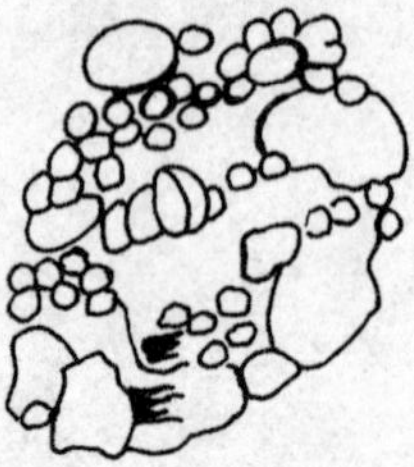

芎䓖

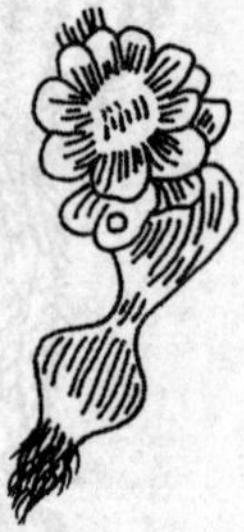

西芎多芦肉甚白，气甚辛烈

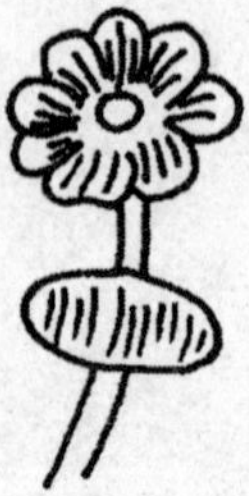

川雀脑者俗呼南芎

【气味】辛，温，无毒。臣药也。

【主治】中风入脑，头痛寒痹，筋挛缓急，金疮，妇人血闭无子。〇脑中冷动，面上游风去来，目泪出，多涕唾，忽忽如醉，诸寒冷气，心腹坚痛，中恶卒急肿痛，胁风痛，温中内寒。〇腰脚软弱，半身不遂，胞衣不下。〇一切风，一切气，一切劳损，一切血，补五劳，壮筋骨，调众脉，破癥结宿血，养新血。吐血、衄[①]血、溺血，脑痈发背，瘰疬瘿赘，痔瘘疮疥。长肉排脓，消瘀血。〇搜肝气，补肝血，润肝燥，补风虚。〇燥湿，止泻痢，行气开郁。〇蜜和，丸芡实大，夜服，治风痰殊效。〇齿根出血，含之多瘥。

芎䓖，《本经》上品。

已上俱根形。三、四月采根，日干。

---

① 衄：初刊本作“鼻”。

凡用以川中大块重实，作雀脑，皮色黄黑，肉色白，不油，嚼之微辛甘者佳。他种不入药，止可为末，煎汤沐浴而已。九月采，佳。

【修治】以净水洗浸，切片，日干用。

芎䓖气厚味薄，浮而升阳也。少阳本经引经药。入手足厥阴气分。〇白芷为之使。畏黄连。伏雌黄。得细辛疗金疮止痛，得牡蛎疗头风吐逆。

《灵苑方》：治妇人经水三个月不行。试[①]胎法：川芎生为末，空心浓煎，艾[②]汤下一匙，腹中微动者是有胎。

《续十全方》：治胎气因跌扑举重，促损不安，及子死腹中，以芎䓖为末，酒服方寸匕，须臾一二服立出。

芎䓖今人所服最多，头面风不可缺也。然须以他药佐之。沈括云：予一族子旧服芎䓖，医郑叔熊见之，云芎䓖不可久服，多令人暴亡，后族子果无疾而卒。又朝士张子通之妻病脑风，服芎䓖甚久，一旦暴亡。皆目见者。此皆单服，久则走散真气。若使他药佐使，又不久服，中病便已，则乌能至此哉？由此观之，芎䓖久服为祸匪轻，奈何乡落愚民，不知药性，时采芎䓖苗、蘼芜煎茶，自谓香美。体气壮健，侥幸无虞。倘涉虚羸，鲜不蹈其祸者！

蓝　实

即今大叶蓝子也。始生河内平泽，今处处有之。人家蔬

① 试：初刊本作“验”。

② 艾：原本作“叶”，据初刊本改。

圃中作畦莳[1]。至三月、四月生苗，高三二尺许。叶似水蓼，花红白色，实亦若蓼子而大，黑色。五月、六月采实。其叶可以染青，染反胜于其质，故曰青出于蓝而青于蓝者也。《尔雅》所谓葴，马蓝是也。《埤雅》云：《月令》仲夏令民无刈蓝以染。郑玄言：恐伤长养之气也。然则刈蓝先王有禁，故制字从监。

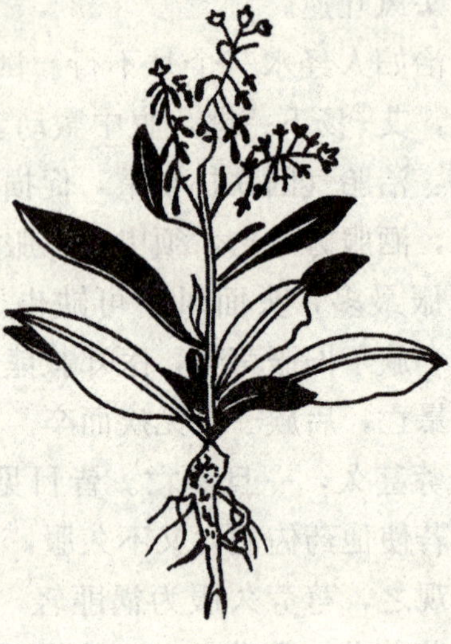

蓝实

【气味】苦，寒，无毒。君药也。

【主治】解诸毒，杀蛊蚑疰鬼螫毒。久服头不白，轻身。填骨髓，明耳目，利五脏，调六腑，通关节。治经络中结气，使人健，少睡，益心力。〇疗毒肿①。杀百药毒，解狼

① 肿：初刊本后有“叶汁：气味苦、甘，寒，无毒”9字。

毒、射罔[2]毒。〇汁涂五心烦闷，疗蜂螫毒。

蓝，《本经》上品。

昔张荐员外在剑南为张延赏判官，忽被斑蜘蛛咬项上，一宿，咬处有二道赤色，细如箸[3]，绕项上，从胸前下至心。经两宿，头面肿疼，如数升碗大，肚渐肿，几至不救。张相素重荐，因出家财五百千，并荐家财又数百千，募能疗者。忽一人应召，云可治。张相初甚不信，欲验其方，遂令目前合药。其人曰：不惜方，当疗人性命耳。遂取大蓝汁一碗，以蜘蛛投之蓝汁，良久方出，得出汁中，甚困不能动。又别捣汁，加麝香末，取蜘蛛投之，至汁而死。又更取蓝汁、麝香，复加雄黄和之，更取蜘蛛投汁中，随化为水。张相及诸人甚异之，遂令点于咬处两日内悉平愈。咬处①，作小疮，痂落如旧。凡虫豸伤，皆可点咬处，或服其汁，神异之极也。

【注】

[1] 莳（shì，音释）：栽种。

[2] 射罔：草乌头的煎汁。

[3] 箸（zhù，音注）：筷子。

青黛

是波斯国蓝靛花也，路远难得。中国靛花，主治与青黛同功，亦可以此代之，故假为名。《纲目》云：黛，眉色也。刘熙《释名》曰：灭去眉毛，以此代之，故谓之黛。

① 两日内悉平愈。咬处：此 8 字原本脱，据初刊本补。

【气味】咸，寒，无毒。君药也。

【主治】解诸药毒。小儿诸热，惊痫发热，天行头痛，寒热，并水研服之。亦磨傅热疮恶肿，金疮下血，蛇犬等毒。○解小儿疳热，杀虫。○小儿丹热，和水服之。同鸡子白、大黄末傅疮痈，蛇虺螫毒。○泻肝，散五脏郁火，解热，消食积。○去热烦，吐血、咯血，斑疮恶疮。

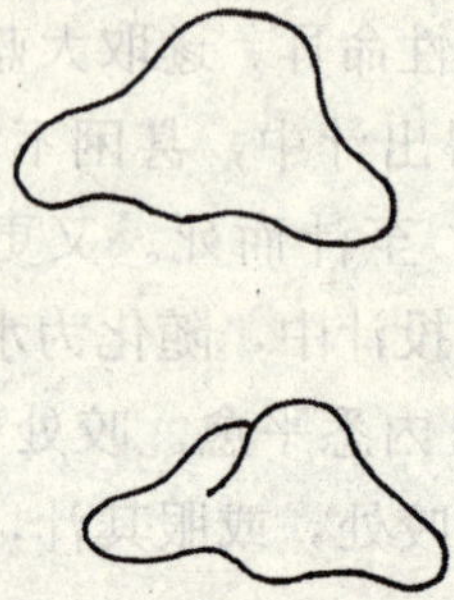

青黛　轻浮者佳，花紫碧体

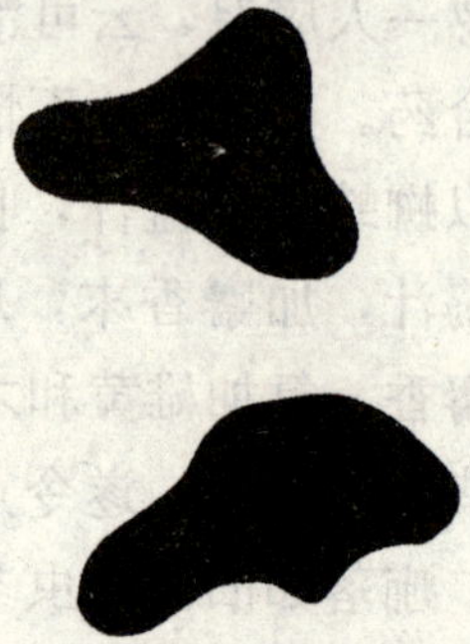

靛枯黑体重实者劣

青黛，《本经》上品。

市多取干靛、罗青充卖。入药宜择娇嫩体轻者，以水飞净灰脚，日中晒干任用。按：靛花虽非青黛，然治小儿疳蚀，下痢，消瘦发热，屡有奇功。古歌云：小儿杂症变成疳，不问强羸女与男。腹内时时如下痢，青黄赤白一般般。眼涩面黄鼻孔赤，谷道开张不欲看。烦热毛焦兼口渴，皮肤枯槁四肢瘫。唇裂呕逆不乳哺，壮热增寒卧不安。此方便是青黛散，取效犹如服圣丹。

谈埜翁方：治耳疳出汁，青黛、黄柏末，干搽愈。又名绿袍散，搽口疮，大效。

蒺藜子

生冯翊平泽或道旁。布地蔓生。叶如初生皂荚叶，整齐可爱。子有刺，状如菱而小。人过之，足不敢履。故《本经》一名屈人，一名止行。今军家乃铸铁作之，以布敌路，名铁蒺藜。《易》云：据于蒺藜，言其凶伤。《诗》云：墙有茨，不可扫也，以刺梗秽也。《纲目》云：蒺，疾也，藜，利也，茨，刺也，其刺伤人，甚疾而利也，故名蒺藜。《尔雅》名茨。又一种白蒺藜，今生同州沙苑，牧马草地最多，而近道亦有之。绿叶细蔓，绵布沙上，结荚长寸许，子大如黍，状如羊肾而带绿色，今人称沙苑蒺藜。

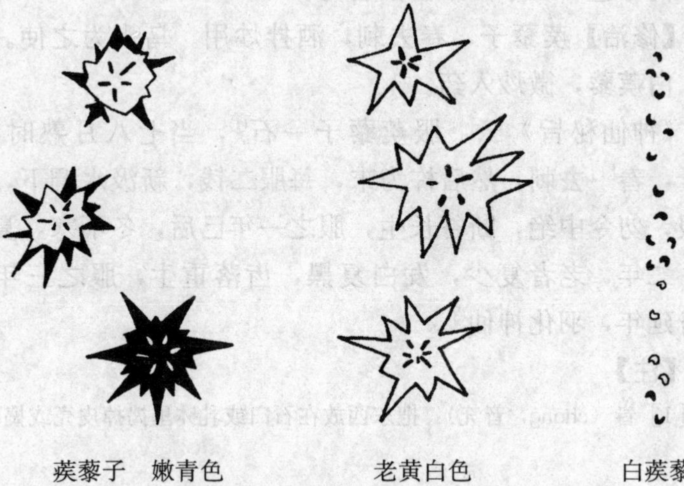

蒺藜子　嫩青色　　老黄白色　　白蒺藜

【气味】苦，温，无毒。君药也。

【主治】恶血，破癥结积聚，喉痹乳难。久服长肌肉，明目轻身。○身体风痒，头痛，咳逆伤肺，肺痿止烦，下气。小儿头疮痈肿，阴㿉，可作摩粉。〇治诸风疬疡，疗吐脓，去燥热。〇治奔豚肾气，肺气胸膈满，催生堕胎，益精。疗水脏冷，小便多，止遗沥泄精，溺血肿痛。〇痔漏阴汗，妇人发乳带下。

白蒺藜即沙苑蒺藜。

【气味】甘，温，无毒。

【主治】补肾，治腰痛泄精，虚损劳乏。

蒺藜子君，《本经》上品。八月采实，暴干，冬月亦采之。白蒺藜即沙苑蒺藜。

白蒺藜，一种形如羊肾，绿色，如黍粒大；一种一头大一头小，有钩，青黄色。二者并堪主治。又一种形颇类羊肾，褐绿色，粒小如粟而圆者劣。

【修治】蒺藜子，舂去刺，酒拌炒用。乌头为之使。修治：白蒺藜，微炒入药。

《神仙秘旨》云：服蒺藜子一石①，当七八月熟时收，日干，舂[1]去刺，然后杵为末，每服二钱，新汲水调下，日三服，勿令中绝，断谷长生，服之一年已后，冬不寒，夏不热，二年，老者复少，发白复黑，齿落重生，服之三年②，轻身延年，羽化神仙③。

【注】

［1］舂（chōng，音充）：把东西放在石臼或乳钵里捣掉皮壳或捣碎。

---

① 石：初刊本作“硕”。

② 服之三年：原本无此 4 字，据初刊本补。

③ 轻身延年，羽化神仙：初刊本作“身轻长生”。

黄 耆

叶似槐叶而微尖小，又似蒺藜叶而微阔大，青白色。开黄紫花，结小尖角，长寸许。根长二三尺。生赤水乡，名赤水耆；生白水乡，名白水耆；生山西沁州绵上，名绵耆；一云折之如绵，故谓之绵黄耆。夫耆者，年高有德之称。耆老历年久而性不燥，此药性缓如之，故得以耆称。一云耆，长也。黄耆色黄，为补药之长，故名黄耆。俗作黄芪，非矣！

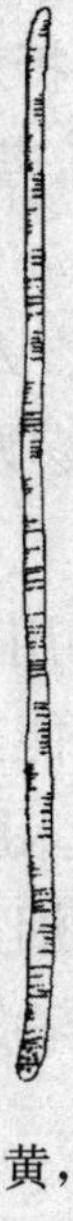
黄耆　肉白心黄，仿佛人参、防风

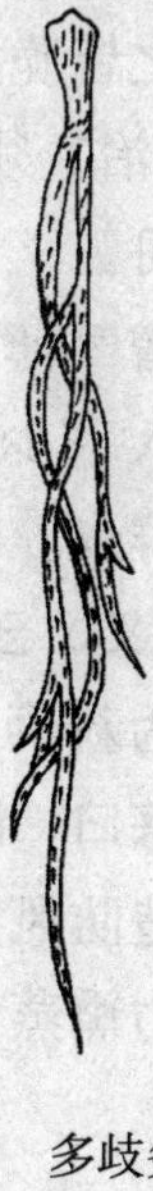
黄耆　多歧劣

【气味】甘，微温，无毒。

【主治】痈疽久败疮，排脓止痛，大风癞疾，五痔鼠瘘。补虚，小儿百病。○妇人子脏风邪气，逐五脏间恶血。补丈夫虚损，五劳羸瘦，止渴，腹痛泄痢。益气，利阴气。○主虚喘，肾衰耳聋。疗寒热。治发背内补。〇助气，壮筋骨，长肉，补血，破癥瘕、瘰疬、瘿赘，肠风，血崩，带下，赤白痢，产前后一切病，月候不匀。痰嗽，头风热毒，赤目。〇治虚劳自汗，补肺气，泻肺火、心火，实皮毛，益胃气，去肌热及诸经之痛。〇主太阴疟疾，阳维[①]为病苦寒热，督脉为病逆气里急。

黄耆，《本经》上品。入药佳，多歧劣。八月采根。

凡用黄耆，以长二三尺，坚实如箭干者为良，多歧者劣。一种木耆似黄耆，体虚，芦头大。苜蓿根体坚，肉色黄，折之皆脆，不似箭干。黄耆肉白心黄，折之绵软[②]。

【修治】须去头、刮皮，以蜜炙熟为度。若治痈疽等疮，生用亦可。

黄耆气薄味厚，可升可降，阴中阳也。入手足太阴气分，又入手少阳三焦[③]、足少阴命门。茯苓为之使。恶龟甲、白鲜皮。

《衍义》云：防风、黄耆，世多相须而用。唐许裔[④]宗初仕陈为新蔡王外兵参军时，柳太后感风不能言，脉沉而口噤。裔宗曰，既不能下药，宜汤气熏之。药入腠理，周时可瘥。乃造防风黄耆汤数斛，置于床下，气如烟雾，其夕便得语。药力熏蒸，其效如此，因著之，使善医者知所取法焉。

---

① 维：原本作“邪”，初刊本脱，据《本草纲目》卷十二“黄耆”条改。
② 绵软：原本作“韧”，据初刊本改。
③ 手少阳三焦：初刊本作“少阳”。
④ 裔：原本作“胤”，据初刊本改，下一处同。

蒲黄

生河东池泽，今处处有之，以秦州者为良。香蒲，蒲黄苗也。春初生，嫩叶未出水时，红白茸茸然。取其中心入地白蒻[1]，大如匕柄者，生啖之，甘脆。以醋浸，如食笋，大美。《周礼》以为蒲菹。至夏抽梗于丛叶中，花抱梗端，如武士棒杵，故俚俗谓之蒲槌，亦曰蒲萼花。其蒲黄即此香蒲花中蕊屑也。

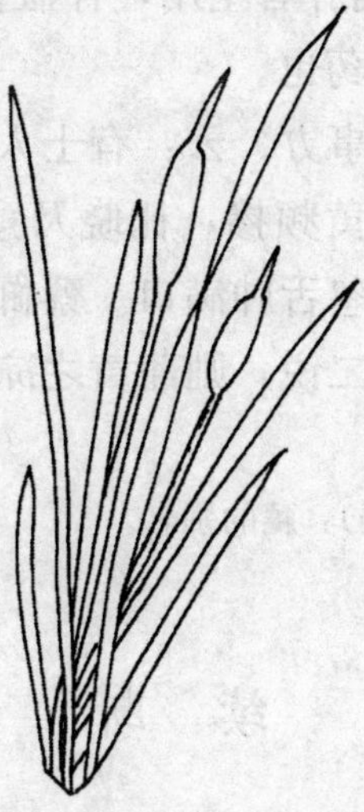

蒲黄

【气味】甘，平，无毒。

【主治】心腹膀胱寒热，利小便，止血，消瘀血。久服轻身，益气力，延年神仙。〇治痢血，鼻衄，吐血，尿血，泻血，利水道，通经脉，止女子崩中。〇妇人带下，月候不匀，血气心腹痛，妊妇下血坠胎，血运血症，儿枕气痛，颠扑血闷，排脓疮疖，游风肿毒，下乳汁，止泄精。

乃香蒲花上黄粉也。四月采。叶为席作扇，软滑而温。

蒲黄，《本经》上品。南人以蒲黄苗为香蒲，以菖蒲为臭蒲也。今人谓蒲槌为蒲棒。

世多以姜黄末和麦面充之，每称为罗过蒲黄。其色嫩黄可爱，其面细如黄粉。用此治病，安得获效？人当择色淡黄，有蕊屑者入药方真。

【修治】破血、消肿者生用，补血止血者，炒黑用①。

入手足厥阴血分药也。

按：许叔微《本事方》云：有士人妻舌忽胀满口，不能出声。一老叟教以蒲黄频掺，比晓乃愈。又《芝隐方》云：宋度宗欲赏花，一夜忽舌肿满口。蔡御医用蒲黄、干姜末等分，干搽而愈。据此二说，则蒲黄之凉血活血可证矣。

【注】

[1] 白蒻（ruò，音弱）：藕的别名。

续　断

始生常山山谷，今陕西河中兴元府、舒、越、晋州亦有之。三月已后生苗，叶似苎而茎方，两叶相对。花红白色。根如大蓟，一株有五六枝。一种叶似旁翁菜而小厚，两边有刺刺人，其花紫色，与今越州生者相类。而市之货者，亦有数种，少能辨其粗良。医人用之，但以节节断皮黄皱者为

① 炒黑用：初刊本作“须炒用”。

真。功能续筋骨之断折，故名续断。《本经》名属折，《别录》名接骨。

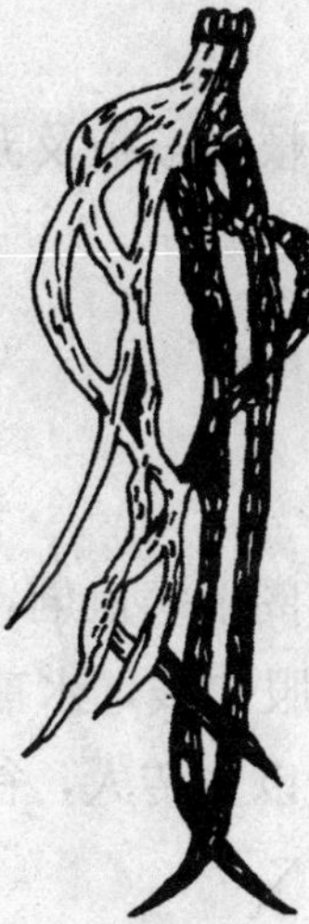

续断

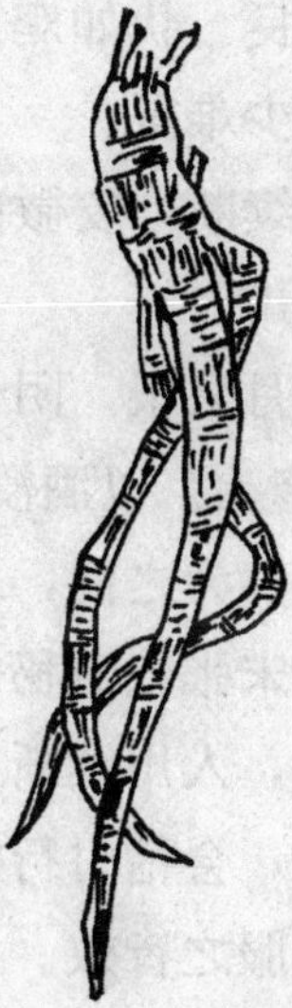

川续断

【气味】苦，微温，无毒。君药也。

【主治】伤寒，补不足，金疮痈疡[①]折跌，续筋骨，妇人乳难。久服益气力。〇妇人崩中漏[②]血，金疮血内漏，止痛，生肌肉，及踠伤，恶血，腰痛，关节缓急。〇去诸温毒，通宣血脉。〇助气，补五劳七伤，破癥结瘀血，消肿毒，肠风痔瘘，乳痈瘰疬，妇人产前后一切病，胎漏，子宫冷，面黄虚肿，缩小便，止泄精，尿血。

① 疡：原本、初刊本均作“伤”，据《本草纲目》卷十五“续断”条改。
② 漏：原本、初刊本均脱，改据同上。

续断，《本经》上品①。

续断，市之货者，形类山玄参，色皂而瘦，折之有烟尘起者为良。状如鸡脚，赤黄色，节节断皮多皱者，是为真也。极少难得。

川续断，皮微白，肉微皂，一根二三枝及五六枝。今入药惟用川。

八月采根，阴干。

【修治】以酒浸伏时，焙干用。

地黄为之使，恶雷丸。

昔宋张叔潜秘书知剑州时，其阁下病血痢，一医用平胃散一两，入川续断末二②钱半，每服二钱，水煎服即愈。绍兴壬子，会稽时行痢疾，叔潜之子以方传人，往往有验，小儿痢疾服之皆效。

漏　芦

生乔山山谷，今京东州郡及秦、海州皆有之。旧说茎叶似白蒿，花黄白荚，茎若箸大，房类油麻而小，故苏恭名荚蒿，日华子名鬼油麻。今诸郡所图上，惟单州者差相类。沂州者，花颇似牡丹；秦州者，花似单叶寒菊，紫色，五七枝同一干；海州者，花紫碧如单叶莲花，花萼下及根旁有白

① 品：初刊本“品”字后有“《本经》云：状如鸡脚，节节断皮黄皱者真也”16字。

② 二：原本作“一”，据初刊本、《本草纲目》卷十五“续断”条改。

丛[①]裹之，根黑色如蔓菁而细，又类葱本，淮甸人呼为老翁花。三州所生虽别，而叶颇相类，但秦、海州者，叶更作锯齿状耳。一物而殊类若此，医家何所适从？当依旧说以单州出者为胜。六月、七月采茎苗，日干。八月采根，阴干。古人多用苗，今人多用根。卢，黑色也，此草秋后皆黑，异于众草。然高冈虽有，而川泽漏下之地最多，故名漏芦。

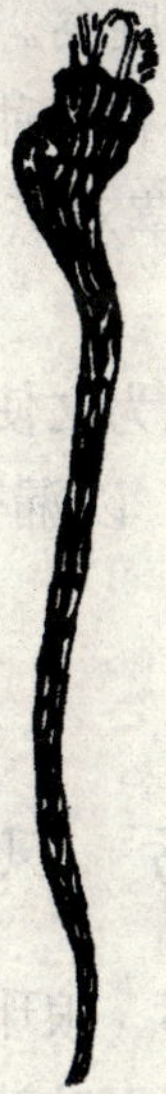

漏芦　根形，皮黑如玄参，肉白，近芦头有白茸

【气味】咸，寒，无毒。君药也。

【主治】皮肤热毒，恶疮疽痔，湿痹，下乳汁。久服轻身益气，耳目聪明，不老延年。〇止遗溺。热气疮痒如麻豆，可作浴汤。〇通小肠，泄精尿血，肠风，风赤眼，小儿

① 丛：初刊本作“茸”。

壮热，扑损续筋骨，乳痈瘰疬，金疮止血，排脓，补血长肌肉，通经脉。

漏芦，《本经》上品。

前言根傍有白茸裹之，根黑色如蔓菁而细者，即此也。今市通货[①]之，医通用之。予无见使苗者，故画根以告人。

按：飞廉根如牛蒡而绵头，古方漏芦散下云：用有白茸者则是。有白茸者乃飞廉无疑矣。今考二物，气味功用俱不相远，似可通用。或者一类有数种，古今名称各处不同乎？

【修治】细剉，拌生甘草对蒸熟，拣去甘草，日中晒干任用。

足阳明本经药也。连翘为之使。

《外台秘要》：治蛔虫：以漏芦为末，以饼臛[②]和方寸匕，服之。

防　风

始生沙苑川泽，及邯郸、琅琊、上蔡，今京东、淮浙皆有之。茎叶俱青绿色，茎深而叶淡，似青蒿而短小。五月开细白花，中心攒聚作大房，似茴香花，其气如芸蒿。故《本经》一名铜芸。《别录》名茴草。吴普名茴芸。实似胡荽子而大，根土黄色，与蜀葵根相类。防，御也。此药身去身半已上风邪，稍去身半已下风邪，乃御诸风要药，因名防风，又一名屏风。

① 货：初刊本作“鬻”。
② 臛：原本、初刊本均作“臞”，据《本草纲目》卷十五“漏芦”条改。

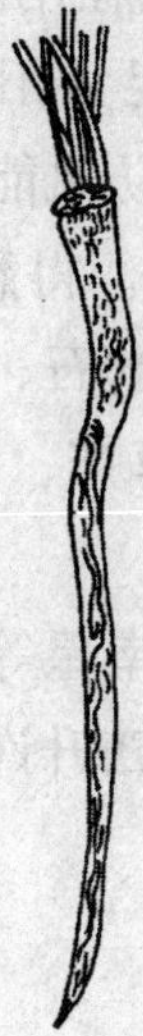

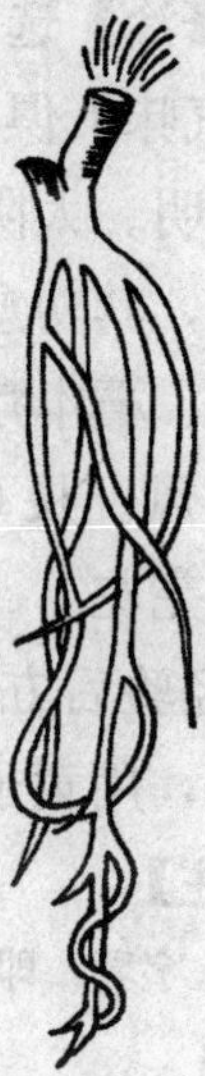

防风　皮淡黄色，肉有心，色深坚实温润　　山防风形

【气味】甘、辛，温，无毒。臣药也。

【主治】大风，头眩痛，恶风，风邪目盲无所见，风行周身，骨节疼痛，久服轻身。○烦满胁痛，风头面去来，四肢挛急，字乳[1]金疮内痉。○治三十六般风，男子一切劳劣，补中益神，风赤眼，止冷泪及瘫痪，通利五脏关脉，五劳七伤，羸损盗汗，心烦体重，能安神定志，匀气脉。○治上焦风邪，泻肺实，散头目中滞气，经络中留湿，主上部见血。搜肝气。

防风，《本经》上品。

今出齐州龙山最善，淄州、兖州、青州者亦佳，俗呼东防风。关中出者轻虚，不及齐州者良。

石防风生于山石之间，根如蒿根而黄，粗丑多歧，亦疗头风眩痛。今江淮河中诸山有之，俗呼山防风。

【修治】选东道肥润者，去芦，细剉任用。

【气味】俱薄，浮而升，阳也。手足太阳经之本药。又行足阳明、太阴二经。为肝经气分药。防风能制黄耆，黄耆得防风，其功愈大，乃相畏而相使者也。得葱白能行周身，得泽泻、藁本疗风。得当归、芍药、阳起石、禹余粮，疗妇人子脏风。畏草薢。杀附子毒。畏①藜芦、白及②、白敛、干姜、芫花。

《经验后方》：治破伤风，防风、天南星等分为末，每服二三匙，用童子小便五升，慢火熬煎至四升许，二服即止。

【注】

[1] 字乳：即生育。

决明子

始生龙门川泽，今处处有之。夏初生苗，高三四尺许。根带紫色，叶似苜蓿而大。七月开花黄③白色。其子作穗，如青绿豆而锐。十月十日采子，阴干。功主明目，故名决明子。

【气味】咸、平，无毒。《别录》曰：苦、甘，微寒。臣药也。

【主治】青盲，目涩，肤赤白膜，眼赤痛泪出。久服益精光，轻身。〇疗唇口青。〇助肝气，益精。以水调末，涂

① 畏：初刊本作“恶”。

② 白及：初刊本无此2字。

③ 黄：原本作“红”，据初刊本及《本草纲目》卷十六“决明”条改。

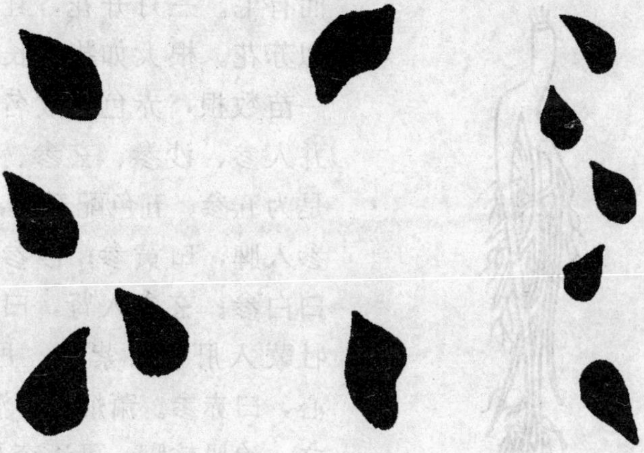

肿毒。熁[1]太阳穴治头痛。又贴胸心，止鼻洪。作枕治头风、明目。〇治肝热风眼赤泪，每旦取一匙，挼净，空心吞之，百日后夜见物光。益肾，解蛇毒。

决明子，《本经》上品。

【修治】挼净土尘，杵碎入药。

蓍实为之使；恶大麻子。

《外台秘要》：治积年失明不识人，决明子二升，杵为末，每食后以粥饮服方寸匕。

【注】

[1] 熁（xié，音协）：烤。

丹　参

始生桐柏山谷及泰山，今陕西、河东州郡及随州皆有之。二月生苗，高一尺许。茎干方棱，青色。叶相对如薄荷

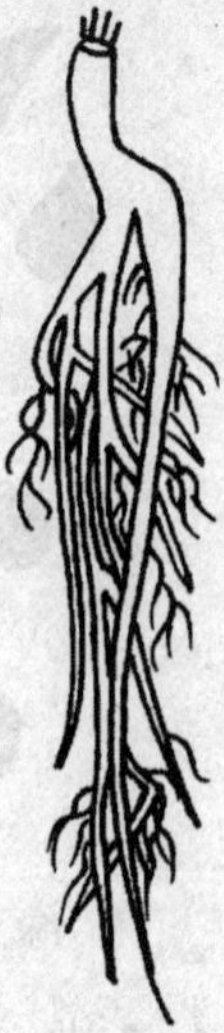

丹参 根形

而有毛。三月开花，红紫色，似苏花。根大如指，长尺余，一苗数根，赤色，故名丹参。并人参、沙参、玄参、牡蒙，是为五参。五色配五脏，故人参入脾，曰黄参；沙参入肺，曰白参；玄参入肾，曰黑参；牡蒙入肝，曰紫参；丹参入心，曰赤参。萧炳云：酒浸服之，治风软脚，可逐奔马，故名奔马草。

【气味】苦、微寒，无毒。臣药也。

【主治】心腹邪气，肠鸣幽幽如走水，寒热积聚，破癥除瘕，止烦满，益气。〇养血，去心腹痛疾结气，腰脊强、脚痹，除风邪留热。久服利人。〇渍酒饮，疗风痹足软。主中恶及百邪鬼魅，腹痛气作，声音鸣吼，能定精。〇养神定志，通利关脉，治冷热劳，骨节疼痛，四肢不遂，头痛赤眼，热温狂闷。破宿血，生新血，安生胎，落死胎，止血崩带下，调妇人经脉不匀，血邪心烦。恶疮疥癣，瘿赘肿毒，排脓止痛，生肌长肉。

丹参，《本经》上品。一茎数十枝，皮赤而肉白。九月、十月采根，阴干。

【修治】丹参，去土净，用酒洗，细剉，日干任用。

味苦、气平而降，阴中之阳也。入手少阴、厥阴之经。心与包络血分药也。畏咸水。反藜芦。

《圣惠方》：治寒疝，小腹及阴中相引痛，白汗出欲死，以丹参一两，杵为散，每服热酒调下二钱佳。弘景曰：性热，久服多眼赤。

茜 草

一作蒨。始生乔山山谷，今近处有之。染绯草也。叶似枣叶，头尖下阔，三五对生节间。其苗蔓延草木上，根紫色。陶隐居《本草》言：东方有而少，不如西方多，则西草为茜，以此也。《诗》云"茹藘在坂"者是已。陆机云：齐人谓之茜，徐人谓之牛蔓。又草之盛者为蒨，牵引为茹，连覆为藘，则蒨、茹、藘之名，又取此义也。

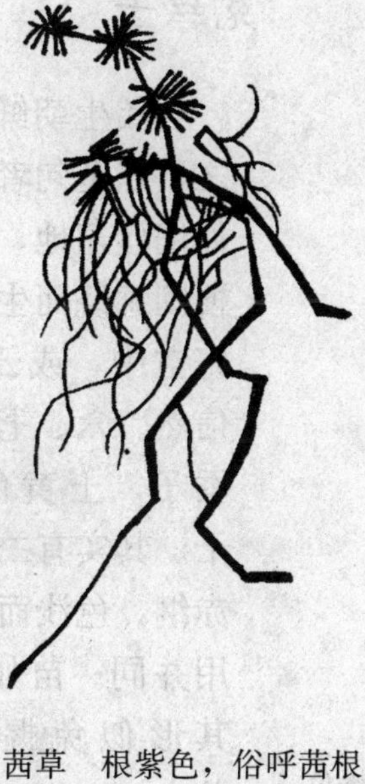

茜草　根紫色，俗呼茜根

【气味】苦、寒，无毒。

【主治】寒湿风痹，黄疸，补中。〇止血，内崩下血，膀胱不足，踒跌蛊毒。久服益精气，轻身。可以染绛。〇治六极伤心肺，吐血泻血。〇止鼻洪，尿血，产后血运，月经不止，带下，扑损瘀血，泄精痔瘘，疮疖排脓，酒煎服。

茜草，《本经》上品。

【修治】茜草去土，用铜刀细剉，炒用，勿犯铅铁。

元素曰：微酸咸，温，阴中之阴。手足厥阴血分之药也。畏鼠姑，制雄黄。

俗方治女子经水不通，以一两煎酒服之，一日即通，甚效。

菟丝子

菟丝子　子大如粟褐色

始生朝鲜川泽，今近道皆有之，以冤句者为胜。夏生苗，初如细丝遍地，不能自起，得他草梗则缠绕而生。其根渐绝于地而寄空中，或云无根，假气而生，信然。六、七月结实，极细，如蚕子，土黄色。九月采实，暴干。其实有二种，色黄而细者名赤纲，色浅而大者名菟藟。其功用并同。苗如丝综，初生之根，其形似兔握，则菟丝之名因此也。

【气味】辛、甘，平，无毒。

【主治】续绝伤，补不足，益气力，肥健。久服明目，轻身延年。〇养肌强阴，坚筋骨，主茎中寒精自出，溺有余沥，口苦[1]燥渴，寒血为积。〇治男女虚冷，添精益髓，去腰疼膝冷，消渴热中。久服去面皯，悦颜色。〇补五劳七伤，治鬼交泄精，尿血，润心肺。〇补肝脏风虚。

菟丝子，《本经》上品。

【修治】菟丝子，以温水淘去沙泥，酒浸一宿，杵烂，日干入药。或酒煮，杵烂亦得。

薯蓣、松脂为之使。恶雚菌，得酒良。

《肘后方》：治面上粉刺，捣菟丝子，绞取汁，涂之，立瘥。

茺蔚

始生海滨池泽，今处处有之，园圃及田野见者极多。春初生苗如嫩蒿，至夏高三四尺，茎方如黄麻，故俗呼野天麻。对节生枝，一枝三叶，节节生穗，丛簇抱茎。五六月间穗内开小花，红紫色，亦有微白色者。每萼内有细子数粒，大如同蒿子，有三棱，苍黑色。此草及子皆充盛密蔚，故名茺蔚。其功宜于妇人，故《本经》有益母之称，俗呼益母草。

子【气味】辛、甘，微温，无毒。

【主治】明目益精，除水气，久服轻身。〇疗血逆大热，

① 苦：原本作“若”，据初刊本改。

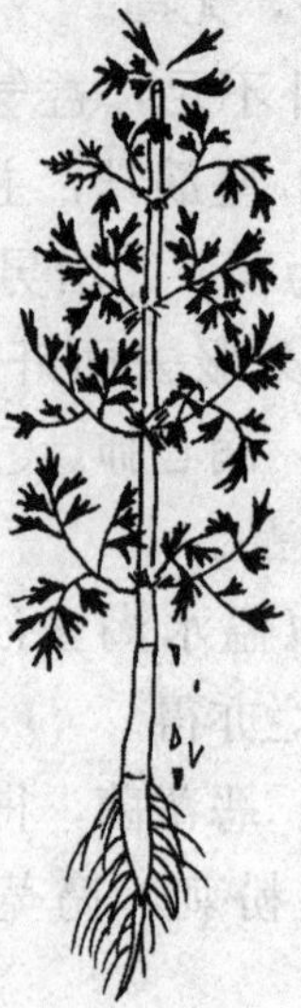

茺蔚　子形　子淡黑色，一头大一头小

头痛心烦。〇产后血胀。〇舂仁生食，补中益气，通血脉，填精髓，止渴润肺。

根味甘，花味微苦、甘，茎叶味辛、微苦，并无毒。

【主治】瘾疹，可作浴汤。捣汁服。主浮肿、下水。消恶毒疔肿，乳痈丹游等毒，并傅之。又服汁，主子死腹中及产后血胀闷。滴汁人耳中主聤耳。捣傅蛇虺毒。〇入面药令人光泽，治粉刺。

【修治】茺蔚子，微炒香，日暴燥，舂簸去壳，取仁用。

茺蔚子阴中之阳。手、足厥阴经药也。白花者入气分，紫花者入血分。治妇女经脉不调，崩中带下，胎前产后一切血气诸病妙品也。〇茺蔚制硫黄、雌黄、砒[①]石。

茺蔚，《本经》上品。

济阴还魂丹：一名益母丸，治妇人胎前产后诸病危急之症，其效如神，活人甚多。用益母草，叶似艾叶，茎类脂麻，方梗凹面，对节生枝，五六月节节开红紫花者，端午、小暑或六月六日花正开时，连根收采，阴干，用叶及花子。忌铁器，以石臼[②]捣为细末，炼蜜丸如弹子大，嚼服；或丸如梧桐子大，每服五七十丸。其药不限丸数，以病愈为度。饮具于后：〇一胎前脐腹痛，或作声者，米饮下。〇一胎前产后脐腹刺痛，胎动不安，下血不止者，当归汤下。〇一产后以童子小便化下一丸，能安魂定魄，血气自然调顺，诸病不生。又能破血痛，养脉息，调经络，并温酒下。〇一胎衣不下及横生，死胎不下，经日胀满，心闷心痛，并用炒盐汤下。〇一产后血运眼黑，血热口渴，烦闷如见鬼神，狂言，不省人事，以童子小便和酒化下。〇一产后结成血块，脐腹奔痛，时发寒热，有冷汗，或面垢颜赤，五心烦热，并用童便酒下或薄荷汤下。〇一产后恶露不尽，结滞刺痛，上冲心胸满闷，童便酒下。〇一产后泻血水，枣汤下。〇一产后痢疾，米汤下。〇一产后血崩漏下，糯米汤下。〇一产后赤白带下，艾汤下。〇一月水不调，温酒下。〇一产后中风，牙关紧急，半身不遂，失音不语，童便酒下。〇一产后气喘咳嗽，胸膈不利，恶心吐酸水，面目浮肿，两胁疼痛，举动失力，温酒下。〇一产后咳嗽，自汗发热，久则变为骨蒸，童

---

① 砒：原本作“雄”，据初刊本改。

② 臼：初刊本作“器”。

便酒下。〇一产后鼻衄，舌黑口干，童便酒下。〇一产后两太阳穴痛，呵欠，心忪气短，羸瘦，不思饮食，血风身热，手足顽麻，百节疼痛，秦艽汤下。〇一产后大小便不通，烦燥口苦者，薄荷汤下。〇一妇人久无子息，温酒下。

人参

生上党山谷及辽东。其根形状如防风而润实。春生苗，多于深山中背阴近椵、漆下湿润处。初生小者三四寸许，一桠五叶，四五年后生两桠五叶，未有花茎。至十年后生三桠，年深者生四桠，各五叶，中心生一茎，俗名百尺杵。三月、四月有花，细小如粟，蕊如丝，紫白色。秋后结子，或

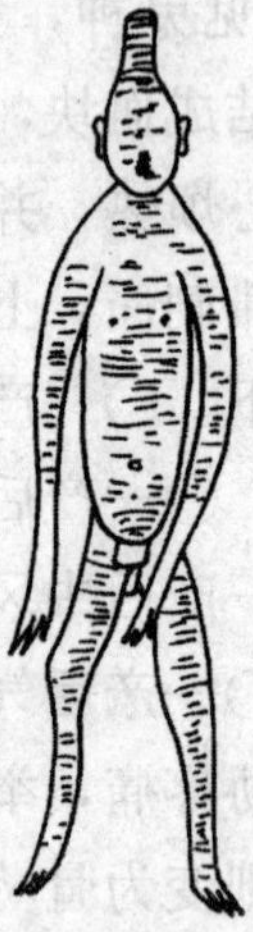

人参

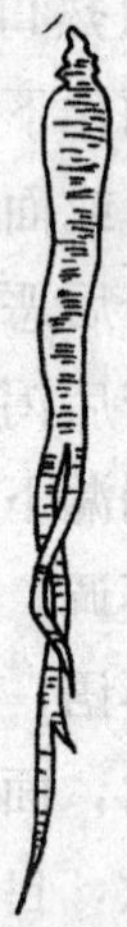

生人参

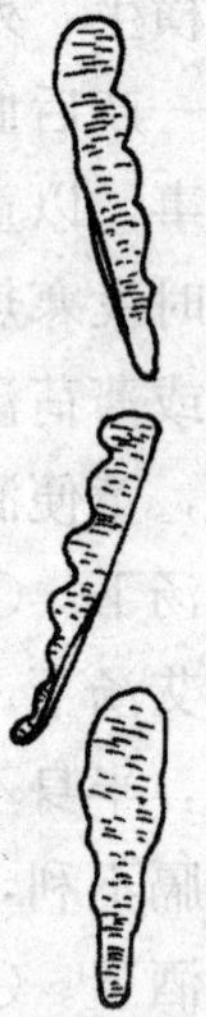

人参形 头 尾 侧正

近头纹多，近尾纹少

七八枚，如大豆，生青熟红，自落。根如人形者神，乃年深浸渐长成者，故《说文》曰人蓡。蓡字从𡸁，亦浸渐之义。𡸁即浸字，后世因字文繁，遂以参之字代之，从简便尔。然承误日久，亦不能变矣，惟仲景《伤寒论》尚作蓡字，其成有阶级，故《本经》名人衔。其草背阳向阴，故《本经》名鬼盖。其在五参，色黄属土，补脾胃，而生阴血，故《吴普》名黄参。《别录》名血参。得地之精灵，故《别录》名土精。《广雅》名地精。《广五行记》云：隋文帝时，上党有人宅后每夜闻人呼声，求之不得，去宅一里许，见人参枝叶异常，掘之，入地五尺，得人蓡一如人体，四肢毕备，呼声遂绝。观此则土精、地精之名尤可证也。《医学入门》解"参"字曰：参，叅也。久服补元气，有参赞之功，故名参。

【气味】甘，微寒，无毒。君药也。

【主治】补五脏，安精神，定魂魄，止惊悸，除邪气。明目，开心益智。久服轻身延年。〇疗肠胃中冷，心腹鼓痛，胸胁逆满，霍乱吐逆，调中，止消渴，通血脉，破[①]坚积，令人不忘。〇主五劳七伤，虚损痰弱，止呕哕，补五脏六腑，保中守神，消胸中痰，治肺痿及痫疾，冷气逆上，伤寒不下食，凡虚而多梦纷纭者加之。〇止烦躁，变酸水。〇消食开胃，调中治气，杀金石药毒。〇治肺脾[②]阳气不足，肺气虚促，短气少气，补中缓中，泻心肺脾胃中火邪，止渴

① 破：原本及初刊本均作"补"，据《本草纲目》卷十二"人参"条改。
② 脾：初刊本作"胃"。

生津液。〇治男妇一切虚劳[①]，发热自汗，眩运头痛，反胃吐食，痎疟，滑泻久痢，小便频数淋沥，中风中暑，痿痹，吐血、嗽血、下血、血淋、血崩，胎前产后诸病。

人参，《本经》上品。

范蠡曰：状类人者善。珣曰：出新罗国所贡，有手脚状如人形神，力全，价胜金。或曰生邯郸者，根有头面耳目口鼻手足悉备[②]；或曰生上党者，人形皆具。《本经》云如人形者有神。〇辽东上党者，形状如东防风而润实，布金井玉阑，色黄有须，稍纤长，嚼之甘苦，此品最佳。

高丽国作"人参赞"曰："三椏五叶，背阳向阴。欲来求我，椵树相寻。"椵树似桐，甚大，阴广，故人参多生于下。三月、九月采根。

生人参，形类蔓菁、桔梗，故世以桔梗造参欺人，形像亦相似，亦有金井玉阑，但皮无横纹，味亦淡薄，不同耳。〇市人参者，皆绳缚杆上蒸过，故参有绳痕。买者若不识真伪，惟要透明似肉，近芦有横纹者，则假参自不得紊之。凡用宜择秋参，勿用春参。《本草蒙筌》曰：春参轻匏，因汁升，萌芽抽梗。秋参重实，得汁降，结晕成胶。

此参乃晒蒸造成者，形块大小不一，坚实明亮为上。

上党参色黄，坚实有肉色；高丽参色虽黄，轻虚，内多有白色者；紫团参紫大，稍扁；百济参白坚且圆，名曰白条参；新罗参亚黄，味薄；清河参块小色白，坚实明亮。诸参并堪主治，独上党黄参功效易臻。至于竹节参、条参、芦

① 劳：初刊本作"证"。
② 头面耳目口鼻手足悉备：初刊本作"头足手面目如人"。

参、参须，不堪入药。

《唐本注》云：欲试上党人参者，当使二人同走，一与人参含之，一不含，度走三五里许，其不含者必大喘，含者气息自如，其参乃真也。

【修治】人参易蛀，惟用盛过麻油瓦罐，洗净，焙干，入华阴细辛，与参相间收之，密封，可留经年。人参生时背阳，频见风日，易蛀。凡生用宜㕮咀，熟用宜隔纸焙之，并忌铁器。

气[①]味俱薄，浮而升阳也，阳中微阴。入手太阴。○茯苓、马蔺为之使。恶溲疏、卤咸，反藜芦，畏五灵脂，恶皂荚、黑豆，动紫石英。

《圣惠方》：治产后发喘，乃血入肺窍，危症也。人参末一两，苏木二两，水二碗，煮汁一碗，调参末服，神效。

菊　花

始生雍州川泽及田野，今处处有之，以南阳菊潭者为佳。初春布地生细苗，夏茂，秋花，冬实。然菊之种类频多，有紫茎而气香，叶厚至柔嫩可食者，其花微小，味甚甘，此为真。故古方云甘菊花，即此也。其茎青而大，叶细气烈似篙艾，花小味苦者，名苦薏，非真也。南阳菊亦有两种：白菊，叶大如艾叶，茎青根细，花白蕊黄；其黄菊，叶似同篙，花蕊都黄。今服饵家多用白者。又有一种，开小黄花，花瓣下如小珠子，谓之珠子菊云，入药亦佳。按陆佃

① 气：初刊本前有“人参性温，味甘、微苦”8字。

《埤雅》[1]云：菊本作蘜，从鞠。鞠，穷也。今之秋华鞠也。鞠草有华，至此而穷焉，故谓之蘜。予曰：菊，鞠也，必鞠养而后得称佳菊，故名菊。《月令》"九月菊有黄华"是也。因应节候，故《本经》名节华。

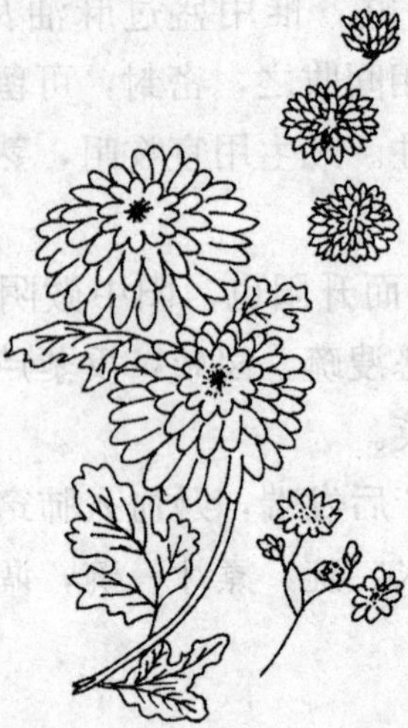

甘菊花色黄而味苦；野菊花名苦薏，花小于甘菊花而味苦，苦者勿用；白菊花蕊黄叶如艾

菊花【气味】甘、微苦，平，无毒。使药也。

【主治】诸风头眩肿痛，目欲脱，泪出，皮肤死肌，恶风，湿痹。久服利血气，轻身耐老延年。○疗腰痛、去来陶陶。除胸中烦热，安肠胃，利五脉，调四肢。○治头目风热，风旋倒地，脑骨疼痛，身上一切游风令消散，利血脉，并无所忌。○作枕明目，叶亦明目。生熟并可食。养目血，去翳膜。○主肝气不足。

白菊花【气味】苦、辛，平，无毒。

【主治】风眩，能令头不白。〇染髭发令黑。和巨胜、茯苓，蜜丸服之，去风眩，变白不老，益颜色。

甘菊花，《本经》上品。

菊花，《本经》云：正月采根，三月采叶，五月采茎，九月采花，十一月采实。今人惟用花，故予惟画花形。

菊花寒，可升可降，阴中微阳也。术及枸杞根、桑根白皮为之使。

《救急方》：治病后生翳，白菊花、蝉蜕等分为散，每用二三钱，入蜜少许，水煎服。大人小儿皆宜，屡试屡效者。〇催花法：以马粪浸水浇之，则速开花。其他种诸花皆然。

【注】

［1］陆佃《埤雅》：陆佃，宋代文学家，字农师，越州山阴（今浙江绍兴）人，撰《尔雅新义》、《埤雅》等。

菖　蒲

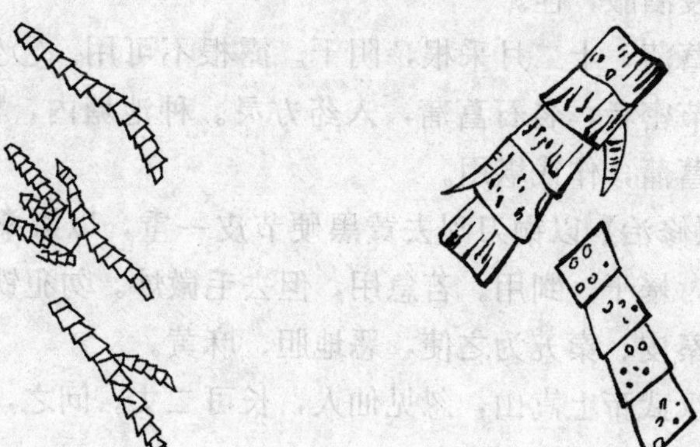

菖蒲　石菖蒲紫色肉坚实　　　水菖蒲气辛烈　一名菖阳肉虚

始生上洛池泽及蜀郡严道，今处处有之，而池州、戎州者良。春生青叶，长一二尺许，其叶中心有脊，状如剑，故一名水剑草。《尔雅》云：其花九节者食之仙。其根盘屈有节，一根旁引三四根，傍根节尤密。入药以紧小似鱼鳞者为佳。此乃蒲类中之昌盛者，故曰菖蒲。

【气味】辛，温，无毒。君药也。

【主治】风寒湿痹，咳逆上气，开心孔，补五脏，通九窍，明耳目，出声音。主耳聋痈疮，温肠胃，止小便利。久服轻身，不忘、不迷惑，延年。益心智，高智①不老。〇四肢湿痹，不得屈伸。小儿温疟，身积热不解，可作浴汤。〇治耳鸣，头风泪下，鬼气，杀诸虫，恶疮疥瘙。〇除风下气，丈夫水脏，女人血海冷败，多忘，除烦闷，止心腹痛，霍乱转筋及耳痛者，作末炒，乘热裹罯[1]甚验。心积伏梁。治中恶卒死，客忤癫痫，下血崩中，安胎漏，散痈肿，捣汁服。解巴豆、大戟毒。

菖蒲，《本经》上品。多节者良，不必拘于九节。五月五日浸酒服，佳。

菖蒲，十二月采根，阴干。露根不可用。〇生石涧中，根小节密者，名石菖蒲，入药方灵。种池塘内，根大节疏，名水菖蒲，作饯堪用。

【修治】以铜刀刮去黄黑硬节皮一重，以嫩桑枝条相拌蒸熟，暴干，剉用。若急用，但去毛微炒。勿犯铁器。

秦皮、秦艽为之使，恶地胆、麻黄。

汉武帝上嵩山，忽见仙人，长可二丈。问之，曰：吾九

① 智：初刊本作“志”。

嶷山人也。闻中岳有石上菖蒲，一寸九节，食之长生，故来采之。言讫不见。〇《抱朴子》云：韩蘂服菖蒲十三年，身上生毛，日记万言，冬袒不寒。〇《衍义》云：有人患遍身生热毒，痛而不痒，手足尤甚，然至颈而止，粘着衣服，晓夕不得睡，痛不可胜①。有人教以菖蒲三斗，日干为末，布席上，令卧之，乃以衣被覆之，既不粘着衣被，又复得睡。不五七日，其疮如失。后以此治人，应手神验。

除跳蚤方：五月五日采石菖蒲，晒干为末，置于席下，蚤自永无。

【注】

[1] 罯（ǎn，音俺）：覆盖。

天门冬

始生奉高山谷，今处处有之。春生藤蔓，大如钗股，高至丈余，叶如茴香，极尖细而疏滑，有逆刺，亦有涩而无刺者。其叶如丝杉而细散。夏开白花，亦有黄花者。秋结黑子，在其根枝傍。入伏后无花，暗结子。其根白，或黄紫色，大如手指，长二三寸，一二十枚同一撮。《尔雅》谓之蘠蘼，一名虋冬。《山海经》云：条谷之山，其草多芍药，虋冬是也。一名满冬，或名地门冬，或名筵门冬。在东岳名淫羊藿，在中岳名天门冬，在西岳名管松，在北岳名无不愈，在南岳名百部，在京陆山阜名颠勒，在越人名浣草。《抱朴子》云：一名颠棘，或云天棘。颠、天音相近也。盖

① 胜：初刊本作“任”。

草之茂者为虋，俗作门。此草蔓茂，而功同麦门冬，故曰天门冬。

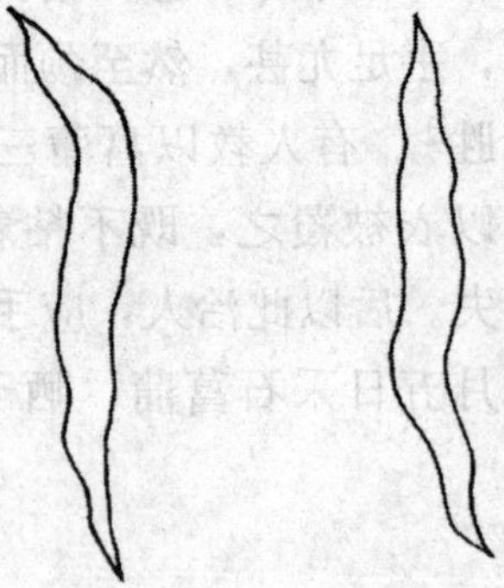

天门冬　此系蒸剥去皮者，色黄白

【气味】苦，平，无毒。君药也。

【主治】诸暴风湿痹，强骨髓，杀三虫，去伏尸。久服轻身益气，延年不饥。〇保定肺气，去寒热，养肌肤，利小便，冷而能补。〇肺气咳逆，喘息促急，肺痿生痈吐脓，除热，通肾气，止消渴，去热中风，治湿疥，宜久服。煮食之，令人肌体滑泽白净，除身上一切恶气，不洁之疾。〇镇心，润五脏，补五劳七伤，吐血，治嗽消痰，去风热烦闷。〇主心病，嗌干，心痛，渴而欲饮，痿蹶嗜卧，足下热而痛。〇润燥滋阴，清金降火。阳事不起，宜常服之。

天门冬，《本经》上品。二、八月采根。

【修治】肥大明亮者佳。去心，但以温水渍漉，使周润渗，俟软，缓缓擗取。不可浸出脂液。不知者，乃以汤浸多时，柔则柔矣，然气味都尽，用之不效。麦冬亦然。若入丸药，虽暴干，犹脂润难捣，必须薄切，暴于日中，或火焙之用。

气[1]薄味厚，阳中之阴。入手太阴、足少阴经气分之药。垣衣、地黄、贝母为之使，畏曾青。制雄黄、硇砂。服天门冬忌鲤鱼。

《列仙传》：赤松[2]子食天门冬，齿落更生，细发复出。○《神仙传》：甘始者，太原人，服天门冬，在人间三百余年。○《抱朴子》云，杜紫微服天门冬，御八十妾，有男一百四十岁。天门冬补益之功有如此[3]。

【注】

［1］《列仙传》：是我国最早且较有系统的叙述神仙事迹的著作，记载了从赤松子（神农时雨师）至玄俗（西汉成帝时仙人）七十一位仙家事迹，题刘向撰。

独活

生雍州川谷或陇西南安，今出蜀汉者佳。春生苗叶，夏开小黄花，作丛，一茎直上，不为风摇，故为独活。其根黄白虚大，气香如蜜，亦有作槐叶气者。此草得风不摇，无风自动，故《别录》名独摇草。

【气味】苦、甘，平，微温，无毒。君药也。

【主治】疗诸贼风，百节痛，诸风湿冷，皮肌苦痒，手足挛痛。○主风寒所击，金疮止痛，奔豚痫痓，女子疝瘕，劳损，风毒齿痛。

---

① 气：初刊本前有“《别录》曰：天门冬，大寒”8字。

② 松：初刊本作“须”。

③ 天门冬补益之功有如此：初刊本无此10字。

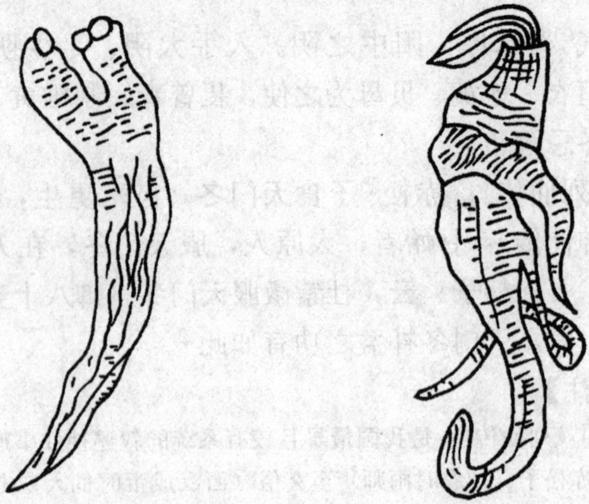

独活　色黄白赤有淡黑色，气香

独活，《本经》上品。二月、八月采根。

独活类老前胡，寻常皆以老宿前胡为独活，非矣！近时江淮中出一种土当归，长近尺许，肉白皮黄，气极秽恶，山人每呼香白芷，又谓之水白芷，用充独活。解散亦或用之，不可不辨。

【修治】独活，去皮细剉，焙用。

俱①薄，阳也。足少阴行经气分之药。○蠡实为之使。

《千金方》：治中风口噤，通身冷，不知人，独活四两，好酒一升，煎半升服。

① 俱：初刊本前有“独活微温，甘、苦、辛，气味”9字。

羌　活

亦生雍州川谷及陇西南安、益州北郡。此州县并是羌地，故此草以羌名。其苗叶如青麻，故《本经》名羌青。六月开花，或黄或紫，亦作丛。结实时，叶黄者是夹石上所生，叶青者是土脉中所生。其根紫色，节密，气味芳烈。而疗风之功同独活，故以“活”名。以羌中来者为良，故《本经》名护羌使者。按《文系》曰：唐刘师贞之兄，病风，梦神人曰：但取胡王使者，浸酒服便愈。师贞访问，皆不晓，复梦其母曰：胡王使者即羌活也。求而用之，兄疾遂愈，故《吴普本草》名胡王使者。

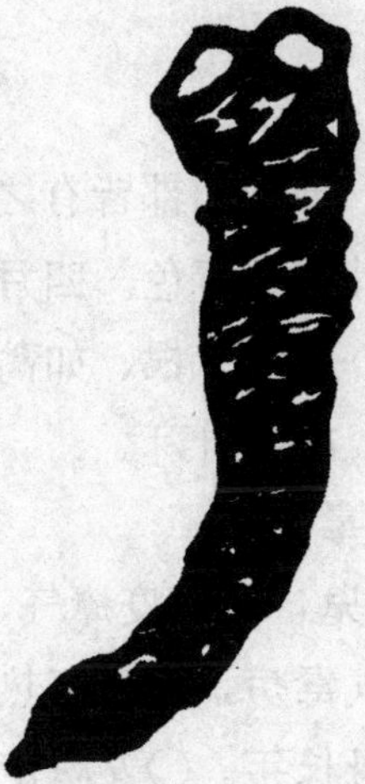

羌活　南羌活节少

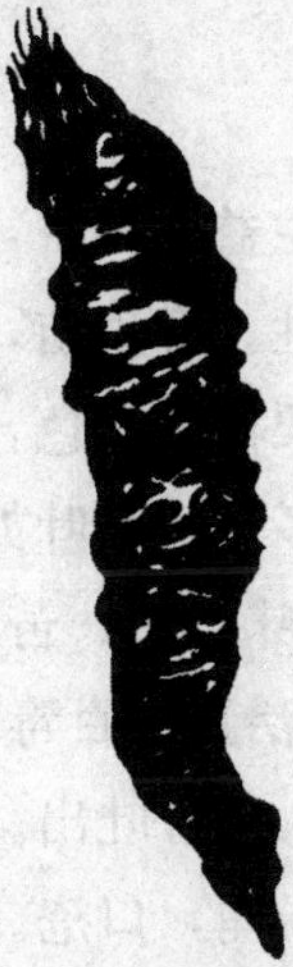

西羌活节多

【气味】苦、辛，无毒。君药也。

【主治】贼风，失音不语，多痒，血癞，手足不遂，口面㖞斜，遍身痿[①]痹。治一切风，赤目疼痛。去肾间风邪，搜肝风，泻肝气，治项强，腰脊痛。〇散痈疽败血。

羌活，《本经》上品[②]。

南、西羌活色并苍紫，气味芳烈[③]。

【修治】以温水润透，切片任用。

气[④]味俱薄，浮而升，阳也。足太阳行经风药，并入足厥阴、少阴经气分。

夏子益《奇疾方》：治人目睛忽垂至鼻，如黑角，塞痛不可忍，或时时大便血出，名曰肝胀。羌活煎汁，服数盏自愈。

升　麻

始生益州川谷，今蜀汉、陕西、淮南州郡皆有之，以蜀川者为胜。春生苗，高三尺以来，叶茎俱青色。四月、五月着花似粟穗，白色，六月以后结实，黑色。根、如蒿根，紫黑色，多须。其叶如麻，其性上升，故名升麻。

【气味】甘、苦，平，微寒，无毒。

【主治】解百毒，杀百精老物殃鬼，辟瘟疫瘴气，邪气、蛊毒，入口皆吐出。中恶腹痛，时气毒疠，头痛寒热，风肿诸毒，喉痛，口疮。久服不夭，轻身长年。〇安魂定魄，鬼

① 痿：初刊本作“痛”字。

② 品：初刊本后有“二月、八月采根”6字。

③ 烈：初刊本后有“咸，堪治疗，今人多用鞭节”10字。

④ 气：初刊本前有“羌活性温，辛、苦”6字。

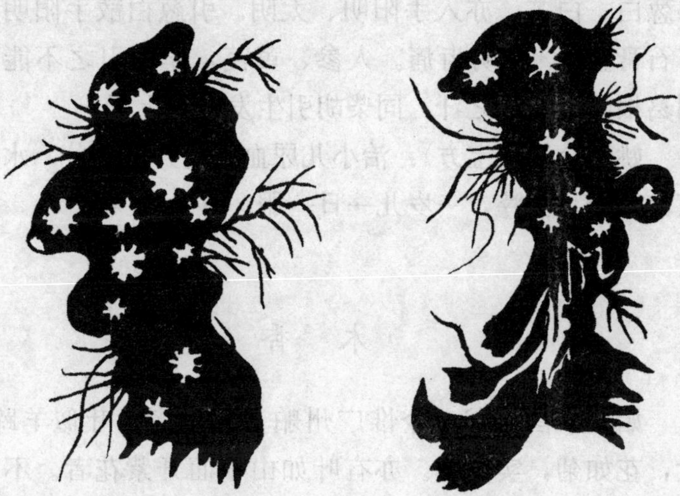

升麻　皮黑多须

附啼泣，疳䘌，游风肿毒。小儿惊痛，热壅不通。疗痈肿，豌豆疮，水煎绵沾拭疮上。〇治阳明头痛，补脾胃，去皮肤风邪，解肌肉间风热。疗肺痿咳唾脓血，能发浮汗。〇牙根浮烂恶臭，太阳鼽衄，为疮家圣药。〇消斑疹，行瘀血，治阳陷眩运，胸胁虚痛。久泄下痢后重，遗浊，带下崩中，血淋下血，阴痿足寒。

升麻，《本经》上品。二月、八月采根。

升麻形小而黑，极坚实，削去皮，青绿色者，谓之鸡骨升麻，最佳。形虚大而肉黄白者次之，肉黑者下劣也。

【修治】去须及芦头，剉用。

气[1]味俱薄，浮而升，阳也。为足阳明、太阴引经药。

---

① 气：初刊本"气"字前有"升麻性温，味辛、微苦"8字。

得葱白、白芷，亦入手阳明、太阴。引葱白散手阳明风邪，引石膏止足[1]阳明齿痛。人参、黄芪，非此引之不能上行。同葛根能发阳明之汗，同柴胡引生发之气上行。

姚和众《至宝方》：治小儿尿血，蜀升麻五分，水五合，煎取一合，去滓，一岁儿一日一服。

木　香

始生永昌山谷，今惟广州舶上有来者。叶似羊蹄而长大，花如菊，实黄黑。亦有叶如山芋而开紫花者。不拘时，采根入药，以形如枯骨者良。因其气香如蜜，故《别录》名蜜香。缘沉香中有蜜香，遂讹此为木香尔。古人谓之青木香，后人因呼马兜铃根为青木香，乃呼此为南木香以别之。

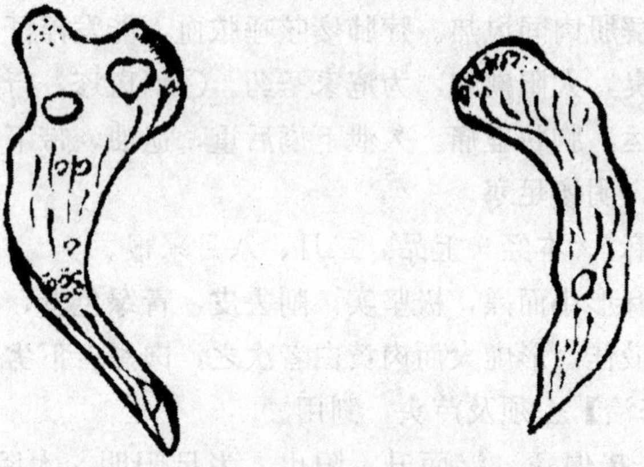

木香　肉黄白，气香

① 足：初刊本无此字。

其一枝五根，一茎五枝，一茎五叶，叶间五节，故《图经》名五木香。

【气味】辛，温，无毒。

【主治】邪气，辟毒疫瘟鬼，强志，主淋露。久服不梦寤魇寐。〇消毒，杀鬼精物，温疟蛊毒，气劣，气不足，肌中偏寒，引药之精。〇治心腹一切气，膀胱冷痛，呕逆反胃，霍乱，泄泻，痢疾，健脾消食，安胎。〇九种心痛，积年冷气，痃癖癥块胀痛，壅气上冲，烦闷羸劣，女人血气刺心，痛不可忍，末酒服之。〇散滞气，调诸气，和胃气，泄肺气。〇行肝经气，煨熟，实大肠。〇治冲脉为病，逆气里急，主脬渗小便秘。

木香，《本经》上品。

广木香，形如枯骨者佳，肉色青者优，黄白者次之，色黑油者下。

【修治】凡入理气药，只生用，不见火；若实大肠，宜面裹煨熟用之。

气[①]味俱厚，沉而降，阴也。一云味厚于气，阴中阳也，乃三焦气分之药。

孙兆《秘宝方》：治丈夫、妇人、小儿痢，木香一块，方圆一寸，黄连半两，二味用水半升，同煎干，去黄连，只焙[②]切木香，焙干为末，分三服，第一橘皮汤，第二陈米饮，第三甘草汤下。此乃李景纯传。所传有一妇人久患痢将死，梦中观音大士授此方，服之遂愈。

---

① 气：初刊本“气”字前有“气热、味辛苦”5字。

② 焙：初刊本作“薄”字。

蛇床子[1]

始生临淄川谷及田野，今处处有之。三月生苗，高二三尺。叶青碎，作丛，每枝上有花头百余，结同一窠。子类小茴香而小，黄褐色，至轻虚。蛇喜食其子，故《本经》一名蛇粟，一名蛇米。蛇常栖息此草下，故名蛇床子。

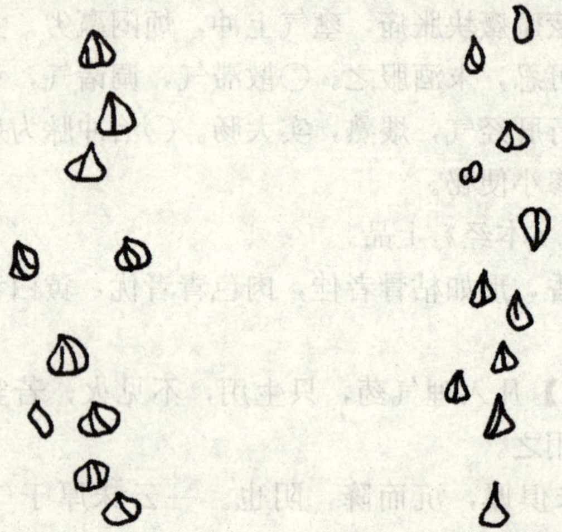

蛇床子　子大如粟　　色黄白

【气味】苦，平，无毒。君药也。

【主治】男子阴痿湿痒，妇人阴中肿痛，除痹气，利关节，癫痫，恶疮。久服轻身，好颜色。〇温中下气，令妇人子脏热，男子阴强，久服令人有子。〇治男子、女人虚湿

① 蛇床子：初刊本作蛇床。

痹，毒风瘘[①]痛，去男子腰痛，浴男子阴，去风冷，大益阳事。○暖丈夫阳气，女人阴气，治腰胯酸疼，四肢顽痹。缩小便，去阴汗，湿癣，齿痛，赤白带下，小儿惊痫，扑损瘀血，煎汤浴大风身痒。

蛇床子，《本经》上品。五月采子，阴干。体轻虚。

【修治】微炒用，作汤沐浴生用。

右[②]肾命门，少阳三焦气分之药。

恶牡丹皮、贝母、巴豆，伏硫黄。

《千金方》：治阳事不起，用蛇床子，五味子，菟丝子等分为末，炼蜜为丸如梧桐子大，每服三十丸，温酒下，日三服。

王不留行

始生泰山山谷，今处处有之。苗叶俱青，高一二尺许。叶如小匙头。四月开花红白色。壳[③]有五棱，壳内包一实，大如豆，实内子大如菘子，生白熟黑，正圆。此物性走而不住，虽有王命不能留其行也，故名王不留行。

【气味】苦，平，无毒。

【主治】金疮止血，逐痛出刺，除风痹内塞，止心烦鼻衄，痈疽恶疮瘘乳，妇人难产。○久服轻身，耐老增寿。○治风毒，通血脉。○游风风疹，妇人血经不匀。○治发背。

① 瘘：初刊本作“瘺”。

② 右：初刊本前有“蛇床子辛、甘”5字。

③ 壳：初刊本前有“俗谓之剪金花。结实如灯笼草，子”13字。

下乳汁。利小便，出竹木刺[①]。

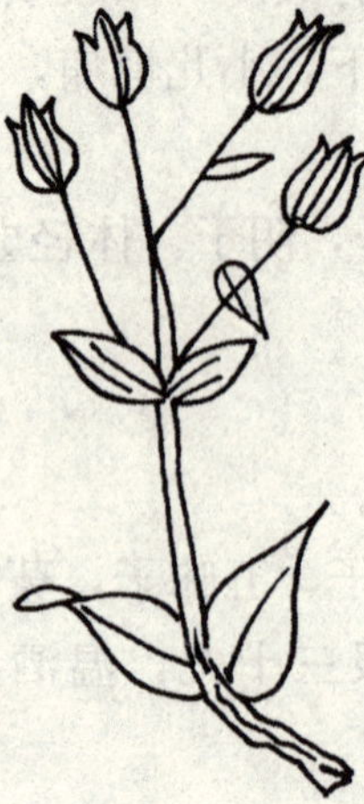

王不留行

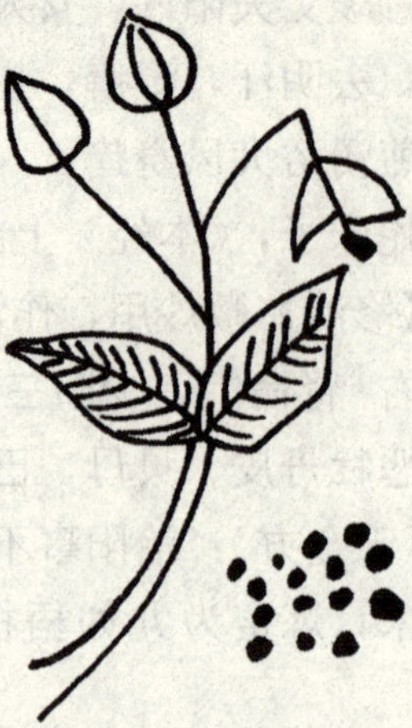

子大如黍而圆，色黑

王不留行，《本经》上品。五月收采。

【修治】雷公云：凡采得，拌湿蒸，从巳至未，出，却下浆水浸一宿，焙极干，任用。阳中之阴。能走血分，乃阳明冲任之药，下乳引导用之，取其利血脉也[②]。

张仲景治金疮有王不留行散。《贞元利方》：治诸风痉，有王不留行汤，最效[③]。

《指南方》：治鼻衄不止，王不留行连茎叶阴干，浓煎

① 刺：初刊本后有“元素曰：甘、苦，平，阳中之阴。时珍曰：能走血分，乃阳明冲任之药，下乳引导用之，取其利血脉也。颂曰：张仲景治金疮有王不留行散。《广利方》治诸疮痈疽，王不留行汤最效”65字。

② 能走血分，乃阳明冲任之药，下乳引导用之，取其利血脉也：初刊本无此22字。

③ 张仲景治金疮有王不留行散。《贞元利方》：治诸风痉，有王不留行汤，最效：初刊本无此28字。

汁，温服立效。

涌泉汤：治妇人乳汁不通，王不留行三钱，穿山甲二钱，当归身、天花粉各一钱五分，木通一钱，炙甘草一钱，共捣为细末，用煮猪蹄汤一钟调服，乳立通。

本草原始卷之二

雍丘李中立正宇甫纂辑
吴郡葛鼐端调甫校订

草部中

莫耳

始生安陆川谷及六安田野，今处处有之。谨按：诗人谓之卷耳，《尔雅》谓之苍耳，幽州人呼为爵耳，皆以实得名也。其叶形如莫麻，故《本经》名莫耳。又如茄，故《本草纲目》名野茄。又如粘糊菜，可煮为茹，故弘景谓之常思菜。《记事珠》谓之进贤菜。陆机《诗疏》云：其实正如妇人耳珰，今谓之耳珰草。《博物志》云：洛中有人驱羊入蜀，

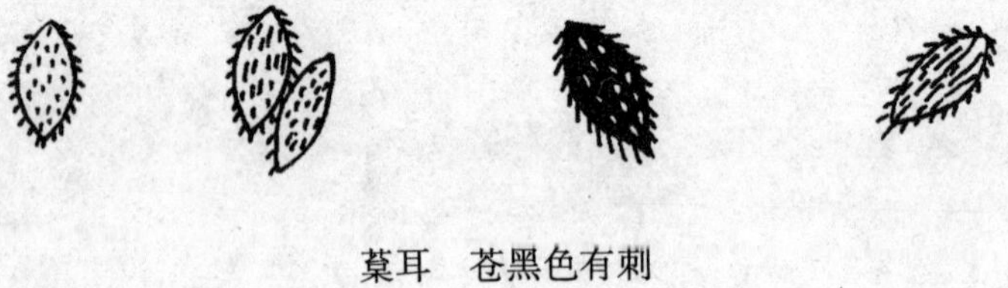

莫耳　苍黑色有刺

胡葈子多刺，粘缀羊毛，遂至中国，故一名羊负来。俗呼为道人头。

【气味】甘温，有小毒。

【主治】风头寒痛，风湿周痹，四肢拘挛痛，恶肉死肌，膝痛。久服益气，耳目聪明，强志轻身。○治肝热，明目。○治一切风气，填髓，暖腰脚。治瘰疬疥疮及瘙痒。○炒香浸酒服，去风补益。

《本经》中品。七八月收采。葈耳即苍耳，又名葹，名地葵，名猪耳，名喝起草，名缣丝草。

【修治】葈耳，炒熟，捣去刺用，或酒拌蒸过。

《别录》曰：苦。《权》曰：甘，无毒。恭曰：忌猪肉、马肉、米泔，害人。

《食医心镜》：除一切风湿痹，四肢拘挛，苍耳子三两，捣末，以水一升半，煎取七合，去滓呷。

葛根

始生汝山川谷，今处处有之。春生苗，引藤蔓长一二丈，紫色。叶颇似楸叶而小，青色。其花成穗，累累相缀，红紫色。其荚如小黄豆荚，亦有毛。其子绿色，扁扁如盐梅子核。《本经》所谓葛谷是也。根形大如手臂，外紫内白。鹿食九草，此其一种，故《别录》名鹿藿。《尔雅翼》[1]云：葛，絺绤草也，俗呼干葛。

【气味】甘、辛，平，无毒。臣药也。

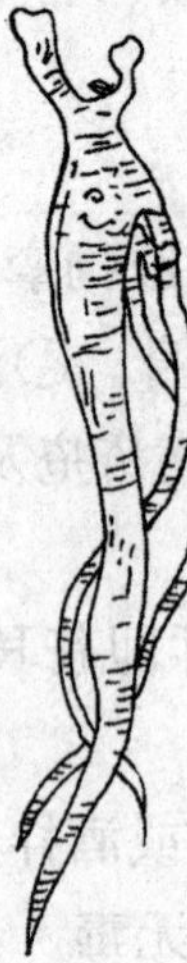

葛根　皮紫肉白

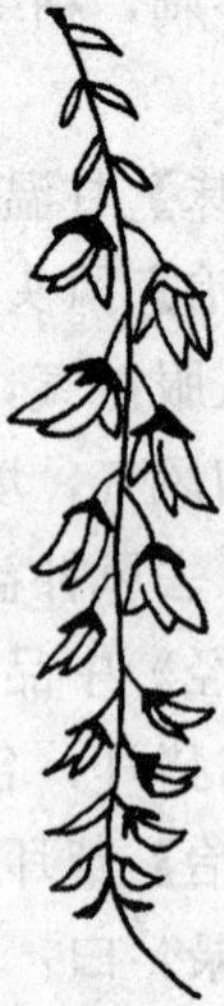

葛花　似豌豆花红紫色可作茹

【主治】消渴，身大热，呕吐，诸痹，起阴气，解诸毒。○疗伤寒中风，头痛。解肌，发表出汗，开腠理，疗金疮，止胁风痛。○治天行，上气呕逆，开胃下食，解酒毒。○治胸膈烦热狂，止血痢，通小肠，排脓破血，傅蛇虫咬，署箭伤。○杀野葛、巴豆、百药毒。○生者堕胎，蒸食消酒毒。可断谷不饥，作粉尤妙。作粉止渴，利大小便，解酒，去烦热，压丹石，傅小儿热疮。捣汁饮，治小儿热痞。猘狗伤，捣汁饮，并末傅之。○散郁火。

葛根，《本经》中品。一名鸡齐，一名黄斤。

葛根，五月五日午时采取，破之，暴干。以入土深者为佳。今市卖者多劈截成片，用者以片宽二三指，色白多面者为良。条细、色黄白、少脂者，乃白葛也，不宜入药。○其根入土五六寸已上者，名葛脰。脰者颈也，服之令人吐，以有微毒也。

《别录》曰：生根汁，大寒。好古曰：气平，味甘，升也，阳也。阳明经行经之药。

《伤寒类要》：治天行时气，初觉头痛内热，脉洪者，葛根四两，水二升，入豉一升，煮取半升，服生姜汁尤佳。

弘景曰：葛花并小豆花干末，服方寸匕，饮酒不知醉。○一云花消酒，治肠风下血。

【注】

［1］《尔雅翼》：宋代罗愿所作训诂书，解释《尔雅》草木鸟兽虫鱼各种物名，以为《尔雅》辅翼，所以名为《尔雅翼》。

栝　楼

始生洪农山谷及山阴地，今所在有之。三四月生苗引藤。叶如甜瓜而窄、作叉，有细毛。七月开花似葫芦花，浅黄色，结实花下，大如拳。生青，至九月熟，赤黄色，其形有正圆者，有锐而长者，功用皆同。许慎曰：木上曰果，地下曰蓏，此物蔓生附木，故得名果蓏。《诗》所谓果蠃之实是也。《纲目》曰：蠃与蓏同。栝楼即果蠃，二字音转也。亦作菰薽后人又转为瓜蒌，愈转愈失其真矣。《别录》谓之天瓜。齐人谓之黄瓜，象形也。《医学入门》解栝楼曰：栝，栝槼也；楼，蒌敛也，言包敛其子在内如括囊也。其根直下生，年久者长数尺。夏月掘者有筋无粉，秋后掘者结实有粉。皮黄肉白，亦名白药。作粉洁白如雪，故《图经》名天花粉。

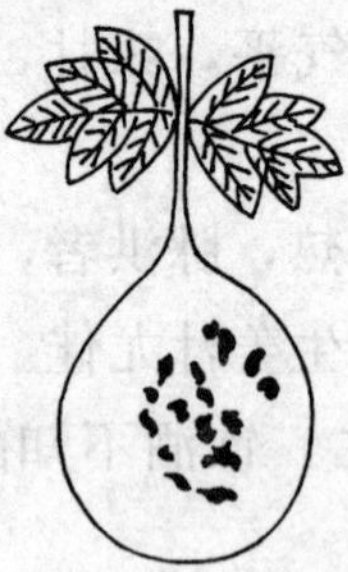
栝楼　圆正形

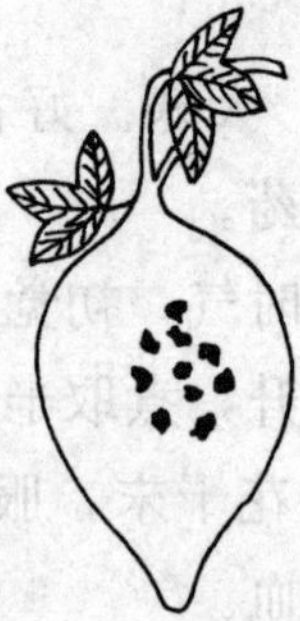
锐长形

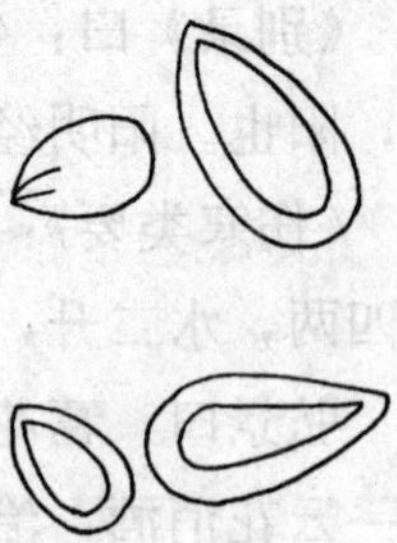
子形

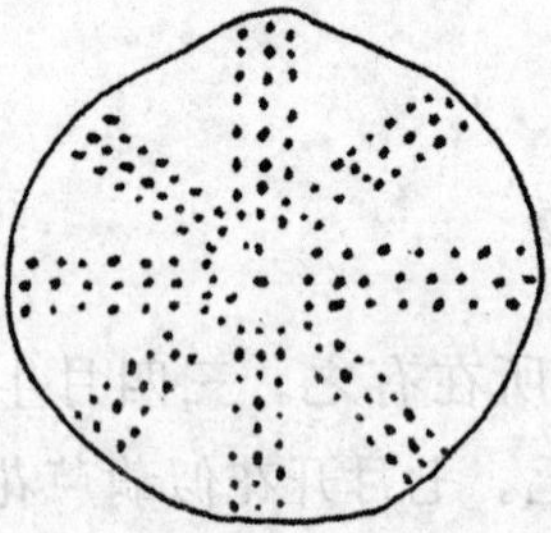
天花粉形

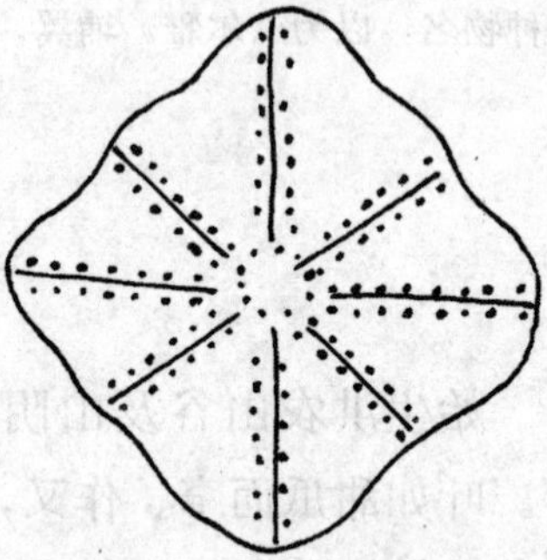
肉坚白佳

栝楼实【气味】苦，寒，无毒。

【主治】胸痹，悦泽人面。〇润肺燥，降火，治咳嗽，涤痰结，利咽喉，止消渴，利大肠，消痈肿疮毒。〇子炒用，补虚劳口干，润心肺。治吐血，肠风泻血，赤白痢，手面皱。

栝楼形有圆有长，皮有黄有赤，子扁，类葫芦子。壳色褐，仁色绿。

栝楼，《本经》上品。

【修治】皮、子、茎、根，其效各别。其栝形圆，皮黄蒂小；楼则形长，皮赤蒂粗。阴人服楼，阳人服栝。并去壳、皮革膜及油。用根亦取大二三围者，去皮捣烂，以水澄粉用。今人多用子、根。子去壳取仁，去油。亦有不去油、微炒者。根惟切用。〇去外壳用仁，渗油，只一度，免人恶心。毋多次，失药润性。

枸杞为之使，恶干姜，畏牛膝、干漆，反乌头。〇李仲南《永类方》：治便毒初发者，用黄栝楼一个，黄连五钱，水煎，连服效。

天花粉即栝楼根。【气味】苦、寒，无毒。使药也。

【主治】消渴身热，烦满大热，补虚安中，续绝伤。除肠胃中痼热，八疸，身面黄，唇干口燥，短气。止小便利，通月水。〇治热狂时疾，通小肠，消肿毒，乳痈发背，瘘疮疖，排脓生肌长肉，消扑损瘀血。

市卖系长根切成片，晒干者。

【修治】天花粉，周定①王[1]曰：秋冬采根，去皮寸切，水温，逐日换水，四五日取出，捣泥，以绢衣滤汁澄粉，晒干用。

《肘后方》：治耳卒烘烘，栝楼根削尖，以腊猪脂煎三沸，取塞耳，三日即愈。〇畏②、恶、反，同栝楼实。

【注】

[1] 周定王：即明太祖朱元璋第五子朱橚著《救荒本草》。

① 定：原本、初刊本均作“宪”，据常识改。
② 畏：初刊本“畏”字前有“天花粉使”4字。

苦 参

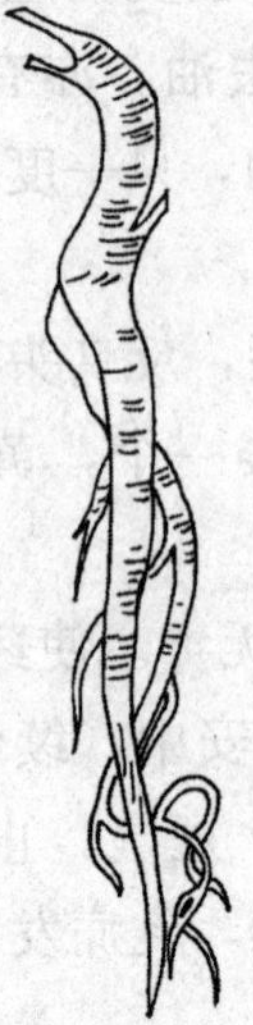

苦参 根皮黄肉白

始生汝南山谷及田野，今近道处处有之。其根黄色，长五七寸许，两指粗细。三五茎并生，苗高三二尺已来。叶碎青色，极似槐叶，故《本经》名水槐。《别录》名菟槐、地槐、骄槐。《纲目》名野槐。春生冬凋，其花黄白色，七月结实如小豆子。河北生者无花子，十月采根，暴干。苦以味名，参以功名。

【气味】苦、寒，无毒。君药也。

【主治】心腹结气，癥瘕积聚，黄疸，溺有余沥，逐水，除痈肿，补中，明目止泪。〇养肝胆气，安五脏，平胃气，令人嗜食轻身，定志益精，利九窍，除伏热，肠澼，止渴醒酒，小便黄赤，疗恶疮、下部䘌。〇渍酒饮，治疥杀虫。〇治恶虫、胫酸。〇治热毒风，皮肌烦燥生疮，赤癞眉脱。除大热、嗜睡。治腹中冷痛，中恶腹痛。杀疳虫，炒存性。米饮服，治肠风泻血，并热痢。

苦参，《本经》中品。十月采根。

【修治】苦参，雷公云：用糯米泔汁浸一宿，其腥秽气并浮水面上，须重重淘过，蒸之，从巳至申，取晒，切用。

元素曰：苦参，味苦气沉，纯阴，足少阴肾经。之才曰：玄参为之使。恶贝母、菟丝、漏芦，反黎芦。时珍曰：伏汞，制雌黄、焰消[1]。

《胜金方》：治时疾热病狂言心燥：苦参不限多少，炒黄色，为末，每服三钱，水一盏，煎八分，温服，连煎三服，有出汗为度①。

又方：治小儿身热，苦参汤洗浴良。

【注】

[1] 焰消：硝石的别名。

当　归

始生陇西川谷，今川蜀、陕西诸郡及江宁府、滁州皆有之，以蜀中者为胜。春生苗，绿叶有三瓣，七八月开花似莳萝，浅紫色。根黑黄色。二月、八月采根，阴干。然苗有二种，都类芎䓖，而叶有大小为异。茎梗比芎䓖甚卑小。根亦二种，大叶名马尾当归，叶细名蚕头当归。大抵以肉厚而不枯者为胜。谨按《尔雅》云：薜，山蕲。郭璞注引《广雅》云：山蕲，当归也，似芹而粗大。释曰：《说文》云：蕲，草也，生山中者名薜，一名山蕲。然则当归，芹类也。在平地者名芹，生山中而粗大者名当归也。承曰：当归治妊妇产后恶血上冲，仓卒取效。气血昏乱者，服之即定。能使血气②各有所归，故因名之曰当归。

① 有出汗为度：初刊本作"有汗无汗皆愈"。

② 气：原本脱，据初刊本补。

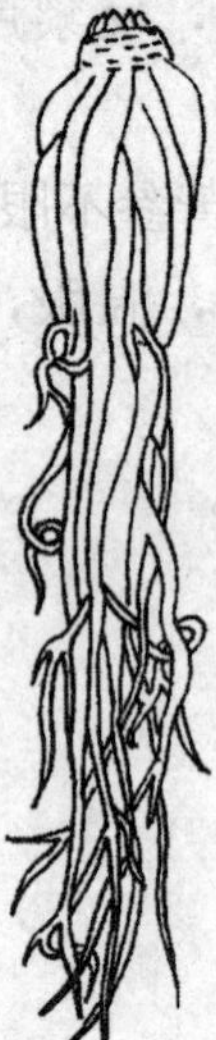

马尾当归

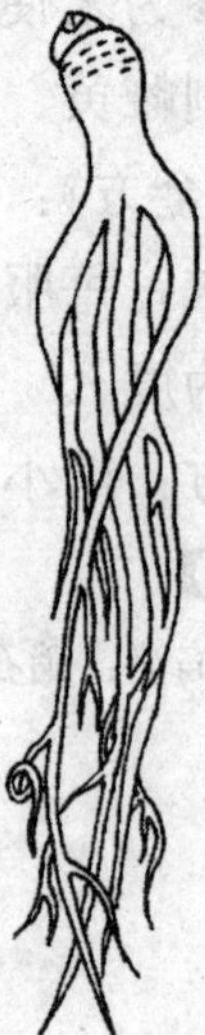

蚕头当归

【气味】苦，温，无毒。臣药也。

【主治】咳逆上气，温疟，寒热洗洗在皮肤中，妇人漏下绝子，诸恶疮疡、金疮，煮汁饮之。○温中止痛，除客血内塞，中风痓，汗不出，湿痹中恶，客气虚冷。补五脏，生肌肉。○止呕逆，虚劳[①]寒热，下痢腹痛，齿痛，女人沥血，腰痛，崩中，补诸不足。○治一切风，补一切劳，治一切气。破恶血，养新血，及癥癖肠胃冷。○主痿癖嗜卧，足下热而痛。冲脉为病，气逆里急。带脉为病，腹痛，腰溶溶如坐水中。○治头痛，心腹诸痛，润肠胃、筋骨、皮肤，治痈疽排脓止痛，和血补血。

当归，《本经》上品。

① 劳：原本、初刊本均脱，据《本草纲目》卷十四“当归”条补。

马尾当归：头圆尾多，色紫，气香肥润者，名马尾当归，最胜他处当归。蚕头当归：头大尾粗，色白坚枯者，为蚕头当归，止宜入发散药尔。

【修治】当归去芦头，以酒浸一宿，或火干，或日干入药。

杲曰：甘、辛，温，气厚味薄，可升可降，阳中微阴。入手少阴、足太阴、厥阴经血分。

杲曰：头，止血而上行。身，养血而中守。尾，破血而下流；全，活血不走。

恶蔄茹、湿面，畏菖蒲、海藻、牡蒙、生姜。

贾相公进《过牛经》：牛有尿血病，当归、红花各半两，为末，以酒半升，煎，候冷灌之差。

麻　黄

始生晋地及河东，今近汴京多有之，以荥阳中牟者为最胜。苗春生，至夏五月则长及一尺已来。稍有黄花，结实如百合瓣而小，又似皂荚子，味苦①，微有麻黄气。外皮红，里仁子黑，根紫赤色。俗说有雌雄二种，雌者于三月、四月内开花，雄者无花，不结子。至立秋后收采其茎，阴干。或云其味麻，其色黄，故名麻黄。

麻黄【气味】苦，温，无毒。君药也。

【主治】中风、伤寒头痛，温疟，发表出汗，去邪热气，止咳逆上气，除寒热，破癥瘕积聚。〇五脏邪气缓急，胁

① 苦：初刊本作“甜”。

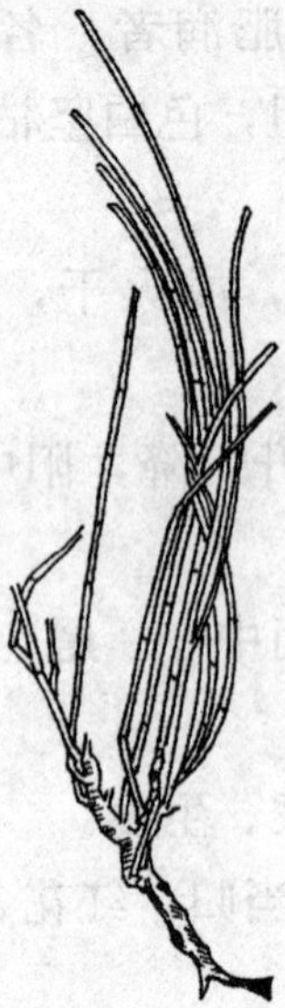
麻黄　茎　根紫

痛，字乳余疾。止好唾，通腠理，解热[①]，泄邪恶气，消赤黑斑毒。不可多服，令人虚。○治身上毒风疹痹，皮肉不仁。主壮热瘟疫，山岚瘴气。通九窍，调血脉，开毛孔皮肤。○去营中寒邪，泄卫中风热。○散赤目肿痛，水肿风肿，产后血滞。

麻黄根节【气味】甘、平，无毒。

【主治】止汗，夏月杂粉扑之。

麻黄，《本经》中品。茎类节节草，嫩青老黄。

【修治】麻黄折去根节，水煮十余沸，以竹片掠去上沫，沫令人烦。今人惟去根节，切用。

元素曰：性温，味苦而甘辛，气味俱薄，轻清而浮，阳也，升也。手太阴之药，入足太阳经，兼走手少阴、阳明。

厚朴、白微为之使。恶辛夷、石韦。

《子母秘录》：治产后腹痛及血下不尽，麻黄去节，杵末，酒服方寸匕，一日二三服，血下尽即止。泽兰汤服亦妙。

谈埜翁《试验方》：麻黄根、黄芪等分，为末，飞面糊作丸梧子大，每服一百丸，浮小麦汤送下，以愈为度。

---

① 热：初刊本作“肌”。

通　草

始生石城山谷及山阳，今泽、潞、汉中、江淮、湖南州郡亦有之。生作藤蔓，大如指。其茎干大者径三寸，每节有二三枝，枝头出五叶，颇类石韦；又似芍药，三叶相对。夏秋开紫花，亦有白花者。结实如小木瓜，核黑瓤白，食之甘美。南人谓之燕蕧，亦云乌蕧。正月、二月采枝，阴干。其枝有细孔，两头皆通，含一头吹之，则气即出彼头，故名通草。今呼为木通。

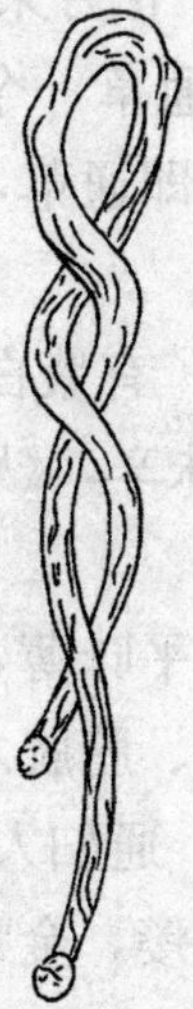

通草　茎类葡萄，皮似暖木，肉色黄白，有细孔

【气味】辛，平，无毒。臣药也。

【主治】除脾胃寒热，通利九窍、血脉、关节，令人不忘，去恶虫。〇疗脾疸[1]，常欲眠，心烦，哕出声音。治耳

① 疸：原本作“胆”，据初刊本改。

聋，散痈肿，诸结不消，及金疮恶疮，鼠瘘，踒折，齆鼻息肉。堕胎，去三虫。〇治五淋，利小便，开关格。治人多睡。主水肿浮大。利诸经脉寒热不通之气。〇理风热，小便数急疼，小腹虚满，宜煎汤并葱饮有效。〇安心除烦，止渴退热，明目。治鼻塞，通小肠，下水，破积聚血块，排脓。治疮疖，止痛，催生下胞，女人血闭，月候不匀。天行时疾，头痛目眩，羸劣，乳结及下乳。〇利大小便，令人心宽下气。主诸瘘疮，喉痹咽肿，浓煎含咽。〇通经利窍，导小肠火。

通草，《本经》中品。正月采茎，阴干。

木通，《本经》载名通草，今人咸呼为木通，反呼作花通脱木为通草。不知木通即通草，而作花者乃通脱木也。用通草者，当细玩《本经》。

【修治】去粗皮切片。有紫白二色。紫者皮厚味辛，白者皮薄味淡。《本经》言味辛，《别录》言味甘，是二者皆能通利也。

杲曰：味甘而淡，气平味薄，降也，阳中阴也。手厥阴心包络，手、足太阳小肠、膀胱之药也。

《食疗》云：煮饮之，通妇人血气，浓煎三五盏即便通。又除寒热不通之气，消鼠瘘，金疮踒折，煮汁酿酒妙。

芍　药

始生中岳川谷，今处处有之，淮南者胜。春生红芽作丛，茎上三枝五叶，似牡丹而狭长，高一二尺。夏开花，有红白紫数种。子似牡丹子而小。秋时采根，根亦有赤白二色。《医学入门》曰：芍，灼也，灼灼其花。根能治病，故名芍药。《本草纲目》曰：芍药，犹婥约也。婥约，美好貌。此草花容婥约，故名芍药。《诗》云：伊其相谑，赠之以芍药。《韩诗外传》云：芍药，离草也。董子云：芍药，一名将离，故将别赠之。《本经》白者名金芍药，赤者名木芍药。

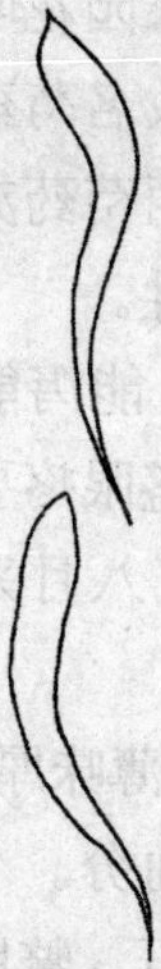

白芍药　肉芽色

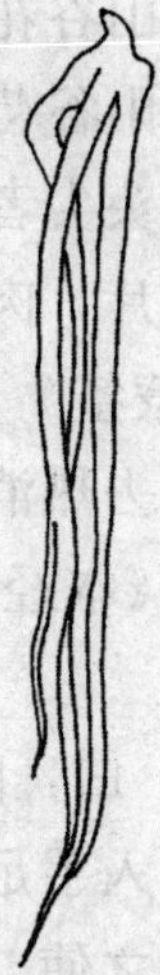

赤芍药

芍药【气味】苦，平，无毒。臣药也。

【主治】邪气腹痛，除血痹，破坚积，寒热疝瘕，止痛，利小便，益气。〇通顺血脉，缓中，散恶血，逐贼血，去水气，利膀胱、大小肠，消痈肿，时行寒热，中恶，腹痛腰痛。〇治脏腑拥气，强五脏，补肾气。治时疾骨热，妇人血闭不通，能蚀脓。〇女人一切病，胎前产后诸疾。治风补劳，退热除烦，益气，惊狂头痛，目赤，明目，肠风泻血，痔瘘，发背疮疥。〇泻肝，安脾肺，收胃气，止泻利，固腠理，和血脉，收阴气，敛逆气。〇理中气，治脾虚中满，心下痞，胁下痛，善噫，肺急胀逆喘咳，太阳鼽衄，目涩，肝血不足。阳维病苦寒热，带脉病苦腹痛满，腰溶溶如坐水中。○止下痢，腹痛后重。

《本草蒙筌》云：白芍药色应西方，能补能收，酒炒才妙，和血脉缓中，固腠理，止泻痢，为血虚腹痛捷方。

芍药，山谷花叶单，根重实有力，家园花叶盛，根轻虚无能。一云山谷芍药花单瓣，类杓形，故名芍药。南芍药亦有齐者，两头尖者多切片，肉极坚实。西芍药亦有尖者，两头齐者多切片，肉有花纹。凡用惟南为胜。

《本草蒙筌》云：赤芍药色应南方，能泻能散，生用正宜利小便，去热消痈肿，破积坚，主火盛眼疼要药。

芍药，《本经》中品。白芍药二月、八月采根。赤芍药八月采根。

《别录》曰：酸、微寒，有小毒。气薄味厚，可升可降，阴中之阳。入手足太阴行经药，入肝脾血分。

雷丸为之使，恶石斛、芒硝，畏硝石、鳖甲、小蓟，反藜芦。

《博济方》：治五淋，赤芍药一两，槟榔一个，面裹煨，为末，每服一钱，水一盏，煎七分，空心服。

《古今录验》：治咯血、衄血，白芍药一两，犀角末二钱半，为末，新水服一钱匕，血止为限。

芍药凡妇人产后诸病，切忌煎尝，因其酸寒，恐伐生发之性故也。傥不得已，要用桂、酒渍炒，少加。血虚寒人亦禁，莫服。冬月减芍药，以避中寒。此经言可徵矣。

瞿　麦

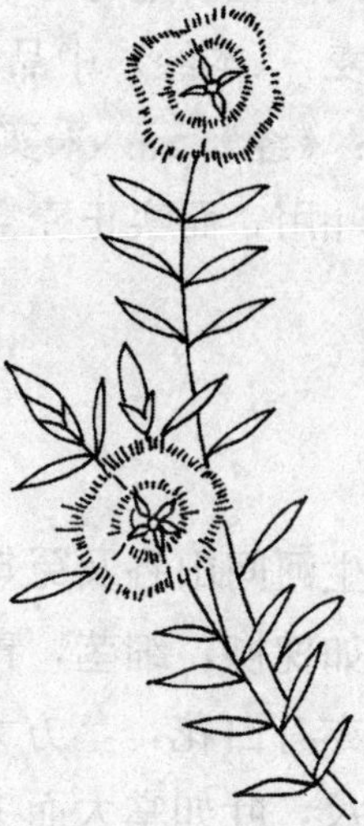
瞿麦

始生太山川谷，今处处有之。苗高一尺以来，叶似地肤而尖小，又似初生小竹叶而细窄，其茎纤细有节，稍间开花，有红紫赤数色，二月至五月开。七月结实作穗，子颇似麦，故名瞿麦。按陆佃解《韩诗外传》云：生于两傍谓之瞿，此麦之穗旁生，故名。《尔雅》谓之蘧[①]麦。《本经》谓之巨句麦。《广雅》谓之茈萎。《别录》谓之大[②]兰。《纲目》谓之南天竺草。《日华子》谓之石竹。

穗【气味】苦，寒，无毒。使药也。

【主治】关格，诸癃结，小便不通，出刺，决痈肿，明目去翳，破胎堕子，下闭血。〇养肾气，逐膀胱邪逆，止霍乱，长毛发。〇主五淋，月经不通，破血块，排脓。

叶【主治】痔瘘并泻血，作汤粥食。又治小儿蛔虫，及丹石药发，并眼目肿及肿毒。捣傅，治浸淫疮，妇人阴疮。

瞿麦蘘草、牡丹为之使，恶螵蛸，伏丹砂。凡使只用蕊

---

① 蘧：原本作“瞿”，据初刊本改。
② 大：原本作“天”，据初刊本改。

壳，不用茎叶。若一时同使，即空心，令人气噎、小便不禁也。

崔氏治鱼脐疮毒肿，烧灰和油傅于肿上甚佳。

瞿麦，《本经》中品。俗呼石竹。

按：《经》云：采实，实中子至细，燥熟便脱尽。今人惟合茎叶用，而实正壳空无子尔。

玄参

始生河间山谷及冤句，今处处有之。二月生苗，叶似芝麻，又如槐柳，细茎，青紫色。七月开花青碧色，八月结子黑色。亦有白花，茎方大，紫赤色而有细毛。有节若竹者，高五六尺，叶如掌大而尖长如锯齿，其根尖长。生青白，干即紫黑，新者润腻。一根可生五七枚。三月九月采根暴干。

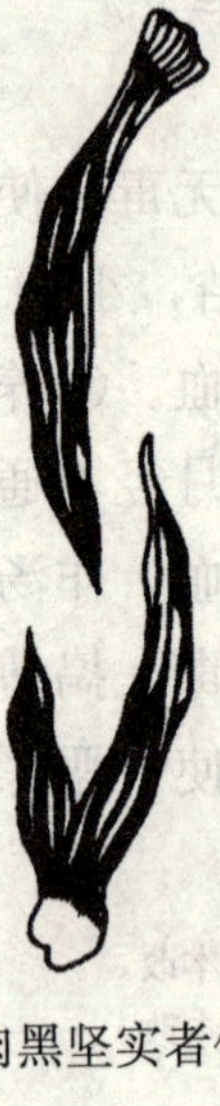

玄参　肉黑坚实者佳，根形

李时珍曰：玄，黑色也[1]。陶弘景曰：参甚微，似人参，故名玄参。又一名黑参。

【气味】苦，平，寒[2]无毒。使药也。

【主治】腹中寒热积聚，妇[3]乳余疾。补肾气，令人明目。○主暴中风、伤寒，身热支满，狂邪忽忽不知人，温疟洒洒，血瘕，下寒血，除胸中气，下水止烦渴，散颈下核痈肿，心腹痛，坚瘕，定五脏。久服补虚明目，强阴益精。○热风头痛，伤寒劳复，治暴结热，散瘤瘘瘰疬。○治游风，补劳损，心惊烦躁，骨蒸传尸邪气，止健忘，消肿毒。○滋阴降火，解斑毒，利咽喉，通小便血滞。

玄参，《本经》中品。

【修治】玄参，用蒲草重重相隔，入甑蒸两伏时，晒干用。勿犯铜器，饵之噎喉、丧目。

《别录》云：味咸。元素曰：足少阴肾经君药也，治本经须用之。之才曰：恶黄芪、干姜、大枣、山茱萸，反藜芦。

《卫生易简方》：治鼻中生疮，玄参末涂之，或以水浸软塞之，皆妙。

秦 艽

始生飞鸟山谷，今河陕州郡多有之。其根土黄色而相交

① 也：原本作“参”，据初刊本改。
② 平，寒：初刊本作“微寒”。
③ 妇：初刊本作“女子产”。

纠，长一尺已来，粗细不等。枝干高五六寸，叶婆娑、连茎梗，俱青色，如莴苣叶。六月中开花，紫色，似葛花，当月结子。每于春秋采根，阴干。以出秦中，根作罗纹交纠者佳，故因名。

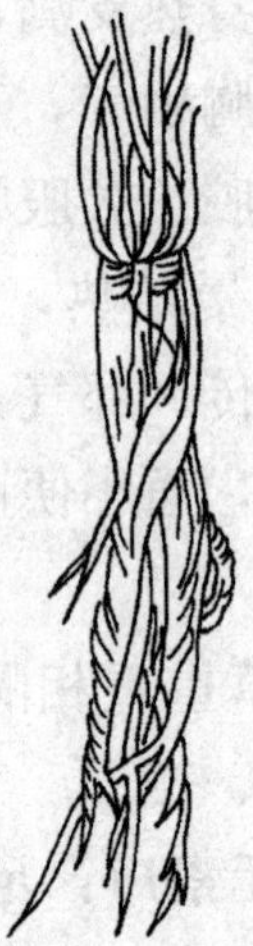

秦艽　根形　土黄色，以左纹者为良

秦艽【气味】苦，平，无毒。

【主治】寒热邪气，寒湿风痹，肢节痛，下水利小便。○疗风无问久新，通身挛急。○传尸骨蒸，治疳及时气。○牛乳点服，利大小便，疗酒黄、黄疸，解酒毒，去头风。除阳明风湿及手足不遂，口噤牙痛，口疮，肠风泻血，养血荣筋。○泄热益胆气。○治胃热，虚劳发热。

秦艽，《本经》中品。

【修治】秦艽，破开除土，去芦，以湿布拭净，日干用。

《别录》曰：辛、微温，阴中微阳，可升可降。入手阳明经。菖蒲为之使，畏牛乳。

《贞元广利方》：治黄疸，皮肤、眼睛如金色，小便赤，心烦口干者，以秦艽三两，牛乳一大升，煮取七合，温服。又《孙真人方》加芒硝六钱。

百　合

始生荆州川谷，今近道处处有之。春生苗，高数尺，干粗如箭，四面有叶如鸡距，又似柳叶，青色，近茎处微紫，茎端碧白。四、五月开红白花，如石榴嘴而大。根如葫蒜，重迭生二三十瓣。因根以众瓣合成，故名百合。或云专治百合病，故名百合。

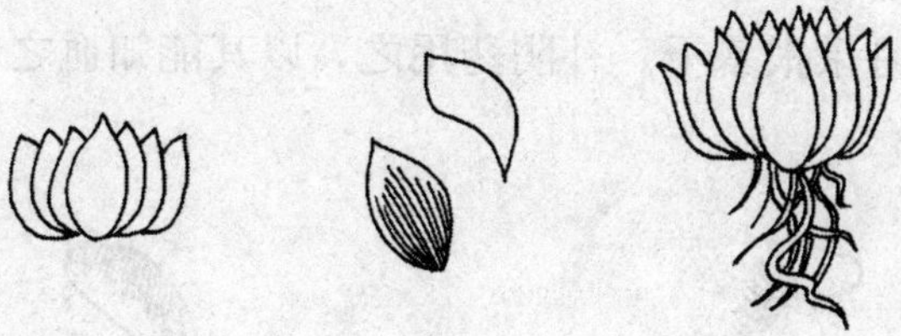

百合

【气味】甘，平，无毒。使药也。

【主治】邪气腹胀心痛，利大小便，补中益气。○除浮肿胪胀，痞满寒热，通身疼痛，及乳难、喉痹，止涕泪。○百邪鬼魅，涕泣不止。除心下急满痛，治脚气热咳。○安心，定胆，益志，养五脏，治颠邪，狂叫惊悸。产后血运，杀蛊毒气，胁痈发背，诸疮肿。○心急黄，宜蜜蒸食之。○

温肺止嗽。〇治百合病。

【修治】百合，槌破入药。鲜者可蒸可煮，和肉更美。干者作粉食，益人。

百合，《本经》中品。

百合瓣似莲花瓣，鲜者色白，干者色黄白。二月、八月采，日干。

《圣惠方》：治伤寒百合病，腹中满痛，用百合一两，炒令黄色，捣为服，不计时候，粥饮调下，二钱服。

知　母

始生河内川谷，今濒河诸郡及解州、滁州亦有之。根黄色，似菖蒲而柔润。叶类韭。四月开花如韭花，八月结实。二月、八月采根暴干。补阴药用之，以其能知血之母也，故名知母。

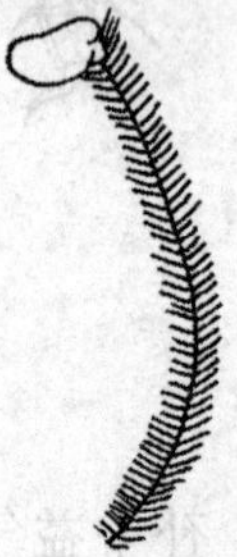

根形　皮黄有毛，肉白

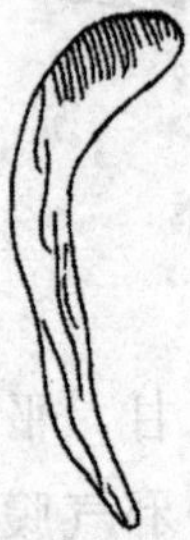

知母亦有无毛者，肥润者佳

【气味】苦，寒，无毒。君药也。

【主治】消渴热中，除邪气，肢体浮肿，下水，补不足，益气。○疗伤寒久疟烦热，胁下邪气，膈中恶及风汗内疸。多服令人泄。○心烦躁闷，骨热劳往来，产后蓐劳，肾气劳，憎①寒虚烦。○热劳传尸疰痛，通小肠，消痰止嗽，润心肺，安心，止惊悸。○凉心去热，治阳明火热，泻膀胱、肾经火，热厥头痛，下痢，腰痛，喉中腥臭。○泻肺火，滋肾水，治命门相火有余。

知母，《本经》中品。

知母状如蚳，又一名蚳母。《尔雅》名荨。

【修治】知母，拣肥润肉白者，去毛切片，勿犯铁器。引经上行则用酒浸、焙干。下行则用盐水润、焙。

元素曰：气寒，味大辛、苦，气味俱厚，沉而降，阴也，阴中微阳。肾经本药。入足阳明、手太阴经气分。

《肘后方》：用知母治溪毒[1]大胜，其法：连根叶捣作散服之，亦可投水捣汁，饮一二升。夏月出行，多取此屑自随。欲入水，先取少许投水上流，便无畏。兼辟射工。亦可和水作汤浴之，甚佳。

【注】

[1] 溪毒：即射工虫毒。

贝　母

始生晋地，今河中、江陵府郢、寿、随、郑、蔡、润、滁州皆有之。二月生苗，茎细青色。叶亦青，似荞麦叶，随苗出。七月开花碧绿色，形如鼓子花。十月采根，暴干。根

① 憎：原本、初刊本均作“增”，据上下文义改。

有瓣子，黄白色，如聚贝子，故名贝母。《诗》云“言采其苘”，即此也。

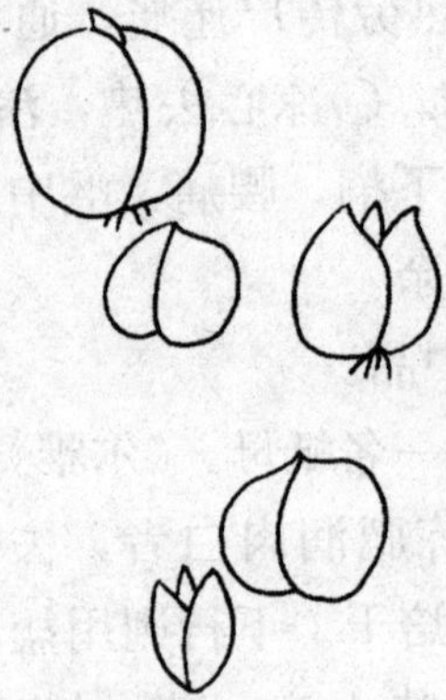

贝母　两瓣成一颗，有心，色白

【气味】辛，平，无毒。臣药也。

【主治】伤寒烦热，淋沥，邪气疝瘕，喉痹，乳难，金疮风痉。〇疗腹中结实，心下满，洗洗恶风寒，目眩项直，咳嗽上气，止烦热渴、出汗，安五脏，利骨髓。〇服之不饥，断谷。〇消痰，润心肺，末和沙糖丸，含之止嗽。烧灰油调，傅人畜恶疮，敛疮口。〇主胸胁逆气，时疾黄疸，研末点目去肤翳。以七枚作末，酒服，治产难及胞衣不出。与连翘同服，主项下瘤瘿疾。

贝母，《本经》中品。

西贝母色白，体轻，双瓣。南贝母色青白，体重单粒。

【修治】贝母，于柳木灰中炮黄，去内口鼻中有米许大心一颗后，拌糯米于鳌上同炒，待米黄[1]，去米用。今惟去心任用。

《别录》曰：苦、微寒。厚朴、白微为之使，恶桃花，畏秦艽、莽草、矾石，反乌头。

凡用以黄白轻松者为良，油黑重硬者为劣。西者、南者俱宜入剂，而西者尤良。贝母中独颗圆，不作两瓣者，号曰丹龙睛，误服令人筋脉不收。〇今出近道者，叶如栝楼而细小，其子在根下如芋子，正白，四方连累相着，有分解也，入药无[2]能，堪医马而已。〇近有无耻小人，以制过半夏削成两瓣，内入须心，合为一颗，仿佛西贝母形状欺人，深为可恨。买者宜细辨之。〇昔江左尝有商人左膊上有疮，类人面，亦无它苦。商人戏滴酒口中，其面亦赤色。以物食之，亦能食。食多则觉膊内肉胀起。或不食之，则一臂痹。有善医者教其历试金石草木之药，无苦。至贝母，其疮乃聚眉闭口。商人喜曰：此药可治也。因以苇筒毁其口灌之，数日成痂，遂愈。

白芷

始生河东川谷下泽，今所在有之，吴地尤多。根长尺余，白色，粗细不等。枝干去地五寸已上。春生叶，相对婆娑，紫色，阔三指许。花白微黄，入伏后结子，立秋后苗枯。二月、八月采根，暴干。徐锴云：初生根干为芷，则白

① 黄：原本脱，据初刊本补。

② 无：原本脱，据初刊本补。

芷之义取乎此也。许慎《说文》云：晋谓之虈[1]，齐谓之茝，楚谓之蓠，又谓之药。生于下泽，芬芳与兰同德，故骚人以兰、茝为咏。《本经》名芳香，《别录》名泽芬。今人每呼为香白芷。

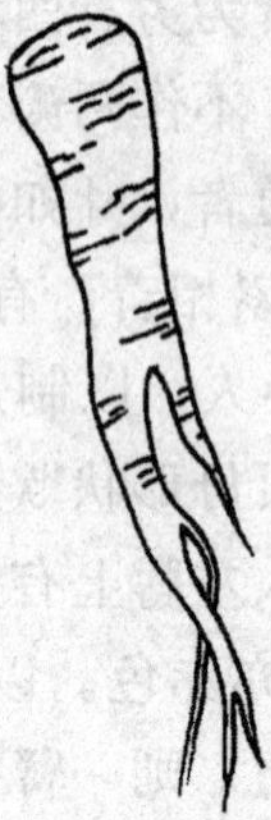

白芷　稍

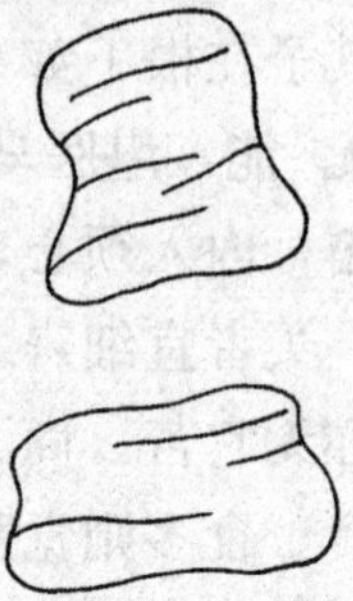

根　色白气香者佳

【气味】辛，温，无毒。君药也。

【主治】女人漏下赤白，血闭阴肿，寒热头痛，风侵目泪出，长肌肤，润泽颜色，可作面脂。〇疗风邪，久渴吐呕，两胁满，头眩目痒。可作膏药。〇治目赤努肉，去面皯疵瘢，补胎漏滑落，破宿血，补新血，乳痈发背，瘰疬，肠风痔瘘，疮痍疥癣，止痛排脓。〇能蚀脓，止心腹血刺痛，女人沥血，腰痛，血崩。〇解利手阳明头痛，中风寒热，及肺经风热，头面皮肤风痹燥痒。

白芷，《本经》中品。

【修治】采得根，洗刮寸截，以石灰拌匀，晒收，为其易蛀，并欲色白也。入药水润微焙，切片。

元素曰：气温，味苦、大辛，气味俱轻，阳也，手阳明引经，同升麻则通行手足阳明经，亦入手太阴经。

白芷，当归为之使，恶旋覆花，制雄黄、硫黄。

谈埜翁《试效方》：治偏正头风，百药不治，一服便可，天下第一方也：香白芷，炒，二两五钱，川芎炒、甘草炒、川乌头半生半熟各一两，为末，每服一钱，细茶、薄荷汤调下。

【注】

［1］虈（xiāo，音消）：即白芷。

淫羊藿

俗名仙灵脾。始生上郡阳山山谷，今江东、陕西、泰山、汉中、湖湘间皆有之。叶青似杏叶，上有刺。茎如粟秆。根紫色，有须。四月开花白色，亦有紫色，碎小独头子。五月采叶，晒干。陶隐居云：服此使人好为阴阳。西川北部有淫羊，一日百遍合，盖食藿所致，故名淫羊藿。

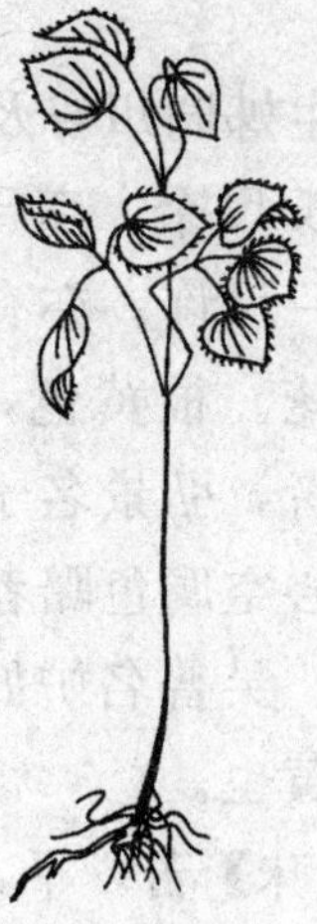

淫羊藿

【气味】辛，寒，无毒。

【主治】阴痿绝伤，茎中痛，利小便，益气力，强志。〇坚筋骨，消瘰疬赤痈，下部有疮，洗出虫。丈夫久服，令人无子。〇丈夫绝阳无子，女子绝阴无子，老人昏髦，中年健忘，一切冷风劳气，筋骨挛急，四肢不仁，补腰膝，强心力。

淫羊藿，《本经》中品。生处不闻水声者良。叶青似杏叶，有刺。茎淡紫，根深紫色。用叶者多，亦有用根者。关中呼为三枝九叶草。

【修治】淫羊藿，须用夹刀夹去叶四畔花刺尽后，细剉，用羊脂相对拌炒，待羊脂尽为度。每修事一斤，用羊脂四两。

保昇曰：性温。之才曰：薯蓣为之使，得酒良。亦使紫芝。

《食医心镜》：益丈夫，兴阳，理腰膝冷，淫羊藿一斤，酒一斗，浸经三日，饮之佳。

黄　芩

始生姊归川谷及冤句，今川蜀、河东、陕西近郡皆有之。苗长尺余，茎干粗如箸。叶从地四面作丛生，类紫草，高一尺许。亦有独茎者，叶细长青色，两两相对。六月开紫花。根黄色，长四五寸。二月、八月采根，暴干。根圆实者，弘景名子芩，俗呼条芩。破者名宿芩，俗呼片芩。内心空腐色黯者，《本经》名腐肠，《别录》名空肠，名内虚。吴普名妒妇、心黯，故以比之。《说文》芩作莶，谓其色黄也。

【气味】苦，平，无毒。臣药也。

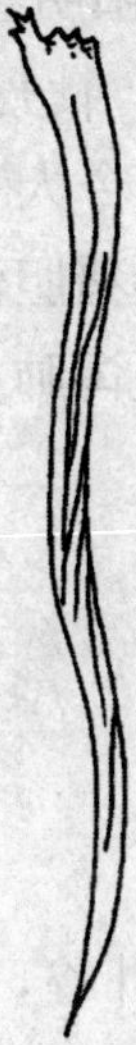

黄芩　圆坚实条芩形

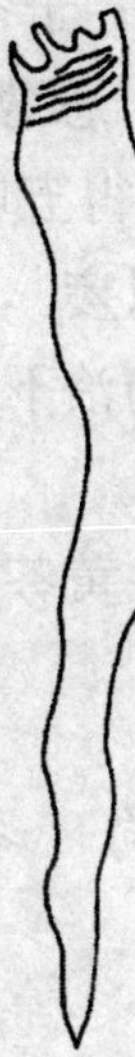

片芩破飘成片

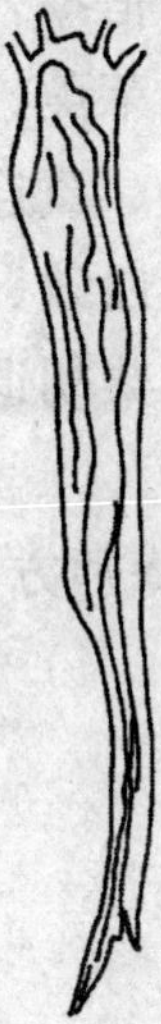

枯芩中心朽烂

【主治】诸热黄疸，肠澼泄痢，逐水，下血闭，恶疮疽，蚀火疡。〇疗痰热，胃中热，小腹绞痛，消谷，利小肠。女子血闭，淋露下血。小儿腹痛。〇治热毒骨蒸，寒热往来，肠胃不利，破拥气，治五淋，令人宣畅，去关节烦闷，解热渴。〇下气，主天行热疾，丁疮排脓，治乳痈发背。〇凉心，治肺中湿热，泻肺火上逆。疗上热，目中肿赤，瘀血壅盛，上部积血。补膀胱寒水，安胎，养阴退阳。〇治风湿热痛，头痛，火咳，诸失血。

黄芩，《本经》中品。

《本经》云：三月三日采根，阴干。

修治：黄芩，治上隔病，酒炒为宜；治下焦病，生用最妙。

《别录》曰：大寒，味薄气厚，可升可降，阴也，阴中微阳。宿芩入手太[①]阴血分；子芩入手少阳、阳明经。

山茱萸、龙骨为之使，恶葱实，畏丹砂、牡丹、藜芦。得厚朴、黄连，止腹[②]痛，得五味子、牡蛎，令人有子，得黄芪、白敛、赤小豆，疗鼠瘘。得酒上行，得猪胆汁除肝胆火，得柴胡退寒热，得芍药治下痢，得桑白皮泻肺火，得白术安胎。

《梅师方》：治火丹，杵黄芩末，水调傅之。

狗 脊

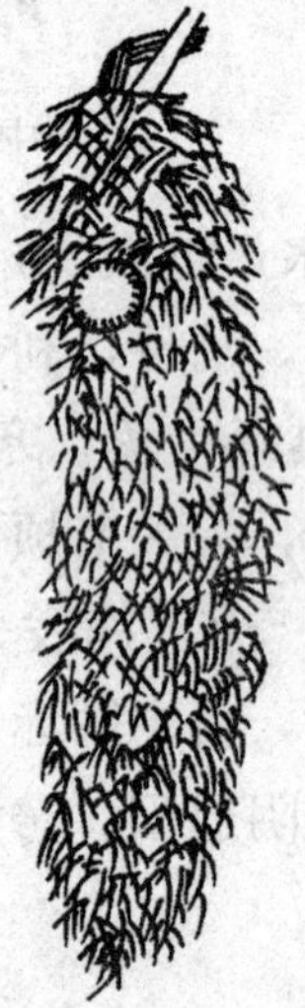

狗脊　根形

始生常山川谷，今太行山、淄、温、眉州亦有之。苗尖细碎，青色，高一尺以来，无花。其茎叶似贯仲而细，其根黑色，长三四寸，大如两指许，多歧，状如狗之脊骨，故名狗脊。一种有金黄毛，状如金毛狗，俗每呼为金毛狗脊。

【气味】苦，平，无毒。

【主治】腰背强，关机缓急，周痹寒湿，膝痛，颇利老人。○疗失溺不节，男女脚弱腰痛，风邪淋露，少气目暗，

① 太：原本作“大”，据初刊本改。
② 腹：初刊本作“腰”。

坚脊、利俯仰，女子伤中关节重。〇男子、女人毒风软脚，软肾气虚弱，续筋骨，补益男子。〇强肝肾，健骨，治风虚。

狗脊，《本经》中品。狗脊有金黄毛，肉青绿色。亦有赤色者，市卖皆此样也。春秋采。

【修治】剉、炒，去毛须用。

《别录》曰：甘，微温。萆薢为之使。恶败酱、莎草。

吴绶《蕴要》：病后足肿，用狗脊煎汤渍洗，妙。

茅　根

始生楚地山谷田野，今处处有之。春生苗，布地如针，俗谓之茅针。夏开白茸花。《易》曰“藉用白茅”即此也。根有节如管，故《本经》名地菅[①]。《诗》云：“白华菅兮，白茅束兮”，是也。《医学入门》曰：茅，冒也，毛也，冒然而生，为地之芼也。

【气味】甘，寒，无毒。臣药也[②]。

【主治】劳伤虚羸，补中益气，除瘀血血闭，寒热，利小便。

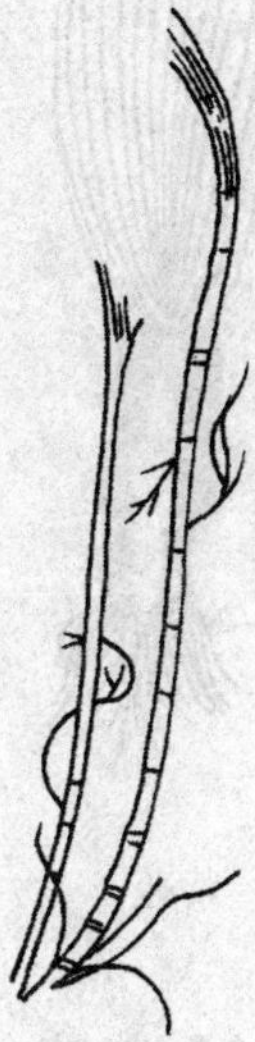

茅根

① 菅：原本、初刊本均作“管”，据《证类本草》卷八“茅根”条改。

② 臣药也：初刊本无此3字。

○下五淋，除客热在肠胃，止渴坚筋，妇人崩中。久服利人。○主妇人月经不匀，通血脉，淋沥。○止吐衄诸血，伤寒哕逆，肺热喘急，水肿黄疸，解酒毒。

茅根，《本经》中品。根至洁白，味至甘美，甚益小儿。

《千金翼》：治吐血不止，用白茅根一握，水煎服之。

紫菀

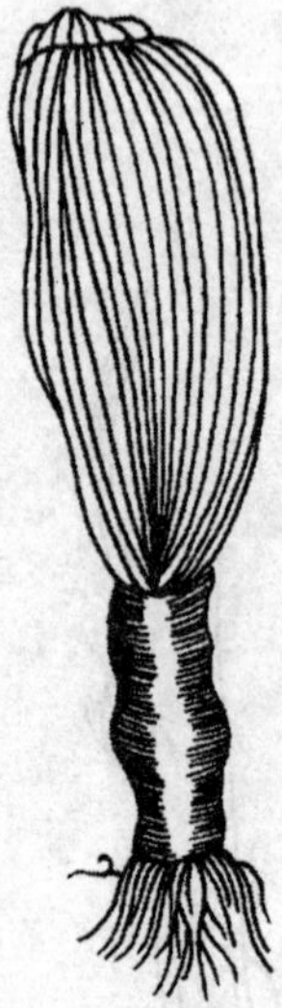
紫菀

生房陵山谷及真定、邯郸，今耀、成、泗、寿、台、孟、兴国诸州皆有。至三月内布地生苗叶，其叶三四相连，五月、六月内开黄紫白花，结黑子。本有白毛，其根色紫而柔宛，故名紫菀。

【气味】苦，温，无毒。臣药也。

【主治】咳逆上气，胸中寒热结气，去蛊毒，痿蹶，安五脏。疗咳唾脓血，止喘悸，五劳体虚，小儿惊痫。治尸疰，补虚下气，劳气虚热，百邪鬼魅。调中，消痰止渴，润肌肤，添骨髓。益肺气，主息贲。

【修治】紫菀，去头及土，用东流水洗净，以蜜浸一宿至明，放火上焙干用。一两用蜜二分。

《别录》曰：辛。之才曰：款冬为之使，恶天雄、瞿麦、蒿本、雷丸、远志，畏茵陈。

紫菀，《本经》中品。二月、三月采根，阴干。

《千金方》：治妇人卒不得小便，紫菀末，以井花水服三撮便通，小便血，服五撮立止。

紫 草

始生砀山山谷及楚地，今处处有之。人家或种之。苗似兰香，茎赤节青，二月开花紫白色，结实白色。三月采根阴干。此草根紫，可以染紫，故名紫草。《别录》名紫丹，一名紫芙。

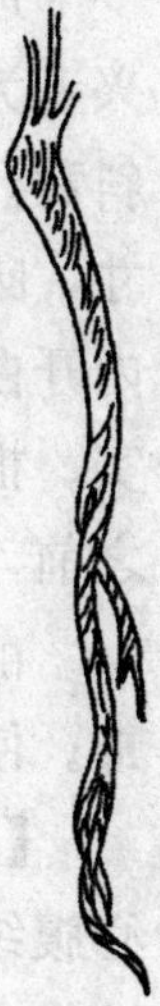

紫草 根紫色，外紫内白

紫草【气味】苦，寒，无毒。

【主治】心腹邪气，五疸，补中益气，利九窍。通水道。疗肿胀满痛。以合膏，疗小儿疮及面皻。○治恶疮㾓癣。○治斑疹痘毒，活血凉血，利大肠。

紫草，《本经》中品。

【修治】紫草，每一两用蜡二钱，溶水浸之，待水干，去芦，剉用。或以酒洗剉用。入手足厥阴经[①]。

《千金翼》：治卒小便淋沥痛，用紫草一两，捣罗为散，每于食前以井花水调下二钱匕。产后淋沥同。

前　胡

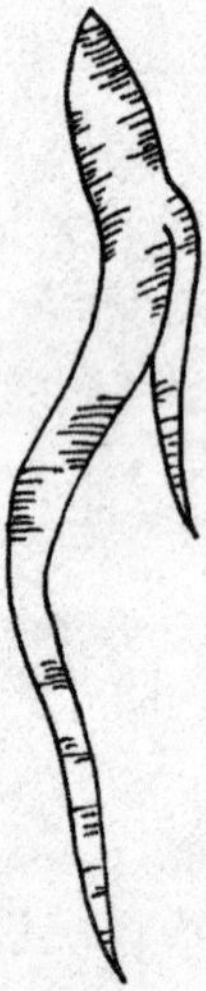

前胡　根外黑里黄白

近道皆有。生下湿地，出吴兴者为胜。春生苗，青白色，似斜蒿。初出时有白芽，长三四寸，味甚香美。又似芸蒿，七月内开白花，与葱花相类。八月结实。根似柴胡而柔软。苗生柴胡之前，故名前胡。

前胡【气味】苦、微寒，无毒。使药也。

【主治】痰满，胸胁中痞，心腹结气，风头痛，去痰下气。治伤寒寒热，推陈致新，明目益精。○能去热实及时气，内外俱

① 入手足厥阴经：初刊本无此 6 字。

热，单煮服之。〇治一切气，破癥结，开胃下食，通五脏，主霍乱转筋，骨节烦闷，反胃呕逆，气喘咳嗽，安胎。小儿一切疳气。〇清肺热，化痰涎，散风邪。

前胡，《本经》中品。

【修治】前胡，去芦并髭土了，水洗令润，细剉，日中晒干用之。二、八月采。

权曰：甘、辛，平。之才曰：半夏为之使，恶皂荚，畏藜芦。

《外台秘要》：治小儿夜啼，前胡捣筛，蜜丸如大豆，日服一丸，熟水下，至五六丸，以差为度。

白　鲜

始生上谷川谷及冤句，今近道处处有之，以蜀中者为良。苗高尺余，茎青，叶稍白如槐，亦似茱萸。四月开花，淡紫色，似小蜀葵。根似蔓菁，皮白而心实。四月、五月采根阴干。其气息都似羊膻，故俗呼为白羊鲜。陶弘景名白膻。《图经》名地羊鲜。今人呼为白鲜皮。

【气味】苦，寒，无毒。臣药也。

【主治】头风，黄疸，咳逆淋沥，女子阴中肿痛，湿痹死肌，不可屈伸，起止行步。〇疗四肢不安，时行腹中大热饮水，欲走大呼。小儿惊痫，妇人产后余痛。〇治一切热毒风，恶风，风疮疥癣赤烂，眉发脱，脆皮肌急，壮热恶寒，解热黄、酒黄、急黄、谷黄、劳黄。〇通关节，利九窍及血脉。通小肠水气，天行时疾，眼疼头痛。其花同功。〇治肺嗽。

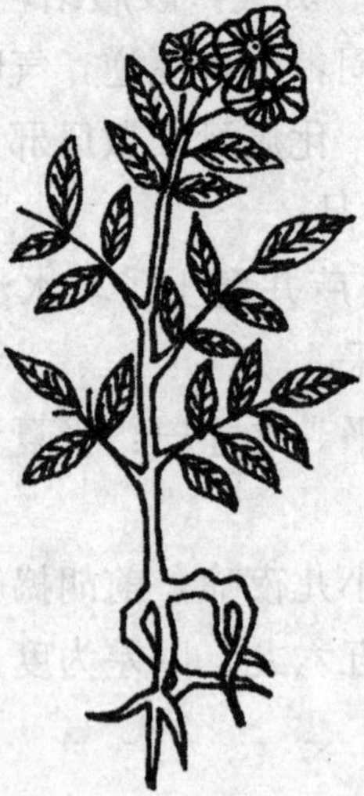

白鲜　根皮白色，苗可为茹

白鲜，《本经》中品。

白鲜皮恶螵蛸、桔梗、茯苓、萆薢。〇葛洪：治鼠瘘已有口，脓血出者，白鲜皮煮汁，服一升，当吐鼠子乃愈。

紫　参

始生河西及冤句山谷，今所在有之。苗长一二尺，茎青而细，其叶青似槐，亦有似羊蹄者。五月开花白色，似葱花，亦有红紫而似水荭者。根紫黑色，肉红白色，肉浅而皮深。三月采根。火炙紫色，而治疗颇同人参，故名紫参。按钱起诗集云：紫参幽芳也，五葩连萼，状如飞禽羽举，故俗名五鸟花。

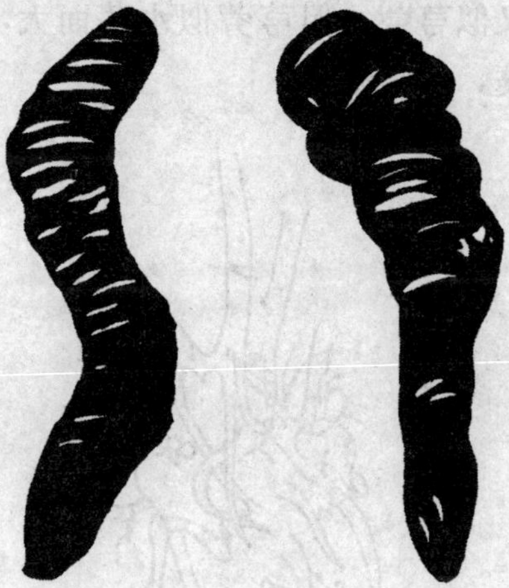

紫参　皮紫黑肉红白，根形

【气味】苦，寒，无毒。使药也。

【主治】心腹积聚，寒热邪气，通九窍，利大小便。〇疗肠胃大热，唾血衄血，肠中聚血，痈肿诸疮，止渴益精。〇治心腹坚胀，散瘀血。治妇人血闭不通。主狂疟温疟，鼽血汗出。〇治血痢。

紫参，《本经》中品。

【修治】紫参，水洗，细剉。〇《别录》曰：微寒。之才曰：畏辛夷。

《金匮玉函》：治痢，紫参半斤，水五升，煎二升，入甘草二两，煎取半升，分三服。

藁　本

始生崇山山谷，今西川、河东州郡及兖州、杭州有之。

叶似白芷香，又似芎䓖，但芎䓖似水芹而大，藁本叶细耳。根上苗下似禾藁，故名藁本。

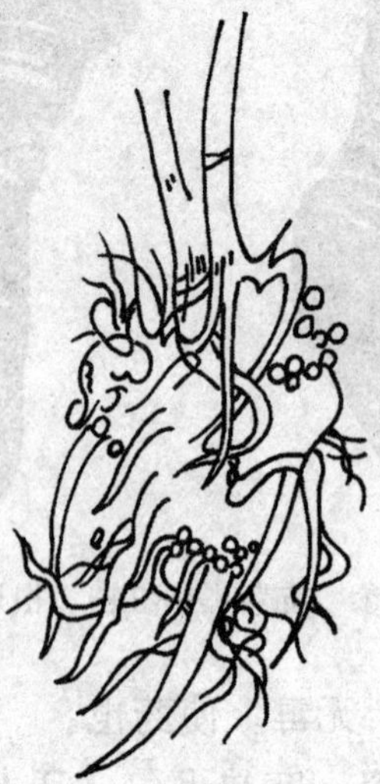

藁本　根黑色

【气味】辛，温，无毒。

【主治】妇人疝瘕，阴中肿痛，腹中急，除风头痛。长肌肤，悦颜色。〇辟雾露，润泽。疗风邪亸曳金疮，可作沐药面脂。〇治一百六十种恶风，鬼疰流入，腰痛冷，能化小便，通血，去头风鼾疱。〇治皮肤疵鼾，酒齄粉刺，痫疾。〇治太阳头痛，巅顶痛，大寒犯脑，痛连齿颊。〇头面身体皮肤风湿。〇督脉为病，脊强而厥。

元素曰：气温味苦，气厚味薄，升也，阳也。足太阳本经药。恶蔄茹，畏青葙子。

《保幼大全》：治小儿疥癣，藁本煎汤浴之。

藁本，《本经》中品。二月采根暴干。

石　韦

始生华阴山谷石上，今处处有之。丛生石傍阴处。叶青，背有斑点，黄色。《纲目》曰：柔皮曰韦。此叶柔韧如皮，故名石韦。

石韦【气味】苦，平，无毒。使药也。

【主治】劳热邪气，五癃闭不通，利小便水道。止烦下气，通膀胱满，补五劳，安五脏，去恶风，益精气。治淋沥遗溺。炒末，冷酒调服，治发背甚效。治崩漏，金疮，清肺气。

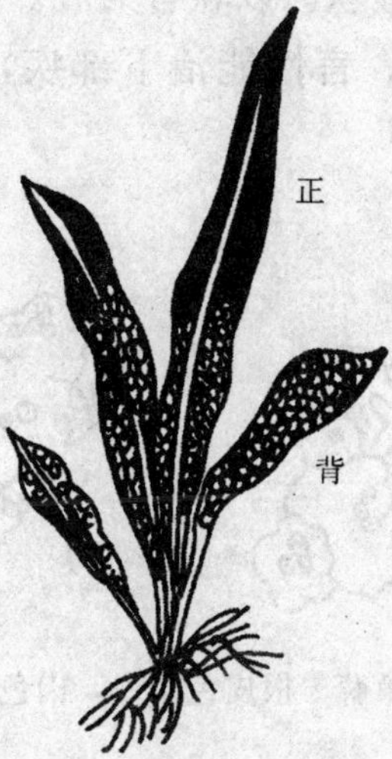

石韦

石韦，《本经》中品。二月采叶阴干。

【修治】石韦，水浸软，以新布拭去黄毛，微炒入药。不则毛射入肺，令人咳，不可疗。

《别录》曰：甘。权曰：微寒。之才曰：滑石、杏仁、射干为之使。得菖蒲良。制丹砂、矾石。

崩中漏下，石韦为末，每服三钱，温酒调服，甚效。

萆　薢

始生真定山谷，今河陕、京东、荆蜀诸郡有之。根黄白色，多节，三指许大。苗叶俱青，作蔓生，叶作三叉，似山芋，又似绿豆叶。花有黄红白数种，亦有无花结白子者。春秋采根，暴干。《唐本》注云：此药有二种，茎有刺者，根白实；无刺者，根虚软。以软者为胜。《医学入门》曰：萆，卑下也，薢，解也，言性能治下部疾，解下部毒也，故名萆薢。

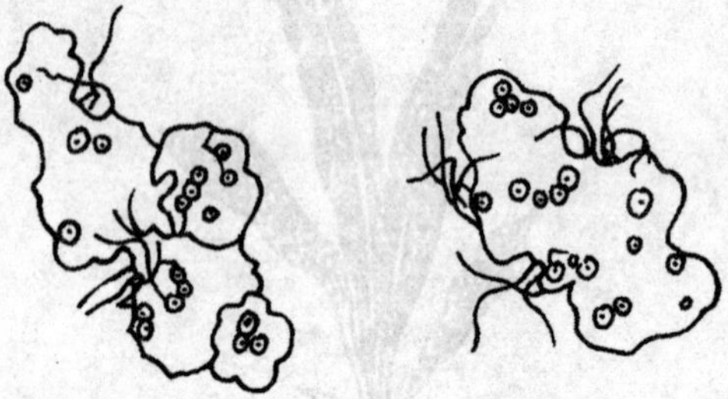

萆薢　根皮色黄白，肉色白

【气味】苦，平，无毒。

【主治】腰脊痛，强骨节，风寒湿周痹，恶疮不瘳，热气。〇伤中恚怒，阴痿失溺，老人五缓，关节老血。〇冷风㿇痹，腰脚瘫缓不遂，手足惊掣，男子臂腰痛，久冷肾间有膀胱宿水。○头旋痫疾。补水脏，坚筋骨，益精明目，中风失音。○补肝虚。○治白浊茎中痛，痔漏坏疮。

萆薢，《别录》中品。

【修治】酥炙，剉用。

之才曰：薏苡仁为之使。畏葵根、大黄、柴胡、前胡、牡蛎。

《集玄方》：治小便频数，川萆薢为末，酒糊丸梧子大，每盐酒下七十丸。

川萆薢色白而虚软，山萆薢色赤而坚硬。凡用以白软者为胜。

白 微

始生平原川谷，今陕西诸郡及滁、舒、润、辽州亦有之。茎叶俱青，颇类桃叶，六七月开红花，八月结实。根白色而微细，故名白微。

【气味】苦、咸，平，无毒。臣药也。

【主治】暴中风，身热肢满，忽忽不知人，狂惑邪气，寒热酸疼，温疟，洗洗发作有时。○疗伤中淋露，下水气，利阴气，益精。久服利人。○治惊邪，风狂痓病，百邪鬼魅。○风温灼热，

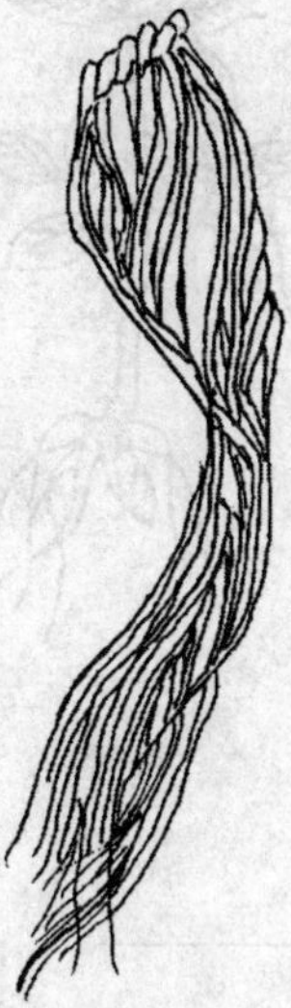

白微

多眠，及热淋遗尿，金疮出血。

白微，《本经》中品。根黄白色，类牛膝而短小。三月三日采根，阴干。

修治：白微，以酒洗之，剉用。〇恶黄芪、大黄、大戟、干姜、干漆、山茱萸、大枣。

《儒门事亲》：治金疮出血，白微为末，贴之。

香薷[①]

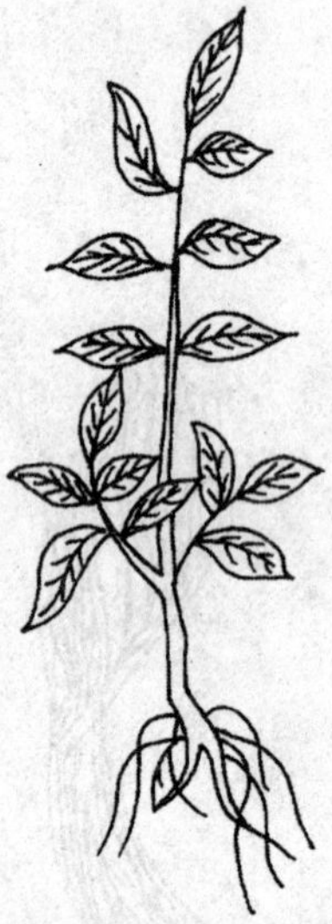

香薷

所在皆种，但北土差少。似白苏而叶更细。寿春及新安皆有之。《纲目》曰：薷本作葇。《玉[②]篇》云：葇，菜苏之类是也。其气香，其叶柔，故名香薷。《食疗本草》名香葇。又有一种，生石上，茎叶更细，色黄而辛香弥甚，用之尤佳，宋《开宝》名石香葇。

【气味】辛、微温，无毒。

【主治】霍乱腹痛吐下，散水肿。〇治水病洪肿，气胀不消食：干香薷五十斤焙用。温者亦得。细剉内釜中，水浸之出香，

① 香薷：初刊本后有“艾”一药。

② 玉：初刊本作“土”。

藿上数寸煮，使气尽去，滓清澄之，渐微火煎令可，丸服。五丸，如梧子大，日稍加之，以小便利为度。①

【主治】口臭。香薷一把以水一斗，煮取三升，稍稍含之。〇舌上忽出血如钻孔者，香薷汁服一升，日二服。②

香③薷，《本经》中品④。

生蜀郡、陵、荣、资、简州及南中诸处山中，敢石缝中生。二八月莱苗、茎、花、实，俱亦生。调中温胃，霍乱吐泻。今人罕之，故且附于此。⑤

恶实

生在邓州东北⑥鲁山平泽⑦。其草叶大如芋，子壳似粟状，实细长如茺蔚子，根主牙齿疼痛，劳疟，脚软弱，风毒痈疽，咳嗽伤肺，肺壅，疝瘕积血，主诸风癥瘕冷气⑧。

---

① "治水病洪肿……以小便利为度"：初刊本无此 69 字。

② "【主治】口臭。……日二服。"：初刊本无此 38 字。

③ 香：初刊本前有"去热风卒转筋者，煮汁，顿服半升即止。为末水服，止鼻衄。〇下气，除烦热，疗呕逆冷气。〇春月煮饮代茶，无可热病，调中温胃，含汁漱口，去臭气。〇主脚气寒热"58 字。

④ 品：初刊本后有"苗叶花实俱用。石香菜【气味】辛，温，无毒。【主治】中温胃，止霍乱吐泻，心腹满，腹痛肠鸣，功比香薷更胜。制硫黄。【修治】去根，剉用，勿令犯火。服至十两，一生不得食白山桃也。《圣济总录》：治鼻衄不止，香薷研末，水服一钱"81 字。

⑤ 生蜀郡、陵、荣……故且附于此：初刊本无此 48 字。

⑥ 在邓州东北：初刊本无此 5 字。

⑦ 泽：初刊本"泽"字后有"今处处有之"5 字。

⑧ "子壳似粟状……主诸风癥瘕冷气"：初刊本作"实似巨胜而褐色，其壳状恶而多刺钩，故名恶实。鼠过之，则缀惹不可脱，故一名鼠粘子。其根叶可饲牛，故《别录》名牛蒡子。术人隐之，呼为大力子也"。

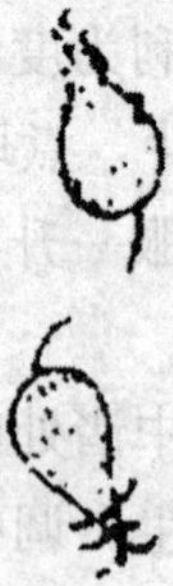

恶实　　子形

【气味】辛平，味甘[1]，无毒。

【主治】明目补中，除风伤。根茎疗伤寒寒热汗出，中风面肿，消渴，热中，逐水久服。〇治面目烦闷，四肢不健，通十二经脉，洗五脏恶气，可常采食之。令人身轻。子研末酒浸三日，每日服二三盏任性，除诸风。吞三枚熟挼下。散诸结节，筋骨烦热毒[2]。〇吞一枚，出痈疽头。炒研煎饮，通利小便。〇润肺散气，利咽隔，去皮肤风，通十二经。〇消斑疹毒。

恶实，《别录》中品。即牛蒡子。秋末时采。

【修治】恶实酒拌炒，焙干，捣粉用。

《痘疹要诀》：治咽喉痘疹，恶实二钱，桔梗钱半，甘草节七分，水煎服。

---

① 味甘：初刊本无此二字。

② “根茎疗伤寒寒热汗出……筋骨烦热毒”：初刊本作“〇风毒肿，诸瘘。〇研末浸酒，每日服三二盏，除诸风，去丹石毒，利腰脚。又食前熟挼三枚吞之，散诸结节，筋骨烦热毒。”

地　榆

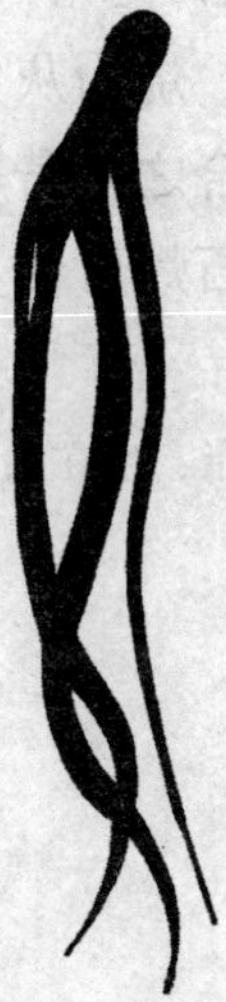

地榆　根　皮黑肉紫

生桐柏及冤句山谷，今处处有之。宿根三月内生苗，初生布地，茎直高三四尺，对分出叶。叶似榆叶而稍狭细长，似锯齿状，青色。七月开花如椹子，紫黑色。根外黑里赤。二月、八月采根，暴干。因叶似榆，初生布地，故名地榆。

【气味】苦，微寒，无毒。

【主治】妇人乳产[①]，痓痛七伤，带下病，止痛止汗，除恶肉，疗金疮。〇止脓血，诸瘘恶疮、热疮，补绝伤，产后内塞，可作金疮膏，消酒，除渴，明目。〇止冷热痢、疳痢极效。〇止吐血、鼻衄、肠风，月经不止，血崩，产前后诸血疾，并水泻。〇治胆气不足。〇汁酿酒治风痹，补脑。捣汁涂虎犬蛇虫伤。

地榆，《本经》中品。

【修治】地榆，水洗，剉用。〇虚寒人及水泻白痢，未可轻使。

《别录》曰：地榆，甘、酸，气味俱薄，沉而降，阴中阳也，专主下焦血。之才曰：得发良，恶麦门冬。

---

① 产：原本、初刊本均脱，据《本草纲目》卷十二“地榆”条补。

《千金翼》：治代①指[1]逆肿，单煮地榆作汤，渍之，半日愈。

《臞仙神隐书》煮白石法：七月七日取地榆，不拘多少，阴干百日，烧为灰，复取生者，与灰合捣万下，灰三分，生末一分，合之，若石二三斗，以水浸过三寸，以药入水搅之，煮至石烂可食止。

【注】

[1] 代指：生在指甲旁的疮。

大蓟、小蓟

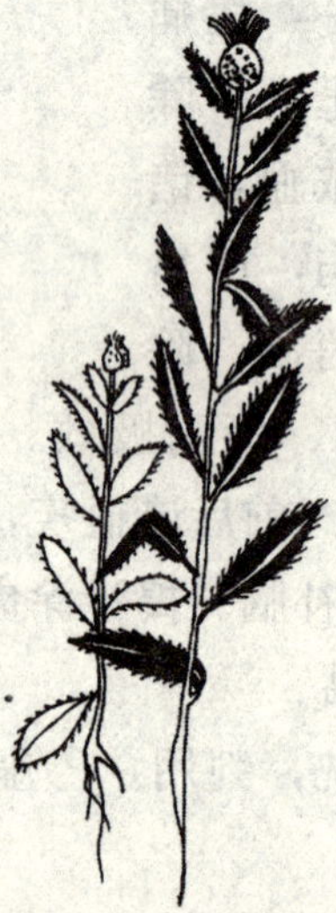

大蓟小蓟　大蓟高三四尺，叶皱 小蓟高尺许，叶不皱　叶俱有刺

① 代：原本、初刊本均作“伐”，改据同上。

小蓟处处有之，俗名青刺蓟。二月生苗，二三寸时，并根作菜，茹食甚美。四月高尺余，多刺，心中出花头，如红蓝花而青紫色，北人呼为千针草。四月采苗，九月采根，并阴干用。大蓟与此相似，但肥大尔。《本草纲目》曰：蓟，犹髻也，其花如髻也。

大蓟根叶【气味】甘，温，无毒。

根【主治】女子赤白沃，安胎，止吐血鼻衄，令人肥健。〇捣根绞汁，服半升，主崩中下血立瘥。〇叶治肠痈，腹脏瘀血，作运扑损，生研，酒并小便任服。又恶疮疥癣，同盐研署之。

小蓟根苗【气味】甘，温，无毒。

根【主治】养精保血。〇破宿血，生新血，暴下血、血崩，金疮出血，呕血等，绞取汁温服，作煎和糖，合金疮及蜘蛛蛇蝎毒[①]，服之亦佳。〇治热毒风，并胸膈烦闷，开胃下食，退热，补虚损。〇苗去烦热，生研汁服。〇作菜食，除风热，夏月热烦不止，捣汁半升服，立瘥。

《梅师方》：治卒泻鲜血，小蓟根叶捣汁，温服一升。

《外台秘要》：治阴冷，渐渐冷气入阴囊，肿满恐死，夜疼闷不得眠，煮大蓟根汁服，立瘥。

大小蓟皆能破血，但大蓟兼疗痈肿，而小蓟专主血，不能消肿。〇陈藏器曰：蓟门以多蓟得名，当以北方者为胜也。

大蓟、小蓟，《别录》中品。

---

① 毒：原本、初刊本均脱，据《本草纲目》卷十五“大蓟小蓟”条补。

海　藻

水草之有文者，黑色如乱发，叶类水藻而大。生东海池泽。横陈于海，若自澡濯然，故名海藻。

【气味】苦、咸，寒，无毒。臣药也。

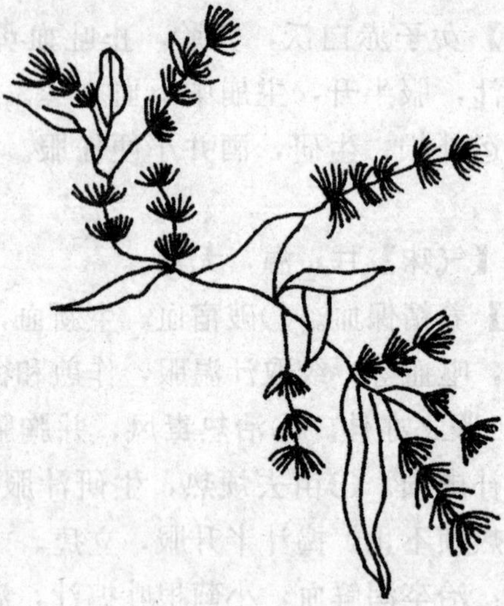

海藻

【主治】瘿瘤结气，散颈下硬核，痈肿癥瘕坚气，腹中上下雷鸣，下十二水肿。〇疗皮间积聚暴癀，瘤气结热，利小便。〇辟百邪鬼魅，治气急，心下满，疝气下坠疼痛，卵肿，去腹中幽幽作声。〇治奔豚气，脚气水气浮肿，宿食不消，五膈痰壅。

海藻，《本经》中品。一名落首，一名海萝，一名藫。又有一种，如短马尾，细黑色。七月七日采，暴干。

【修治】海藻洗净咸[1]味，焙干用。〇气味俱咸、寒、阴[2]沉也。反甘草。

《肘后方》：治颔下瘰疬如梅李，宜速消之，海藻一斤，酒二升，渍数日，稍稍饮之。

海藻臣。

昆布

叶如手大，如薄苇，紫色。《吴普本草》名纶布，一名昆布。则《尔雅》所谓"纶，似纶，东海有之"者，即昆布也。纶，青丝绶也，讹而为昆耳。《医学入门》曰：昆，大

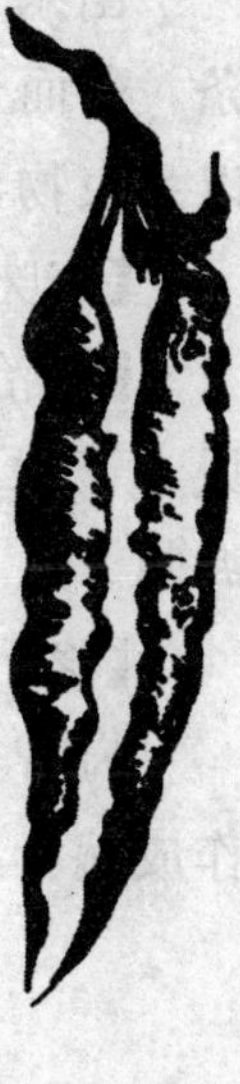

昆布

① 咸：原本脱，据初刊本补。
② 气味俱咸、寒、阴：初刊本作"气味俱厚，纯阴"。

也，形长大如布，故名昆布。

【气味】咸，寒，滑，无毒。臣药也。

【主治】十二种水肿，瘿瘤聚结气，瘘疮。破积聚。治阴癀肿，含之咽汁。利水道，去面肿，治恶疮鼠瘘。

昆布，《别录》中品。

昆布下气，久服之损人。

《千金翼》：治五瘿，昆布一两，切，加南星、半夏①含咽汁则愈。

海　带

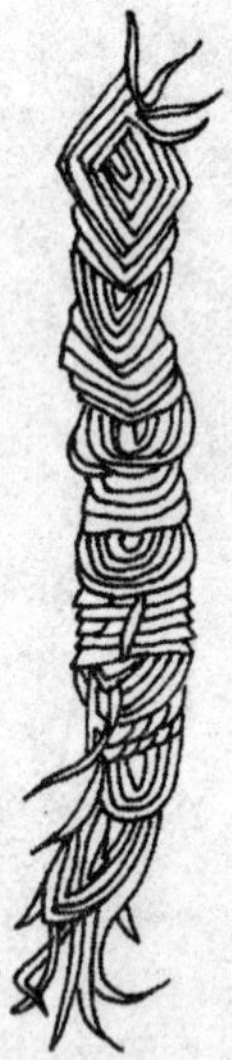

海带

出东②海水中石上。形似纸条，薄而且长，黄白色，柔软，堪以系束物，故名海带。

【气味】咸，寒，无毒。

【主治】催生，治妇人病及疗风，下水。○治水病瘿瘤，功同海藻。

【修治】海带入药水洗，剉用。

海带，宋《嘉祐》。此系散条作成编者，亦有结成绳者。

① 加南星、半夏：初刊本作“如指大，酢渍”。

② 东：原本作“大”，据初刊本改。

水 萍

始生雷泽池泽，今处处溪间水中皆有之。系柳絮随风飞起，入池沼，得水生成。一种面背皆绿，一种面青背紫，叶下微须，即其根也。平浮水面，故曰水萍，俗呼浮萍。

水萍【气味】辛，寒，无毒。

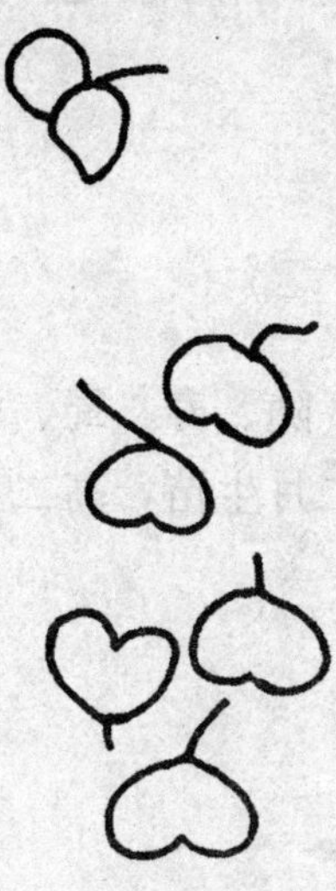

水萍 青萍

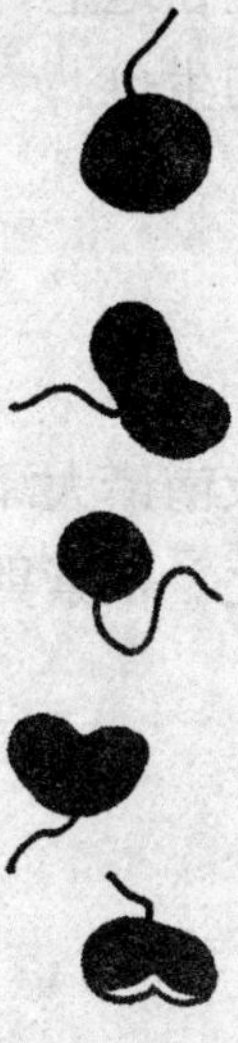

紫背浮萍

【主治】暴热身痒，下水气，胜酒，长须发，止消渴，久服轻身。〇下气，以沐浴生毛发。〇治热毒，风热，热狂，熁肿毒，汤火伤，风疹。〇捣汁服，主水肿，利小便。为末，酒服方寸匕，治人中毒。为膏，傅面皯。〇治发背。

水萍，《本经》中品。

【修治】七月采紫背浮萍，拣净，以竹筛摊晒，下置水一盆映之，即易干也。

宋时东京开河，掘得石碑，梵书天篆，无有晓者。真人林灵素逐字释解，乃是治中风方，名去风丹也。歌云：天生灵草无根干，不在山间不在岸。始因飞絮逐东风，泛梗青青飘水面。神仙一味去沉疴，采时须是七月半。选甚摊风与中风，些小微风都不算。豆淋酒化服三丸，铁幞头上也出汗。

戏术：种菜便生，取水上浮萍些须，和壁上土拌匀，向人前撒开土在地上，却取菜子种撒去，用水洒之，则见前萍青叶如菜初生也。

泽　兰

始生汝南诸大泽傍，今荆、徐、随、寿、蜀、梧州，河中府皆有之。根紫黑色，如粟根。二月生苗，高二三尺。茎

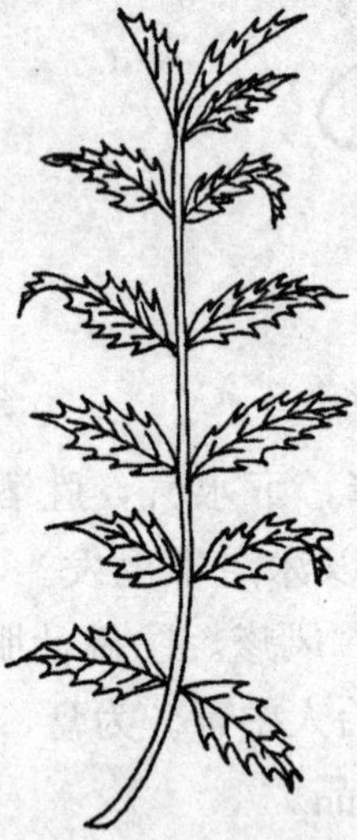

泽兰

干青紫色，作四棱。叶生相对，如薄荷微香。七月开花，带紫白色，萼紫色，亦似薄荷花。三月采苗，阴干。因叶似兰，生于泽旁，故名泽兰。

【气味】苦，微温，无毒。使药也。

【主治】金疮痈肿疮脓。〇产后金疮内塞。〇产后腹痛，频产血气衰冷成劳，瘦羸，妇人血沥腰痛。〇产前产后百病，通九窍，利关节，养血气，破宿血，消癥瘕，通小肠，长肌肉，消扑损瘀血。治鼻血、吐血，头风目痛。妇人劳瘦，丈夫面黄。

泽兰，《本经》中品。三月三日采，阴干。

【修治】泽兰去茎取叶，细剉，盛绢袋，悬于屋南畔角上，令干用。〇泽兰防己为之使。

《集简方》：治产后阴户燥热，遂成翻花：泽兰四两，煎汤熏洗二三次，再入枯矾煎洗之，即安。

防　己

始生汉中川谷，今黔中亦有之。但汉中出者，破之文作车辐解，黄实而香。茎梗甚嫩，苗叶小类牵牛。折其茎，一头吹之，气从中贯如木通。然他处者青白虚软，又有腥气，皮皱，上有丁足子，名木防己。二月、八月采，阴干。惟汉者胜，故古方每书汉防己。《医学入门》曰：己，止也，防止足疾也。

防己【气味】辛，平，无毒。君药也。

【主治】风寒温疟，热气诸痫，除邪，利大小便。疗水肿风肿，去膀胱热邪气，中风手脚挛急。通腠理，利九窍，

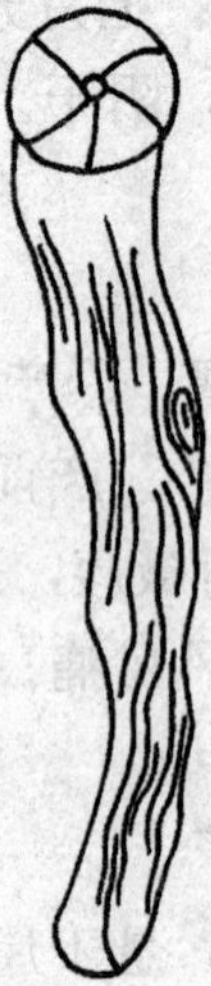

防己　条防己

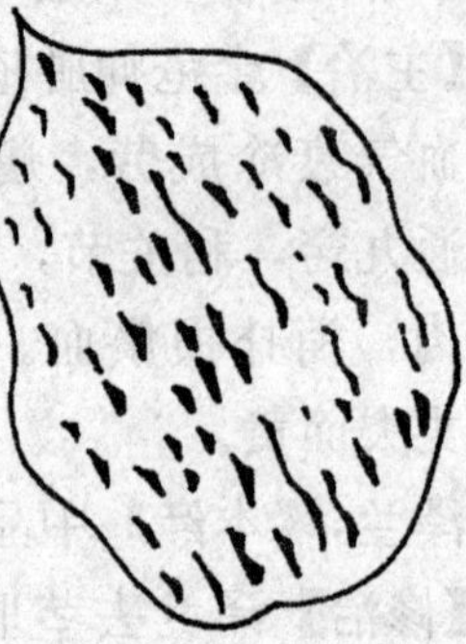

瓜防己

止泄，散痈肿恶结，诸病疥癣虫疮。治湿风，口面㖞斜，手足拘痛，散留痰，肺气喘嗽。治中下湿热肿，泄脚气，行十二经。

木防己，使。【主治】男子肢节中风，毒风不语，散结气拥肿，温疟，风水肿，去膀胱热。

防己，《本经》中品。

【修治】防己，去皮，剉，酒洗，晒干用。治水用汉防己，治风用木防己。

元素曰：大苦、辛，寒，阴也。之才曰：殷蘖为之使。杀雄黄毒，恶细辛，畏萆薢、卤碱，伏硝石。

《初虞世方》：治肺痿咯血多痰，防己、葶苈等分，为末，糯米饮调下一钱。

东垣云：防己性苦、寒，纯阴，能泻血中湿热，通血中滞塞，补阴泄阳，助秋冬，泻春夏之药也。比之于人，则阴而健者也。幸灾乐祸，遇有风尘之警，能首为乱阶，然而见善亦喜，见恶亦怒，如善用之，则可以敌凶暴之人，突险固之地。此瞑眩之药，圣人所以存而不废尔。今夫守己闻其臭则可恶，下咽则令身心烦乱，饮食减少。至于十二经有湿热壅塞不通，及治下注脚气，除膀胱积热而庇其基本，非此药不可，真行经之仙药也，亦在人善用而不错尔。复有不可用者数端，若夫饮食劳倦，阴虚内热，元气谷气已亏之病，而以防己泻去大便[1]，则重亡其血，此不可用一也；如外感风寒，邪传肺经，气分湿热，小便黄赤，甚至不通，此上焦气病，禁用血药，此不可用二也；如人大渴引饮，是热在下焦气分，宜渗泻之，其防己乃下焦血药，此不可用三也；若人久病，津液不行，上焦虚渴，宜补，以人参、葛根之甘温。倘用苦寒之剂，则速危亡，此不可用四也。仍不止如此，但上焦湿热者，皆不可用。若系下焦湿热，流入十二经，以致二阴不通，必须审而用之可也。

市卖防己，一种如上条形，类木通，文如车辐理解。诸本草曰汉防己，或者是此也；一种如上瓜形，俗呼瓜防己，今用甚多。诸本草并无载瓜防己者。陈藏器曰：如陶隐居所说，汉、木二防己，即是根苗为名。予玩条防己像苗，瓜防己像根，或者是根苗为名乎？予未见其鲜形，难辨是否，以俟后之君子再正之。

---

① 便：原本作“病”，据初刊本改。

天 麻

始生郓州、利州、泰山、崂山诸山，今京东、京西、湖南、淮南州郡亦有之。春生苗，叶如芍药而小。当中抽一茎，直上如箭竿状，青赤色，故名赤箭。茎端结实，状若续随子。其根形如黄瓜，连生一二十枚，犹如天门冬之类，味大辛而麻辣，故名天麻，俗呼为瓜天麻。

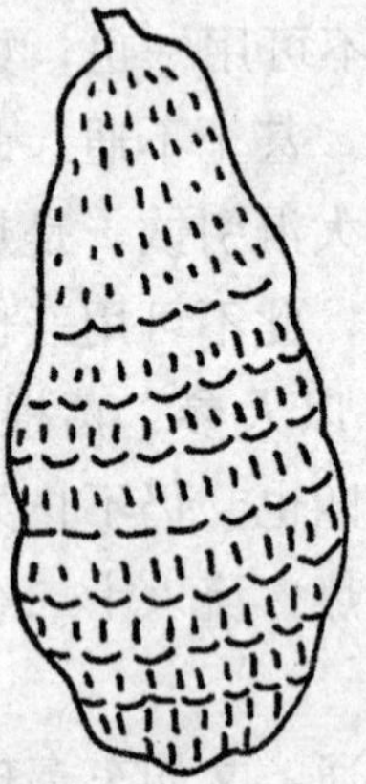

天麻　皮黄白肉明亮者佳，瓜形

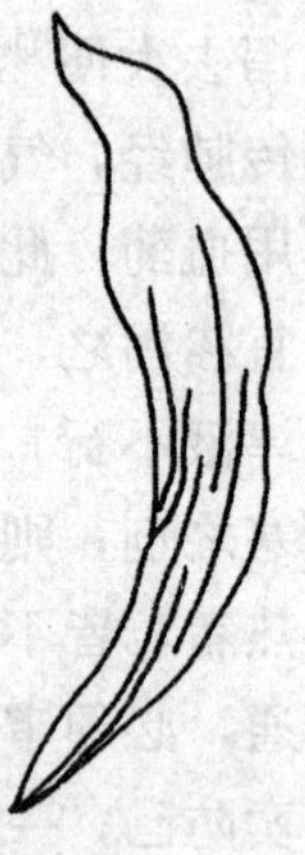

形如羊角者俗呼羊角天麻，不堪用

【气味】辛，平，温，无毒。

【主治】诸风湿痹，四肢拘挛，小儿风痫惊气，利腰膝，强筋力。久服益气，轻身长年。〇治冷气瘰痹，瘫缓不遂，语多恍惚，多惊失志。〇助阳气，补五劳七伤，鬼疰，通血脉，开窍，服食无忌。〇治风虚眩运头痛。

天麻，宋《开宝》。

【修治】酒浸洗，以湿纸包于煻火中煨熟，取出切片，焙用。瓜天麻亦有皮苍黑者，但以内肉胶色者为良。二月、八月采根，去皮，沸汤略煮过，日干。

好古曰：天麻苦、平，阴中之阳也。

《卫生易简方》：治腰脚疼痛，天麻、半夏、细辛各二两，绢袋二个，各盛药令匀，蒸热，交互熨疼处，汗出则愈，数日再熨。

高良姜

今岭南诸州及黔蜀皆有之。内郡虽有，而不堪入药。春生茎叶如姜苗而大，高一二尺许。花红紫色如山姜。陶隐居言此姜始出高良郡，故名高良姜。按高良即今高州也。汉为高凉县，吴改为郡。其山高而清凉，因以为名。则高良当作高凉也。

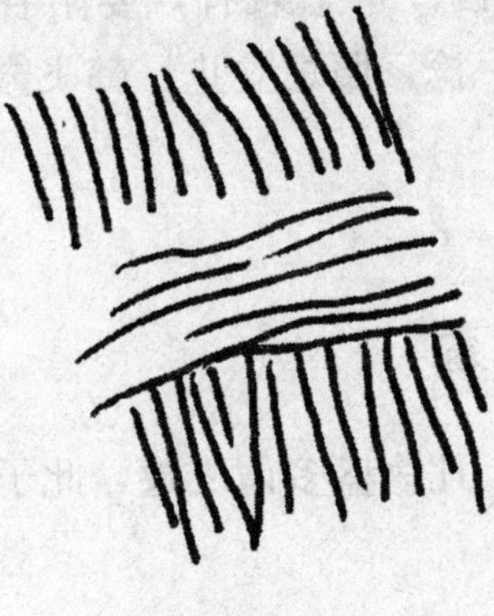

高良姜

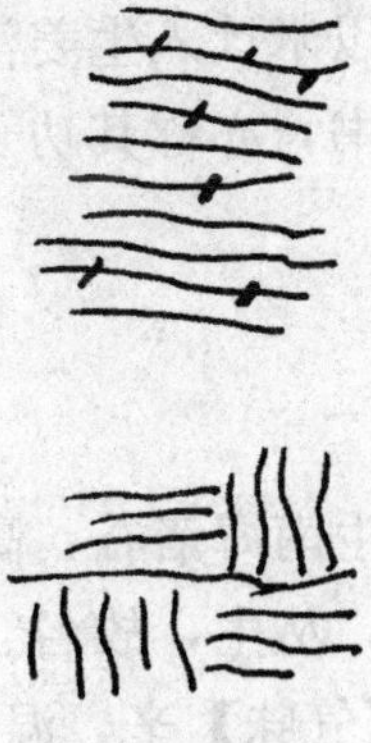

色紫亦气辛烈

【气味】辛，大温，无毒。使药也。

【主治】暴冷，胃中冷逆，霍乱腹痛。〇下气益声，好颜色。煮饮服之，止痢。〇治风破气，腹内久冷气痛，去风冷痹弱。〇转筋泻痢，反胃，解酒毒，消饮食。〇含块咽津，治忽然恶心，呕清水，逡巡即瘥。若口臭者，同草豆蔻为末，煎饮。

【修治】高良姜，炒过入药。二月、三月采根，截切暴干。

高良姜，《别录》中品。

元素曰：辛、热，纯阳。入足太阴、阳明经。

《千金方》：治心脾痛，以高良姜细剉，微炒杵末，米饮调下一钱，愈。太祖高皇帝御制周颠仙碑文，亦载其有验云。又秽迹佛有治心口痛方云：凡男女心口一点痛者，乃胃间有滞，或有虫也，多因怒及受寒而起，遂致终身。俗言心气痛者，非也。用高良姜酒洗七次，焙研，香附子醋洗七次，焙研，各记收之。病因寒得，用姜末二钱，附末一钱；因怒得，用附末二钱，姜末一钱；寒怒兼有，姜附各一钱半，以米饮入生姜汁一匙，盐一捻，服之立止。韩飞霞《医通》书，亦称其功云。

红豆蔻

生南海诸谷，高良姜子也。凡物盛多谓之蔻，此子形如红豆，丛生，故名红豆蔻。

【气味】辛，温，无毒。

【主治】治肠虚水泻，心腹绞痛，霍乱，呕吐酸水，解酒毒。〇冷气腹痛，消瘴雾毒气，去宿食，温腹肠，吐泻痢疾。

红豆蔻，宋《开宝》。

【修治】红豆蔻，微炒用。

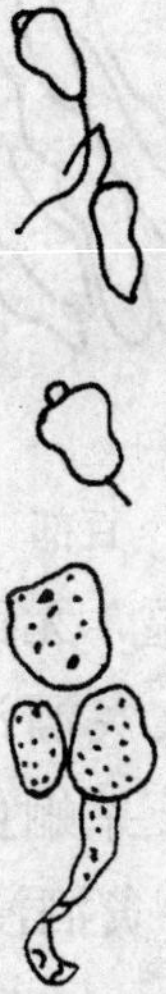

红豆蔻　色淡红，亦有紫红者

李时珍曰：辛、热，阳也，浮也。入手足太阴经。若脾肺素有伏火者，切不可用。

红豆蔻，今人调食馔多用。权曰：苦辛，多食令人舌粗，不思饮食。

百　部

今江、湖、淮、陕、齐、鲁州郡皆有之。春生苗作藤蔓，叶大而尖长，颇似竹叶，面青色而光，根多部队成百然，故名百部。

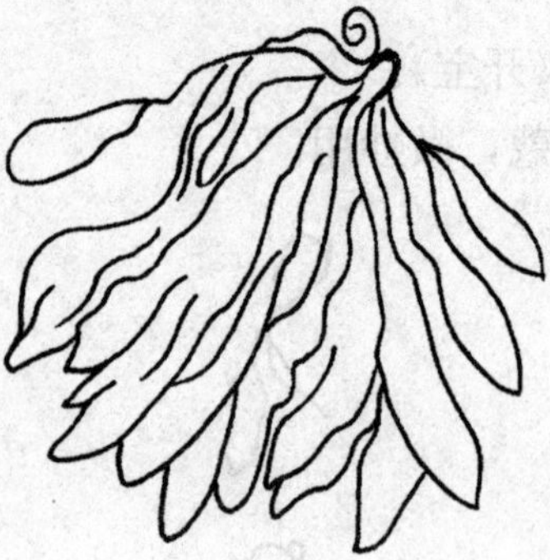

百部

百部【气味】甘，微温，无毒。

【主治】咳嗽上气，火炙酒渍饮之。〇治肺热，润肺。〇治传尸，骨蒸劳。治疳，杀蛔虫、寸白、蛲虫，及一切树木蛀虫，烬之即死。〇火[①]炙酒浸，空腹饮，治疥癣，去虫蚕毒。

百部，《别录》中品。根下一撮数十枚相连，黄白色。二月、八月采根，暴干用。

百部一窠八十三条者，号曰地仙苗。若修事饵之，可千岁也。

【修治】百部酒浸一宿，漉出，焙干，剉用。

款冬花

始出常山山谷及上党水傍，今关中亦有之。根紫色，叶

① 火：初刊本“火”字前有“杀虱及蝇蠓”5字。

似萆薢。十二月开黄花，青紫萼，去土一二寸，初出如菊花萼，通直而肥实，无子。则陶隐居所谓出高丽、百济者，近此类也。又有红花者，叶如荷而斗直，大者容一升，小者容数合，俗呼为蜂斗叶，又名水斗叶。则唐注所谓大如葵而丛生者是也。百草中惟此不顾冰雪，最先春者也，故世谓之钻冻。款者，至也。至冬而花，故名款冬花。

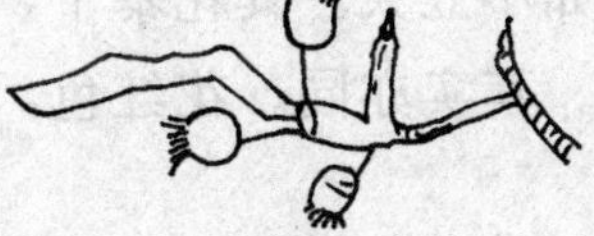

款冬花　黄花者

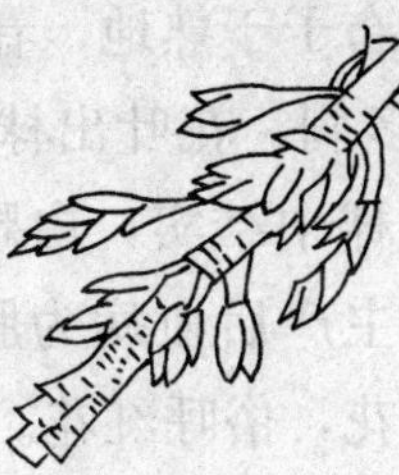

紫花者

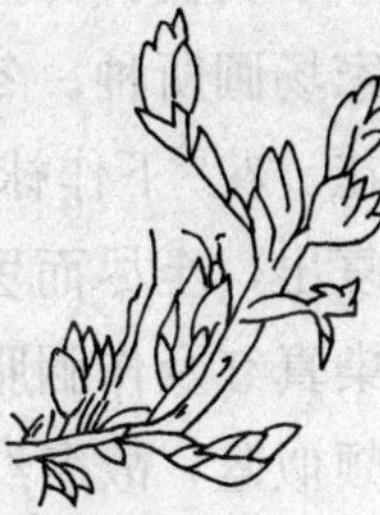

花腹中有丝次

【气味】辛，温，无毒。君药也。

【主治】咳逆上气善喘，喉痹，诸惊痫，寒热邪气。○消渴，喘息呼吸。疗肺气心促急热，劳咳连连不绝，涕唾稠粘，肺痿，肺痈吐脓血，润心肺，益五藏，除烦，消痰，洗肝明目，及中风等疾。

【修治】款冬花有黄紫二品，入药择未舒嫩蕊，去枝梗用。

好古曰：纯阳，入太阴经。之才曰：杏仁为之使。得紫菀良。恶皂荚、硝石、玄参，畏贝母、辛夷、麻黄、黄芪、黄芩、连翘、青葙子。

款冬花，《本经》中品。

杨诚《经验方》：治口中疳疮，款冬花、黄连等分，为细末，用唾津调成饼子，先以蛇床子煎汤漱口，乃以饼子傅之，少顷确住，其疮立消。

红蓝花

即红花也。始生梁汉及西域。花生时，但作黄色茸茸，故一名黄蓝。《博物志》云：黄蓝，张骞所得。今处处有之，人家场圃所种。冬而布子于熟地，春生苗，叶如小蓟，夏乃有花。花①下作梂猥多刺，花叶出梂上。圃人承露采之，采已复出，至尽而罢。梂中结实，白颗如小豆大。其花暴干，以染真红及作胭脂，主产后血病为胜。其实亦同。花红色，叶颇似蓝，故名红蓝花，俗呼红花。

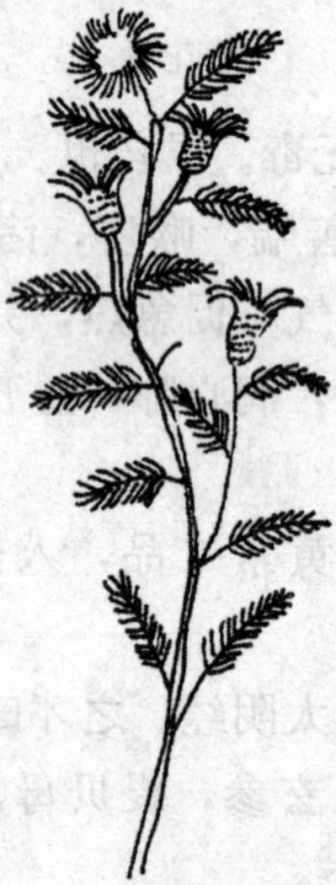

红蓝花　叶有刺花红　子形

① 花：原本、初刊本均脱，据《本草纲目》卷十六“红蓝花”条补。

花【气味】辛，温，无毒。

【主治】产后血运，口噤，腹内恶血不尽，绞痛，胎死腹中，并酒煮服[1]。亦主蛊毒。○多用破留血，少用养血。○活血润燥，止痛散肿，通经。○叶：生捣碎，傅游肿。○子：吞数颗，主天行疮子不出。

红蓝花，宋《开宝》。

元素曰：苦，温，阴中之阳，入心佐当归生新血。好古曰：肝经血分药也，入酒良。

崔元亮《海上方》：治喉痹壅塞不通者，取红蓝花，捣绞取汁一小升服之，以差为度。如冬月无湿花，可浸干者，浓绞取汁如前，服之极验。亦疗妇人产晕绝者。

牡丹

始生巴郡山谷及汉中，今丹、延、青、越、滁、和州山中皆有之。花有黄、紫、红、白数色。此当是山牡丹，其茎梗枯燥，黑白色。二月于梗上止发五六叶耳，花单瓣。五月结子黑色，类母丁香。根黄白色，可五七寸长，如笔管大。二月、八月采根，阴干。《本草纲目》曰：牡丹以色丹者为上。虽结子，而根上生苗，故谓之牡丹。

牡丹根皮【气味】辛，寒，无毒。

【主治】寒热，中风瘛疭，惊痫邪气，除癥坚瘀血留舍肠胃。安五藏，疗痈疮。○除时气头痛，客热五劳，劳气头腰痛，风噤，癫疾。○久服轻身益寿。○治冷气，散诸痛，

① 服：原本作"腹"，据初刊本改。

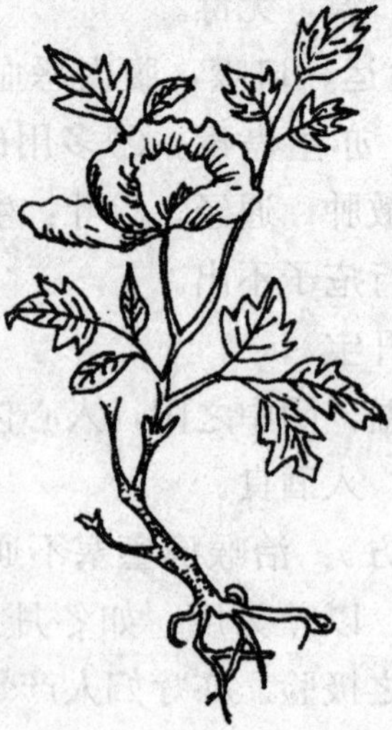

牡丹

女子经脉不通，血沥腰痛。通关腠血脉，排脓，消扑损瘀血，续筋骨，除风痹，治胎下胞，产后一切冷热血气。〇治神志不足，无汗骨蒸，衄血吐血。〇和血凉血，血中伏火，除烦热。

牡丹，《本经》中品。入药用牡丹皮，乃根上皮，非枝干上皮。

【修治】采山中单叶红花牡丹根，以铜刀破之，去骨，酒洗净，细剉，日干用。

好古曰：气寒，味苦、辛，阴中微阳，入手厥阴、足少阴经。

之才曰：畏贝母、大黄、菟丝子。

大明曰：忌蒜、胡荽，伏砒。

《千金方》：治癫疝偏坠，气胀不能动者，牡丹皮、防风等分为末，酒服二钱，甚效。

《肘后方》：治下部生疮已决洞者，服牡丹皮末方寸匕，日三，汤服。

此花一名木芍药，近世人多贵重，圃人欲其花之诡异，皆秋冬移接，培以粪土，至春盛开，其状百变，故其根性殊失本真。此品入药，绝无力也。

荆三棱

生荆楚地，故名荆三棱，以著其地。《开宝本草》作“京”，非也。今江淮、济南、河陕间皆有之。多生浅水傍及陂泽中。春生苗，叶似莎草极长，茎三棱如削，大如大指，高五六尺。茎端开花，大体如莎草而大，黄紫色。霜降后采根，削去皮须，暴干。荆三棱状如鲫鱼，黄白体重。黑三棱色若乌梅轻松，去皮则白。草三棱形如鸡爪屈曲，根上生根，一名鸡爪三棱。石三棱色黄，坚硬如石。种虽有四，叶并三棱，故名三棱。

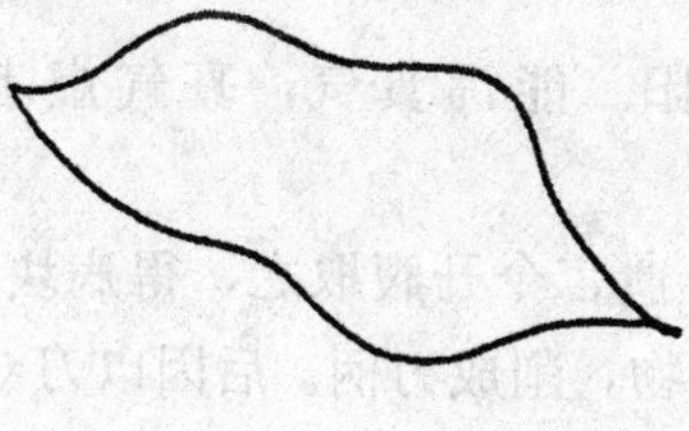

荆三棱

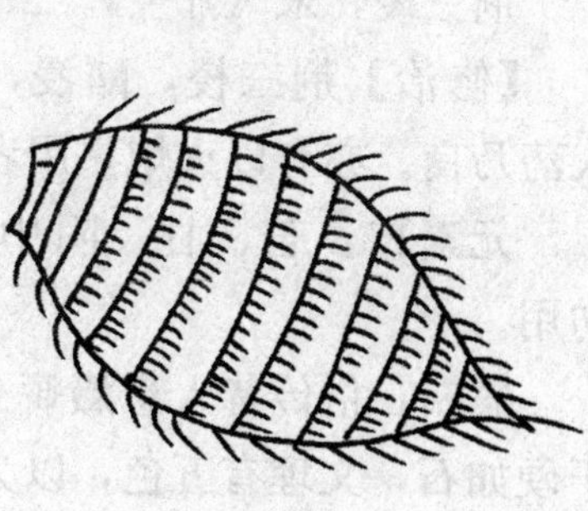

黑三棱

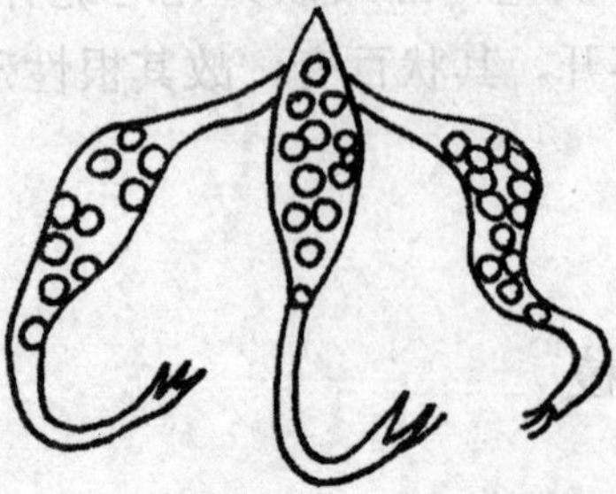

草三棱

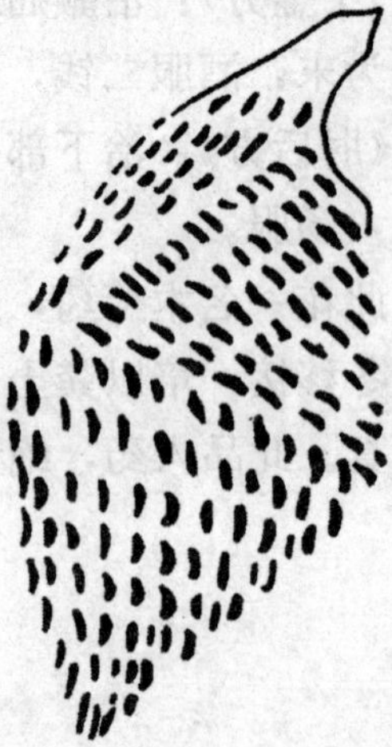

石三棱

【气味】苦，平，无毒。

【主治】老癖癥瘕，积聚结块，产后恶血血结，通月水，堕胎。止痛利气。〇治气胀，破积气，消扑损瘀血，妇人血脉不调，心腹痛，产后腹痛血运。〇心膈痛，饮食不消。〇通肝经积血，治疮肿坚硬。〇下乳汁。

荆三棱，宋《开宝》。二月、八月采根。

【修治】荆三棱，醋浸，切，炒；或以醋煮熟，焙干，入药乃良。亦有以火炮熟用者。

元素曰：苦、甘，阴中之阳。能泻真气，真气虚者勿用。

志曰：俗传昔人患癥癖死，遗言令开腹取之，得病块，干硬如石，文理有五色，以为异物，削成刀柄。后因以刀刈三棱，柄消成水，乃知此药可疗癥癖也。

姜 黄

今江、广、蜀川多有之。叶青绿，长一二尺许，阔三四寸，有斜文如红蕉叶而小。花红白色，至中秋渐凋，春末方生。其花先生，次方生叶，不结实。根盘屈，黄色，类生姜而圆，有节，故名姜黄。

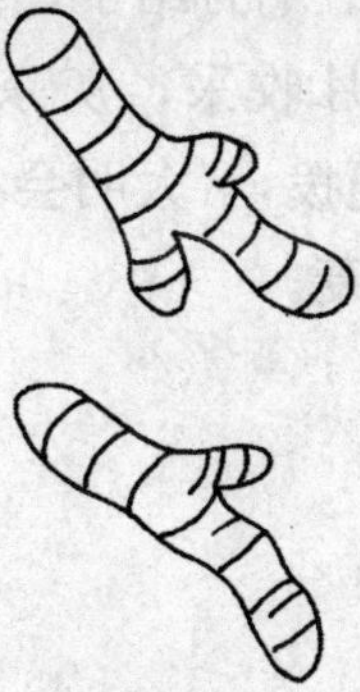

姜黄

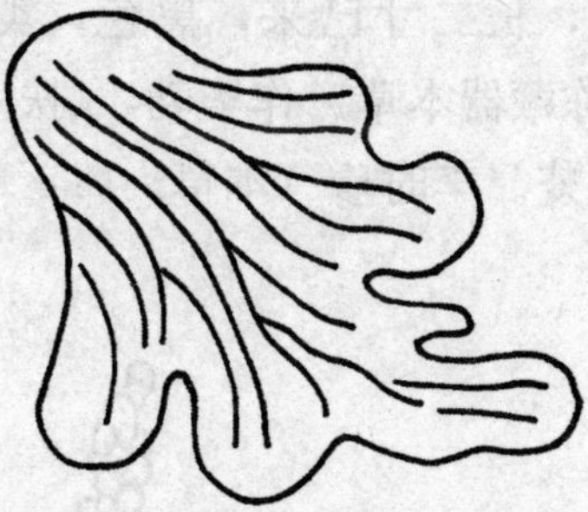

片子姜黄 形极似干姜，肉色黄

【气味】辛、苦，大寒，无毒。藏器曰：性热不冷。

【主治】心腹结积疰忤，下气破血，除风热，消痈肿，功力烈于郁金。治癥瘕血块，通月经，治扑损瘀血，止暴风痛冷气，下食。〇祛邪辟恶，治气胀，产后败血攻心。治风痹臂痛。

姜黄，《唐本草》。八月采根，晒干。

【修治】姜黄，雷公云：切片，油炒用。

《千金翼》：治疮癣初生，或始痛痒，以姜黄末傅之妙。

陈藏器曰：姜黄真者，是经种三年以上老姜，能生花，花在根际，一如蘘荷。根节坚硬，气味辛辣。种姜处有之。

近时以扁如干姜形者为片子姜黄，可浸水染色。

荜　拨

始生波斯国，番语也。今岭南有之，多生竹林内。正月发苗作丛，高三四尺，其茎如箸。叶青圆，阔二三寸，如桑，面光而厚。三月开花，白色，在表。七月结子，如小指大，长二寸已来，黑色，类椹子。九月收采，灰杀暴干。《陈藏器本草》作毕勃，《扶南传》[1]作逼拨，《大明会典》作毕茇。李时珍《本草》曰：荜拨当作荜茇。

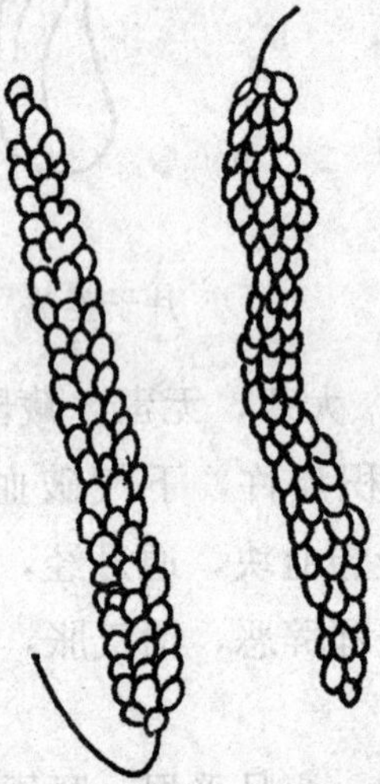

荜拨　子形

荜拨【气味】辛，大温，无毒。

【主治】温中下气，补腰脚，杀腥气，消食，除胃冷，阴疝痃[①]癖。○霍乱冷气，心痛血气。○水泻虚痢，呕逆醋心，产后泄痢，与阿魏和合良。得诃子、人参、桂心、干姜，治脏腑虚冷肠鸣神效。○治头痛，鼻渊牙痛。○然辛热耗散，能动脾肺之火，多用令人目昏。

荜拨，宋《开宝》。市有以芥子造者

【修治】荜拨，去挺，以醋浸一宿，焙干用。

气热、味辛，阳也，浮也。入手足阳明经。

唐太宗《实录》云：贞观中，上以气痢久未痊，服它名医药不应，因诏访求其方。有卫士进黄牛乳煎荜拨法，御用有效。刘禹锡亦记其事，云后累试，年长而虚冷者必效。

【注】

[1]《扶南传》：三国康泰撰，是一部描写南海诸岛地理情况的书。

郁金

今广南、江西州郡亦有之，然不及蜀中者佳。四月初生苗，似姜黄。花白质红，末秋出茎心，无实。根锐圆有横纹，如蝉腹状。色黄赤类金，始产郁林郡，故名郁金。

【气味】辛、苦，寒，无毒。

【主治】血积下气，生肌止血，破恶血，血淋尿血，金疮。○单用治女人宿血气，心痛冷气结聚，温醋摩傅之。亦治马胀。○凉心。○治阳毒入胃，下血频痛。○治血气心腹痛，产后败血冲心欲死，失心颠狂，蛊毒。

郁金，《唐本草》。

【修治】郁金，入药剉用。

---

① 痃：原本、初刊本均脱，据《本草纲目》卷十四“荜拨”条补。

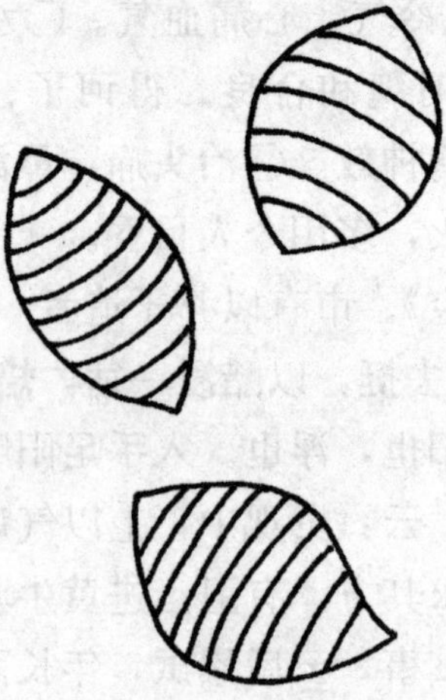

郁金　形类莪术，大小不常，根如蝉腹有节，皮黄肉赤者真

元素曰：气味俱厚，纯阴。

《袖珍方》：治产后血气上冲心痛，郁金烧灰为末，二钱，米醋调灌，苏。可浸水染衣。

郁金、姜黄二药，原不同种。郁金味苦、寒，色赤，类蝉肚；姜黄味辛、温，色黄似姜爪，亦有似姜块者。郁金甚少，姜黄甚多。今市家惟取多者欺人，谓原是一物，指大者为姜黄，小者为郁金。则一种之药，大小不齐者多矣，何尝因其异形而便异其名也？夫何俗医，不味诸本草“蝉肚”之语，而亦以姜黄之小者为郁金，夫独何欤？

玄胡索

今出茅山西上龙洞种之。每年寒露后栽，立春后生苗，叶如竹叶，高三寸许。根丛生如半夏，色黄。立夏[①]掘取。始生胡地。玄，言其色也；索，言其苗交纽也。后避宋真宗讳，改玄为延也，今呼为延胡索。

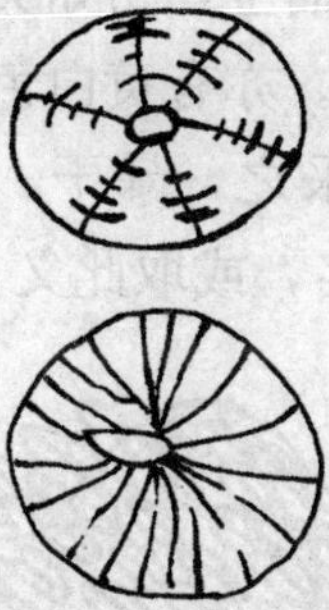

玄胡索　茅山　皮皱形小而黄

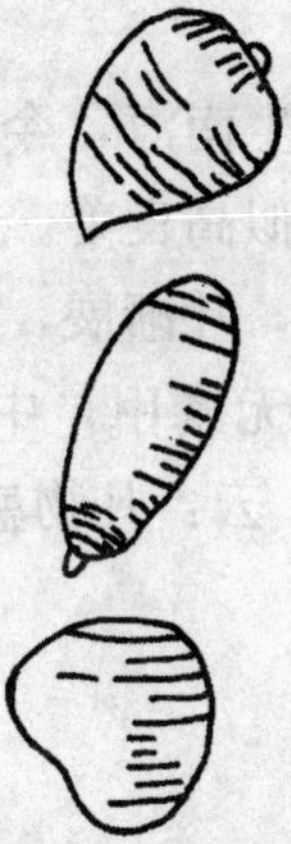

西玄胡索　外黑内黄

【气味】辛，温，无毒。

【主治】破血，妇人月经不调，腹中结块，崩中淋露，产后诸血病血运，暴血冲上，因损下血，煮酒或酒磨服。○除风治气，暖腰膝，止暴腰痛。破癥癖，扑损瘀血，落胎。○治心气小腹痛有效。○散气，治肾气，通经络。○活血利气止痛，通小便。

玄胡索，宋《开宝》。

【修治】以茅山者为胜，炒过，咀片入剂。

好古曰：苦、辛，温，纯阳，浮也，入手足太阴经。

《圣惠方》：治产后秽污不尽，腹满方：延胡索杵为末，

① 夏：初刊本作“秋”字。

和酒服一钱，立止。〇心痛亦酒服。

草豆蔻

始生南海，今岭南皆有之。苗似芦，叶似山姜、杜若辈，根似高良姜。花作穗，嫩叶卷之而生，初如芙蓉，穗头深红色，叶渐展，花渐出，而色渐淡。亦有黄白色者。实若龙眼而无鳞甲，中如石榴子。候熟采之，暴干。按杨雄[1]《方言》云：凡物盛多曰寇，豆蔻之名，或取此义。

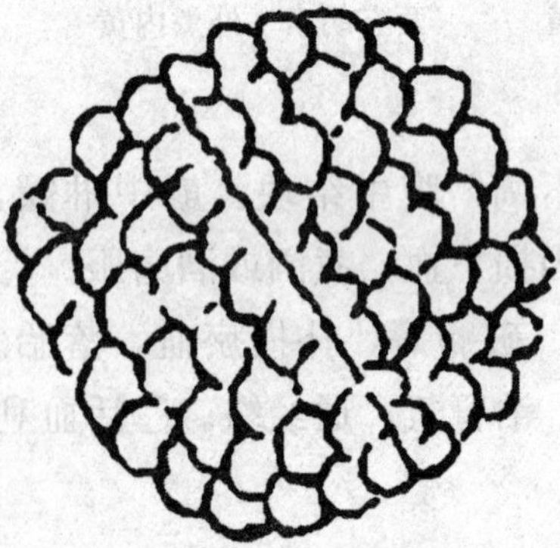

草豆蔻　子形　辛香

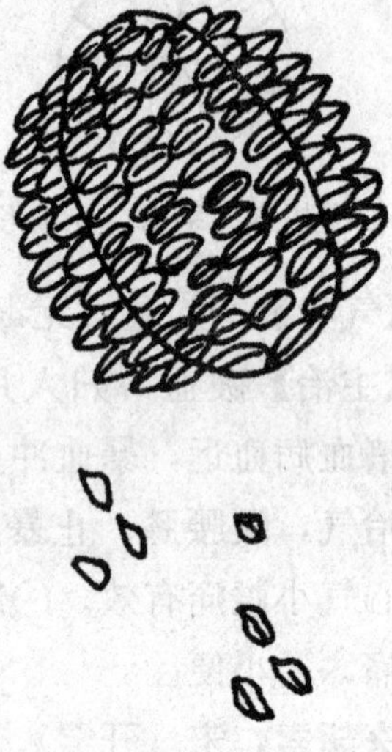

仁净

草豆蔻【气味】辛、温、涩，无毒。

【主治】温中，心腹痛，呕吐。去口臭气。〇下气，止霍乱，一切冷气。消酒毒。〇调中补胃，健脾消食，去客寒，心与胃痛。治瘴病寒疟，伤暑吐下，泄痢，噎隔反胃，

痞满吐酸，

痰饮积聚，妇人恶阻带下，除寒燥湿，开郁破气。杀鱼肉毒。制丹砂。

草豆蔻，《别录》中品。自果品移入此。

【修治】以面裹，煻火煨熟，去面用。

好古曰：大辛，热，阳也，浮也。入足太阴、阳明经。

《千金方》：治心腹胀满短气，以草豆蔻一两，为末，以木瓜、生姜汤下半钱。

【注】

[1] 杨雄：即扬雄，西汉著名文学家，字子云，著《方言》。

肉豆蔻

始生胡国，胡名迦拘勒。今惟岭南人家种之。春生苗，花实似草豆蔻而圆小，皮紫紧薄，中肉辛辣。《衍义》曰：肉豆蔻，对草豆蔻言之。

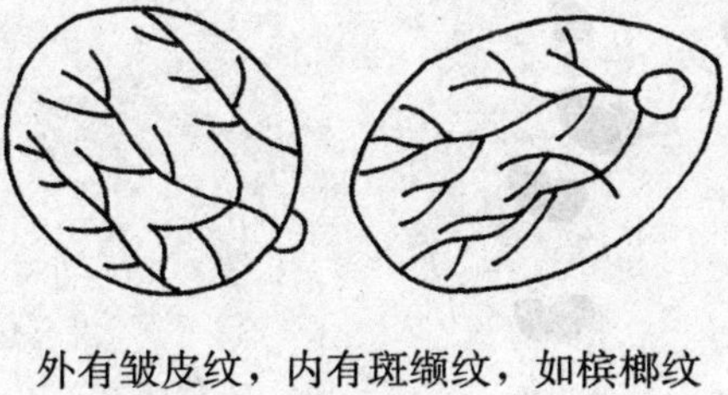

外有皱皮纹，内有斑缬纹，如槟榔纹

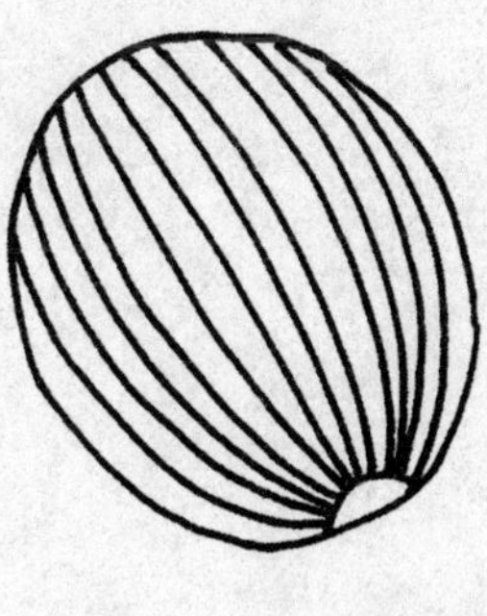

肉豆蔻　一名肉果，紫色

肉豆蔻【气味】辛，温，无毒。君药也。

【主治】温中消食，止泄。治积冷心腹胀痛，霍乱，中恶，鬼气冷疰，呕沫冷气，小儿乳霍。○调中下气，开胃，解酒毒。消皮外络下气。○治宿食痰饮，止小儿吐逆，不下乳，腹痛。○主心腹虫痛，脾胃虚冷气，并冷热虚泄，赤白痢，研末粥饮服之。○暖脾胃，固大肠。

肉豆蔻，宋《开宝》。肉油色者佳。

【修治】面裹，于煻火中煨熟，去面用。勿令犯铜。入手足阳明经。

《普济方》：治霍乱吐利，肉豆蔻煨为末，姜汤服一钱。

补骨脂

始生广南诸州及波斯国，今岭外山坂间多有之，不及蕃舶上来者佳。茎高三四尺，叶似薄荷，花微紫色，实如麻子，圆扁而黑。九月采。胡人呼为婆固脂，而俗讹为破故纸也。名为补骨脂者，言其功也。

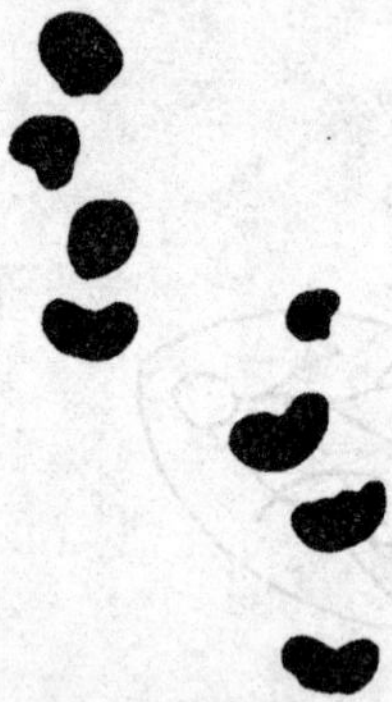

补骨脂　色黑，气香，类茼麻子

【气味】辛，大温，无毒。

【主治】五劳七伤，风虚冷，骨髓伤败，肾冷精流及妇人血气堕胎，男子腰疼膝冷囊湿，逐诸冷痹顽，止小便，腹中冷。〇兴阳事，明耳目。〇治肾泄，通命门，暖丹田，敛精神。

补骨脂即破故纸。

《日华子》云：南蕃者色赤，广南者色绿。

【修治】补骨脂，酒浸一宿，漉出，日干，炒用。一法：以盐同炒过，日干用。

《经验方》：治腰疼神妙，用破故纸为末，温酒下三钱。〇《婴童百问》：治小儿遗尿，破故纸炒为末，每夜热汤服五分。

破故纸，今人多以胡桃合服，此法出于唐郑相国。自叙云：予为南海节度，年七十有五，越[①]地卑湿，伤于内外，众疾俱作，阳事衰绝。服乳石补益之药，百端不应。元和七年，诃陵国舶主李摩诃，知予病状，遂传此方并药。予初疑而未服，摩诃稽首固请，遂服之。经七八日而觉应验，自尔常服，其功神验。十年二月罢郡归京，录方传之：破故纸十两，净择去皮，洗过，捣筛令细，用胡桃瓤三十两，汤浸去皮，细研如泥，即入前末，更以好蜜和搅令匀如饴糖，盛于瓷器中。旦日以暖酒二合，调药一匙服之，便以饭压。如不饮酒人，以暖熟水调亦可，服弥久，则延年益气，悦心明目，补添筋骨。但禁食芸薹、羊血，余无忌。

---

① 越：原本、初刊本均作“赵”，据《证类本草》卷九补骨脂条改。

缩砂蔤

始生西海及西戎波斯诸国，今惟岭南山泽间有之。苗茎似高良姜，高三四尺，叶青，长八九寸，阔半寸已来。三月、四月开花近根处，五六月成实，五七十枚作一穗，状似白豆蔻，壳有粟文、细刺，黄赤色。壳内细子一团，八隔[1]，可四十余粒，如黍米大，微黑色。八月采。此物实在根下，皮紧厚缩皱，仁类砂粒，密藏壳内，故名缩砂蔤也，俗呼砂仁。

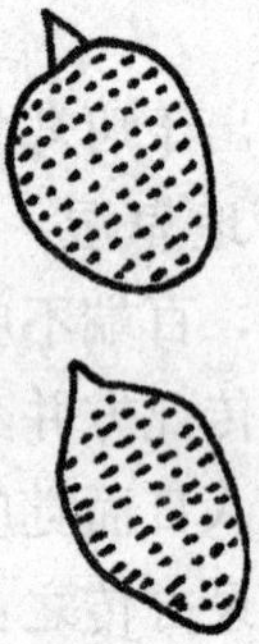

缩砂蔤　连壳缩砂蔤

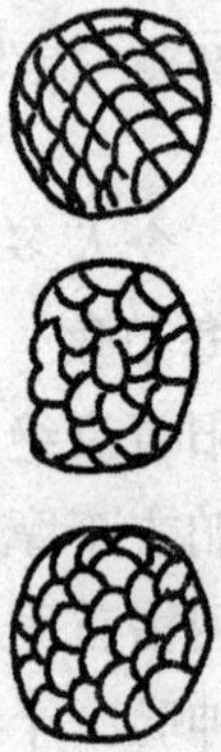

去壳缩砂蔤　味辛气香

【气味】辛，温，涩，无毒。君药也。

【主治】虚劳冷泻，宿食不消，赤白泄痢，腹中虚痛下气。〇主冷气痛，止休息气痢，劳损，消化水谷，温暖肝肾。〇上气咳嗽，奔豚鬼疰，惊痫邪气，一切气，霍乱转

① 隔：原本、初刊本均作“漏”，据《本草纲目》卷十四“缩砂密”条改。

筋，能起酒香味。〇和中行气，止痛安胎。〇治脾胃气结滞不散。〇补肺醒脾，养胃益肾，理元气，通滞气，散寒饮，胀痞，噎膈，呕吐，止女子崩中，除咽喉、口臭浮热，化铜铁骨哽。

缩砂蔤，宋《开宝》。

【修治】缩砂蔤，去壳取仁，慢火炒令熟，杵碎入药。〇煮酒及调味多用。

珣曰：得诃子、豆蔻、白芜荑、鳖甲良。

阳也，浮也。入手足太阴、阳明、太阳[①]足少阴七经。

孙尚药治妇人妊娠偶因所触，或坠高伤打，致胎动不安，腹痛不可忍者：缩砂蔤不计多少，熨斗内盛，慢火炒令热透，去皮用仁，捣罗为末，每服二钱，用热酒调下，须臾觉胎动处极热，即胎已安，功最神效。

蓬莪茂

始生西戎及广南诸州，今江浙或有之。三月生苗在田野中，其茎如钱大，高二三尺。叶青白色，长一二尺，大五寸已来，颇类蘘荷。五月有花作穗，黄色，头微紫，根如生姜而茂在根下，似鸡鸭卵，大小不常。九月采，削去粗皮，蒸熟暴干用。一名蓬药，俗呼蓬术，亦呼莪术。茂音述。

【气味】苦、辛，无毒。

【主治】心痛腹痛，中恶疰忤鬼气，霍乱冷气，吐酸水，

① 阳明、太阳：原本、初刊本均脱，据《本草纲目》卷十四“缩砂密”条补。

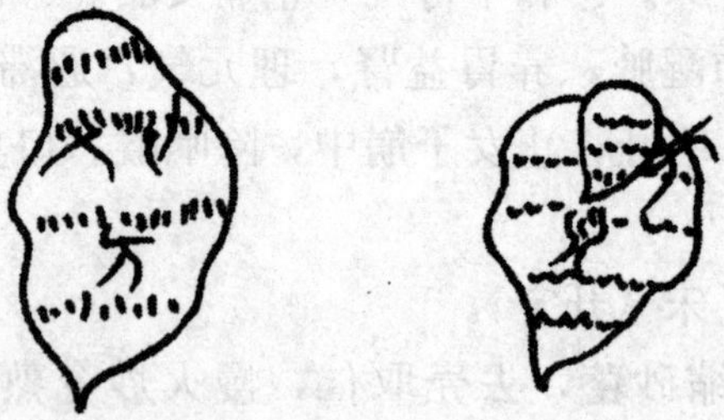

蓬莪术

解毒，饮食不消，酒研服之。又疗妇人血气，丈夫奔豚。○破痃癖冷气，以酒醋磨服。○治一切气，开胃消食，通月经，消瘀血，止损折痛，下血及内损恶血。○通肝经聚血①。

蓬莪茂，宋《开宝》。九月采根。

修治：蓬莪茂，以醋炒，或煮熟用。取其引入血分也。颂曰：此物坚硬难捣治，用热灰火中煨令透，乘热捣之，即碎如粉。

《保幼大全》：治初生小儿吐乳不止，蓬莪茂少许，盐一绿豆大，以乳一合，煎三五沸，去滓，入牛黄两粟大，服之甚效也。

白　前

今蜀中及淮、浙州郡皆有之。苗似细辛而大，色白易折，亦有似柳，或似芫花苗者，并高尺许。生洲渚沙碛之

① 血：初刊本“血”字后有“得醋良”3字。

上。根白色，长于白微。苗生于白微之前，故名白前。

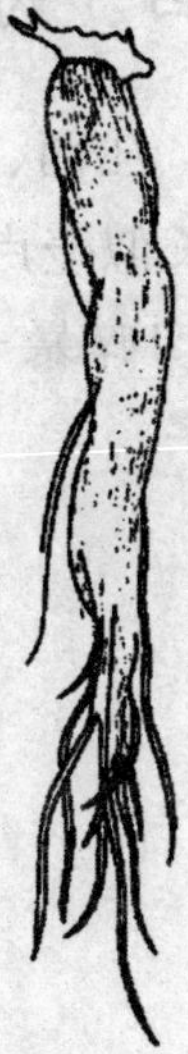

白前　根比白薇粗长而脆

【气味】甘，微温，无毒。

【主治】胸胁逆气，咳嗽上气，呼吸欲绝。○主一切气，肺气烦闷，奔豚肾气。○降气下痰。

白前，《别录》中品。二月、八月采根，阴干。

【修治】白前，先用甘草水浸一伏时[1]后，漉出，去头须了，焙干任用。

《本草蒙筌》曰：似牛膝粗长，坚直易断者，白前也；似牛膝，短小柔软能弯者，白微也。以此别之，不致差误。

【注】

[1] 一伏时：一昼夜。

白药

始出原州，今夔、施、江西、岭南亦有之。三月生苗，叶似苦苣。四月抽赤茎，长似壶卢蔓。六月开白花，八月结子，九月采根。以水洗，切碎暴干。色白堪为治马肺热之药，故名白药，俗呼白药子。

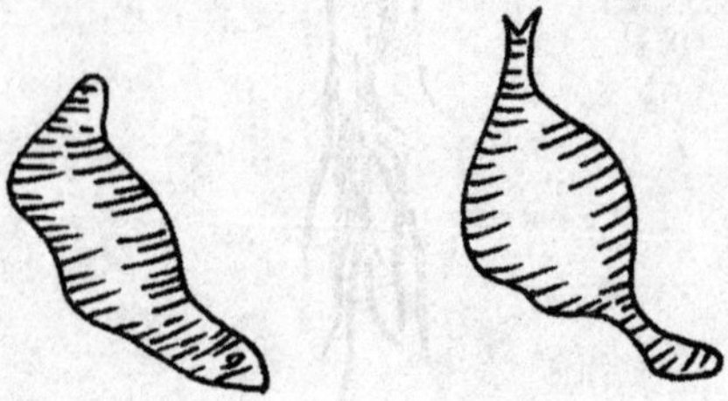

白药　白色

【气味】辛，温，无毒。

【主治】金疮生肌。〇消肿毒喉痹，消痰止嗽，治渴并吐血。〇治喉中热塞不通，咽中常痛肿。解野葛、生金、巴豆药毒，刀斧折伤，干末傅之。能止血、痛。

白药，《唐本草》。即白药子，今治马用最多。市卖者皆片子，类天花粉，坚实而小。九月枝折，采根日干。

荭草

即水红也。生水傍，今所在下湿地皆有之。似蓼而叶大，赤白色，高丈余，花作穗，红色，故名荭草。《诗》云

"隰有游龙"是也。

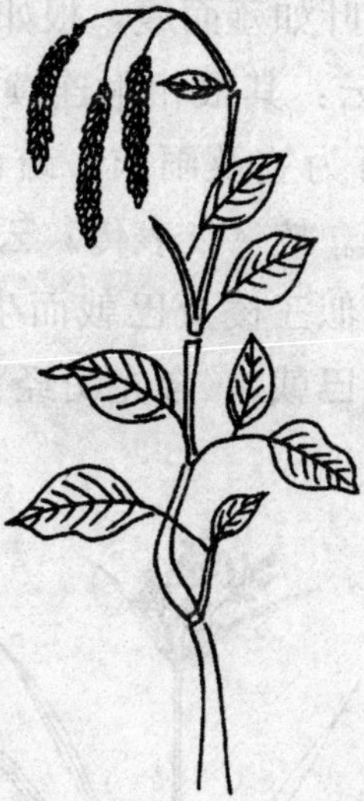

荭草　似马蓼而大　实大如黍圆扁而黑

实【气味】咸，微寒，无毒。

【主治】消渴去热，明目益气。

花散血，消积止痛。

荭草，《别录》中品。

【修治】子或炒、或为末，随方。甚不可用蓼实。

陈藏器曰：作汤，浸水气恶疮肿佳。〇《唐本》注云：有毛，花红白，除恶疮肿、脚气，煮浓汁渍之多差。

莎草根

即香附子也。生田野。交州者大如枣，近道者如杏仁许。茎叶都似三棱。根若附子，周匝多毛而香，故名香附子。今近道生者，苗叶如薤而瘦，根如箸头大；二月、八月采根。《本草纲目》云：其根相附连续而生，可以合香，故谓之香附子。其草可为笠及雨衣，疏而不沾，故字从草从沙。上古谓之雀头香。按《江表传》云：魏文帝遣史于吴求雀头香，即此。其叶似三棱及巴戟而生下湿地，故《图经》一名水三棱，一名水巴戟。《金光明经》谓之日萃哆。《记事珠》谓之抱灵居士。

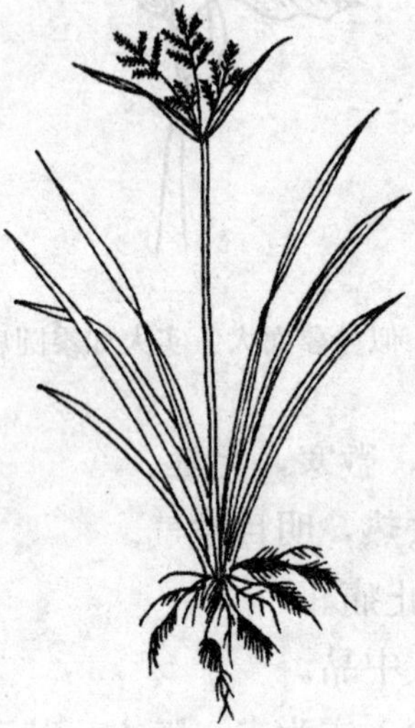

莎草　茎三棱，花紫色，根名香附子，叶堪作饮

根【气味】甘，微寒，无毒。

【主治】除胸中热，充皮毛。久服令人益气，长须眉。○治心腹中客热，膀胱间连胁下气妨，常日忧愁不乐，心忪少气。○治一切气，霍乱吐泻，腹痛，肾气、膀胱冷气。○

散时气寒疫，利三焦，解六郁，消饮食积聚，痰饮痞满，胕肿腹胀，脚气，止心腹、肢体、头目、齿耳诸痛，痈疽疮疡，吐血、下血、尿血，妇人带下，月候不调，胎前产后百病。

苗及花【主治】丈夫心肺中虚风及客热，膀胱连胁下时有气妨，皮肤瘙痒瘾疹，饮食不多，日渐瘦，常有忧愁，心忪少气等证。并收苗花二十余斤，剉细，以水二石五斗，煮一石五斗，斛中浸浴，令汗出五六度，其瘙痒即止。四时常用，瘾疹风永除。〇煎饮散气郁，利膈，降痰热。

莎草，《别录》中[①]品。

【修治】莎草根，或生或炒，或酒或醋、盐水、姜汁、童便浸，诸法各从本方。〇凡采得莎草根，阴干，于石臼中捣之，切忌铁器。

气厚于味，阳中之阴，血中之气药也。

《袖珍方》：治蜈蚣咬伤，嚼香附涂之，立效。

《经验方》：治酒肿虚肿，香附子捣净，米醋煮干，焙研为末，米醋糊丸服。久之败水从小便出，神效。

荜澄茄

始生佛誓国，今广州亦有之。春夏生叶，青滑可爱。结实似梧桐子及蔓荆子微大。八月、九月采之。一名毗陵茄子，皆番语也。

---

① 中：原本作“上”，据初刊本及《本草纲目》卷十四“莎草、香附子”条改。

【气味】辛，温，无毒。

【主治】下气消食，去皮肤风，心腹间气胀，令[1]人能食。疗鬼气，能染发及香身。〇治一切冷气，痰澼，并霍乱吐泻，肚腹痛，肾气膀胱冷，暖脾胃，止呕吐哕逆。

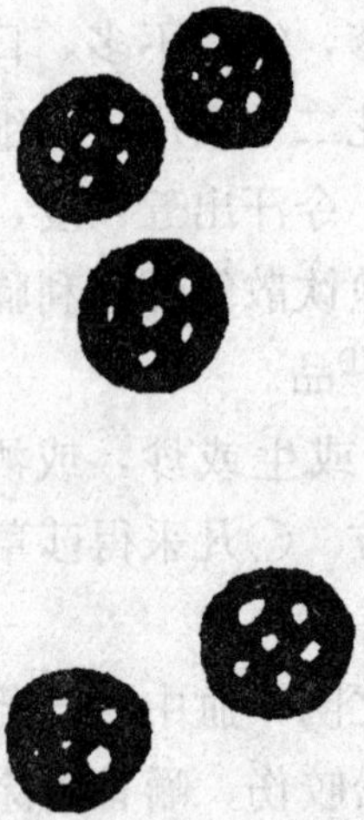

荜澄茄

珣曰：胡椒生南国。向阴者为澄茄，向阳者为胡椒。按《广志》云：生诸海国，嫩胡椒也。青时就树采摘造之。柄粗而蒂圆是也。

【修治】荜澄茄去柄酒浸，晒干杵碎用。

《寿域神方》：荜澄茄、白豆蔻等分，为末，干舐[2]之，治噎食不纳，效。

① 令：原本作"冷"，据初刊本改。
② 舐：原本、初刊本均作"甜"，据《本草纲目》卷十四"荜澄茄"条改。

胡　椒

始出摩伽陁国，呼为昧履支，今南番诸国及交趾、滇南、海南诸地皆有之。其苗蔓生，茎极柔弱，叶长寸半，有细条与叶齐。其条上结子，两两相对。其叶晨开暮合，合则裹其子于叶中。形似汉椒，至辛辣，故得椒名。

胡椒【气味】辛，大温，无毒。

胡椒

【主治】下气温中，去痰，除脏腑中风冷。去胃口虚冷气，宿食不消，霍乱气逆，心腹卒痛，冷气上冲。调五脏，壮肾气，治冷痢，杀一切鱼、肉、鳖、蕈毒。去胃寒吐水，大肠寒滑。暖肠胃，除寒湿，反胃虚胀，冷积阴毒，牙齿浮热作痛。

胡椒，《唐本草》木部移入此。色黑皮皱，味辣。六月采。今食料用。胡椒色深多皱，澄茄色浅皱少。

胡椒辛热，纯阳。走气助火，昏目发疮，多食损肺伤脾，令人吐血。

孟诜《食疗》：治心腹冷痛，胡椒三七枚，清酒吞之。或云一岁一粒。

胡黄连

始生胡国，呼为割孤露泽，今南海及秦陇间亦有之。初生似芦，干似杨柳枯枝，心黑外黄，不拘时月收采。其性味功用似黄连，故名胡黄连。

【气味】苦，平，无毒。

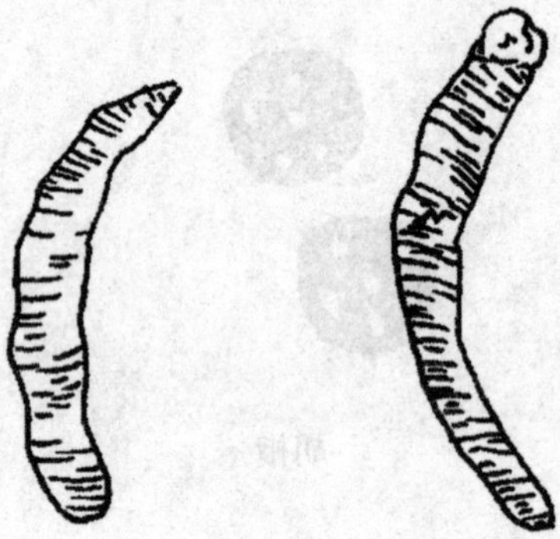

胡黄连

【主治】补肝胆，明目。治骨蒸劳热、三消，五心烦热。妇人胎蒸虚惊，冷热泄痢，五痔，厚肠胃，益颜色。浸人乳汁，点目甚良。治久痢成疳，小儿惊痫，寒热不下食，霍乱下痢，伤寒咳嗽，温疟，理腰肾，去阴汗。去果子积。

胡黄连，宋《开宝》。皮黄白，亦有苍黑者，肉有白点类梅花。折之尘出如烟者真，肉似鸲鹆眼者良。

恶菊花、玄参、白鲜皮；解巴豆之毒。

《济急仙方》：治婴儿赤目，茶调胡黄连末，涂手足心即愈。

鳢　肠

即莲子草也。生下湿地，所在坑渠间多有。苗似旋覆，开花细而白，其实若小莲房，俗谓之旱莲草。鳢，乌[①]鱼也，其肠亦乌。此草茎断之有墨汁出，故名鳢肠。

【气味】甘、酸，平，无毒。

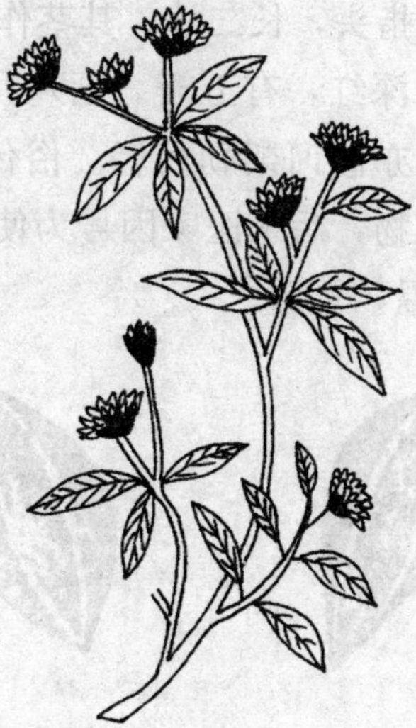

旱莲草

① 乌：原本作“肠”，据初刊本改。

【主治】血痢。针灸疮发，洪血不可止者，傅之立已。汁涂发鬓[1]，生速而繁。〇乌髭发，益肾阴。止血排脓，通小肠，傅一切疮并蚕瘑。〇膏点鼻中，添脑。

【修治】鳢肠，六月采，拣青嫩无泥土者，不用洗，摘去黄叶用。

鳢肠，一名墨烟草，一名旱莲草，一名莲子草，一名墨菜。

使君子

始生交、广等州，今岭南州郡皆有之。生田野中及水岸。其叶青，如两指头，长二寸，其茎作藤如手指。三月生花，淡红色，久乃深红，有五瓣。七八月结子，形如栀子，棱瓣深而两头尖，亦似诃梨勒而轻。俗传始因潘州郭使君，疗小儿多是独用此物，后来医家因号为使君子也。

【气味】甘，温，无毒。

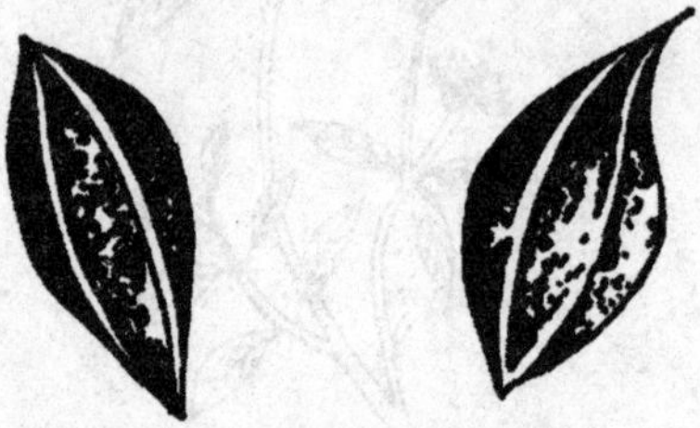

使君子　皮黑仁白

① 鬓：初刊本作"眉"。

【主治】小儿五疳，小便白浊，杀虫，疗泻痢。○健脾胃，除虚热。治小儿百病，疮癣。

【修治】去壳取仁。然仁绝小难得，今医家或兼用壳。

使君子亦治小儿头面、阴囊虚肿，用仁五钱，蜜五钱，炙尽，为末，每食后米汤调服一钱。

白豆蔻

始出伽古罗国，今广州、宜州亦有之，不及番舶者佳。苗类芭蕉，叶似杜若，长八九尺而光滑，冬夏不凋。花浅黄色，子作朵如葡萄，生青熟白。七月采，壳内子如豆，一团三四十粒，似草豆蔻，故名白豆蔻。

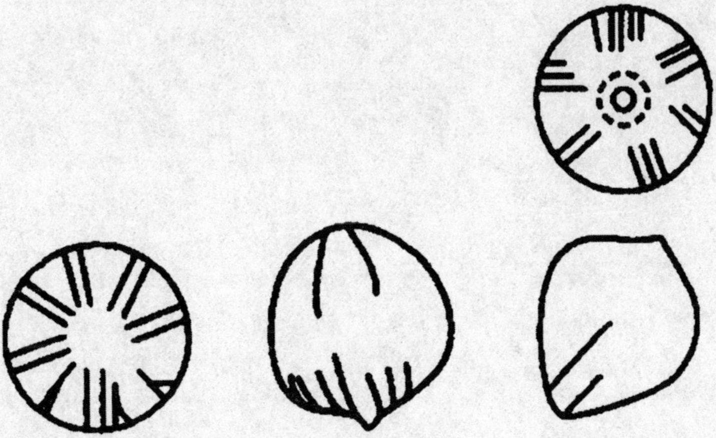

白豆蔻　壳白　仁似砂仁

【气味】辛，大温，无毒。

【主治】积冷气，止吐逆反胃，消谷下气。○散肺中滞气，宽膈进食，去白睛翳膜。〇补肺气，益脾胃，理元气，收脱气。〇治噎膈，除疟疾寒热，解酒毒。

白豆蔻，宋《开宝》。

【修治】白豆蔻，去壳取仁，炒用。味薄气厚，浮而升阳也。入手太阴经。

本草原始卷之三

雍丘李中立正宇甫纂辑
吴郡葛鼐端调甫校订

草部下

附　子

始生犍为山谷及广汉，今出蜀土。其根仿佛山芋，皮黑体圆底平。以八月上旬采、八角者良。一个重一两者，气全堪用。附乌头而生，如子附母，故名附子。别有一种附子色

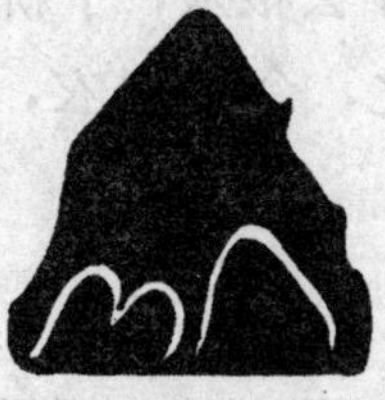

附子　古方多用八角者，今时人多用九角者

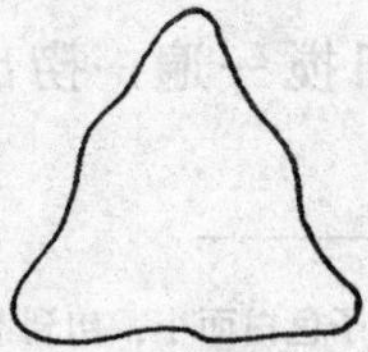

八角附子　鲜者皮黑，干者色白

白而小[①]，故俗呼此为黑附子，亦呼大附子。

【气味】辛，温，有大毒。

【主治】风寒咳逆邪气，寒湿踒躄[②]，拘挛膝痛，不能行步，破癥坚积聚，血瘕金疮。〇腰脊风寒，脚气冷弱，心腹冷痛，霍乱转筋，下痢赤白，温中强阴，坚肌骨，又堕胎，为百药长。〇温暖脾胃，除脾湿肾寒，下焦之阳虚。〇除脏腑沉寒，三阳[③]厥逆，湿淫腹痛，胃寒蛔动。治经闭，补虚散壅。〇督脉为病，脊强而厥。〇治三阴伤寒，阴毒寒疝，中寒中风，痰厥。小儿慢惊，风湿痹肿满，头风头痛，暴泻脱阳，久痢寒疟，呕逆反胃。疗耳聋。

附子，《本经》下品。

市肆售者有以盐水浸之，取其体重。买者当以体干坚实，顶圆正，底平者为良。

【修治】附子，生用则发散，熟用则峻补。生用去皮脐，熟用以水浸过，炮令皱折，去皮脐，切片炒黄色，去火毒用。

附子与下条乌头、乌喙、天雄、侧子只是一种。初采鲜时色黑，后经造酿色白。酿之法：先于六月内，踏造大小面曲。未采前半月，用大麦煮成粥，以曲造醋，候熟去糟，其醋不用太酸，酸则以水解之。将附子去根须，于新瓮内淹七日，每日搅一遍，捞出以疏筛摊之，令生白衣，乃向微[④]

---

① 附子色白而小：初刊本作“白附子而小”。

② 躄：原本、初刊本均作“蹶”，据《本草纲目》卷十七“附子”条改。

③ 阳：原本作“阴”，据初刊本改。

④ 微：初刊本作“慢”。

风、淡[1]日中晒之百十日，以透干为度。若烈日中晒则皱，而皮不附肉。

刘元素曰：附子大辛大热，气厚味薄，可升可降，阳中之阴，浮中沉也，其气入腹[2]，无所不至，为诸经引用之药。

地胆为之使，恶蜈蚣，畏防风、黑豆、甘草、人参、黄芪、乌韭。

《孙兆口诀》云：若阴盛阳伤寒，其人必燥热而不欲饮水者是也，宜服霹雳散：附子一枚，烧存性，为末，蜜水调下，一服而瘥。此逼散寒气，然后热气上行而汗出，乃愈。

乌　头

系附子之正根。春时采。因有脑似乌鸟之头，故名乌头。

【气味】辛，温。《别录》曰：甘，大热，有大毒。

【主治】中风恶风，洗洗出汗。除寒湿痹，上气，破积聚寒热。〇消胸上痰冷不下，心腹冷疾，脐间痛，肩胛[3]痛不可俯仰，目中痛，不可久视。又堕胎。其汁煎之名射罔。味苦，有大毒。疗尸疰癥坚，及头中风痹痛。杀禽兽。

乌头《本经》下品。乌头乃歪顶之附子也。鲜时色黑，制过晒干则色白[4]。

① 淡：初刊本无此字。
② 其气入腹：初刊本无此 4 字。
③ 肩胛：初刊本作“肩脾”。
④ 白：初刊本后有“治，火炮”3 字。

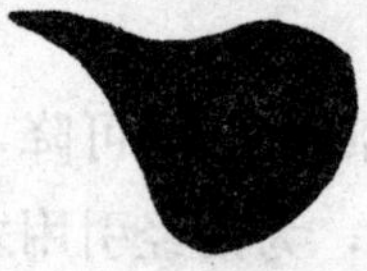

乌头　鲜形黑

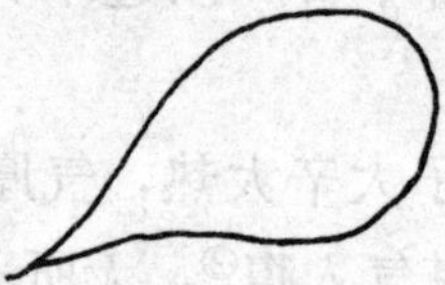

酿造过干乌头形色白

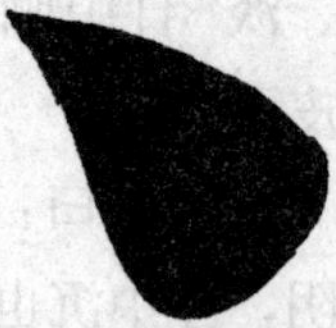

似草乌小光黑俗呼川乌，去皮脐

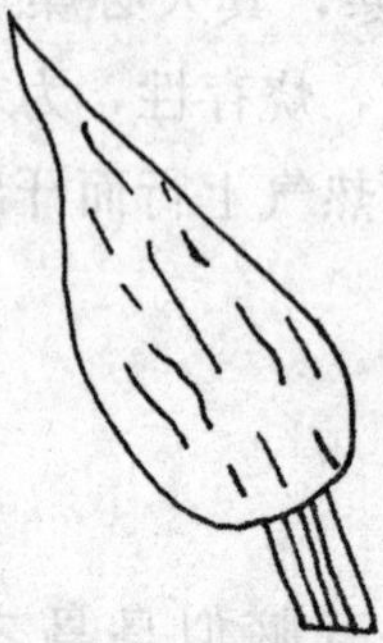

草乌头　草乌头形　色黑

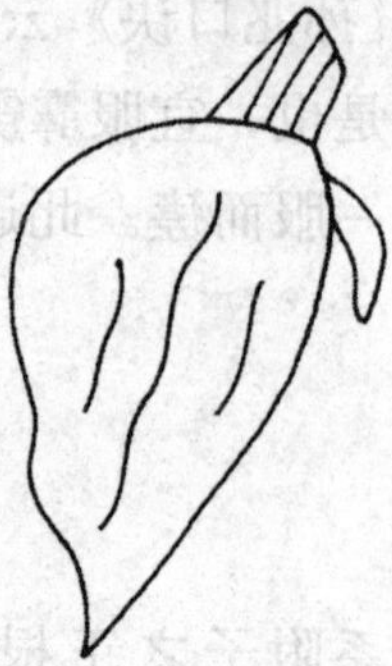

草乌类川乌皮皱

乌头始生朗陵山谷，今出蜀地。市者乌头、乌喙、天雄、附子混卖。要知元种者，母为乌头；傍出者为附子；其长二三寸者为天雄；两歧相合者为乌喙；附子小者为侧子。实五物而一种也。

今用侧子者甚稀。乌头今呼为川乌头，亦呼川乌。世用乌头，并用似草乌、无芦有脐、光黑而小者，不见用歪顶之附子也。

莽草为之使，反半夏、瓜蒌、贝母、白敛、白及，恶藜芦，忌豉汁。

《千金方》：治耳鸣如流水声，耳痒及风声，不治久成聋：生乌头一味，掘得，乘湿削如枣核大，塞耳，旦易夜易，不三日愈。〇又有一种野生者，根、苗、花、实并与川乌头相同，又无酿造之法，其根外黑内白，有芦，皮皱而枯燥为异耳，然毒则甚焉，名草乌头。

草乌头【气味】辛，热，有大毒[①]。

【主治】风湿麻痹疼痛，发破伤风汗，功同乌头。

草[②]乌头，《本经》下品。草乌头处处有之。

【修治】草乌头或生、或炮、或姜汁炒、或黑大豆同煮熟，去其毒用。中其毒者，黑豆、冷水能解之。

乌　喙

始生朗陵山谷，今出蜀土，系两歧之乌头也。喙，乃乌之口。此药两歧相合，如乌之口，故名乌喙。

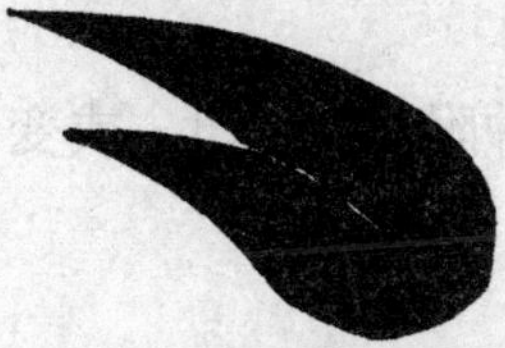

乌喙　根鲜时则色黑

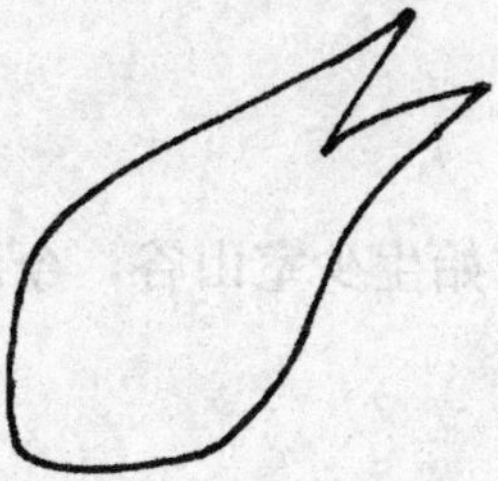

酿造过则色白

【气味】辛，微温，有大毒。

【主治】风湿，丈夫肾湿阴囊痒，寒热历节，掣引腰痛，不能行步，痈肿脓结。又堕胎。〇治男子肾气衰弱，阴汗，

① “【气味】辛，热，有大毒”：初刊本无此7字。

② 草：初刊本无此字。

主疗风湿邪痛，治寒热痈肿，岁月不消者。主大风顽痹。

乌喙，《本经》下品。根鲜时色黑，二月、八月采根。

乌喙，江东人呼为堇，晋骊姬赞申生置堇于肉者[1]，是也。唐武后置堇于食，贺氏食之暴死。苏秦曰：人之饥，所以不食乌喙者，以其虽偷充腹，而与死同患也。可见乌喙乃至毒之物也。

【修治】火炮，去皮脐用。◎畏、恶同乌头。

【注】

［1］骊姬赞申生置堇于肉者：典出《国语·晋语二》，骊姬表面上称赞太子申生，暗地里却陷害他。一次，“骊姬以君命命申生曰：‘今夕君梦齐姜，必速祠而归福。’申生许诺，乃祭于曲沃，归福于绛。公田，骊姬受福，乃置鸩于酒，置堇于肉。公至，召申生献，公祭之地，地坟。申生恐而出。”骊姬，晋献公的妃子。

天　雄

始生少室山谷，今出蜀土。乃种附子而生出，或变出其

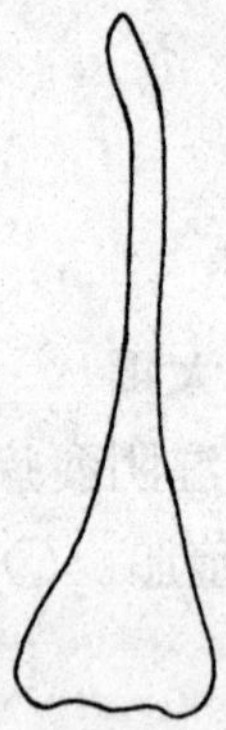

天雄　系长柄之附子也

形，长而不生子，故曰天雄。

【气味】辛，温，有大毒。君药也。

【主治】大风，寒湿痹，历节痛，拘挛缓急，破积聚邪气，金疮，强筋骨，轻身健行。〇疗头面风去来疼痛，心腹结聚，关节重，不能行步，除骨间痛，长阴气，强志，令人武勇作不倦。〇治风痰冷痹，软脚毒风，能止气喘促急，杀禽虫毒。〇治一切风，一切气，助阳道，暖水脏，补腰膝，益精明目，通九窍，利皮肤，调血脉，四肢不遂，下胸膈水，破痃癖痈结，排脓止痛，续骨消瘀血，背脊伛偻，霍乱转筋，发汗，止阴汗。炮食治喉痹。

天雄，《本经》下品。

【修治】天雄宜炮破，去皮尖、底用。甄权曰：大热，宜干姜制之。

远志为之使，恶腐婢，忌豉汁。

侧　子

《本经》载乌头、乌喙，生朗陵山谷；天雄生少室山谷；附子、侧子生犍为山谷及广汉。今并出蜀土。然乌喙、雄、附、侧同根，而《本经》分三处者，各有所宜故也。其苗三

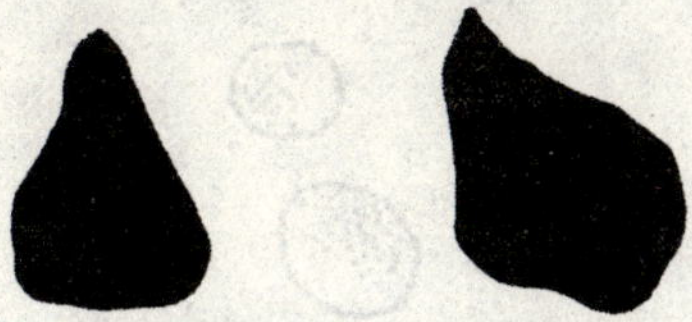

侧子　黑色，系绝小之附子也，八月采

四尺以来，茎作四棱，叶如艾，花紫碧色，作穗，实小，子黑色如桑椹，号曰木鳖子，服之令人丧目。其根状如枣核，生于附子之侧，故名侧子。

【气味】辛，大热，有大毒。

【主治】痈肿风痹，历节腰脚疼冷，寒热鼠瘘。又堕胎。○疗脚气，冷风湿痹，大风筋骨挛急。○冷酒调服，治遍身风疹神妙。

侧子，《别录》下品。八月采。

修治、畏恶俱同附子。

半 夏

始生槐里山谷，今在处有之，以齐州者佳。二月生苗，一茎，茎端三叶而光，颇似竹叶，浅绿色。江南者似芍药

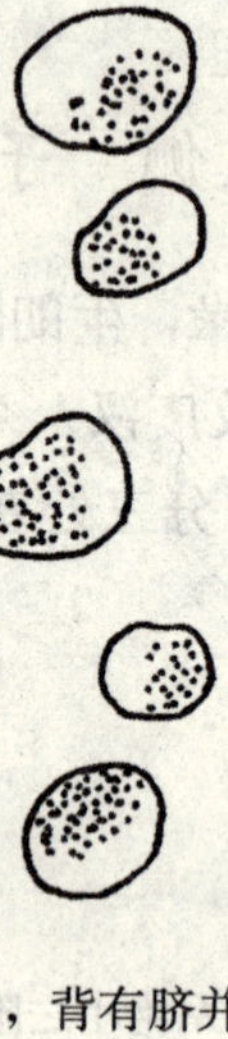

半夏　正面光，色白，背有脐并棕眼圆白陈久者良

叶，根下相连①生，上大下小，皮黄肉白。八月采根，以灰裛[1]二日，汤洗，暴干。《礼记》：《月令》五月，半夏生。盖当夏之半也，故名半夏。

【气味】辛，平，有毒。使药也。

【主治】伤寒寒热，心下坚，胸胀咳逆，头眩，咽喉肿痛，肠鸣下气，止汗。〇消心腹胸膈痰热满结，咳嗽上气，心下急痛坚痞，时气呕逆，消痈肿，疗痿黄，悦泽面目，堕胎。〇消痰下肺气，开胃健脾，止呕吐，去胸中痰满。生者摩痈肿，除瘤瘿气。〇治吐食反胃，霍乱转筋，肠腹冷，痰疟。〇治寒痰及形寒饮冷，伤肺而咳，消胸中痞，膈上痰，除胸中寒，和胃气，燥湿，治痰厥头痛，消肿散结。〇治眉棱骨痛。〇补肝风虚。

半夏，《本经》下品。

【修治】以滚汤泡二三日，每日换汤，后以皂荚②、白矾、生姜煮过，待冷，以清水洗净，切片，晒干任用。生则戟人咽喉。气味俱薄，沉而降，阴中阳也。射干、柴胡为之使，恶皂荚，畏雄黄、生姜、干姜、秦皮、龟甲，反乌头，忌羊血、海藻、饴糖。

半夏研末，以姜汁、白矾汤和作饼子，楮叶包，置篮中。待生黄衣，日干用，谓之半夏曲。

半夏曲主治同半夏，但力柔耳。治五绝：一曰自缢，二曰墙壁、木、石压，三曰溺水，四曰魔魅，五曰产乳。凡五绝皆以半夏一两，捣罗为末，丸如大豆，内鼻孔中愈。心头

---

① 连：初刊本作“重”。

② 荚：初刊本作“角”。

温者，一日可活。丸半夏，末以冷水和丸。

元素曰：半夏，味辛、苦，性温。

凡采得半夏，当以灰裛二日，汤洗暴干。①

【注】

[1] 裛（yì，音义）：缠裹。

大　黄

始生河西山谷及陇西，今蜀川、河东、陕西州郡皆有之，以蜀川锦纹者佳。其次秦陇来者，谓之土蕃大黄。正月内生青叶似蓖麻，大者如扇。根如芋，大者如碗，长一二尺。其细根如牛蒡，小者亦如芋。四月开黄花，亦有青红似荞麦花者。茎青紫色，形如竹。二月、八月采根，去黑皮，

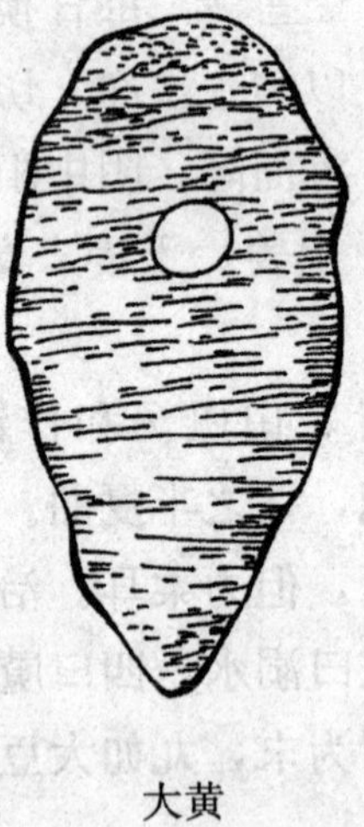

大黄

① “元素曰：半夏……汤洗暴干”：初刊本无此25字。

火干。蜀大黄乃作紧片如牛舌形，谓之牛舌大黄。二者功用相等。江淮出者曰土大黄，二月开花，结细实。鼎州出一种羊蹄大黄，治疥瘙甚效。初生苗叶如羊蹄，累年长大，即叶似商陆而狭长。四月内抽条，出穗五七茎相合，花叶同色，结实如荞麦而轻小。五月熟，即黄色，呼为金荞麦。九月采根，破之亦有锦纹，亦呼为土大黄，俗呼山大黄。弘景曰：大黄，其色也。杲曰：推陈致新，如戡定祸乱以致太平，所以有将军之号。

【气味】苦，寒，无毒。使药也。

【主治】瘀血血闭，寒热，破癥瘕积聚，留饮宿食，荡涤肠胃，推陈致新，通利水谷[①]，调中化食，安和五脏。○平胃下气，除痰实，肠间结热，心腹胀满，女子寒血闭胀，心腹痛，诸老血留结。○通经，利水肿，大小肠。贴热肿毒。小儿寒热时疾，烦热蚀脓。○泻诸实热不通，除下焦湿热，消宿食，泻心下痞满。

大黄，《本经》下品。块大难干，作时烧石[②]，横寸截，着石上煿之一日，微燥，乃以树枝条或绳穿眼，系之至干，故大黄有穿眼也。山大黄块小，无穿眼，堪为末，傅肿毒。染坊亦多用之。今人以庄浪出者为优。庄浪即古径原陇西地。

【修治】用纹如水旋斑、紧重者，酒浸透，蒸九遍，剉片晒干用。藏器曰：凡用有蒸、有生、有熟，不得一概用[③]。

---

① 谷：初刊本作“道”。

② 石：初刊本后有“热”字。

③ 用：初刊本后有“《别录》曰：大黄大寒”7字。

气味俱厚，沉而降，阴也。酒浸入太阳经，酒洗入阳明经，余经不用酒。

黄芩为之使，忌冷水，恶干漆。〇凡胃寒血虚，并妊娠产后，并勿轻用。

《日华子》云：通宣一切气，调血脉，利关节，泄壅滞水气，四肢冷热不调，温瘴热疾，利大小便，并傅一切[①]痈毒。

《梅师方》：治卒然外肾偏肿疼痛，大黄为末，和醋涂之，干即易之。

葶 苈

始生藁城平泽及田野，今京东、陕西、河北州郡皆有之。曹州者尤胜。初春生苗似荠芘，高六七寸。根白，枝茎俱青。花黄，结角子黄细。立夏后采实暴干。《月令》"孟夏之月靡草死"，即此也。《医学入门》曰：葶，定也；苈，沥也，行也。能定肺喘而行水，故名葶苈。

葶苈子【气味】辛，寒，无毒。臣药也。

【主治】癥瘕积聚结气，饮食寒热，破坚逐邪，通利水道。〇下膀胱水，伏留热气，皮间邪水上出，面目浮肿，身暴中风，热痱[②]痒，利小腹。久服令人虚。〇疗肺壅上气咳嗽，止喘促，除胸中痰饮。通月经。

葶苈，《本经》下品。

---

① 切：初刊本后有"疮疖"二字。

② 痱：初刊本作"瘙"。

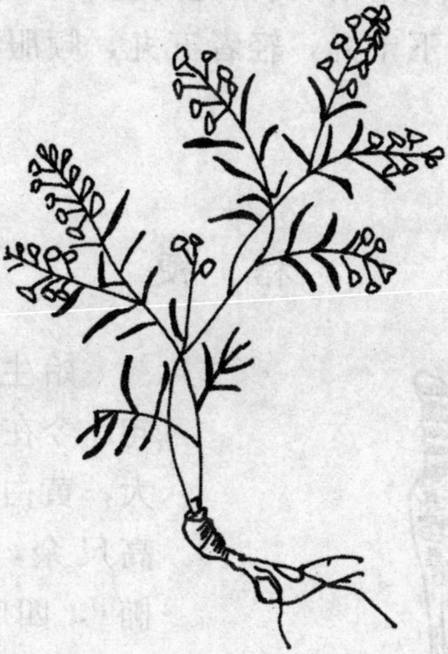

葶苈子

宗奭曰：葶苈有甜苦二种，其形则一也。经既言味辛苦，即甜者不复更入药也。大概治体皆以行水走泄为用，故曰“久服令人虚”，盖取苦泄之义。《药性论》不当言味酸。

【修治】以糯米相合于锅内①，微焙，待米熟，去米，捣用②。

气味俱厚③，沉也，阴中阳也。榆皮为之使，得酒良。恶白僵蚕、石龙芮，宜大枣。〇《别录》曰：苦，大寒。

河东裴氏传经效方：治水肿及暴肿，葶苈三两，杵六千下令如泥，即下汉防己末四两，取绿头鸭就药臼中宰，血沥

① 锅内：初刊本作“燠上”。

② 捣用：原本脱，据初刊本补。

③ 气味俱厚：初刊本无此4字。

入臼内，血尽截鸭头入臼内，更捣五千下，丸如梧桐子。患甚者，空腹白汤下十丸，轻者五丸，频服，五日止。利水如神。

桔　梗

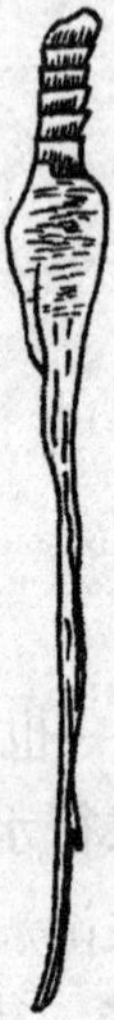

桔梗　根直色白有心

始生嵩高山谷及冤句，今在处有之。根如指大，黄白色。春生苗，茎高尺余，叶似杏叶而长椭[①]，四叶相对而生，嫩时亦可煮食。夏开小花紫碧色，颇似牵牛花。秋后结子。二月、八月采根，暴干。此草之根，结实而梗直，故名桔梗。

【气味】辛，微温，有小毒。臣药也。

【主治】胸胁痛如刀刺，腹满肠鸣幽幽，惊恐悸气。〇利五脏肠胃，补血气，除寒热风痹，温中消谷，疗咽喉，下蛊毒。〇治下痢，破血积气，消聚痰涎，去肺热，气促嗽逆，除腹中冷痛，主中恶及小儿惊痫。〇下一切气，止霍乱转筋，心腹胀痛。补五劳，养气，除邪辟温，破癥瘕肺痈，养血排脓，补内漏及喉痹。

① 椭：原本、初刊本均作“随”，据《证类本草》卷十“桔梗”条改。

○利窍，除肺部风热，清利头目、咽嗌，胸膈滞气及痛，除鼻塞。○治寒呕。主口舌生疮，赤目肿痛。

桔梗，《本经》下品。

【修治】去头上尖硬二三分已来，米泔水浸一宿，切片，微炒用。

味厚气轻，阳中之阴，升也。入手太阴肺经气分，及足少阴经。节皮为之使，畏白及、龙胆草，忌猪肉。

初虞世《古今录验》：治中蛊下血如鸡肝，昼夜出血石余，四脏皆损，惟心未毁，或鼻破将死者，苦桔梗为末，以酒服方寸匕，三服。不能下药，以物拗口灌之。心中当烦，须臾自定，七日止。当食猪肺、肝补之，神良。一方加犀角等分。

好古曰：桔梗气微温，味苦、辛。

莨菪子

始生海滨川谷及雍州，今处处有之。苗茎高二三尺，叶似地黄、王不留行、红蓝等而三指阔。四月开花紫色。苗、荚、茎有白毛。五月结实，有壳作罂子，状如小石榴，房中子至细，青白色，如米粒。五月采子阴干。其子服之，令人狂浪放荡，故名莨菪子。一名天仙子。因治牙痛获效，俗呼牙疼子。

【气味】苦，寒，有毒。

【主治】齿痛出虫，肉痹拘急。久服轻身，健行走及奔马，强志益力，通神见鬼。多食令人狂走。○疗癫狂风痫，颠倒拘挛。○安心定志，聪耳明目，除邪逐风，变白，主痃

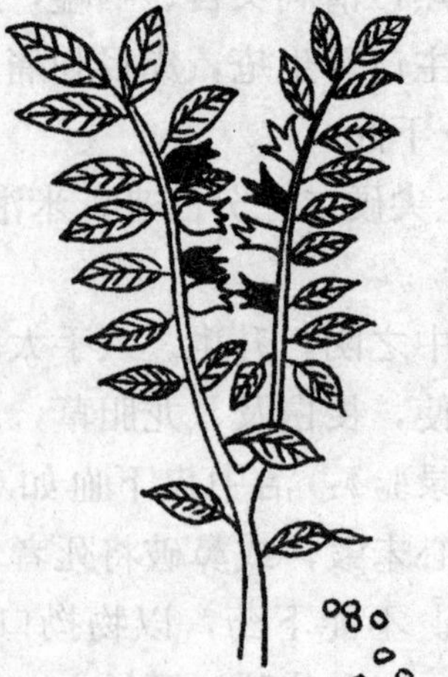

莨菪子

癖。取子洗晒，隔日空腹，水下一指捻。亦可小便浸令泣尽，暴干，如上服。勿令子破，破则令人发狂。○炒焦研末，治下部脱肛，止冷痢。主蛀牙痛，咬之虫出。○烧熏虫牙，及洗阴汗。

莨菪子，《本经》下品。误服莨菪子，冲人心，大烦闷，眼中生[①]火，发狂见鬼，昏不知人[②]。子小而扁，青白色。

中莨菪子毒，绿豆汁、甘草、升麻、犀角并能解之。

【修治】凡莨菪子十两，以头醋一镒，煮干为度。却用黄牛乳浸一宿至明日，乳汁黑即是真者。晒干，捣，重筛用之。

① 生：初刊本后有“暹”字。

② 发狂见鬼，昏不知人：初刊本无此8字。

李时珍曰：莨菪之功，未见如其说，而其毒有甚焉。煮一二日而芽始生，其为怪物之毒可知矣。莨菪、云实、防葵、赤商陆，皆能令人狂惑见鬼者，昔人未有发其义者。盖此类皆有毒，能使痰迷心窍，蔽其神明，以乱其视听故耳。唐安禄山诱奚契丹，饮以莨菪酒，醉而坑之。[1]又嘉靖四十三年二月，陕西游僧武如香，挟妖术至昌黎县民张柱家，见其妻美，设饭间，呼其全家同坐，将红散入饭内，食之少顷，举家昏迷，任其奸污。复将魇法吹入柱耳中，柱发狂惑，见举家皆是妖鬼，尽行杀死，凡一十六人，并无血迹。官司执柱囚之，十余日柱吐痰二碗许，问其故，乃知所杀者，皆其父母、兄嫂、妻子、姊侄也。柱与如香皆论死。世宗肃皇帝命榜示天下。观此妖药，亦是莨菪之流尔。方其痰迷之时，视人皆鬼矣，解之之法，可不知乎？

《必效方》：治牙齿寒落风痛，莨菪子末，绵裹咬之，有汁吐出勿咽。

【注】

[1] 唐安禄山诱奚契丹，饮以莨菪酒，醉而坑之：典出《旧唐书·列传》：安禄山“既肥大不任战，前后十余度欺诱契丹，宴设酒中着莨菪子，预掘一坑，待其昏醉，斩首埋之，皆不觉死，每度数十人”。

旋复花

始生平泽川谷，今所在有之。二月已后生苗，多近水傍，高一二尺已来。叶如柳，茎细。六月开花如菊花，小铜钱大，深黄色，俗呼六月菊。《本草纲目》名夏菊。上党田野人呼为金钱花。《本经》载名金沸草。皆因花状而名也。《尔雅》云：蕧，盗庚也。盖庚者，金也，谓其夏开黄花，盗窃金气也。寇宗奭曰：花绿繁茂，圆而覆下，故曰旋覆花。

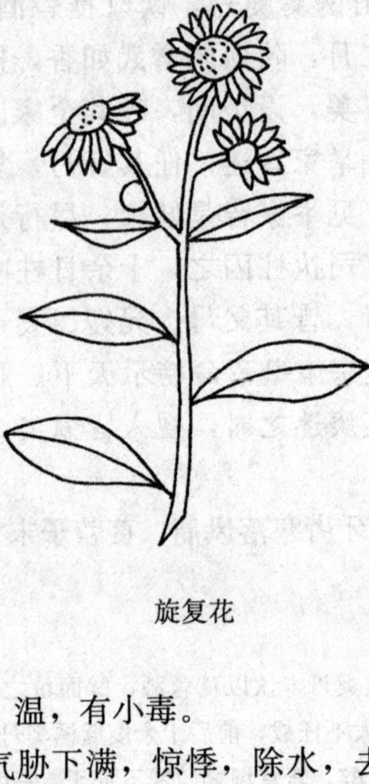

旋复花

【气味】咸，温，有小毒。

【主治】结气胁下满，惊悸，除水，去五脏间寒热，补中下气。〇消胸上痰结，唾如胶漆，心胸痰水，膀胱留饮，风气湿痹，皮间死肉，目中眵泪[①]，利大肠，通血脉，益色泽。〇主水肿，逐大腹，开胃，止呕逆不下食。行痰水，去头目风。

① 泪：初刊本作“睛”。

旋复花，《本经》下品。六月开花如菊花，俗呼六月菊[①]。

【修治】去裹花蕊壳皮并蒂子，蒸之，晒干任用[②]。

《经验方》：治中风壅滞，旋复花洗净焙研，炼蜜丸梧桐子大，夜卧以茶汤下五丸至七丸、十丸。

藜芦

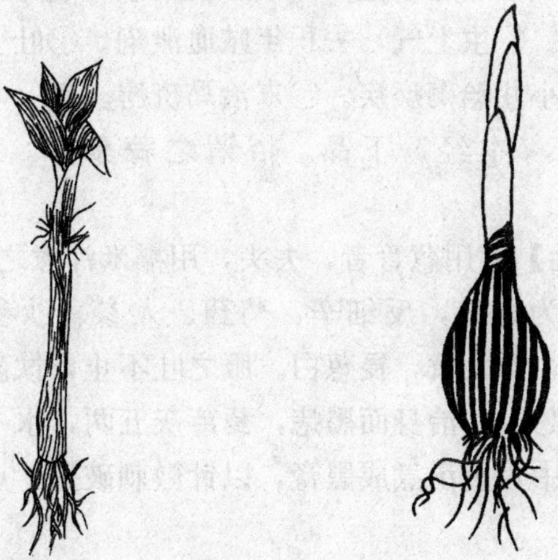

藜芦　外黑皮似棕，下截极似葱

始生太山山谷，今所在山谷皆有之。三月生苗，叶似初出棕心，又似车前。茎似葱白，青紫色，高五六寸，上

① 旋覆花……俗呼六月菊：初刊本无此19字。

② 用：初刊本后有"《别录》曰：甘、微温，冷利。《大明》曰：无毒"13字。

有黑皮裹茎，似棕皮。有花，肉红色。根似马肠根，长四五寸许，黄白色。二月、三月采根，阴干。《本草纲目》曰：黑色曰黎，其芦有黑皮裹之，故名藜芦。根际似葱，故《别录》一名山葱，一名葱葵。《本经》名葱苒。《吴普本草》名葱葵。北人谓之憨葱，均人谓之鹿葱。俗名葱管藜芦。

【气味】辛，寒，有毒。

【主治】蛊毒咳逆，泄痢肠澼，头疡疥瘙恶疮，杀诸虫毒，去死肌。〇疗哕逆，喉痹不通，鼻中息肉，马刀烂疮。不入汤用。〇主上气，去积年脓血泄痢。〇吐上膈风涎，暗风痫病，小儿鲐齁痰疾。〇末治马疥癣。

藜芦，《本经》下品。俗谓之蒜藜芦。二三月采根阴干[①]。

【修治】宜用葱管者，去头，用糯米汁煮之，晒干用。

黄连为之使，反细辛、芍药、人参、沙参、紫参、丹参、苦参，恶大黄，畏葱白。服之吐不止，饮葱汤即止。

《圣惠方》：治身面黑痣，藜芦灰五两，水一大碗，淋灰汁于铜器中，重汤煮成黑膏，以针微刺破痣，点之，不过三次，神验。

射 干

始生南阳山谷田野，今所在有之，人家庭砌间亦多种植。春生苗，高一二尺，叶似蛮姜而狭长横张，疏如乌羽

① 二三月采根阴干：初刊本无此7字。

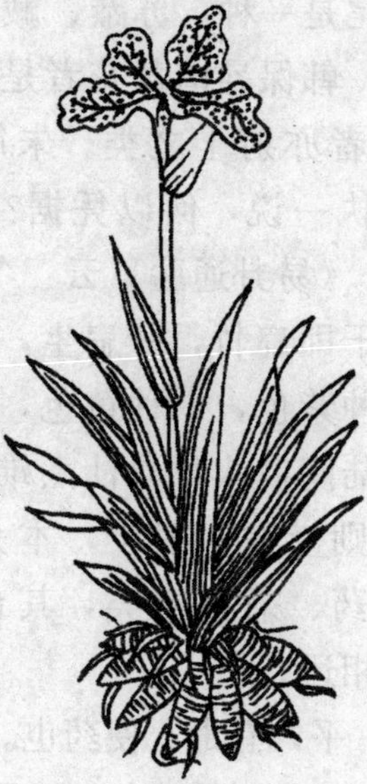

射干

及扇蒲之状，故《本经》名乌扇，名乌蒲。《别录》名乌翣，名草姜。《土宿本草》名鬼扇，名仙人掌。《本草拾遗》名凤翼。《本草纲目》名扁竹。皆因其形相似也。叶中抽茎，似萱草茎而强硬。六月开花黄红色，瓣上有细文。秋结实作房，中子黑色。根多须，皮黄黑，肉黄赤。三月三日采根，阴干。苏颂曰：射干之形，茎梗疏长，正如射人之执竿者，得名由此尔。而陶氏以夜音为疑。盖古字音多通呼，若汉官仆射主射事，而亦音夜，非有别义也。〇《本草纲目》云：射干即今扁竹。今人所种，多是紫花者，呼为紫蝴蝶。三四月开花，大如萱花，结房大如指，一房四隔，一隔数子，紫色，咬之不破，七月始枯。

陶弘景谓射干、鸢尾是一种。苏恭、藏器谓紫碧花者是鸢尾，红花者是射干。韩保昇谓黄花者是射干。苏颂谓花红黄者是射干，花白者亦射干之类。朱震亨谓紫花者是射干，红花者非。各执一说，何以凭据？谨按张揖《广雅》云：鸢尾，射干也。《易卦通验》云：冬至射干生。《土宿真君本草》云：射干即扁竹，叶扁生，如侧手掌形。茎亦如之，青绿色。一种紫色，一种黄色，一种碧花多生。江南、湖广、川浙平陆间，八月取汁煮雄黄，伏雌黄，制丹砂，能拒火。据此则鸢尾、射干，本是一类，但花色不同。正如牡丹、芍药、菊花之类，其色各异，皆是同属也。大抵入药功不相远。

根【气味】苦，平，有毒。使药也。

【主治】咳逆上气，喉痹咽痛，不得消息，散结气，腹中邪逆，食饮大热。〇疗老血在心脾间，咳唾，言语气臭，散胸中热气。〇苦酒摩涂肿毒。〇治疰气，消瘀血，通女人月闭。消痰，破癥结，胸膈满，腹胀气喘，痃癖，开胃下食，镇肝明目。〇治肺气喉痹为佳。〇去胃中痈疮。〇利积痰疝毒，消结核。〇降实火，利大肠，治疟母。

射干，《本经》下品。叶如鸟翅，根多臼，赤黄色。

李时珍曰：射干能降火，故古方治喉痹咽痛为要药。

【修治】先以米泔水浸一宿，漉出，然后以篁竹叶煮之，日干任用。

《别录》曰：微温，久服令人虚。保昇曰：微寒。权曰：有小毒。元素曰：苦，阳中阴也。

《袖珍方》：治喉肿痛，射干花根同山豆根为末，吹之，如神。

《普济方》：治二便不通，紫花扁竹根研汁一盏，服之即通。

常　山

生益州山谷及汉中，今京西、淮、浙、湖南州郡亦有之。叶似茗而狭长，两两相当。茎圆有节，三月生红花青萼，五月结实青圆，三子为房。苗高不过三四尺，根似荆、黄色。而海州出者叶似楸叶。八月有花红白色。子碧色，似山楝子而小。八月采根，阴干。始产常山，故名。

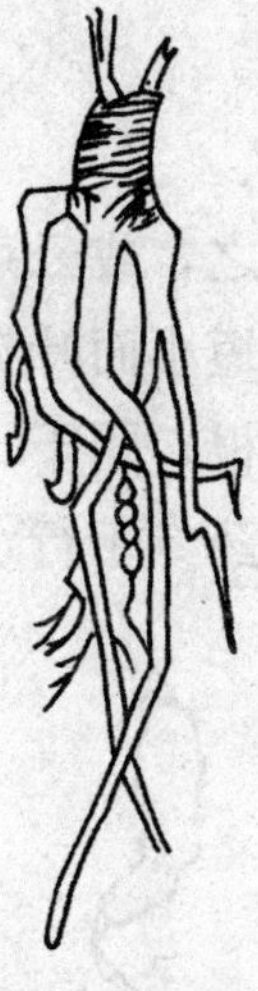

常山　真　蜀漆根也

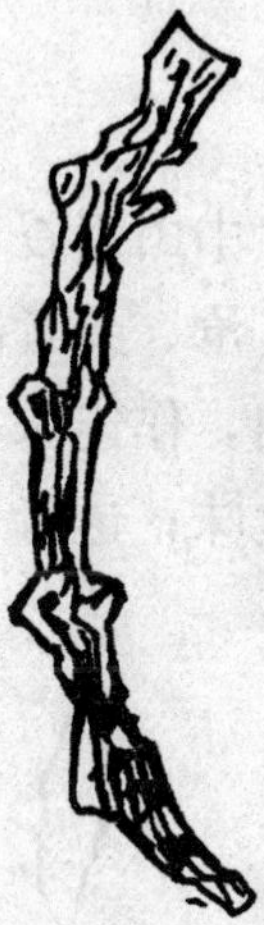

假　色褐多刻，俗呼金刚骨，市每充常山

【气味】苦，寒，有毒。

【主治】伤寒寒热热发，温疟鬼毒，胸中痰结，吐逆。○疗鬼蛊往来，水胀，洒洒恶寒，鼠瘘。治诸疟，吐痰涎。

治项下瘤瘿。

常山，《本经》下品。

常山择如鸡骨，色如鹅子黄色者佳。

【修治】以酒浸一宿，漉出，细剉，日干，熬捣用。近时有以酒浸，蒸熟酒拌，炒熟用，亦不甚吐人。

得[①]甘草吐疟。畏玉札。忌葱菜，菘菜，伏砒石。老人、久病，切忌服之。

《养生主论》：王隐居驱疟汤：常山酒煮、晒干，草果、知母、贝母各钱半，水钟半，煎半熟，五更服，渣以酒浸，发前服，奇效。不能尽述，切勿加减，万无一吐者。

甘　遂

始生中山川谷，今陕西、江东亦有之，或云京西出者最佳，汴、沧、吴者次之。苗似泽漆，茎短小而叶有汁。根皮赤、肉白，作连珠，实重者良。二月采根，阴干。或曰：甘者，药之味；遂者，田沟行水之道。此药专于行水攻决，故

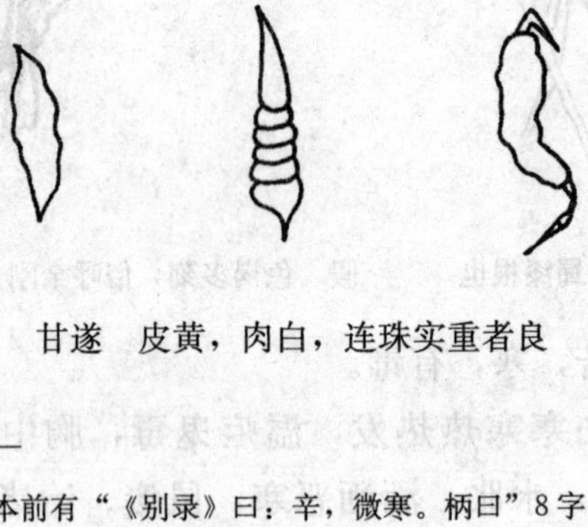

甘遂　皮黄，肉白，连珠实重者良

① 得：初刊本前有“《别录》曰：辛，微寒。柄曰”8字。

名甘遂。

【气味】苦，寒，有毒。《别录》曰甘[①]，大寒。

【主治】大腹疝瘕，腹满，面目浮肿，留饮宿食，破癥坚积聚，利水谷道。○下五水，散膀胱多热，皮中痞，热气肿满。○能泻十二种水疾，去痰水。○泻肾经及隧道水湿，脚气，阴囊肿坠，痰迷[②]癫痫，噎膈痞塞。

甘遂，《本经》下品。

【修治】以面包煨熟，以去其毒用。

瓜[③]蒂为之使，恶远志，反甘草。○勿轻用。

白　敛

始生衡山山谷，今江淮州郡及荆、襄、怀、孟、商、齐诸州皆有之。二月生苗，多在林中作蔓，赤茎，叶如小桑。五月开花，七月结实。根似天门冬，一株下有十许。二月、八月采根，破片日中暴干。根皮赤黑，肉白，惟敛疮方多用之，故名白敛。

【气味】苦，平，无毒。《别录》曰：甘，微寒。使药也。

【主治】痈肿疽疮，散结气，止痛除热，目中赤，小儿惊痫温疟，女子阴中肿痛，带下赤白。○杀火毒。○治发背瘰疬，面上疱疮，肠风痔漏，血痢，刀箭疮，扑损，生肌止

① 甘：原本脱，据初刊本补。
② 迷：原本脱，据初刊本补。
③ 瓜：初刊本前有“元素曰：纯阳也。之才曰”9字。

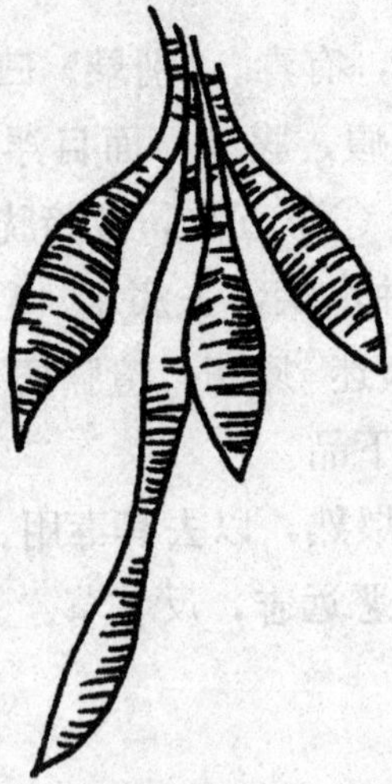

白蔹

痛。◯解狼毒毒。

白敛，《本经》下品。皮黑色，近肉皮红色，内肉白色。又有一种赤敛，花、实功用皆同，表里俱赤。

代赭为之使，反乌头。

《谈埜翁方》：治耳冻成疮，白敛、黄柏为末，生油调搽，立效。

青葙子

始生平谷道旁，今江淮州郡近道亦有之。二月内生青苗，长三四尺，叶阔似柳而软，茎似蒿，青红色。六月、七月内生花，上红下白。子黑光而扁，似莨菪子。六月、八月采子。《医学入门》曰：葙，囊箧也。药虽微而治眼之功大，青囊中不可缺也，故名青葙子。其花、叶似鸡冠，故《纲目》名野鸡冠。其子明目，与决明子同功，故《本经》名草决明。

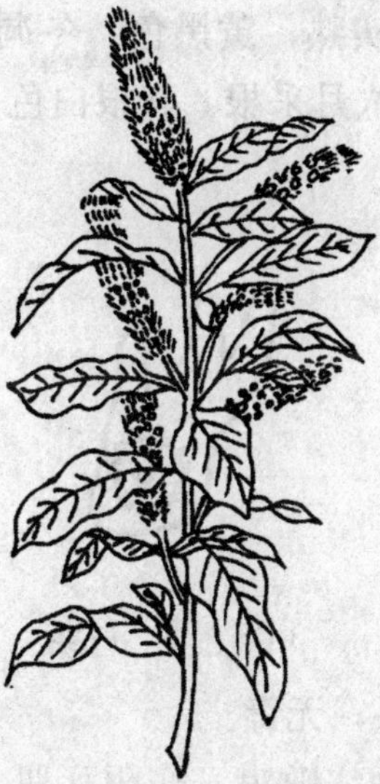

青葙子　用子

子【气味】苦，微寒，无毒。

【主治】唇口青。〇治五脏邪气，益脑髓，镇肝明目，坚筋骨，去风寒湿痹。〇治肝脏热毒冲眼，赤障青盲翳肿，恶疮疥疮。

青葙子，《本经》下品。即野鸡冠。用子。

《三国志》云：魏略初平中，有青牛先生，常服青葙子，年如五六十岁。有人或识之，谓其已百岁有余尔。

白及

始生北山川谷，又冤句及越山。今江淮、河陕、汉黔诸州皆有之。春生苗，长一尺许，似栟榈及藜芦。三四月生一薹，开紫花，七月实熟，黄黑色，冬凋。根似菱，有三角，角端生芽。二月、八月采根。其根白色，连及而生，故曰白及。一名连及草。

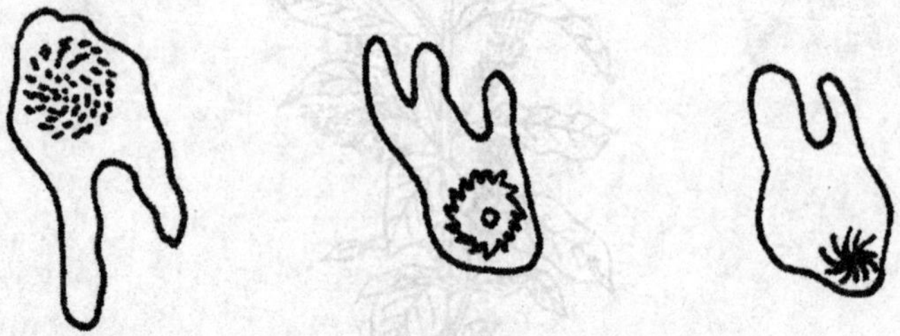

白及　根　白色

【气味】苦，平，无毒。

【主治】痈肿恶疮败疽，伤阴死肌，胃中邪气，贼风鬼击，痱缓不收。除白癣疥虫。结热不消，阴下痿，面上皯疱，令人肌滑。〇止惊邪血邪血痢，痫疾风痹，赤眼癥结，温热疟疾，发背瘰疬，肠风痔瘘，扑损、刀箭、汤火疮，生肌止痛。〇止肺血。〇作糊极粘，研末甚妙。

白及，《本经》下品。

杲曰：苦、甘，微寒，性涩，阳中之阴也。之才曰：紫石英为之使，恶理石，畏李核、杏仁，反乌头。

按：洪迈《夷坚志》云：台州狱吏悯一囚。囚感之，因言：吾七次犯死罪，遭讯拷，肺皆损伤，至于呕血。人传一方，只用白及为末，米饮日服，其效如神。后其囚凌迟，刽者剖其胸，见肺间窍穴数十处，皆白及填补，色犹不变也。其妙如此。

《经验方》：治鼻衄不止，津调白及末，涂山根即鼻梁上，立止。

大　戟

泽漆根也。始生常山，今近道有之。春生红芽，渐长作丛，高一尺已来。叶似初生杨柳，小团。三月、四月开黄紫花，团圆似[①]杏花，又似芫荑。根似苦参，皮黄黑，肉黄白

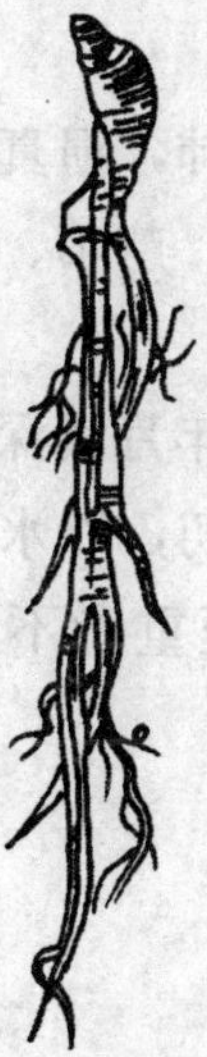

大戟　红芽大戟形　紫色

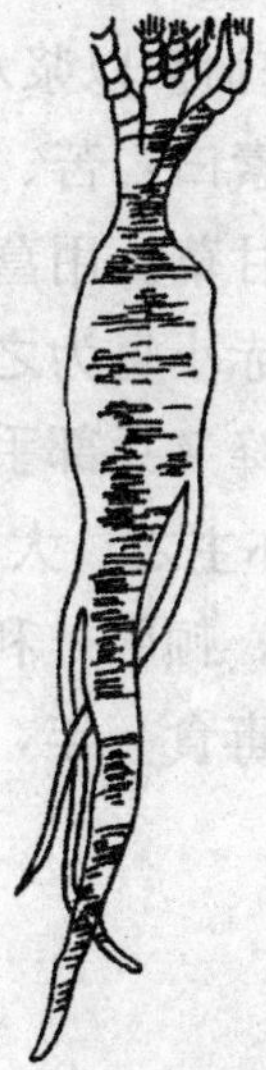

绵大戟形　皮黑肉白，比紫大戟更峻利，伤人

① 似：原本作"倸"，据初刊本改。

色。秋冬采根，阴干。淮甸出者，茎圆，高三四尺，花黄，叶至心亦如百合苗。江南生者，叶似芍药。北方绵大戟根柔韧如棉。《本草纲目》曰：其根辛、苦，戟人咽喉，故名大戟。今俚人呼为下马仙，言利人甚速也。

【气味】苦，寒，有小毒。

【主治】蛊毒。十二水，腹满急痛，积聚，中风，皮肤疼痛，吐逆。〇颈腋痈肿，头痛，发汗，利大小便。〇泻毒药，泄天行黄病，温疟，破癥结。〇下恶血癖块，腹内雷鸣，通月水，堕胎孕。〇治瘾疹风及风毒，脚肿，并煮水，日日热淋，取愈。

《本经》下[①]品。

【修治】以浆水煮之，晒干剉用。

元素曰：苦、甘、辛，阴中微阳。泻肺，损真气。之才曰：反甘草。用菖蒲解之。恭曰：畏菖蒲、芦苇、鼠屎。大明曰：赤小豆为之使，恶薯蓣。

李绛《兵部手集》方：疗水病，无问年月浅深。虽肚有青筋[②]亦主之。大戟、当归、橘皮各一两切，以水二升，煮取七合，顿服。利下水二三升，勿怪。至重者不过再服便瘥。禁毒食一年，永不复作。

贯众

始生玄山山谷及冤句、少室山，今陕西、河东州郡及荆

① 下：原本作“中”，据初刊本及《本草纲目》卷十七“大戟”条改。

② 肚有青筋：初刊本作“腹脉恶”。

襄间多有之，而少有花者。春生苗，赤叶大如蕨。茎干三棱，叶绿色，似鸡翎。《图经》名凤尾草。根紫黑色，形如大瓜，下有黑须毛，又似老鸱，故《别录》名草鸱头。根一本而众枝贯之，故名贯众。《本经》一名贯节，一名贯渠，一名百头。《吴普本草》名贯中。俗作贯仲、管仲，皆谬称也。

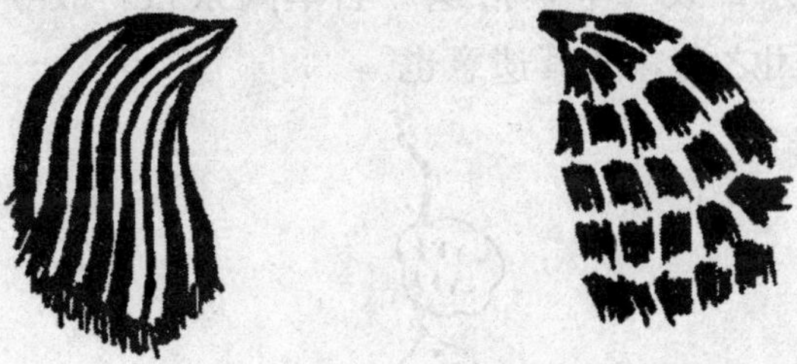

贯众　根紫色，象鸱头

贯众【气味】苦，微寒，有毒。使药也。

【主治】腹中邪热气，诸毒，杀三虫。去寸白，破癥瘕，除头风，止金疮。为末，水服一钱，止鼻衄有效。治下血，崩中带下，产后血气胀痛。

贯众，《本经》下品。

【修治】或火烧存性，或生用，各随方法。

之才曰：藋菌、赤小豆为之使，伏[①]石钟乳。

《集简方》：治女人血崩，贯众半两，酒煎服之，立止。

① 伏：原本作“服”，据初刊本改。

土茯苓

楚蜀山箐中甚多。蔓生如莼，茎有细点。其叶颇类大竹叶而质厚滑，如瑞香叶，长五六寸。其根状如菝葜而圆大，若鸡鸭卵，连缀而生，远者离尺许，近或二三寸，其肉软，可生啖。有赤白二种，白者入药良。昔禹行山乏食，采此充粮而弃其余，故《本草拾遗》名草禹余粮。故今尚有仙遗粮、冷饭团之名，亦其遗意也。

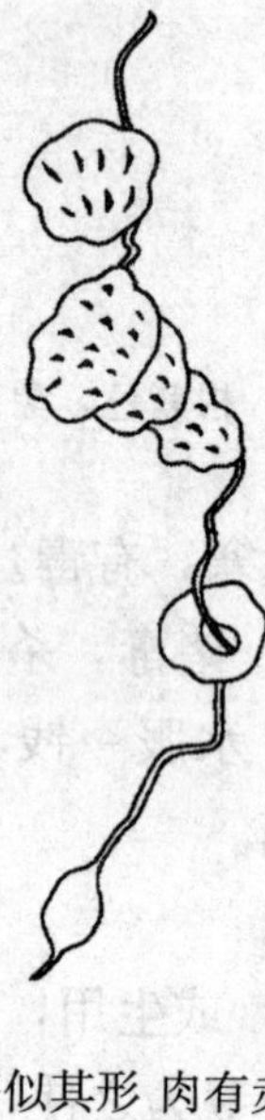

土茯苓　土象其色，茯苓似其形 肉有赤白，皮俱赤黄，肉软味甜

【气味】甘、淡，平，无毒。

【主治】食之当谷不饥，调中止泄，健行不睡。〇健脾胃，强筋骨，去风湿，利关节，止泄泻。治拘挛骨痛，恶疮痈肿。解汞粉、银朱毒。

土茯苓，新增。

弘治、正德间，因杨梅疮盛行，率用轻粉药取效。毒留筋骨，溃烂终身。至人用此，遂为要药。诸医无从考正，往往指为萆薢及菝葜。然其根苗迥然不同，宜参考之。但其功用亦颇相近，盖亦萆薢、菝葜之类也。济生之士，尚当刻意求之。

杨梅疮，古方不载，亦无病者。近有淫邪之人，病此毒疮。今医家有搜风解毒汤，病深者服月余愈病，病浅者服半月愈。服轻粉药，筋骨挛痛瘫痪，不能动履者，服之亦效。其方用土茯苓一两，薏苡仁、金银花、防风、木瓜、白鲜皮、木通各五分，皂荚子四分，气虚加人参七分，血虚加当归七分，分二大碗煎饮，一日三服。惟忌饮茶及牛、羊、鸡、鹅、鱼肉、烧酒、法[1]面、房劳。盖秘方也。

何首乌

本出顺州南河县，岭外、江南诸州亦有，今在处有之，以西洛嵩山及南京柘城县者为胜。春生苗，叶叶相对，如山芋而不光泽。其茎蔓延竹木墙壁间。夏秋开黄白花，似葛勒花。结子有棱，似荞麦而细小，才如粟米大。秋冬取根，大者如拳，各有五棱瓣，似小甜瓜。有赤白二种，赤者雄，白者雌。此药本名交藤，因何首乌服之有效而得名也。

① 法：原本作“湿”，据初刊本改。

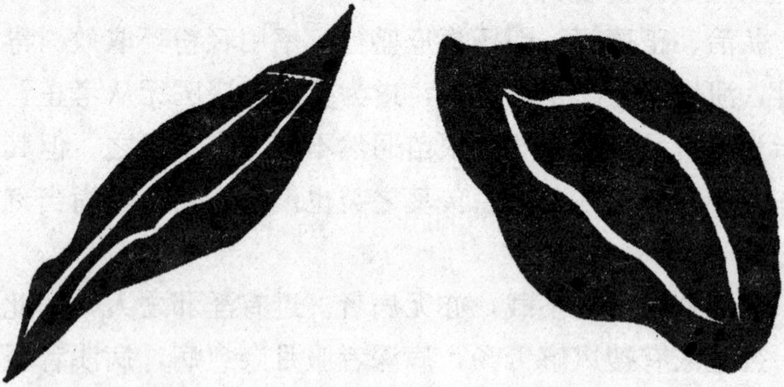

何首乌

【气味】苦涩，微温，无毒。

【主治】瘰疬，消痈肿，疗头面风疮。治五痔，止心痛，益血气，黑髭发，悦颜色。久服长筋骨，益精髓，延年不老。亦治妇人产后及带下诸疾。〇久服令人有子。治腹脏一切宿疾，冷气肠风。〇泻肝风。

何首乌，一名陈知白。一名交藤，一名夜合，一名地精。名赤葛。名马肝石，一名九真藤。形有长圆，大小俱有棱。雄者肉浅红，雌者肉淡白。

茯苓为之使，忌猪[①]血、无鳞鱼、蒜、葱、莱菔、铁器。

何首乌者，顺州南河县人。祖名能嗣，父名延秀。能嗣本名田儿，生而阉弱，年五十八，无妻子。常慕道术，随师在山。一日醉卧山野，忽见有藤二枝，相去三尺余，苗蔓相交，久而方解，解了又交。田儿惊讶其异，至旦遂掘其根，

① 猪：初刊本作“诸”。

归问诸人，无识者。后有山老忽来，示之。答曰：子既无嗣，其藤乃异，此恐是神仙之药，何不服之？遂杵为末，空心酒服一钱，服数月，似强健，因此常服。又加二钱，服之经年，旧疾皆痊，发乌容少。数年之内即有子，名延秀，亦服是药，皆寿百六十岁。生①数子，年百三十岁，发犹黑。

明州刺史李远传录经验：何首乌所出顺州南河县，韶州、潮州、恩州、贺州、广州、潘州及岭南四会县者为上，邕州、桂州、康州、春州、勤州、高州、循州晋兴县出者次之，真仙草也。五十年者如拳大，号山奴。服之一年，髭鬓青黑；一百年者如碗大，号山哥。服之一年，颜色红悦；一百五十年如盆大，号山伯。服之一年，齿落重生；二百年如斗栲栳[1]大，号山翁。服之一年，颜如童子，行及奔马；三百年如三斗栲栳大，号山精。服之一年，延龄，纯阳之体，久而成地仙。

嘉靖初，邵应节真人以七宝美髯丹方上进。世宗皇帝服饵有效，连生皇嗣。于是何首乌之方天下大行。宋怀州知州李治，与一武官同官，怪其年七十余而轻健，面如渥丹[2]，能饮食。叩其术，则服何首乌丸也，乃传其方。后得病，盛暑中半体无汗已二年，窃自忧之。造丸服至年余，汗遂浃体。其活血治风之功，大有补益。其方用赤白何首乌各半斤，米泔浸三日夜，竹刀刮去皮，切，焙，石臼中捣为末，炼蜜丸梧桐子大，每空心温酒下五十丸。亦可末服。

【注】

[1] 栲栳：用柳条编成，形状像斗的容器。也叫“笆斗”。

---

① 生：初刊本前有“延秀生首乌，首乌亦服是药”11字。

[2] 渥丹：润泽光艳的朱砂，多形容红润的面色。

商 陆

始生咸阳山谷，今处处有之，多生于人家园圃中。春生苗，高三四尺，叶青如牛舌而长，茎青赤，至柔脆。夏秋开红紫花作朵。根如萝卜而长。八月、九月采根，暴干。《尔雅》谓之蓫薚。《广雅》谓之马尾。《易经》谓之苋陆。《开宝》谓之白昌。《本经》谓之夜呼。《图经》谓之章柳。或云此草当陆路而生，故一名当陆。

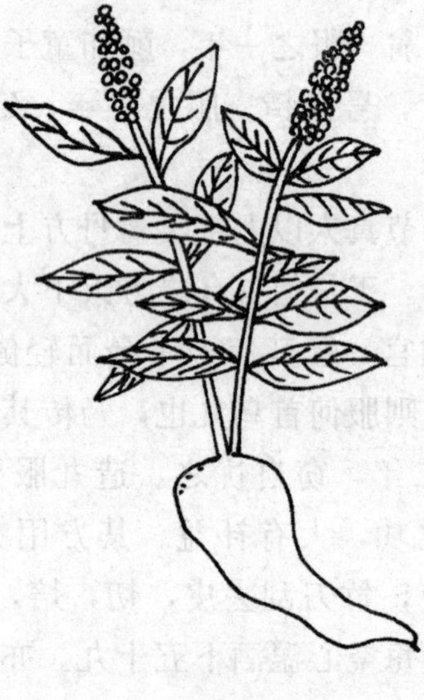

商陆

根【气味】辛，平，有毒。使药也。

【主治】水肿，疝瘕痹，熨除痈肿，杀鬼精物。○疗胸中邪气，水肿痿痹，腹满洪直，疏五脏，散水气。○泻十种水，喉痹不通，薄切，醋炒，涂喉外良。○通大小肠，泻蛊毒，堕胎，熁肿毒，傅恶疮。

商陆，《本经》下品。用根。

古赞商陆云：其味酸辛，其形类人。疗水贴肿，其效如神。

【修治】取花白者根，铜刀刮去皮，薄切，以东流水浸一[①]宿，漉出，架甑蒸，以黑豆叶一重，商陆一重，如此蒸之。从午至亥，取出，去豆叶，暴干，剉用。无豆叶以豆代之。

大明曰：白者苦冷，得大蒜良；赤者有毒，能伏硇砂、砒石、雌黄，粉锡。杲曰：阳中之阴。恭曰：赤者但可贴肿，服之伤人，痢血不已，杀人，令人见鬼神。张仲景曰：商陆以水服，杀人。

威灵仙

始生商州上洛山及华山并平泽，今陕西、河东、河北、汴东、江湖州郡皆有之。初生比众草最先，茎如钗股，四棱。叶如柳叶作层，每层六七叶如车轮，有六层至七层者。七月内生花，六出，浅紫或碧白色，作穗似莆台子，亦有似菊花头者。实青色，根稠密多须，长者二尺许。初时黄黑

① 一：初刊本作“二”。

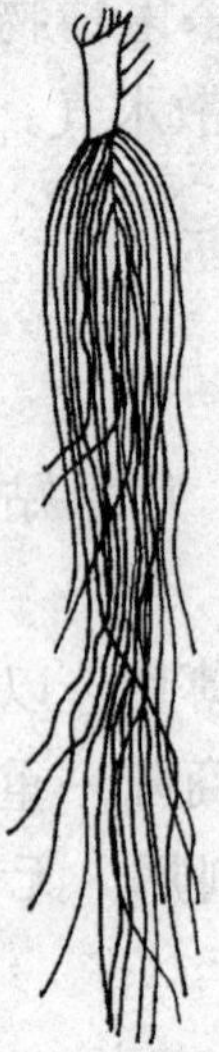

威灵仙

色，干则黑色，俗呼铁角威灵仙。《本草纲目》云：威[①]，言其性猛也；灵仙，言其功神也。

【气味】苦，温，无毒。

【主治】诸风，宣通五脏，去腹内冷滞，心膈痰水，久积癥瘕，痃癖气块，膀胱宿脓恶水，腰膝冷疼。疗折伤。久服无温疫、疟。〇推新旧积滞，消胸中痰唾。散皮肤、大肠风邪。多服疏人五脏真气，弱者不可服。

威灵仙，宋《开宝》。九月末至十二月采根，阴干。余月不堪采。

元素曰：味甘，纯阳，入太阳经。杲曰：可升可降，阴中之阳也。〇恶茶及面汤。

先时，商州有人患重足不履地数十年，良医殚技莫能疗，亲置之道傍，以求救者。遇一新罗僧见之，告曰：此疾一药可活，但不知此土有否。因为之入山求索，果得，乃威灵仙也。遣服，数日平复。

《千金方》：治腰脚痛，威灵仙为末，空心酒调下一钱，逐日以微利为度。

① 威：原本脱，据初刊本补。

牵牛子

处处有之。二月种子，三月生苗，作藤蔓绕篱墙，高者或二三丈，其叶青，有三尖角。七月生花，微红带碧色，似鼓子花而大。八月结实，外有白皮裹作球，每球内有子四五枚，与棠梂[1]子核一样，有黑白二种。九月后收之。陶隐居云：此药始出田野，入牵牛易药，故以名之。今人隐其名，黑者为黑丑，白者为白丑，盖以丑属牛肖也。

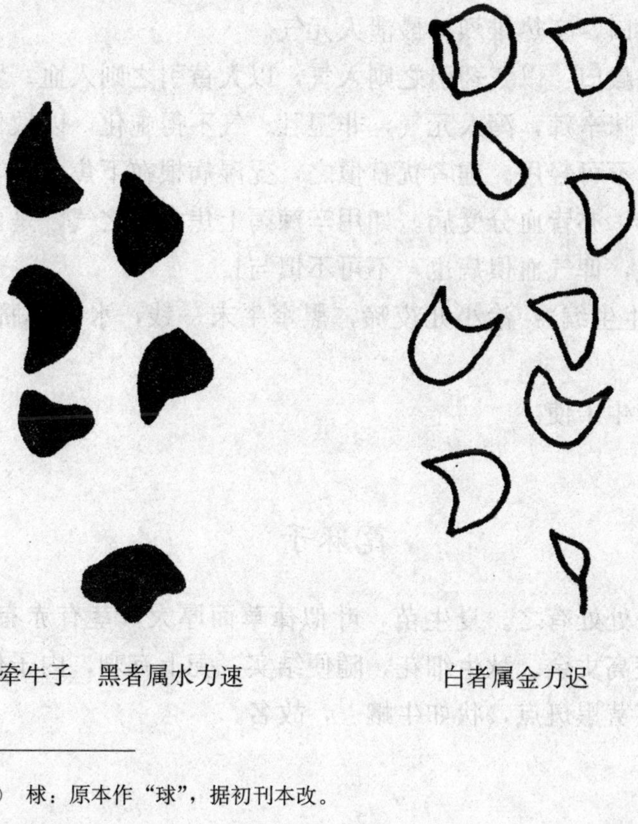

牵牛子　黑者属水力速　　白者属金力迟

① 梂：原本作“球”，据初刊本改。

【气味】苦，寒，有毒。使药也。

【主治】下气，疗脚满水肿，除风毒，利小便。○治痃癖气块，利大小便，除虚肿。○取腰痛，下冷脓，泻蛊毒药，并一切气壅滞。○和山茱萸服，去水病。○除气分湿热，三焦壅结。○逐痰消饮，通大肠气秘、风秘，杀虫，达命门，落胎。

牵牛子，《别录》下品。九月采子。

【修治】碾取头末，或炒取头末，亦有半生半熟用者。

大明曰：味莶，得青木香、干姜良。

杲曰，辛热雄烈，最泄人元气。

海藏曰：以气药引之则入气，以大黄引之则入血。罗谦甫曰：味辛辣，泻人元气，非湿胜、气不得施化，以致便闭肿满，不可轻用。虚者犹宜慎之，况湿病根在下焦血分，饮食劳倦，亦皆血分受病。如用辛辣泻上焦太阴之气，是血分病泻气，俾气血俱病也，不可不慎与！

《生生编》：治小儿夜啼，黑牵牛末一钱，水调傅脐上，即止。

牵牛子使。

蓖麻子

今处处有之。夏生苗，叶似葎草而厚大，茎有赤有白，如甘蔗高丈余。秋生细花，随便结实。壳上有刺，内子似巴豆，有黄黑斑点，状如牛蜱[1]，故名。

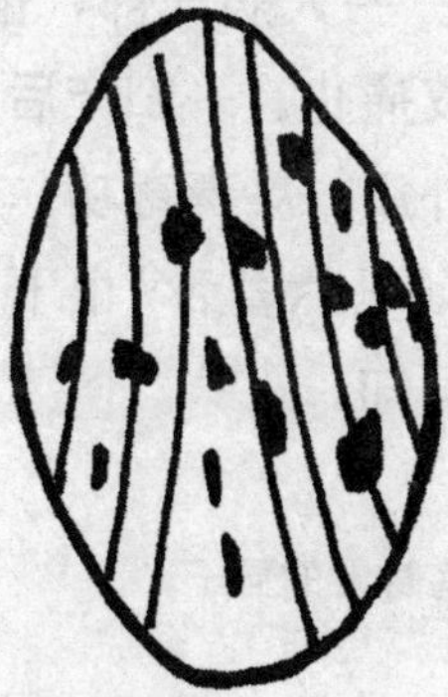

蓖麻子　正

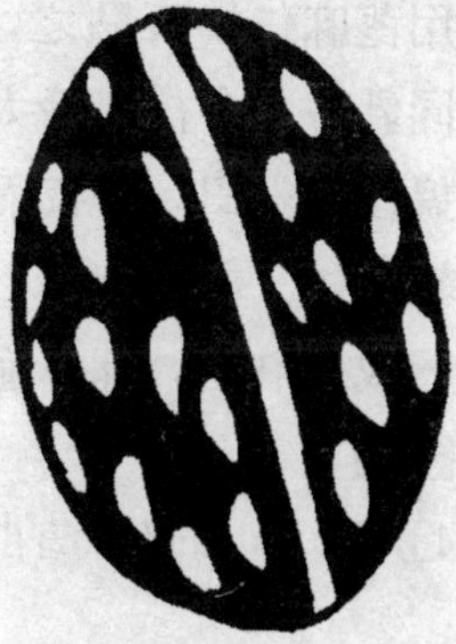

背　斑红者佳

【气味】甘、辛，平，有小毒。

【主治】水癥，以水研二十枚服之，吐恶沫，加至三十枚，三日一服，瘥则止。又主风虚寒热，身体疮痒浮肿，尸疰恶气，榨取油涂之。〇研傅疮痍疥癞，涂手足心，催生。〇治瘰疬，取子炒熟，去皮，临卧嚼服二三枚，渐加至十数枚，有效。〇主偏风不遂，口眼㖞斜，失音口噤，头风耳聋，舌胀喉痹，齁喘，脚气，毒肿丹瘤，汤火伤，针刺入人肉，女人胎衣不下，子肠挺出。开通关窍经络，能止诸痛。消肿追脓拔毒。

蓖麻子，《唐本草》。

【修治】以盐汤煮半日，去皮取仁，研用。熟油可调印色。

《纲目》云：凡服蓖麻者，一生不得食炒豆，犯之必胀闷而死。

崔元亮《海上集验方》：治难产及胎衣不下，取蓖麻子七粒，去壳，研膏涂脚心，若儿及衣下，便速洗去，不尔肠出。即以此膏涂顶心上，则肠自入也。〇一人病手臂一块肿痛，用蓖麻仁捣膏贴之，一夜而愈。一人病气郁，偏头痛，用此同乳香、食盐捣熁太阳穴，一夜痛止。一妇产后子肠不收，捣仁贴丹田，一夜而上。此药外用，屡奏奇功。但内服不可轻率尔。或言捣膏，以箸点于鹅马六畜舌①根下，即不能食，或点肛内，即下血死，其毒可知。

【注】

[1] 螕（bī，音逼）：寄生在牲畜、禽鸟身上的虱子。

天南星

生平泽，今处处有之。苗起数茎，每茎端六七叶，高一

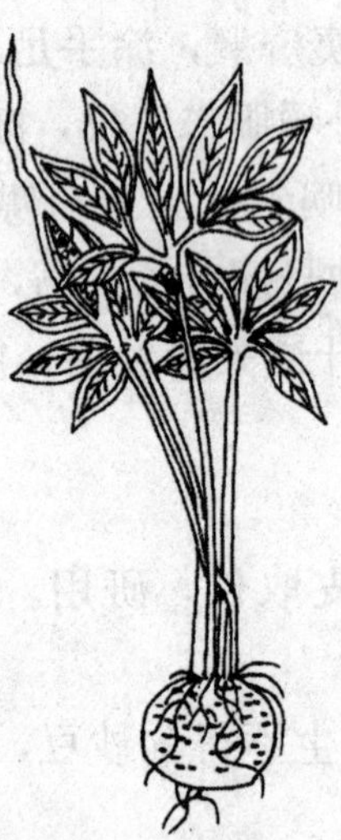

天南星　根圆白

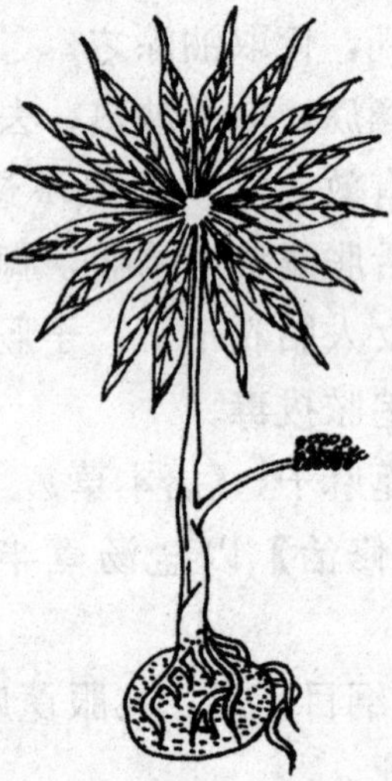

虎掌　花如蛇头，两枝相抱

① 舌：原本作“面”，据初刊本改。

尺许。结实作包，稍如鼠尾，根比芋而圆，肌细腻且白，炮之易裂。《本经》云：叶似蒟蒻，两枝相抱。五月开花似蛇头，黄色。六月结子，作穗似石榴子，红色。根似芋而圆是虎掌，非南星也。然南星多生南方，根圆如星，故以名之。

【气味】苦，温，有[1]毒。

【主治】心痛，寒热结气，积聚伏梁，伤筋痿拘缓，利水道。〇除阴下湿，风眩。〇主疝瘕肠痛，伤寒时疾，强阴。〇主中风麻痹，除痰下气，利胸膈，攻坚积，消痈肿，散血堕胎。〇金疮折伤瘀血，捣傅之。〇去上焦痰及眩运。〇主破伤风，口噤身强。〇补肝风虚，治痰功同半夏。〇治惊痫，口眼㖞斜，喉痹，口疮，结核，解颅。

天南星，宋《开宝》。二月、八月采根。茎叶搽蝎螫止痛。

【修治】去皮脐，入器中汤浸五七日，日换三四遍，洗去涎，暴干用。或火炮裂用。或以皂荚、白矾、生姜水煮过用。

造胆星法：以南星生研末，腊月取黄牯牛胆汁，和纳入胆中，系悬风处干之，年久者弥佳。方书谓之牛胆南星是也。

杲曰：苦、辛，有毒，阴中之阳，可升可降，乃肺经之本药。之才曰：蜀漆为之使，恶莽草。大明曰：畏附子、干姜、生姜。

时珍曰：得防风则不麻，得牛胆则不燥，得火炮则解毒性。生能伏雄黄、丹砂、焰硝、芒硝[2]。

《经验方》：治急中风，目瞑口噤，无门下药者，开关散：用天南星为末，入白龙脑等分，五月五日午时合之，每

---

① 有：初刊本后有“大”字。

② 芒硝：初刊本无此 2 字。

用中指点末揩齿三二十遍，揩大牙左右，须臾，其口自开。

虎掌，《本经》下品。

虎掌根、蒟蒻根，皆似天南星。人杂采以为南星淆卖，了不可辨。火炮易裂者是南星，炮之不裂者是虎掌、蒟蒻也。

虎掌、南星，根极相似，叶迥然不同而功效相近，古人通用之。故颂曰：天南星即《本经》虎掌也。

萹蓄

始生东莱山谷，今在处有之。春中布地生道傍，故方士呼为道生草。苗似瞿麦，叶细绿如竹，故陶注《本草》谓之萹竹。赤茎如钗股，节间有粉，故《本草纲目》谓之粉节

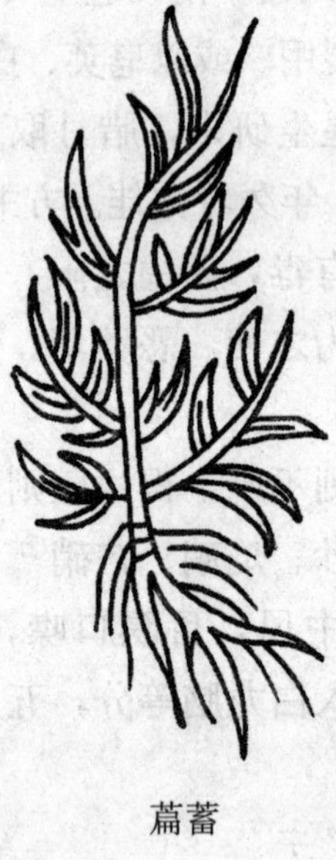

萹蓄

草。花出甚细，微青黄色，亦有红色者。四月、五月采苗，阴干。《诗·卫风》云：绿竹猗猗。或云《尔雅》王刍即此也。俗呼猪牙草。

【气味】苦，平，无毒。使药也。

【主治】浸淫疥瘙疽痔，杀三虫。〇疗女子阴蚀。〇煮汁饮，疗小儿蛔虫有验。〇治霍乱，黄疸，利小便，小儿魃病。

萹蓄，《本经》下品。

《药性论》云：萹蓄味甘，治小儿蛔虫咬心，大痛而青，口中沫出，临死者：取十斤细锉，以水一石[1]煎去滓，再煎如饴。空心服，虫自下[2]。

《生生编》：治热淋涩痛，萹蓄煎汤，顿服[3]。

豨莶[4]

豨莶[5]，《本经》中品。

---

① 一石：原本脱，据《证类本草》第11卷萹蓄条补。

② "《药性论》云：萹蓄味甘……虫自下"：初刊本无此48字。

③ 服：初刊本后有"《海上》歌云：心头急痛不能当，我有仙人海上方。篇蓄醋煎通口咽，管教时刻使安康。"32字。

④ 豨莶：初刊本"豨莶"药前有"狼毒"药物条。

⑤ 豨莶：原本"豨莶"前有"生秦亭山谷及陇西亦有之、奉高。三月、八月采根阴干。叶似酸酱而狭长，花黄白色。一名火莶，田野皆识之。三四月夏采叶用。所在下湿地皆有之。【主治】热蜃烦满不能食，生捣汁服三四合，多服令人吐。【气味】苦，寒，辛，平，有小毒。【主治】干癣积年生痂，搔之黄水出，每逢阴雨即痒，用狼毒抹涂之。【主治】脏腑内一切虫病，用狼毒杵末，每服一大盏用饧一皂子大，沙糖少许，以水同化，临卧空心服之。服时先吃微紧食，药服，来日早取下虫，效"166字，应系"狼毒"药物条内容，误录入此条，今删。

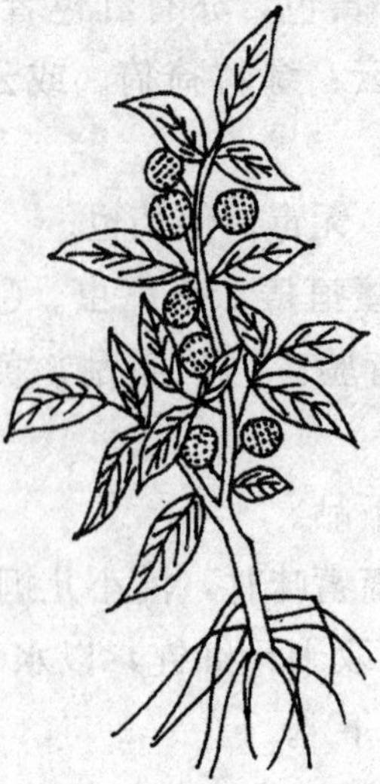

豨莶

节度使进豨莶丸方：臣有弟欣，年三十一中风，床枕五年，百医不差。有道人钟针者，因睹此患，曰：可饵豨莶丸必愈。其药多生沃壤，高三尺许，节叶相对。其叶当夏五月已来收，每去地五寸剪刈，以温水洗泥土，摘其叶及枝头，九蒸九暴，不必太燥，但取蒸为度。仍熬捣为末，丸如桐子大，空心温酒或米饮下二三十丸。服至二千丸，所患忽加，不得忧虑，是药攻之力。服至四千丸，必得复故，五千丸当复丁壮。臣依法修合，与欣服，果如其言。钟针又言：服后须吃饭三五匙压之。五月五日采者佳。奉宣付医院详录。○又知益州乖崖张咏进豨莶丸表云：臣因换龙兴观，掘得一碑，内说修养气术，并药方二件。依方差人访问采觅。其草颇异：金棱银线，素根紫荄，对节而生。蜀号火锨，茎叶颇同苍耳。谁知至贱之中，乃获殊常之效。臣自吃至百服，眼目轻明，即至千服，髭鬓乌黑，筋力较健，效验多端。臣本州有都押衙罗守一，曾因中风坠马，失音不语。臣与十服，其病立痊。又和尚智严年七十岁，忽患偏风，口眼㖞斜，时时吐涎。臣与十服，便得瘥。今合一百剂，差职员始元奏进。

马鞭草

今衡山、庐山、江淮州郡皆有之。春生苗，似狼牙及茺蔚，抽三四穗紫花，似车前穗，类鞭鞘，故名马鞭。

苗叶【气味】苦，微寒，无毒。

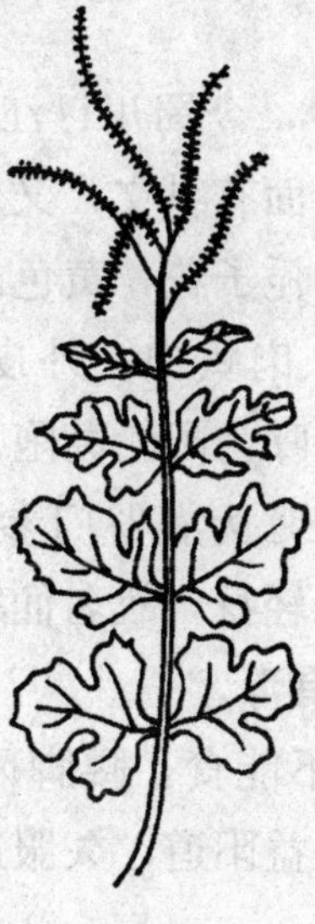

马鞭草　开细紫花作穗，叶类菊对生

【主治】下部䘌疮。〇癥瘕、血瘕、久疟[①]。破血杀虫，捣烂煎取汁，熬如饴，每空心酒服一匕。〇治妇人血气肚胀，月候不匀，通月经。治金疮，行血活血。〇捣涂痈肿及蠼螋尿疮，男子阴肿。

马鞭草，《别录》下品。七月、八月采。

《集验方》：治男子阴肿大如升，核痛，人所不能治者，捣马鞭草涂之，即消。

《千金方》：治食鱼鲙及生肉在胸膈不化必成癥瘕：捣马鞭草汁饮之一升，生姜水一盏助之，立效。[②]

仙　茅

始生西域及大庾岭，今蜀川、江湖、两浙诸州亦有之。叶青如茅而软且略阔，面有纵文，又似棕榈。至冬尽枯，春初乃生。三月有花，如栀子花，黄色。不结实。其根独茎而直，傍有短细根相附，肉黄白，外皮稍[③]粗，褐色。二月、八月采根，暴干。梵音呼为阿轮勒陁。始因西域婆罗门僧献方于唐玄宗，故今江南呼为婆罗门参，言其功补如人参也。珣曰：其叶似茅，久服轻身，故名仙茅。

【气味】辛，温，有毒。

【主治】心腹冷气不能食，腰脚风冷挛痹不能行。丈夫虚劳，老人失溺无子，益阳道，久服通神强记，助筋骨，益

① 疟：初刊本作“疮”。

② “《千金方》：治食鱼鲙……立效”：初刊本无此 37 字。

③ 稍：原本作“俱”，据初刊本改。

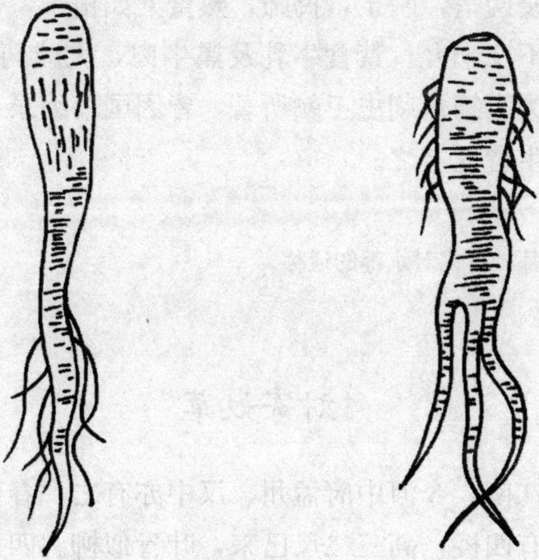

仙茅　根

肌肤，长精神，明耳目。○治一切风气，补暖腰脚，清安五脏。久服轻身，益颜色。丈夫五劳七伤，明耳目，填骨髓。○开胃消食下气，益房事不倦。

仙茅，宋《开宝》。

【修治】以竹刀刮切，糯米泔浸去赤汁，出毒后无妨损。勿犯铁器，斑人须鬓。

谨按：《续传信方》叙仙茅云：主五劳七伤，明目，益筋力，宣而复补。本西域道人所传。开元元年，婆罗门僧进此药，明皇服之有效，当时禁方不传。天宝之乱，方书流散，上都[1]不空三藏始得此方，传与李勉司徒、路嗣恭尚书、齐杭给事、张健封仆射，服之皆得力。路公久服金石无效，自得此药，其益百倍。齐给事守缙云，日少气力，风疹继作，服之遂愈。八、九月时采得，竹刀刮去黑皮，切如豆粒，米泔浸两宿，阴干，捣筛，熟蜜丸如梧子，每旦空肚酒饮，任使下二十丸。禁食牛乳及黑牛肉，大减药力也。《续传信方》为唐筠州刺史王颜所著，皆因国书编录，其方当时盛行，卫生者宜宝之。

【注】

[1] 上都：古代对京都的通称。

刘寄奴草

始生江南，今河中府孟州、汉中亦有之。春生苗，茎似艾蒿，上有四棱，高三二尺已来，叶青似柳。四月开碎小黄白花。七月结实，似稗而细。一茎上有数穗互生。根淡紫色

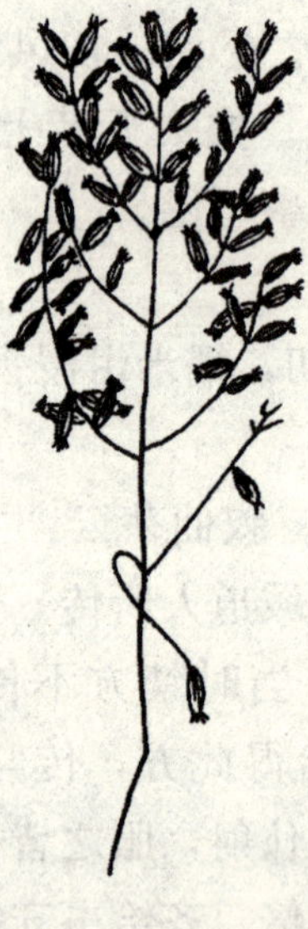

刘寄奴草　市卖干刘寄奴草形

似萵苣。六月、七月采苗及花子，通用。按李延寿《南史》云：宋高祖刘裕，小字寄奴，微时伐荻新州，遇一大蛇，射之。明日往，闻杵臼声。寻之，见童子数人，皆青衣，于榛林中捣药。问其故，答曰：我主为刘寄奴所射，今合药傅之。裕曰：神何不杀之？曰：寄奴，王者，不可杀也。裕叱之，童子皆散，乃收药而反。每遇金疮，傅之即愈。人因称此草为刘寄奴草。

【气味】苦，温，无毒。

【主治】破血下胀。多服令人痢。〇下血止痛，治产后余疾。止金疮血极效。〇心腹痛，下气，水胀血气，通妇人经脉癥结，止霍乱水泻。〇小便尿血，新者研末服。

刘寄奴草，《唐本草》。

【修治】茎叶花实并可用。酒洗净，蒸之，晒干用。

《经验方》：治汤火疮至妙。刘寄奴捣末，先以糯米浆，鸡翎扫患处[①]，后掺药末在上，并不痛，亦无痕。大凡汤着处，先用盐末搽之，护肉不坏，然后药末傅之。

《圣惠方》：治风入疮口肿痛，刘寄奴草为末，掺之即止。

骨碎补

始生江南，今淮、浙、陕西、夔路州郡亦有之。根生大木或石上，多在背阴处，引根成条。上有黄毛及短叶附之。又抽大叶成枝，叶面青绿色，有青黄点，背青白色，有赤紫点。春生叶，至冬干黄。无花实。根入药，采无时。《本草

① 患处：初刊本作“汤着处”。

拾遗》名猴姜。《日华子》名石毛姜。江西人呼为胡孙姜。象形也。唐玄宗皇帝[1]以其主伤折，补骨碎，故作此名耳。

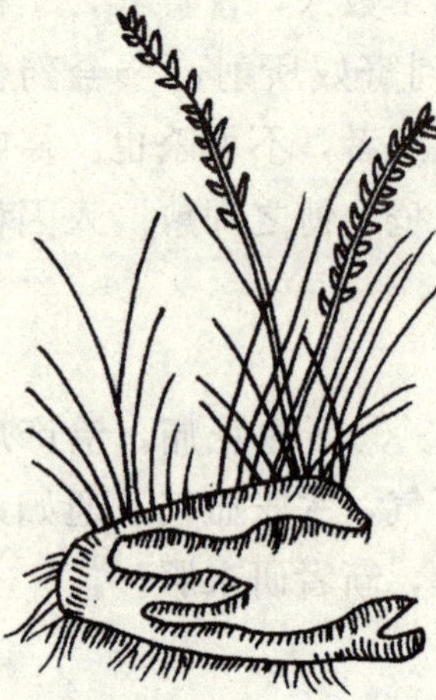

骨碎补

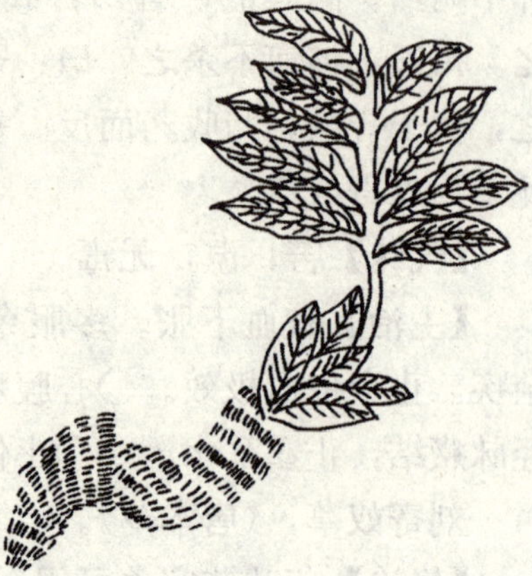

根有黄毛

【气味】苦，温，无毒。使药也。

【主治】破血止血，补伤折。〇主骨中毒气，风血疼痛，五劳六极，足手不收，上热下冷。〇恶疮蚀烂肉，杀虫。〇研末，猪肾夹煨，空心食，治耳鸣及肾虚久泄，牙疼。〇颂曰：骨碎补入妇人血气药。蜀人治闪折，筋骨伤损，取根捣筛，煮黄米粥，和裹伤处有效。

《衍义》曰：骨碎补苗不似姜，姜苗如苇梢。此物苗每一大叶，两边小叶，槎牙两相对，叶长有尖瓣。余如《经》。[2]

① 唐玄宗皇帝：初刊本作“开元皇帝”。

② “《衍义》曰：骨碎补苗不似姜……余如《经》。”：初刊本无此39字。

骨碎补，宋《开宝》。入药用根。

【修治】用铜刀刮去赤黄毛，细剉，蜜拌润，甑蒸一日，晒干用。急用只焙干，不蒸亦得也。

《灵苑方》：治虚气攻牙，齿痛，血出，牙龈痒痛，骨碎补二两，细剉，炒令黑色，杵末，依常盥漱后，揩齿根下，良久吐之[1]。

续随子

始生蜀郡，今南中多有，北土差少。苗如大戟，初生一

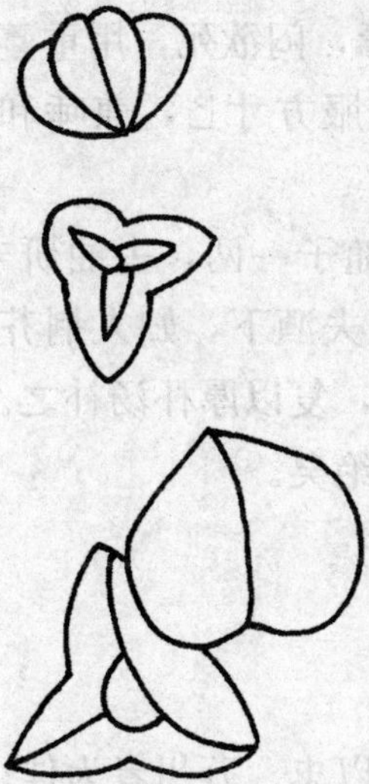

续随子　壳青　三棱

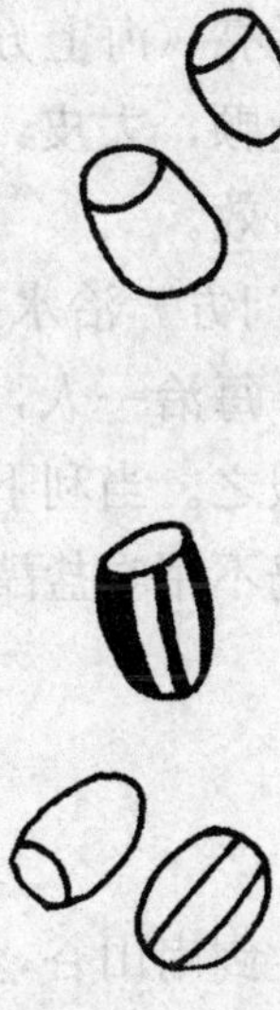

字如小豆大黄色

① 之：初刊本后有“咽下亦可”4字。

茎，茎端生叶，叶中复出数茎，相续随生实也，故名续随子。子黄有壳，人家园亭中多种以为饰。秋种冬长，春秀夏实，故又名拒冬。一名千金子。

【气味】辛，温，无毒。

【主治】妇人血结月闭，瘀血癥瘕痃癖，除蛊毒鬼疰，心腹痛冷，气胀满，利大小肠，下恶滞物。〇积聚痰饮，不下食，呕逆及腹内诸疾，研碎酒服，不过三颗，当下恶物。〇宣一切宿滞，治肺气水气，日服十粒，泻多，以酸浆水，或薄醋粥吃即止。又涂疥癣。

续随子，宋《开宝》。采无时。

【修治】去壳，以纸包压去油，取霜用。

崔元亮《海上方》：治蛇咬肿毒，闷欲死，用重薹六分，续随子七颗，去皮，二物为末，酒服方寸匕，兼唾和少许，傅咬处，效。

《斗门方》治水鼓腹大：川续随子一两，去油研末，分作七服。每治一人，只用一服。丈夫酒下，妇人荆芥汤下。凡五更服之。当利下水，至晚自止，复以厚朴汤补之。频吃益善。仍不用吃盐醋一百日，病自绝矣。[1]

山豆根

始生剑南山谷，今广西亦有，以忠、万州者为佳。苗蔓如豆，叶青，经冬不凋。八月采根。因蔓如豆，故名山豆根。

---

① “《斗门方》治水鼓腹大：……病自绝矣。”：初刊本无此 77 字。

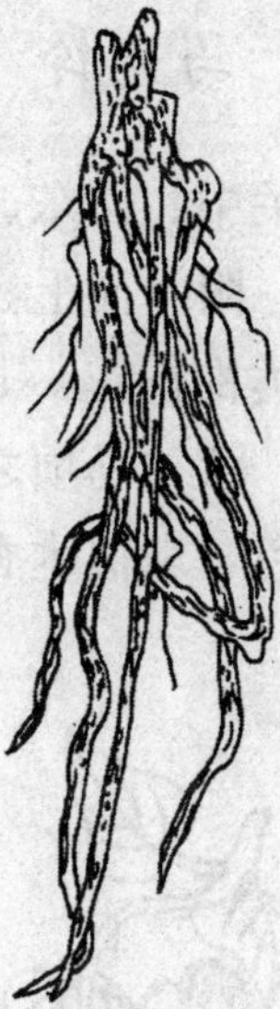

山豆根　味苦　色苍

【气味】苦，寒，无毒。《本经》云味甘，误矣！

【主治】解诸药毒，止痛，消疮肿毒，发热咳嗽。人及马急黄，杀小虫。含之咽汁，解咽喉肿毒极妙。○研末汤服五分，治腹胀喘满。酒服三钱，治女人血气腹胀。又下寸白诸虫。丸服，止下痢；磨汁服，止卒患热厥心腹痛，五种痔痛。研末汁涂诸热肿，秃疮，蛇、狗、蜘蛛伤。

山豆根，宋《开宝》。八月采根。

《备急方》：治疥癣虫疮，山豆根末，腊猪油调涂。

马兜铃

始生古堤城旁，今关中、河东、河北、江淮、夔、浙州郡皆有之。春生苗作蔓，附木而上。叶如山蓣叶而厚大，背白。六月开黄紫花，颇类枸杞花。七月结实如大枣，作四五瓣。叶脱时，其实尚垂，状如马项之铃，故得名也。其根名独行根，大如指，黄白色，微似木香，故《唐本草》名土青木香，俗呼青木香。

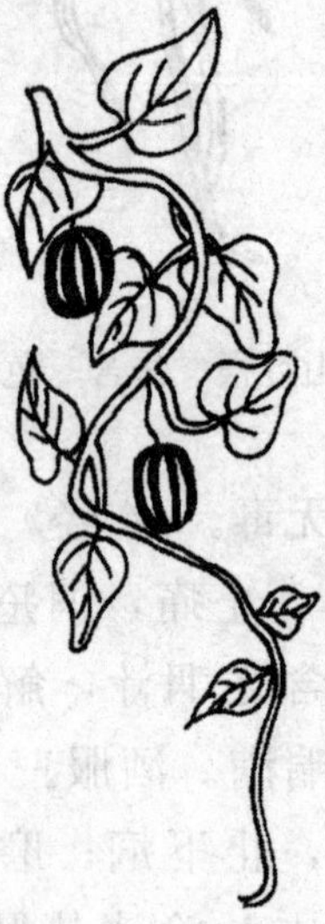

马兜铃　根名青木香

马兜铃【气味】苦，寒，无毒。

【主治】肺热咳嗽，痰结喘促，血痔瘘疮。〇肺气上急，坐息不得，咳逆连连不止。〇清肺气，补肺，去肺中湿热。

根名青木香。【气味】辛、苦，冷，有毒。

【主治】鬼疰积聚，诸毒热肿，蛇毒，水磨为泥，封之，日三四次，立瘥。水煮一二两，取汁服，吐蛊毒。又捣末水调，涂丁肿，大效[①]。〇利大肠，治头风瘙痒，秃疮。〇多服令人吐痢不止。

马兜铃，宋《开宝》。

【修治】马兜铃，开去革膜，只取净子，焙用。

杲曰：味厚气薄，阴中微阳，入手太阴经。

《摘玄方》：治一切心痛，不拘大小男女，大马兜铃一个，灯上烧存性，为末，温酒服，立效。

《圣惠方》：治中草蛊毒。此术在西凉之西及岭南，人中此毒、入咽欲死者，用马兜铃苗一两，为末，温水调服一钱，即消。

《袖珍方》：治恶蛇咬，青木香半两，煎汤饮之。

《外台秘要》：治蛇虫食饮中得之，咽中如有物咽不下、吐不出，心内闷热，服兜铃即吐出。又服麝香一钱匕，即吐蛊毒[②]。

鹤 虱

始生西戎，今江淮、衡湘间皆有之。春生苗，叶皱似紫苏，大而尖长，不光，茎高二尺许，七月生黄白花似菊，八月结实，子极尖细。干即黄黑色，采无时。形类鹤虱，故名。

---

① 效：初刊本后有“治血气”3字。

② “《外台秘要》：治蛇虫食饮中得之……即吐蛊毒”：初刊本无此44字。

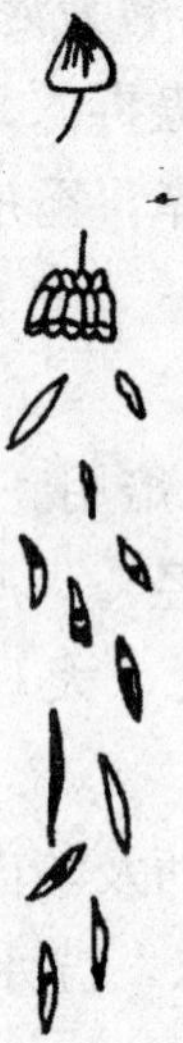

鹤虱

【气味】苦，平，有小毒。《日华子》云：凉，无毒。

【主治】蛔蛲虫，用之为散，以肥肉臛汁，服方寸匕，亦丸散中用。〇杀五藏虫，止疟，及傅恶疮。〇治虫咬，心痛。

鹤虱，《别录》下品。撮数百粒置掌中，势如动者真①。

《千金方》：治虫咬，心痛：鹤虱一两为末，空心温醋下，虫当出。

《古今录验》：疗蛔咬心痛：取鹤虱十两捣筛，蜜和丸如梧子。空心以蜜汤吞四十丸，日增至五十丸。忌酒肉。

韦云患心痛十年不瘥，于杂方内见，合服便愈。李绛《兵部手集方》[1]：治小儿蛔虫啮心腹痛，亦单用鹤虱细研，以肥猪肉汁下。五岁一服二分，虫出便止。余以意增减。②

【注】

[1] 李绛《兵部手集方》：李绛，唐代官吏，字深之，赞皇（今属河北）人。平生好医，撰《兵部手集方》三卷。

---

① 真：初刊本后有“心痛，鹤虱为末，以淡醋和半匕，服之立差”16字。

② “《千金方》：治虫咬……余以意增减。”：初刊本无此123字。

白附子

原出高丽，今出凉州以西，生砂碛下湿地。独茎似鼠尾草，叶细，周匝生于穗间。三月采根。色白，苗与附子相似，故名白附子。

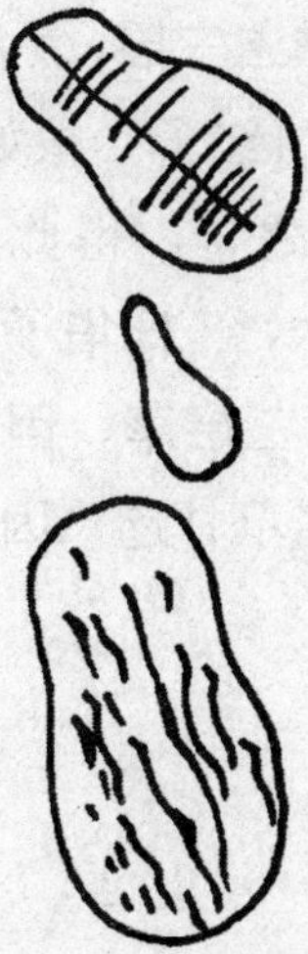

白附子　根形

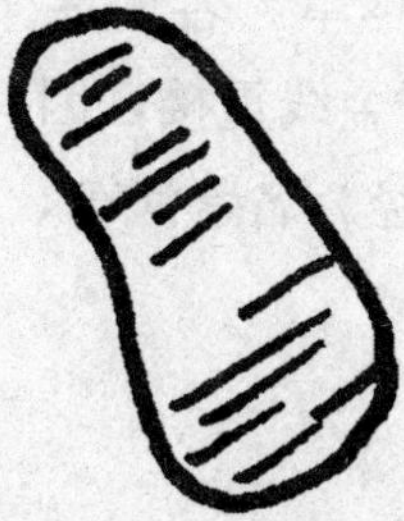

色白

【气味】辛、甘，大温，有小毒。

【主治】心痛血痹，面上百病，行药势。〇中风失音，一切冷气，面皯瘢疵。〇诸风冷气，足弱无力，疥癣风疮，阴下湿痒。头面痕，入面脂用。〇补肝风虚。治风痰。

白附子，《别录》下品。藏灰中，色白①不蛀。

阳明经药。入药炮用。出新罗者佳。

《简便方》：治赤白汗斑，白附子、硫黄等分为末，姜汁

① 色白：初刊本作“虫”。

调稀，茄蒂蘸擦，日数次。

蚤休

始生山阳川谷及冤句，今河中、河阳、华、凤、文州及江淮间亦有之。苗叶似王孙、鬼臼等，作二三层。六月间开黄紫花，蕊赤黄色，上有金丝垂下。秋结红子。根如紫参，皮黄肉白。四、五月采根，日干。虫蛇之毒，得此治之即休，故《本经》名蚤休，《别录》名蚩休，《日华子》名螫休。《唐本草》名重薹。《本草纲目》名三层草，因其叶状也。今呼金线重楼，因其花状也。南人名草甘遂，因其根状也。《图经》名紫河车，因其功用也。

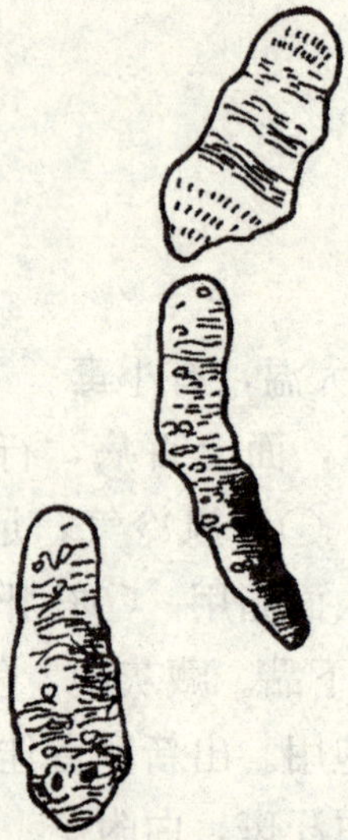

蚤休　根形　皮黄肉白

【气味】苦，微寒，有毒。

【主治】惊痫，摇头弄舌，热气在腹中。〇癫疾，痈疮阴蚀，下三虫，去蛇毒。〇生食一升，利水。〇治胎风，手足搐，能吐泄瘰疬。〇去疟疾寒热。

蚤休，《本经》下品。洗切，焙用。

足厥阴药也。伏雄黄、丹砂、蓬砂及盐。

《集验方》：治中鼠莽毒，蚤休磨水服即愈。

胡芦巴

今出广州，或云种出海南诸番，盖其国芦菔子也。舶客将种岭外，亦生，然不及番中来者真好。春生苗，夏结子、作荚，至秋采。一名苦豆。

【气味】苦，大温，无毒。

【主治】元脏虚冷气。得附子、硫黄，治肾虚冷，腹胁胀满，面色青黑。得茠香子、桃仁，治膀胱气甚效。〇治冷气疝瘕，寒湿脚气。益右肾，暖丹田。乃命门之药也。

胡芦巴，宋《嘉祐》。色紫者真，色绿者酒豆子也。

【修治】水淘净，以酒浸一宿，晒干蒸熟，或炒过任用。

《直指方》：治小肠气痛，胡芦巴炒，研末，每服二钱，茴香酒下。

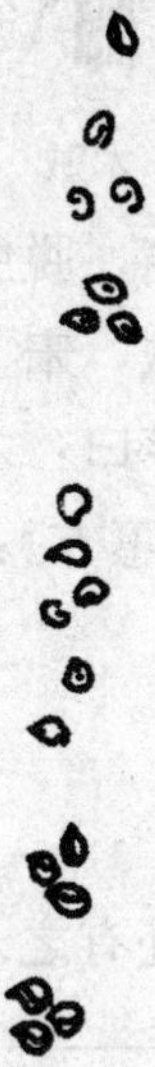
胡芦巴

木　贼

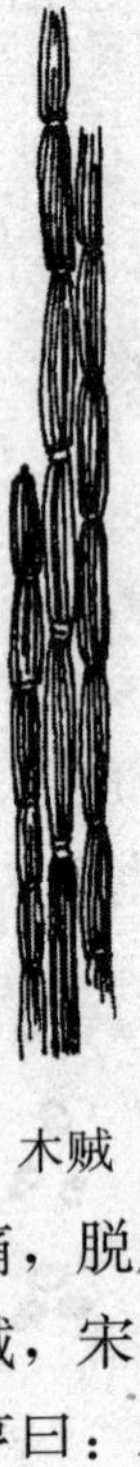

木贼

出秦、陇、华、成诸郡近水地。苗长尺许，丛生，每根一干，无花叶，寸寸有节，色青，凌冬不凋。四月采之。作木器用之磨光，能去木屑，故名木贼。

【气味】甘、平①，微苦，无毒。

【主治】目疾，退翳膜，消积块，益肝胆，明目。疗肠风，止痢，及妇人月水不断。得牛角腮、麝香，治休息痢历久不瘥。得禹余粮、当归、芎䓖，疗崩中赤白。得槐蛾②、桑耳，肠风下血服之效。又与槐子、枳实相宜，主痔疾出血。〇解肌，止泪，去风湿疝痛，脱肛。

木贼，宋《嘉祐》。

震亨曰：木贼，去节烘，发汗至易，本草不曾言及。

《圣惠方》：治舌硬出血，木贼煎水漱之即止。

谷精草

处处有之。春生于谷田中，是谷田余气所生，故曰谷精

① 平：初刊本无此字。

② 蛾：原本、初刊本均作“鹅”，据上下文义改。

草。叶、茎俱青，根、花俱白色。二月、三月内采花用。一名戴星草，花白而小圆，似星，故以名尔。

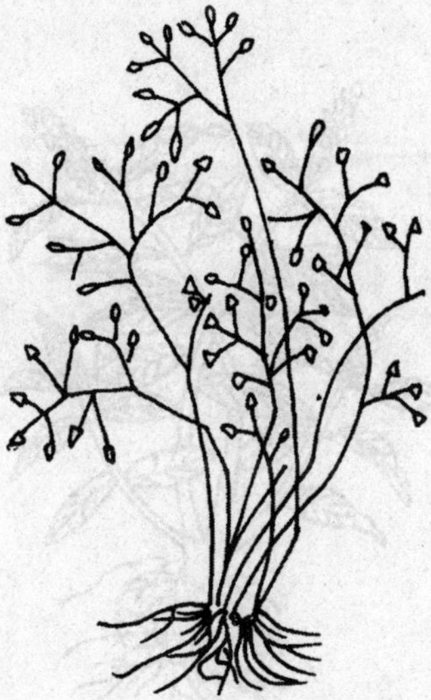

谷精草

【气味】辛，温，无毒。

【主治】喉痹，齿风痛，及诸疮疥。〇头风痛，目盲翳膜，痘后生翳，止血。〇蚀马，虫颡毛焦等病。

谷精草，宋《开宝》。

明目方：治目中翳膜，谷精草、防风等分为末，米饮服之，甚效。

夏枯草

始生蜀郡川谷，今河东、淮浙州郡亦有之。冬至后生，叶似旋覆。三月、四月开花作穗，紫白色，似丹参花。四月采。震亨曰：此草夏至后即枯，盖禀纯阳之气，得阴气即枯，故名夏枯草。

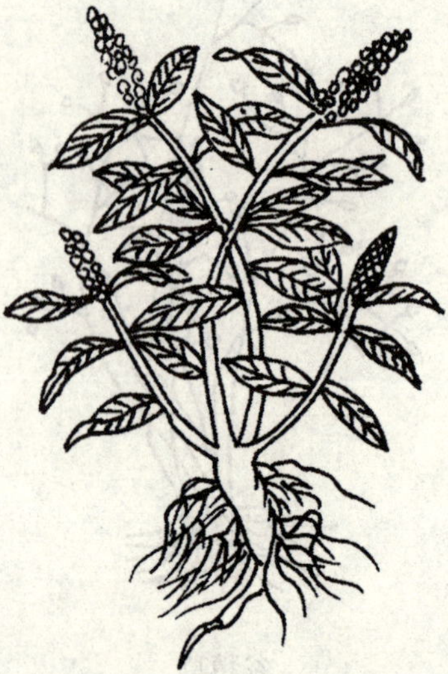

夏枯草

【气味】苦、辛，寒，无毒。

【主治】寒热瘰疬，鼠瘘头疮，破癥，散瘿结气，脚肿湿痹，轻身。

夏枯草，《本经》下品。四月收采。

《卫生简易方》：治扑伤金疮，夏枯草口嚼烂，署上即愈。

《简要济众》：治肝虚目睛痛，冷泪不止，羞明怕日：夏枯草半两，香附一两，共为末。每一钱，不拘时，腊茶调下。[①]

鸭跖草

始生江东、淮南平地，今处处有之。叶如竹，故一名淡竹叶。一名碧竹子，高一二尺，花深碧，好为色，有角如乌嘴，北人呼为鸡舌草，亦呼为青蜂儿。

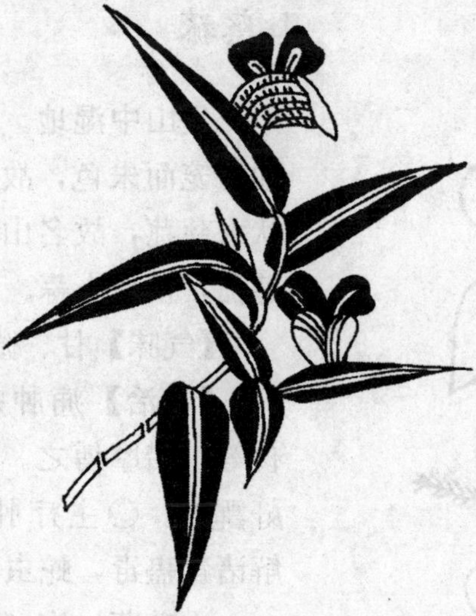

鸭跖草　碧蝉儿蓝花　茎有节绿叶，子大如小豆

【气味】苦、大寒，无毒。

【主治】寒热瘴疟，痰饮，疔肿，肉癥涩滞，小儿丹毒，

① "《简要济众》……茶调下"：初刊本无此40字。

发热狂痫，大腹痞满，身面气肿，热痢①。和赤小豆煮，下水气湿痹，利小便，消喉痹。

鸭跖草，宋《嘉祐》。花如蛾形。取汁作画，彩羊皮灯色，青碧可爱。

《袖珍方》：治喉痹肿痛，鸭跖草汁点之。

危亦林《得效方》：治五痔肿痛，采取碧蝉儿花，挼软，纳于患处，即瘥。

山慈菰

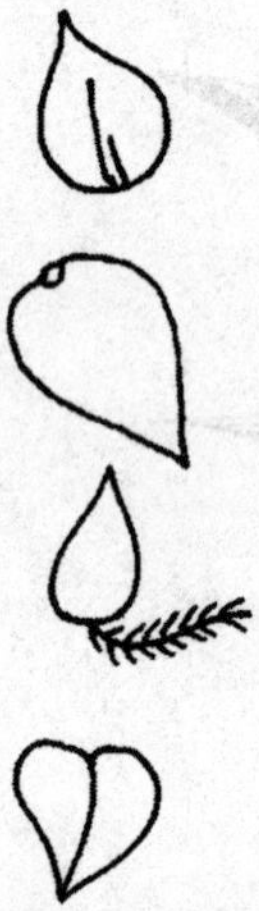

山慈菇　类独蒜头

生山中湿地。叶如韭，花状如灯笼而朱色，故一名金灯。根状水慈菰，故名山慈菰。又有团慈菰，根似小蒜。②

【气味】甘、微辛，有小毒。

【主治】痈肿疮瘘，瘰疬结核等，醋摩傅之。亦剥人面，除皯䵟[1]。○主疗肿，攻毒破皮，解诸毒蛊毒，蛇虫、狂犬伤。

山慈菰，宋《嘉祐》。色白，有毛壳包裹，用之去毛壳。

《普济方》：治粉滓面皯，山慈菰捣为膏，夜涂旦洗。

① “发热狂痫……热痢”：初刊本无此 14 字。

② 又有团慈菰，根似小蒜：初刊本无此 9 字。

【注】

[1] 黰（yíng，音蝇）：面上的黑斑。

灯心草

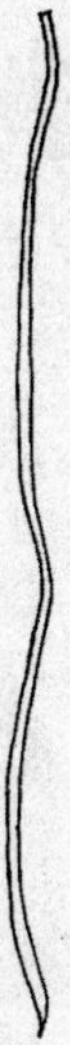

灯心草

生东南泽地。从生，茎圆细而长直。穰可燃灯，故名灯心草，俗呼灯草。

【气味】甘，寒，无毒。

【主治】五淋，生煮服之。〇泻肺，治阴窍涩不利。行水，除水肿癃闭。〇治急喉痹，烧灰吹之，甚捷。〇降心火，止血，通气散肿，止渴。

灯心，宋《开宝》。

宗奭曰：陕西亦有之。蒸熟待干，折取中心白穰燃灯者，是谓熟草。又有不熟者，但生干剥取，为生草。入药宜用生草。

《屡经效验方[①]》：治小儿夜啼，用灯心烧灰，涂乳上与吃。

《胜金方》：治破伤多月：灯心草烂嚼和唾贴之，用帛裹血立止。治小儿虫蚁入耳挑不出者：以灯心浸油钓出虫。[②]

① 屡经效验方：初刊本作“经验方”。

② “《胜金方》：治破伤多月……以灯心浸油钓出虫。”：初刊本无此 42 字。

水蓼

生下湿地[1]水傍。茎赤，其叶大于家蓼，故名水蓼。俗呼蓼子草。

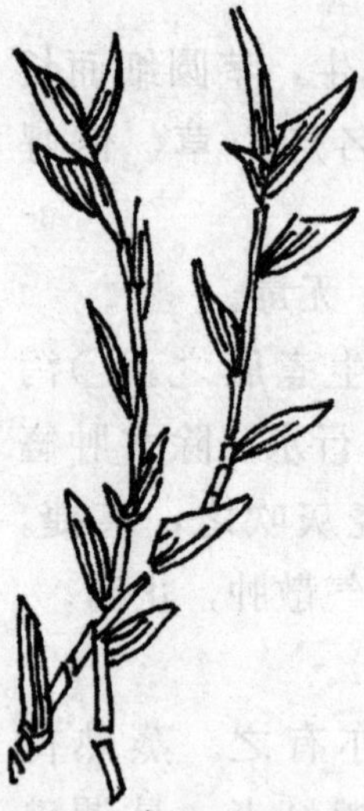

水蓼

【气味】辛，冷，无毒。

【主治】蛇毒，捣傅之。绞汁服，止蛇毒入心闷。水煮渍，捋脚，消气肿。治脚痛成疮，先剉水蓼，煮汤，令温热得所，频频淋洗之，疮干自安。

水蓼，《唐本草》。大概与水荭相似，叶稍狭耳[2]。

① 地：原本、初刊本均脱，据上下文义补。

② 耳：初刊本后有“今造酒取以水浸汁，和面作曲，假其辛味”16字。

海金沙

始出黔中郡。生作小株，高一二尺，七月收其全科，于日中暴之，令小干，以纸衬承，以杖击之，有细沙落纸上，旋收之。且暴且击，以沙尽为度。因色黄如海底细沙，故名海金沙。

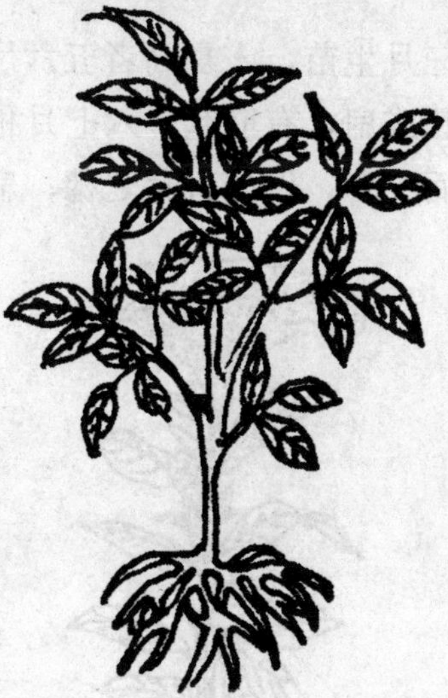

海金沙

【气味】甘，寒，无毒。

【主治】通利小肠。得栀子、马牙硝、蓬沙，共疗伤寒热狂，○治湿热肿满，小便热淋、膏淋、血淋、石淋、茎痛。解热毒气。

海金沙，宋《嘉祐》。

治热淋急痛：海金沙草阴干，为末，煎生甘草汤调服二钱，大效。

其粒细如黄沙。今市家往往以葶苈子充之，用者宜辨认得真。

鸡　冠

处处有之。三月生苗，入夏高者五六尺，矮者数寸。其叶青柔，其茎或圆或扁，有筋起。六七月稍间开花，有红白二种。其穗圆长而尖者，俨如青葙之穗；扁舒而平者，俨如

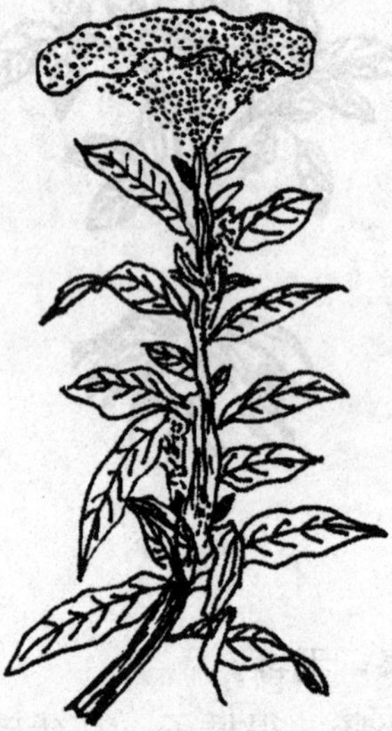

鸡冠　叶经霜则红

雄鸡之冠。秋深其色愈佳[①]。子在穗中，黑细光滑。因花状命名也。

花【气味】甘，凉，无毒。

【主治】痔漏下血，赤白下痢，分赤白用。崩中带下。

子【气味】甘，凉，无毒。

【主治】肠风泻血，赤白痢，崩中带下。入药炒用。

苗【气味】甘，凉，无毒。

【主治】疮痔及血病。

鸡冠，宋《嘉祐》。

《孙氏集验方》：治妇人白带，白鸡冠花晒干为末，空心酒调服三钱；赤带用红鸡冠花。

锁　阳

出肃州。按陶九成《辍耕录》云：锁阳生鞑靼田地，野马或与蛟龙遗精入地，久之发起如笋[②]，上丰下俭，鳞甲栉比，筋脉连络，绝类男阳，即肉苁蓉之类。或谓里之淫妇，就而合之。一得阴气，勃然怒长。

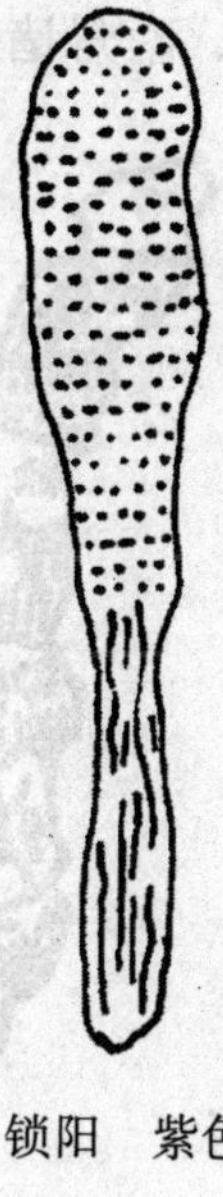

锁阳　紫色

① “秋深其色愈佳”：初刊本无此6字。

② 笋：原本作“殆”，据初刊本及《本草纲目》卷十二锁阳条改。

土人掘取，洗涤去皮，薄切晒干，以充药货，功力百倍于苁蓉。李时珍曰：此自有种类，如肉苁蓉、列当。亦未必尽是遗精所生也。

【气味】甘，温，无毒。

【主治】大补阴气，益精血，利大便，虚人大便燥结者啖之，可代苁蓉，煮粥弥佳。不燥结者勿用。○润燥养筋，治痿弱。

锁阳，《补遗》。

三　七

生广西、南丹诸州番峒深山中。采根暴干，黄黑色，如

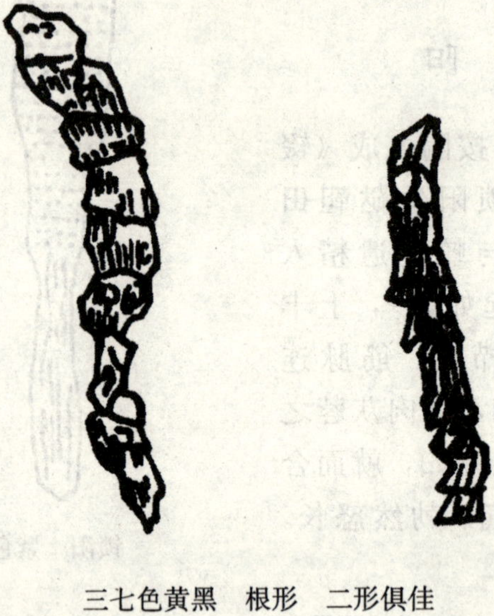

三七色黄黑　根形　二形俱佳

老干地黄，有节。彼人言其叶左三右四，故名三七。盖恐不然。原名山漆，谓其合金疮，如漆粘物也。三七者，俗称耳。

【气味】甘、微苦，温，无毒。

【主治】止血散血，定痛，金刃箭伤，跌扑杖疮，血出不止者，嚼烂涂，或为末掺之，血即止。亦治吐血、衄血、下血、血痢、崩中、经水不止，产后恶血不下，血运血痛，赤目痈肿，虎咬蛇伤诸病。

三七类竹节参，味甘而苦，亦似参味，但色不同。参色黄白，而三七色黄黑。

山漆，新增。

市多以定风草充之，但色白、体轻、味薄为异。或云试法：以末掺猪血中，血化为水者乃真正三七也。

近传一种草，春生苗，夏高二三尺，叶似菊艾而劲厚，有歧尖，茎有赤棱，夏秋开黄花，蕊如金丝，盘纽可爱。花干则絮如苦荬絮。根、叶味甘，治金疮折伤出血，及上下血病甚效。云是三七，而根如牛蒡，与南中来者不类。恐是刘寄奴之属，甚易繁衍。〇治血痢，三七三钱，研末，米泔水调服，即愈。

甘松香

今黔、蜀州郡及辽州亦有之。丛生山野，叶细如茅草，根极繁密。八月采根。始产川西松州，其味甘而香，故名甘松香。

【气味】甘，温，无毒。

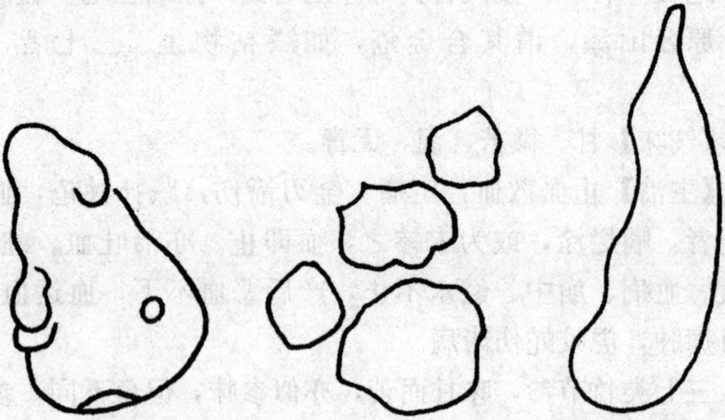

【主治】恶气，卒心腹痛满，下气。○黑皮䵟䵳，风泔齿䘌，野鸡痔。得白芷、附子良。○理元气，去气郁。○脚气膝浮，煎汤洗。

甘松香，宋《开宝》。

《奇效方》：治劳瘵熏法：甘松六两，玄参一斤，为末，每日焚之。

藿　香

按《广志》云：出海边国。茎如都梁，叶似水苏，可着衣服中。颂曰：岭南多有之，人家亦多种。二月生苗，茎梗甚密，作丛。叶似桑而小薄。五、六月采，日干乃芬香。《本草[1]纲目》云：豆叶曰藿。此叶似之，故名藿香。

---

① 草：原本作“叶”，据初刊本改。

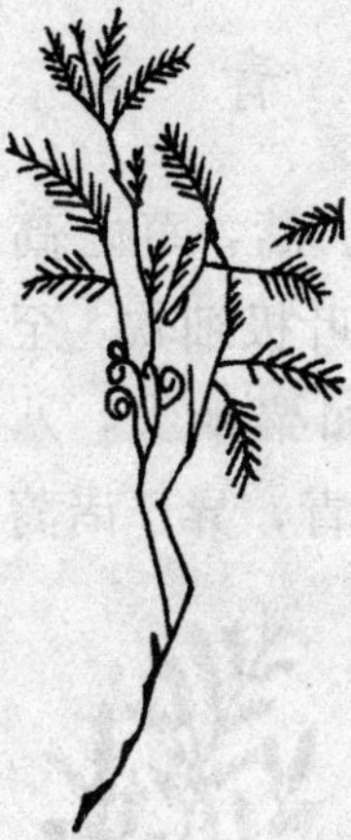

藿香　茎微方　气甚芬香

【气味】辛、微温，无毒。

【主治】风水毒肿，去恶气，止霍乱心腹痛。〇脾胃吐逆为要药。〇助胃气，开胃口，进饮食。〇温中快气，肺虚有寒。上焦[1]壅热，饮酒口臭，煎药漱之。

藿香，《别录》木部上品，今移草部。六月、七月采。

藿香圆茎，叶颇类茄叶而小，亦像豆叶。古人惟用其叶，不用枝梗。今人并枝梗用之，因叶多伪故耳。

杲曰：可升可降，阳也，入手足太阴经。

《百一选方》：治霍乱吐泻垂死者，服之回生，用藿香叶、广陈皮各五钱，水二钟，煎一钟，温服。

① 焦：原本、初刊本均脱，据《本草纲目》卷十四“藿香”条补。

青蒿

《本经》原名草蒿。蒿，草之高者也。始生华阴川泽，今处处有之。春生苗，叶极细软。至夏高四五尺，秋后开细淡黄花，花下便结子如粟米大，八、九月采根、茎、子、叶，并入药用。此蒿独青，异于诸蒿，故名青蒿。

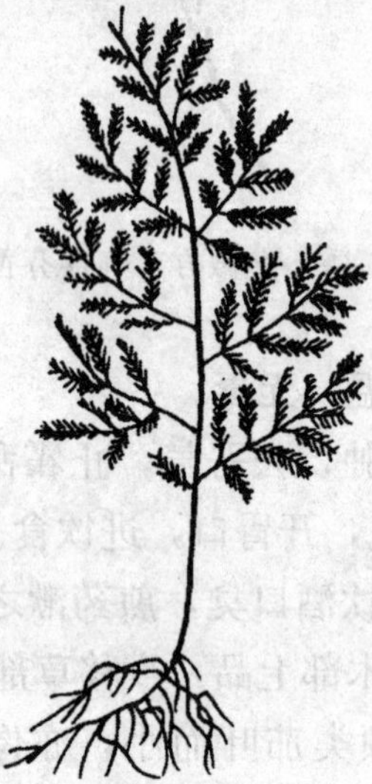

青蒿　叶似茵陈，面背俱青

【气味】苦，寒，无毒。

【主治】疥瘙痂痒恶疮，杀虱。治留热在骨节间，明目，鬼气尸疰伏留。妇人血气腹内满及冷热久痢。秋冬用子，春夏用苗，并捣汁服。亦暴干为末，小便入酒和服。〇补中益气，轻身，补劳，驻颜色，长毛发令黑，不老，兼去蒜发[1]。杀风毒，心痛，热黄，生捣汁服，并贴之。◎治疟疾寒热。◎生捣傅金疮，止血止疼良。◎烧灰隔纸淋汁，和石灰煎，治恶疮瘜肉黡瘢。

雷公云：凡使，惟中为妙，到膝即仰，到腰即俯。使子勿使叶，使根勿使茎，四件若同使，翻然成痼疾。采得叶用，七岁儿七个，溺浸七日七夜，漉出晒干。

青蒿，《本经》下品。

青蒿　伏硫黄。

《百一方》：治蜂叮人，嚼青蒿傅患处，即差。

【注】

[1] 蒜发：壮年人的花白头发。

蜀　葵

处处人家植之。春初种子，冬月宿根亦自生苗。叶似葵菜而大，亦似丝瓜叶，有歧叉，嫩时亦可茹。过小满后长茎，高五六尺。花似木槿而大，有深红、浅红、紫黑、白色，单瓣、千层之异，惟红、白二色入药。其实大如指头，皮薄而扁，内仁如马兜铃仁及芜荑仁，轻虚易种。其秸剥皮可绩布作绳。按《尔雅翼》云：葵者，揆也。葵叶倾日，不

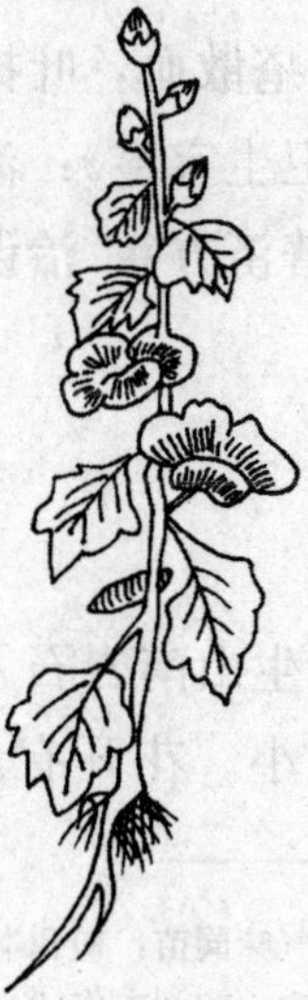

蜀葵

使照其根，乃智以揆之也。种出于蜀，故名蜀葵。

花【气味】甘，冷，无毒。

【主治】赤者治赤带、血痢、血燥。白者治白带、白痢、气燥。

苗【气味】甘、微寒，滑，无毒。

【主治】除客热，利肠胃。煮食治丹石发热，大人小儿热毒下痢；捣烂涂火疮；烧研傅金疮。

根茎气味同苗[①]。

【主治】客热，利小便，散脓血恶汁。

子【气味】甘，冷，无毒。

【主治】淋涩，通小肠，催生[②]落胎。疗水肿，治一切疮疥并瘢疵赤靥。

蜀葵，宋《嘉祐》。根主客热通便，子能催生落胎[③]，茎理恶疮散血，叶捣烂贴金疮。

《卫生宝鉴》：治小便淋痛，葵花根水煎，服之效。

《普济方》：治误吞铜钱，葵花十朵，水煎服[④]。

地 丁

始生山南岩石及高冈上，今处处有之。苗覆地，春生。叶青、小。花开有紫、白二种。根直如钉，入药宜用紫花

---

① 气味同苗：初刊本无此4字。

② 生：初刊本作“心”。

③ 子能催生落胎：初刊本无此6字。

④ 十朵，水煎服：初刊本作“煮汁服之”。

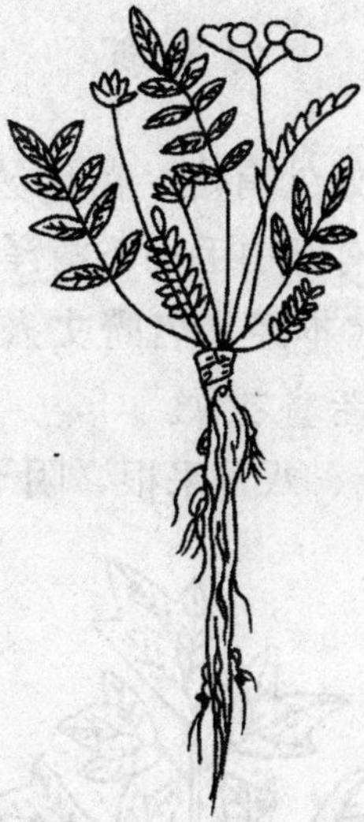

紫花地丁　根紫色

者，故俗每呼为紫花地丁。

【气味】苦、辛，寒，无毒。

【主治】一切痈疽发背，疔肿瘰疬，无名肿毒，恶疮。

紫花地丁新增。二月采。

《乾坤秘韫》：治黄疸内热，地丁为末，酒服三钱。

《集效方》：治痈疽发背，无名肿毒[①]。紫花地丁三伏时收，以白面和成，盐、醋浸一宿，贴之。昔有一尼患发背，梦得此方，数日而痊愈。

① 肿毒：初刊本作“诸肿”。

白头翁

生嵩山山谷，今处处有之。苗作丛，状如白微而柔细，稍长。叶生茎端，上有细白毛而不滑泽。近根有白茸，正似白头老翁，故名焉。《本经》名野丈人，名胡王使者。《别录》名奈何草。皆状老翁之意。

《本经》下品。七、八月采根，阴干。

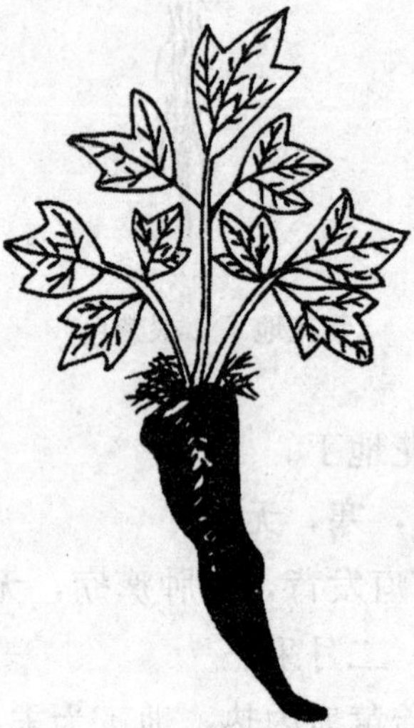

白头翁　根紫色近根有白茸

【气味】苦，温，无毒。使药也。

豚实为之使。得酒良。

【主治】温疟狂易寒热，癥瘕积聚瘿气，逐血止腹痛，疗金疮。鼻衄。止毒痢、赤痢。腹痛，齿痛，百节骨痛，项下瘤疬。一切风气，暖腰膝，明目消赘。

凤　仙

人家多种之，极易生。二月下子，五月可再种。苗高二三尺，茎大如指，中空而脆，有红白二色。叶长而尖，似桃叶而有锯齿。丫间开花，头、翅、尾、足俱具，翘然如凤之形，故名凤仙。又一名金凤花。有红白紫碧数色，自夏初至秋尽，其花开谢相续不断。结实大如樱桃，尖锐，色如毛桃，故一名小桃红。生青熟黄，犯之即裂，故一名急性子。子似莱菔子而小，褐色。妇女采其花及茎叶包染指甲，每呼为指甲草。

子【气味】微苦，温，有小毒。

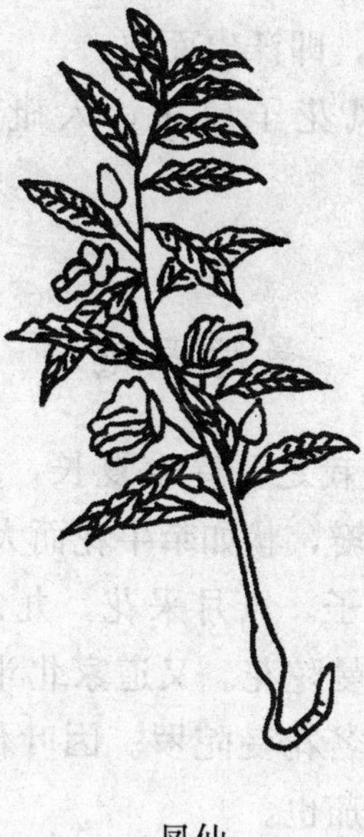

凤仙

【主治】产难，积块噎膈，下骨鲠，透骨通窍。

花【气味】甘、滑，温，无毒。

【主治】蛇伤，擂酒服即解。又治腰胁引痛不可忍者，研饼，晒干为末，空心每服三钱，活血消积。

根叶【气味】苦、甘、辛，有小毒。

【主治】鸡、鱼骨鲠，误吞铜钱，杖扑肿痛，散血通经，软坚透骨。

凤仙，新增。

子性急速，故能透骨软坚。庖人烹鱼肉硬者，投数粒即易烂，是其验也。缘其透骨，最能损齿，与玉簪根同。凡服者，不可着齿。多用戟人咽。

《卫生易简方》：治马患诸病，白凤仙花连根叶熬膏，遇马有病，抹眼四角上，即汗出而愈。

《摘玄方》：金凤花子研末，入砒少许，点疼牙根，取之。

曼陀罗花

生北土，人家亦栽之。春生夏长，绿茎碧叶，高二三尺。八月开白花，六瓣，状如牵牛花而大，朝开夜合。结实圆而有丁拐，中有小子。八月采花，九月采实。《法华经》言：佛说法时，天雨曼陀花。又道家北斗有陀罗星使者，手执此花，故后人因以名花曼陀罗。因叶似茄，一名风茄儿，一名山茄子，一名胡茄也。

花、子【气味】辛，温，有毒。

【主治】诸风及寒湿脚气，煎汤洗之。又主惊痫及脱肛。

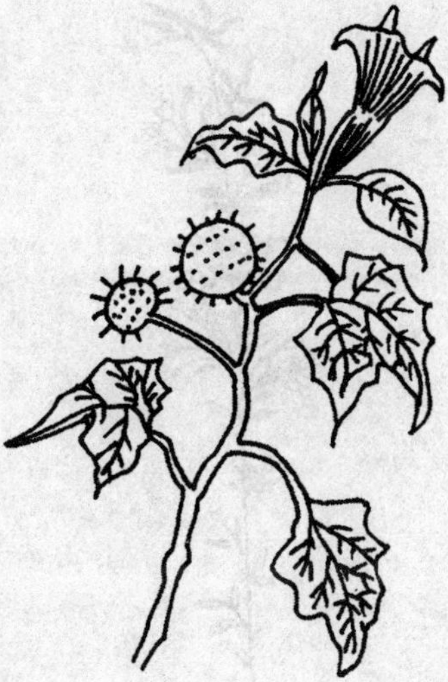

曼陀罗花

并入麻药。

曼陀罗花，新增。

花白子紫色，类茄子。

李时珍曰：相传此花笑采酿酒饮，令人笑；舞采酿酒，令人舞。予常试之，饮须半酣，更令一人或笑或舞引之，乃验也。八月采曼陀罗花，七月采火麻子花，阴干，等分为末，热酒调服三钱，少顷昏昏如醉，割疮炙火，宜先服此，则不觉苦也。

芫花

始生淮源川谷，今处处有之。苗高二三尺，叶似白前及柳叶，根皮黄似桑根，正月二月花发紫碧色，亦有白色者。

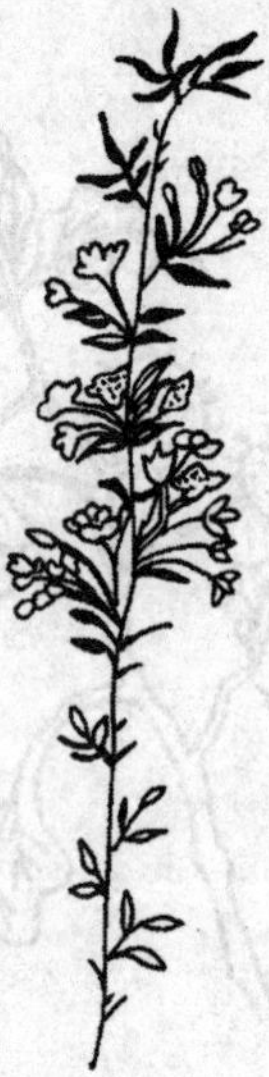

芫花

叶未生时收采，日干。《别录》名杜芫[①]。《山海经》云：首山其草多芫，是也。

【气味】辛，温，有小毒。

【主治】咳逆上气，喉间[②]鸣喘，咽肿短气，蛊毒鬼疟，疝瘕痈肿，杀虫鱼。〇消胸中痰水，喜唾，水肿，五水在皮肤、五脏及腰痛，下寒，毒肉毒根。疗疥疮。可用毒鱼。〇治心腹胀满，寒痰涕唾，去水气，通利血脉。治恶疮风痹湿。一切毒风，四肢挛急，不能行步。〇疗咳逆，瘴疟。治水饮痰澼，胁下痛。〇多服令人泄。

① 芫：初刊本后有“吴普名赤芫”5字。
② 间：初刊本无此字。

芫花，木部下品，今移此。

【修治】留数年、陈久者良。用当微炒，或以醋，不可近日。

决明为之使，反甘草。

《集效方》：治白秃疮：芫花为末，猪脂和傅之。

覆盆子

长条，四、五月红熟。秦州甚多，永兴、华州亦有。山中人及时采取。其味酸甘，外如荔枝、樱桃许大，软红可爱。失采则就枝生蛆。益肾，藏小便，服之当覆溺器，故名覆盆子。

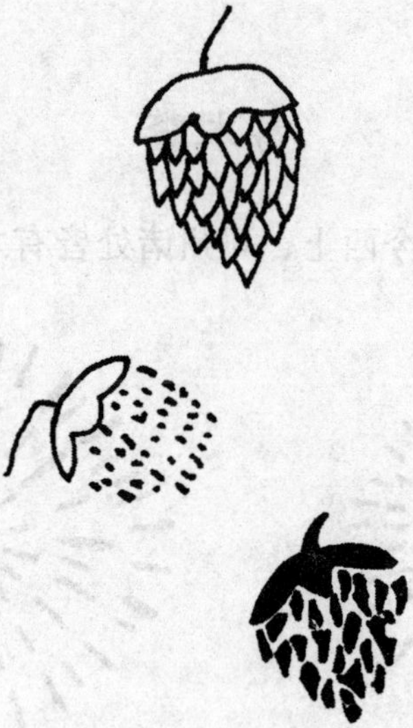

覆盆子　青黄色有鳞甲

【气味】甘，平，无毒。臣药也。

【主治】益气轻身，令发不白。〇补虚续绝，强阴健阳，悦泽肌肤，安和五脏，温中益力。疗劳损风虚，补肝明目。并宜捣筛，每旦水服三钱。〇男子肾精虚绝，阴痿能令坚长。女子食之有子。〇食之令人好颜色，榨汁涂发不白。〇益肾脏，缩小便，取汁同少蜜煎药为稀膏，点服。治肺气虚寒。

覆盆子，《别录》上品。自果部移入此。五月采之，烈日暴干，不尔易烂。

【修治】去蒂取子，以酒拌蒸之，晒干用。

《集简方》：治阳事不起，覆盆子酒浸，焙研为末，每旦酒服三钱良。

番木鳖

始生回回国，今西土、邛州诸处皆有之。蔓生，夏开黄

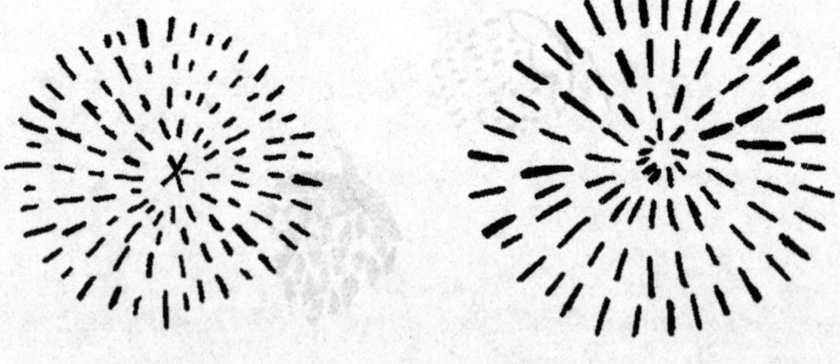

番木鳖

花，七、八月结实如栝楼，生青熟赤，亦如木鳖。其核圆，小于木鳖而色白。味苦，故一名苦实。状如马之连钱，故一名马钱子。

【气味】苦，寒，无毒。

【主治】伤寒热病，咽喉痹痛，消痞块，并含之，咽汁；或磨水噙咽。

番木鳖，新增。能毒狗及鼠[1]，亦杀飞禽，今人多用毒乌鸦[2]。

毒鼠方用番木鳖细切捣烂与食，鼠即死。慎勿令猫狗食之。[3]

黄药子

原出岭南，今夔、陕州郡及明、越、秦、陇山中亦有之，以忠州、万州者为胜。蔓生，叶似薄荷而色青黄。茎赤有节，节有枝相当。其根初采时红赤色，暴干则黄，故名黄药子。

【气味】苦，平，无毒。

【主治】诸恶疮肿瘘，喉痹，蛇犬咬毒，研水服之。亦含亦涂。〇凉血降火，消瘿解毒。〇治马心肺热疾。

黄药子，宋《开宝》。自木部移入此。

---

① 及鼠：初刊本作“至死”。

② 鸦：初刊本后有“番木鳖形圆，色白有毛，细切捣烂，和肉内毒鼠即死。勿令猫食之”25字。

③ “毒鼠方用番木鳖细切捣烂与食……慎勿令猫狗食之”：初刊本无此23字。

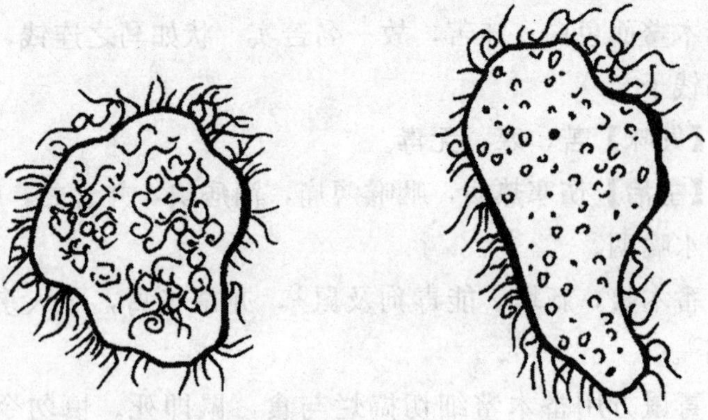

黄药子　市卖根形　皮紫黑色多须，每须处有白眼，肉黄色

《兵部手集》：治鼻衄出血，以新汲水磨黄药子汁一碗，顿服立瘥。

墓头回

山谷处处有之。根如地榆，长条，黑色。闻之极臭，俗呼鸡粪草①。

【主治】崩中，赤白带下，不拘新染久婴②，少则一服，多则三服，其效如神。每用一把，水、酒各半盏，童便半盏，新红花一捻，煎七分，临卧服。

墓头回新增。今人治伤寒瘟疟，多有用墓头回者。叶形见之《避水集验要方》，根形见市卖者。

---

① 草：初刊本后有“墓回头，干久益善”7字。

② 新染久婴：初刊本作“远年近日”。

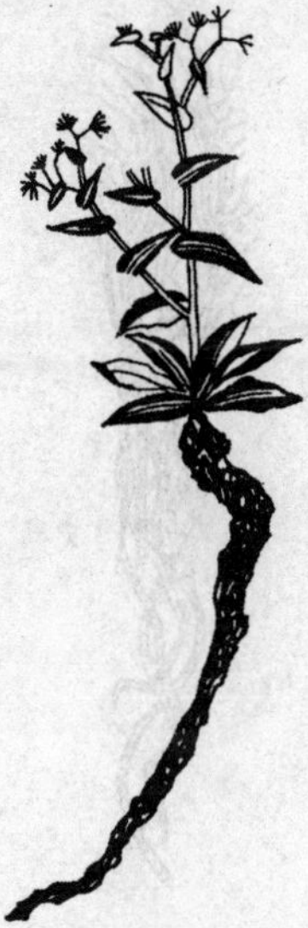

墓回头　根色黑，气臭

盱眙蔡大尹任滑县，夫人有前病，医药百计不效。有一僧人献上方，一服辄愈。后转相传，治无不称验。

白龙须

刘松石《保寿堂方》云：生近水傍有石处，寄生搜风树节，乃树之余精也。细如棕丝，直起无枝叶。最难得真者。一种万缠草，生于白线树根，细丝相类，但有枝茎、稍粗为异，误用不效。此草形似龙须菜而色白，故名白龙须。

【气味】甘、微辛，平，无毒。

【主治】男妇风湿腰腿疼痛，左瘫右痪，口眼㖞斜，及

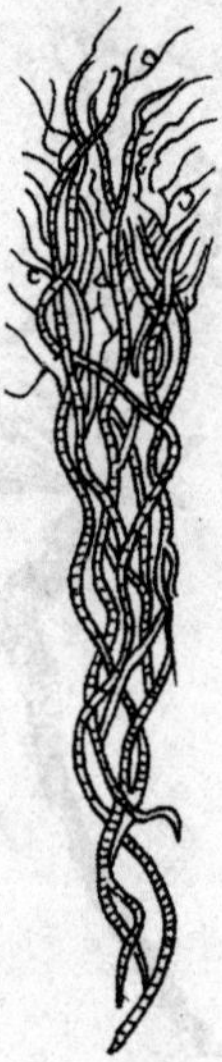

白龙须　色青白有节

产后气血流散，胫骨痛，头目昏暗，腰腿疼不可忍者，并宜服之。惟虚劳瘫痿不可服。研末，每服一钱，气弱者七分，无灰酒下，密室，随左右贴床卧，待汗出自干，勿多盖被。三日勿下床见风。

白龙须新增。色青白有节者真。有一种色黄，如细丝；一种长及一二尺余，如草木之根，皆伪也。

一方治痈癞初起[①]，得疾浅者，用白龙须末三钱，瓷瓶煮酒一壶，每日先服桔梗汤，少顷饮酒二盏，早晚各一服。

① 痈癞初起：初刊本无此 4 字。

草　果

生闽、广。八月采实，内子大粒成团，外壳紧厚多皱。凡资入剂，去壳取仁。此草结实类果，故名草果。

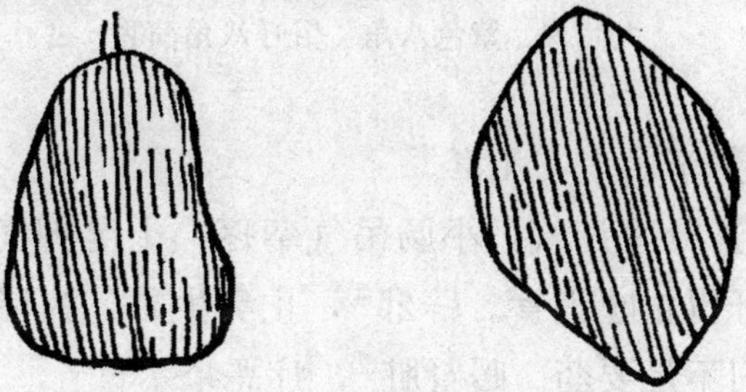

草果

【气味】辛，温，无毒。升也，阳也。

【主治】消宿食，解酒毒，除胸膈胀满，却心腹冷痛。同缩砂温中焦，佐常山截疫疟，辟山岚瘴气，止霍乱恶心。

草果新增。去壳取仁，剉用。味辛气烈，造鱼鲙调馔[1]，仗此以为君。

大茴香

出闽、广。壳赤色，大如钱，有八角，子藏壳中。秋月收采。嚼甚香甜。治膀胱肾间冷气，大有回阳散冷之功，故名大茴香。

① 馔：初刊本作“食”。

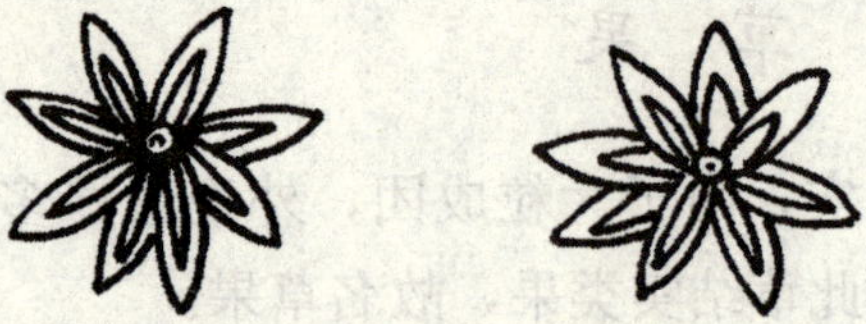

大茴香　紫色八角　俗呼八角茴香

【气味】辛，平，无毒。

【主治】肾冷疝气，小肠吊气挛疼，干湿脚气，膀胱冷气肿痛。开胃止吐消食。辟邪①，止臭生香。为诸瘘霍乱捷方，补命门不足要药。暖肾脏②，疗恶疮。

大茴香新增。

【修治】盐、酒炒。入心肾二脏，及小肠、膀胱。亦有微炒为末用者。

两头尖

自辽东来货者甚多，每呼为附子，今呼两头尖，象形也。

【气味】辛，热，有毒。

【主治】风湿邪气，痈肿金疮，四肢拘挛，骨节疼痛。多入膏药中用。

形似草乌而两头尖锐，黑色。予考诸本草俱无载之者，是以不知出处之的，以俟后之君子再正之。

---

① 辟邪：初刊本作“调撰”。

② 暖肾脏：初刊本作“理腰痛”。

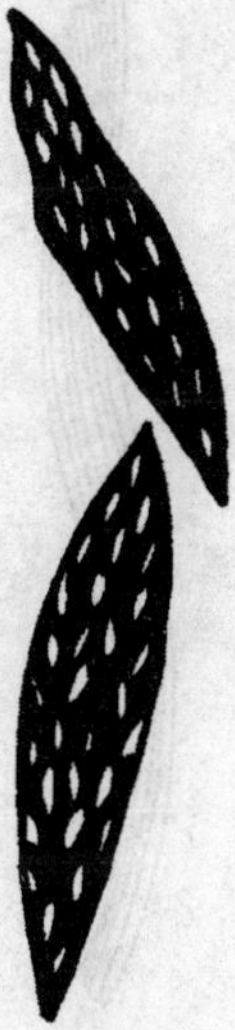

两头尖

通脱木

生江南。叶似蓖麻，心中有瓤，轻白可爱。女工取以饰物。此瓤脱木得之，故名通脱木。《尔雅》云：离南，活莌。《山海经》又名寇脱，今俗亦名通草。

【气味】甘，淡，寒，无毒。

【主治】利阴窍，治五淋，除水肿癃闭，泻肺。解诸蛊毒痛。明目退热，下乳催生。

通脱木，《本经》中品。

今人着各样颜色作花，新鲜爱人。

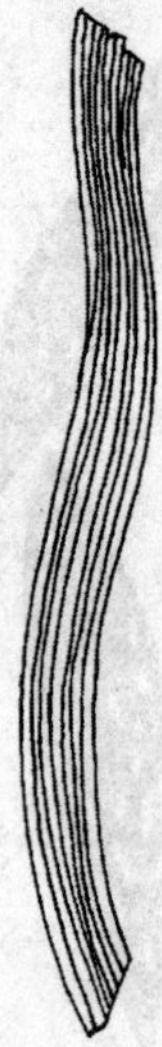

通脱木　瓤至轻虚有纹色白

罂子粟

今处处有之。苗春生繁茂，花有白、红、紫、粉红、杏黄、墨色者，艳丽可爱。一名丽春，一名赛牡丹，一名锦被花。其实状如罂子，其米如粟，故名罂子粟。一名米囊子，俗呼米壳，又呼罂粟壳。结青苞时，午后刺其外面皮三五处，次早津液出，以竹刀刮，收入瓷器阴干，名曰阿芙蓉。故今市者，犹有苞片在内，每呼为鸦片，又呼为哑片。王氏《医林集要》言是天方国红罂粟花，不令水淹，头花谢后，刺黄皮取之者。阿，方音称我也，以其花似芙蓉，故名阿芙蓉。

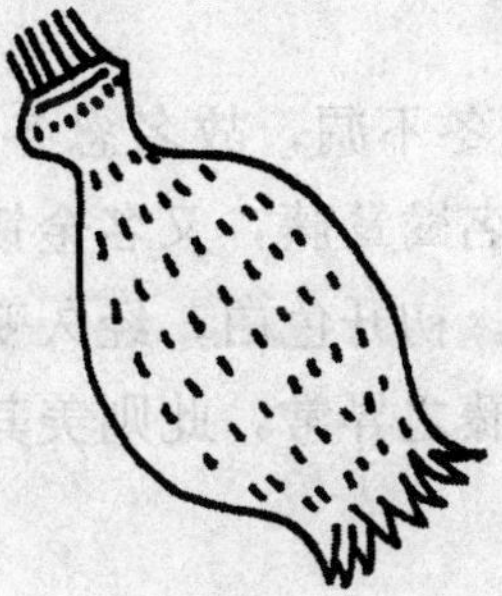

罂子粟

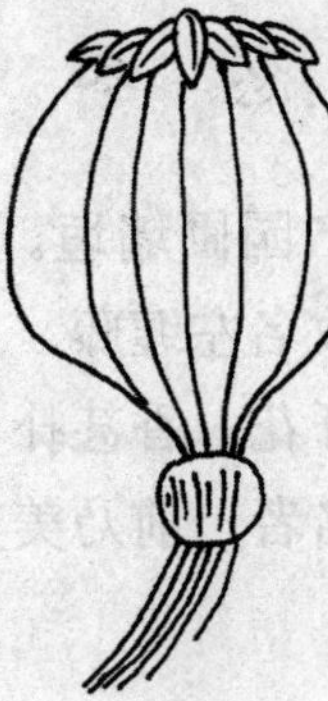

干壳色白

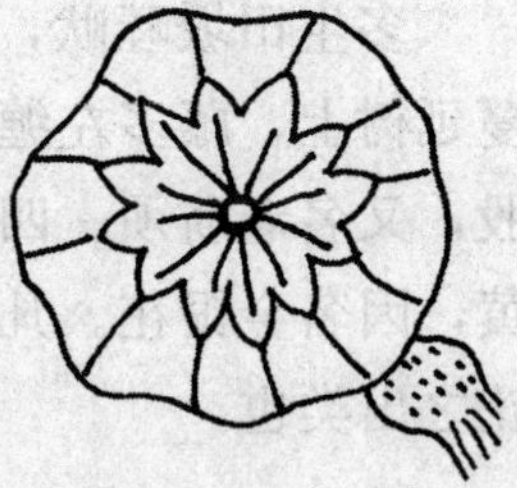

宛如酒罂

粟【气味】甘，平，无毒。

【主治】丹石发动，不下饮食。和竹沥煮粥食，行风气，逐邪热。治反胃，胸中痰滞。治泻痢，润燥。

壳【气味】酸涩、微寒，无毒。

【主治】止泻痢及脱肛。治遗精久咳，敛肺涩肠，止心腹、筋骨诸痛。

阿芙蓉是红婴粟花之津液也。

【气味】酸涩，温，有小毒。

【主治】泻痢脱肛不止，能涩丈夫精气。色苍黑，嗅之豆腥气者真。合春方多用。

婴子粟，谷部下品。今移此。湿热泻痢禁服，误用杀人如刃。

【修治】粟壳，去净筋膜，或蜜炙，或醋炒，各随方法。○一婴有子数千万粒，小如葶苈子，其色碧，隔年种则佳。研子以水煎，仍加蜜为罂粟汤，服石人甚宜饮。

忍　冬

多生田坂畦畎，或产园圃墙垣。凌冬不凋，故名忍冬。蔓延树上，藤多左缠，故名左缠藤。又名鹭鸶藤，又名金钗股，又名老翁须。四月开花，香甚扑鼻。初开色白，经久变黄，因名金银花。凡数名者，前乃美其藤之异常，此则美其花之出类也。

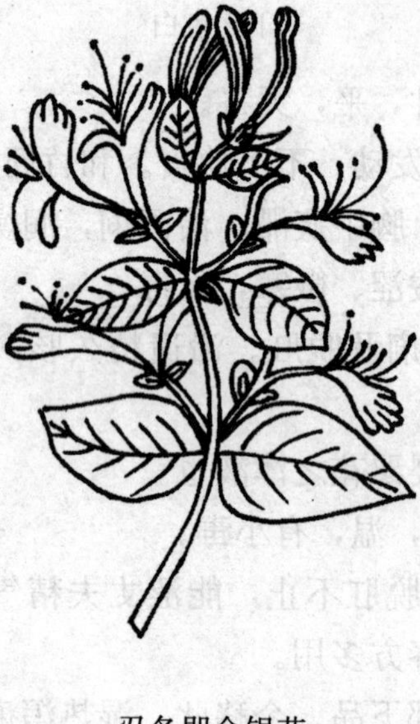

忍冬即金银花

【气味】甘，温，无毒。

【主治】寒热身肿，久服轻身，长年益寿。○治腹胀满，能止气下澼，热毒血痢、水痢，浓煎药服。○治飞尸鬼击，一切风湿气，及诸肿毒痈疽疥癣、杨梅诸恶疮，散热解毒。

万表《积善堂方》：治一切肿毒，不问已溃未溃，或初起发热，用金银花连茎叶，自然汁半碗，煎八分服之，以渣傅上，败毒托里，散气和血，其功独胜。

忍冬茎叶及花功用皆同，昔人称其治风除胀，解痢逐尸为要药。而后世不复知用，后世称其消肿散毒，治疮为要药，而昔人并未言及。乃知古今之理，万变不同，未可一辙论也。

忍冬即金银花。茎微紫，对节而生，叶有涩毛，花长二寸许，一蒂两花二瓣，一大一小，如半边状，长蕊，气甚芬芳。四月采花，阴干。藤叶不拘时日采。

南藤

始生南山山谷，今泉州、荣州有之。生依南木，故号南藤。《图经》名石南藤。茎如马鞭，有节，紫褐色；叶如杏叶而尖。采无时。始因丁公用有效，故《别录》名丁父，名丁公寄。《开宝》名丁公藤。

【气味】辛，温，无毒。

【主治】金疮痛，延年。主风血，补衰老，起阳，强腰脚，除痹，变白，逐冷气，排风邪。煮汁服，冬月浸酒服。○煮汁服，治上气咳嗽。

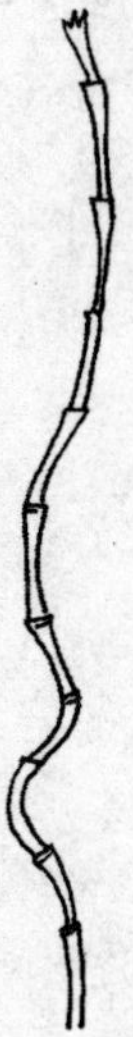

南藤　色紫有节

石南藤，宋《开宝》。木部移

此。八月采，日干用。

按《南史》云：解叔谦，雁门人，母有疾，夜祷，闻空中语云：得丁公藤治之即瘥。访医及本草，皆无此药。至宜都山中，见一翁伐木，云是丁公藤，疗风。乃拜泣求，翁并示以渍酒法。受毕，失翁所在，母服之遂愈。

清风藤

生台州、天台山中。其苗蔓延木干上，四时常青，一名青藤。

【主治】风疾。〇治风湿流注，历节鹤膝，麻痹瘙痒，损伤，疮肿。入酒药中用。

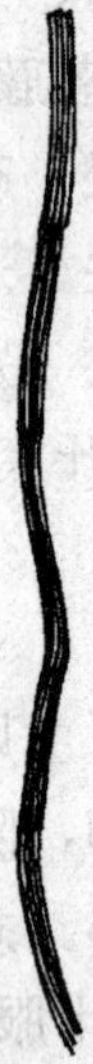

青风藤　细条色青者佳

清风藤，宋《图经》。

《普济方》：青藤根三两，防己一两，㕮咀入酒一瓶，煮饮。

钓　藤

原出梁州，今秦中兴元府有之。叶细长，其茎间有刺若钓钩，故名钓藤。亦作吊藤，从简耳。俗呼钩藤。

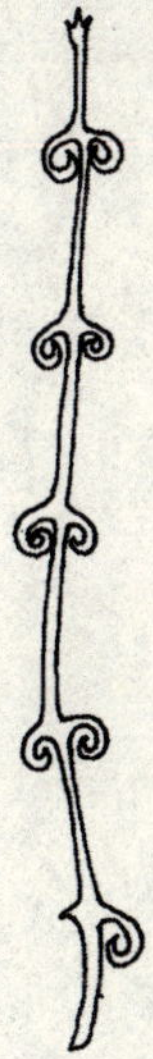

钓藤　藤紫赤有曲钩

【气味】甘、微寒，无毒。臣药也。

【主治】小儿寒热，十二惊痫。〇小儿惊啼，瘛疭热瘫，客忤胎风。〇大人头旋目眩，平肝，除心热，小儿内钓腹痛，发斑疹。

钓藤，《别录》木部下品。今移此。

古人多用皮，后世多用钩，取其力锐耳。手足厥阴经药也。

钱氏方治小儿斑疹不快，钓藤钩子、紫草等分为末，每服一字，或半钱，温酒服。

本草原始卷之四

雍丘李中立正宇甫纂辑
吴郡葛鼐端调甫校订

木　部

松

始生泰山山谷，今处处有之。其叶有两鬣、五鬣、七鬣。岁久则实繁，凌冬不凋。按王安石《字说》云：松、柏为百木之长。松犹公也，柏犹伯也，故松从公，柏从伯。

松脂松之膏脂也。《本经》一名松膏，一名松肪。《本草纲目》名松胶。因气香而色黄，故俗呼松香。又呼黄香。

茯苓、茯神生大松下，今以云贵出者为佳。形块无定，以似人龟、鸟兽形者为良。有赤白二种。乃假松气而生者。二月、八月采，阴干。茯者，附也，伏松之下，有附之义也；苓者，零也，离松之体，有零之义也，故名茯苓。获神，附结本根，既不离本，故曰茯神。《史记·龟策[①]传》作伏灵，盖松之神灵之气，伏结而成，故谓之伏灵，伏神也。

琥珀　是松脂沦入地中，千年所化生，永昌者佳。今西戎亦有，色差淡而明澈；南方者色深而重浊。入药以手摩热，可拾草芥者为上。李时珍曰：虎死则魄入地化为石，此物状似之，故谓之虎魄，《俗文》从玉，以其类玉也。

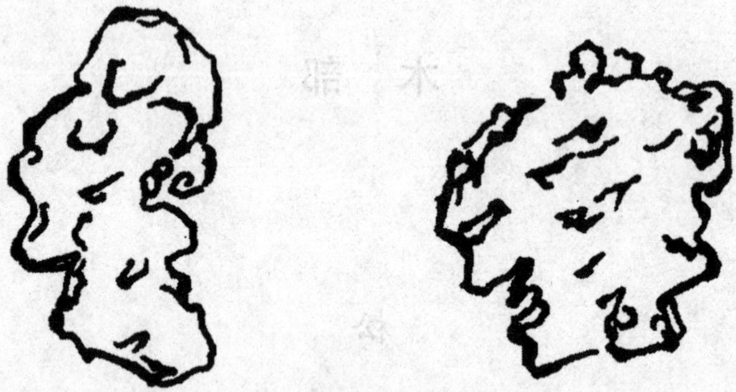

琥珀

松叶【气味】苦，温，无毒。

【主治】风湿疮，生毛发，安五脏，守中不饥，延年。○细切，以水及面饮服之，或捣屑丸服，可断谷，及治恶疾。炙罯冻疮、风疮佳。○去风痛，脚痹，杀米虫。

《列仙传》云：毛女在华阴山中，山客猎师世世见之，形体生毛，自言始皇宫人，秦亡入山，食松叶遂不饥寒，身

① 策：原本、初刊本均作荚，据文义改。

轻如飞。

松脂【气味】苦、甘，温，无毒。

【主治】痈疽恶疮，头疡白秃，疥瘙风气。安五脏，除热。久服轻身，不老延年。〇除胃中伏热，咽干消渴，风痹死肌。炼之令白。其赤者主恶痹。〇煎膏生肌止痛，排脓抽风。贴诸疮，脓血瘘烂，塞牙孔杀虫。〇除邪下气，润心肺，治耳聋。古方多用辟谷。〇强筋骨，利耳目。治崩中带下。

松节【气味】苦，温，无毒。

【主治】百邪，久风风虚，脚痹疼痛。〇酿酒主脚弱，骨节风。〇炒焦，治筋骨间病，能燥血中之湿。〇治风蛀牙痛，煎水含漱，或烧灰日揩有效。

白茯苓【气味】甘，平，无毒。

【主治】胸胁逆气，忧恚惊邪恐悸，心下结痛，寒热烦满，咳逆，口焦舌干，利小便。久服安魂养神，不饥延年。〇止消渴，好睡，大腹淋沥，膈中痰水，水肿淋结，开胸腑，调脏气，伐肾邪，长阴益气力，保神气。〇开胃，止呕逆，善安心神，主肺痿痰壅，心腹胀满，小儿惊痫，女人热淋。〇补五劳七伤，开心益智，止健忘，暖腰膝，安胎。〇止渴，利小便，除湿益燥，和中益气，利腰脐间血。〇逐水缓脾，生津导气，平火止泻，除虚热，开腠理。〇泻膀胱，益脾胃，治肾积奔豚。

赤茯苓【主治】破结气。〇泻心、小肠、膀胱湿热，利窍行水。

茯苓皮主治水肿肤胀。开水道，开腠理。

茯神【气味】甘，平，无毒。

【主治】辟不祥，疗风眩风虚，五劳口干，止惊悸、多恚怒、善忘，开心益智，安魂魄，养精神。〇补劳乏，主心下急痛坚满。人虚而小肠不利者，加而用之。

茯神心内木【主治】偏风，口面㖞斜，毒风筋挛不语，心神惊掣，虚而健忘。〇治脚气痹痛，诸筋牵缩。

琥珀【气味】甘，平，无毒。

【主治】安五脏，定魂魄，杀精魅邪鬼，消瘀血，通五淋。〇壮心，明目磨翳，止心痛颠邪。疗蛊毒，破癥瘕，治产后血枕痛。〇止血生肌，合金疮。清肺，利小肠。

按：曹昭《格古论》[1]云：琥珀出西番、南番，乃枫木津液多年所化。色黄而明莹者，名蜡珀；色若松香，红而且黄者，名明珀①；有香者名香珀。出高丽、倭国者，色深红，有蜂蚁松枝尤妙。

松，《别录》上品。松脂，松之津液也。茯苓、茯神乃假松气而生者。琥珀乃松脂入地所化。

陶隐居云：松脂以桑灰汁、或酒煮软，挼内寒，水中数十遍，白滑，则可用。使。

【修治】茯苓，去皮及筋，剉用。茯苓有有筋者，有无筋者。无筋者佳。茯苓，云、贵者皮红，他处者皮黑，有小如鸡鹅卵，大如匏瓜者，惟以坚如石者为胜。

元素曰：茯苓，性温，味甘而淡，气味俱薄，浮而升，阳也。之才曰：马间为之使。得甘草、防风、芍药、紫石英、麦门冬，共疗五脏。恶白敛，畏牡蒙、地榆、雄黄、秦艽、龟甲，忌米醋及酸物。

---

① 珀：原本脱，据初刊本补。

痔漏神方：赤白茯苓去皮、没药各二两、破故纸四两，石臼捣成一块，春秋酒浸三日，夏二日，冬五日，取出，木笼蒸熟，晒干为末，酒糊为丸梧子大，每酒服二十丸，渐至五十丸。

茯苓　臣。

【修治】茯神去皮及心内木，切用。忌恶同茯苓。

茯神，君。

【修治】琥珀用水调侧柏子末，安瓷锅中，置琥珀于内煮之，从巳至申，当有异光，捣粉筛用。

《直指方》：治小儿胎惊，琥珀、防风各一钱，朱砂半钱，为末，猪乳调一字入口中最妙。

琥珀，君。

【注】

[1] 曹昭《格古论》：《格古论》，明曹昭著。该书对古铜器、书画、碑刻、法帖、古砚、古琴、陶瓷、漆器、织锦和各种杂件，论述其源流本末，剖析真膺优劣，古今异同。曹昭，字明仲，松江人。

柏　实

始生泰山山谷，今处处有之，而乾州者最佳。三月开花，九月结子，候成熟收采，蒸，暴干，舂礌，取熟仁子用。其叶名侧柏，密州出者尤佳。按魏子才《六书精蕴》云：万木皆向阳，而柏独西指。盖阴木而有贞德者，故字从白。白者西方也。陆佃《埤雅》云：柏之指西，犹针之指南也。柏有数种，入药惟取叶扁而侧生者，故曰侧柏。

柏实俗呼柏子仁。【气味】甘，平，无毒。

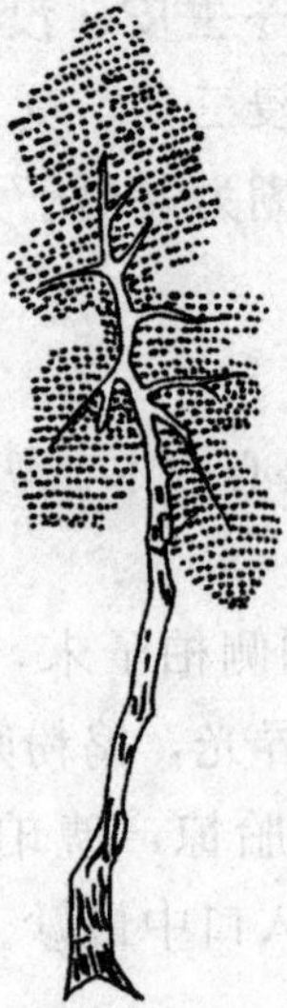

柏树

【主治】惊悸，益气，除风湿，安五脏。久服令人润泽，美色，耳目聪明，不饥不老，轻身延年。〇疗恍惚虚损，吸吸历节，腰中重痛，益血止汗。〇治头风，腰肾中冷[1]，宿水，兴阳道，益寿。去百邪鬼魅，小儿惊痫。〇润肝。〇养心气，润肾燥，安魂定魄，益智宁神。烧沥，泽头发。治癣疥。

侧柏叶【气味】苦、微温，无毒。

【主治】吐血、衄血、痢血，崩中赤白，轻身益气，令人耐寒暑，去湿痹，生肌。〇治冷风历节疼痛，止尿血。〇炙署冻疮，烧取汁涂头，黑润鬓发。〇傅汤火伤，止痛灭

① 冷：初刊本后有“膀胱冷”3字。

瘢，服之疗蛊痢。作汤常服，杀五脏虫，益人。

柏，《本经》上品。侧柏，忌冢墓上采者。柏子仁，新鲜无油者为良。

【修治】柏实，蒸熟，曝裂，舂簸取仁，炒研入药。畏菊花、羊蹄草。

《奇效方》：用柏子仁二斤，为末，酒浸为膏，枣肉三斤，白蜜、白术末、地黄末各一斤，捣匀，丸弹子大，每嚼一丸，一日三服，百日，百病愈。久服延年壮神。

【修治】柏叶或生或炒，各从本方。

权曰：苦辛性涩，与酒相宜。颂曰：性寒。之才曰：瓜子、牡蛎、桂为之使。畏菊花、羊蹄、诸石及面曲。伏砒、硝。

《梅师方》：治头发不生，侧柏叶阴干，作末，和麻油涂之。

桂

生桂阳。叶如柏叶，冬夏常青。二、八、十月采皮，阴干。半卷、多脂，其味辛烈，所谓官桂是已。名官桂者，乃上等供官之桂也。一云出观、宾、宜、韶、钦诸州，因名观桂。世人以觀字画多，故写作官也。俗呼桂皮，又呼为丹桂。按范成大《桂海志》云：凡木叶心皆一纵理，独桂有两道如圭形，故字从圭。陆佃《埤雅》云：桂，犹圭也。宣导百药，为之先聘通使，如执圭之使也。《尔雅》谓之“梫”者，能侵害他木也。故《吕氏春秋》云：桂枝之下无杂木。《雷公炮炙论》云：“桂钉木根，其木即死”是也。其肉厚辛烈者，为肉桂；去其皮与里，当其中者为桂心；其枝之细小者，为桂枝。

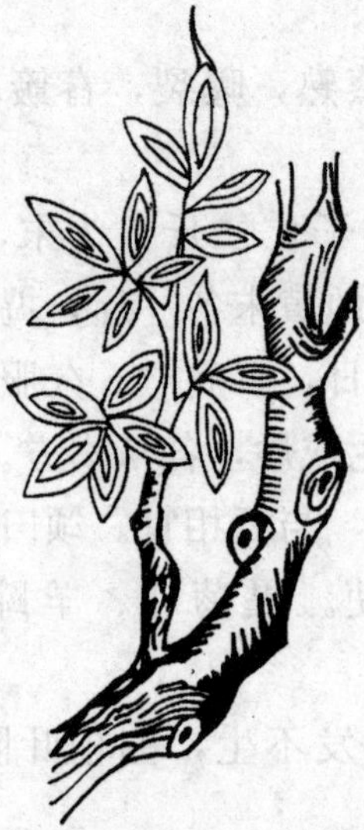

桂

桂即官桂。桂之厚者名肉桂。

桂【气味】甘、辛，大热，有小毒。

【主治】利肝肺气，心腹寒热，冷痰，霍乱转筋，头痛腰痛出汗，止烦止唾，咳嗽鼻齆，堕胎，温中，坚筋骨，通血脉，理疏不足，宣导百药，无所畏。久服神仙不老。〇补下焦不足，治沉寒痼冷之病，渗泄止渴，去营卫中风寒，表虚自汗。春夏为禁药，秋冬下部腹痛，非此不能止。〇补命门不足，益火消阴。〇治寒痹风喑，阴盛失血，泻痢惊痫。

桂心【气味】苦、辛，无毒。

【主治】九种心痛，腹内冷气痛不可忍，咳逆结气，壅痹，脚痹不仁，止下痢，杀三虫，治鼻中息肉。破血，通利月闭，胞衣不下[1]。〇治一切风气，补五劳七伤，通九窍，利关节，益精明目，暖腰膝。治风痹，骨节挛缩，续筋骨，生肌肉，消瘀血，破痃癖癥瘕，杀草木毒。〇治风僻失音喉痹，阳虚失血，内托痈疽痘疮，能引血化汗、化脓。解蛇蝮毒。

官桂，皮卷、色紫赤，味辛辣。市者每遇缺时，即以西桂、柳桂充之。西桂皮薄不卷而味颇辣；柳桂皮厚不卷，而味不辣，宜辨之。

桂，《别录》上品。桂心、桂肉之中心，非桂枝之中心也。以枝代之，非也。

【修治】桂，去粗皮用。

杲曰：桂辛，热，有毒。阳中之阳，浮也。气之薄者，桂枝也；气之厚者，桂肉也；气薄则发泄，桂枝上行而发表；气厚则发热，桂肉下行而补肾。此天地亲上亲下之道也。

好古曰：桂枝入足太阳经，桂心入手少阴经，桂肉入足少阴、太阴经血分。虽有小毒，亦从类化。与黄芩、黄连为使，小毒何施？与乌头、附子为使，全取其热性而已。与巴豆、硇砂、干漆、川山甲、水蛭等同用，则小毒化为大毒。与人参、麦门冬、甘草同用，则调中益气，便可久服也。

之才曰：官桂得人参、甘草、麦门冬、大黄、黄芩，调中益气；得柴胡、紫石英、干地黄，疗吐逆。忌生葱、石脂。

---

① 不下：原本无此 2 字，据初刊本补。

《甲乙经》：治足躄筋急，桂木、白酒和涂之，一日一上。

《千金方》：治中风口㖞，面目相引，偏僻颊急，舌不可转，桂心酒煮，取汁，故布蘸搨病上，正即止。左㖞搨右，右㖞搨左。常用大效。

《素问》曰：辛、甘发散为阳。故汉张仲景桂枝汤治伤寒表虚，皆须此药，是专用辛甘之意也。

桂心君。

牡桂

生南海。叶似枇杷，皮薄色黄，味淡少脂肉。气如木兰。一名木桂。

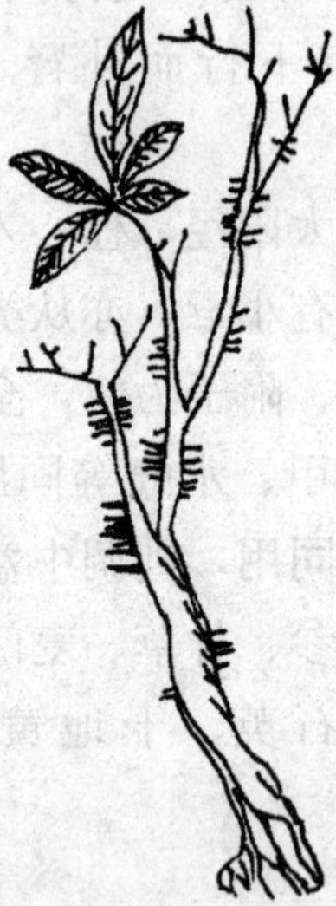

牡桂

牡桂【气味】辛，温，无毒。〇桂枝：味辛、甘，气微热。主治同牡桂。

【主治】上气咳逆，结气喉痹，吐吸，利关节，补中益气。久服通神，轻身不老。〇心痛胁痛胁风，温筋通脉，止烦出汗。〇去冷风疼痛。〇去伤风头痛，开腠理，解表发汗，去皮肤风湿。〇泄奔豚，散下焦畜血，利肺气。〇横行手臂，治痛风[1]。

牡桂，《本经》上品。

【修治】牡桂，去粗皮用。

《经验后方》：治大人小儿吃杂果子多，腹胀气急，取牡桂碾末，饭丸如绿豆大，小儿熟水下五丸，大人十丸，未痊再服。

牡桂君。

箘 桂

生交阯、桂林山谷岩崖间。叶似柿叶而尖狭光净，花白蕊黄，四月开。五月结实。树皮青黄，三月、七月采皮，日干，三重者良。箘者，竹名，此桂正圆如竹，故名箘桂。嫩而易卷如筒，即古人所用筒桂也，故一名筒桂。筒、箘[2]字近，后人误书为箘，今《本经》又作从草之菌，愈误矣！

箘桂【气味】辛，温，无毒。

【主治】百病，养精神，和颜色，为诸药先聘通使。久

① 风：原本脱，据初刊本补。

② 箘：原本脱，据初刊本补。

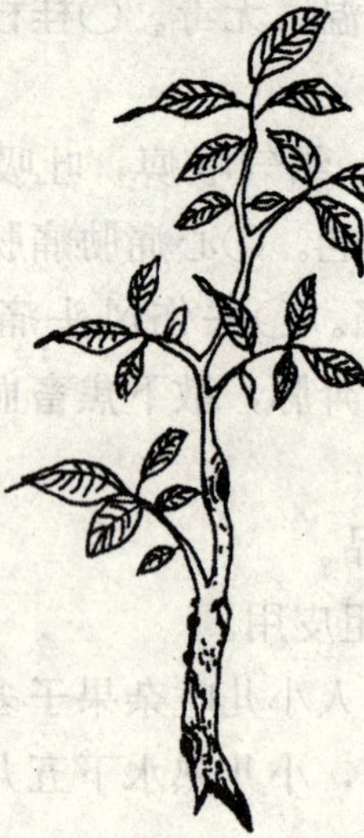

箘桂

服轻身不老，面生光华，媚好，常如童子。

《列仙传》云：范蠡好食桂，饮水讨药，人世世见之。又桂父，象林人，常服桂皮、叶，以龟脑和服之。

箘桂，《本经》上品。主治与桂心、牡桂迥然不同。昔人所服食者，盖此类耳。

诸本草论桂，纷纷不一，几不可考。按《尸子》[1]云：春花、秋英曰桂。嵇含《南方草木状》[2]云：桂生合浦、交趾，生必高山之颠，冬夏常青。其类自为林，更无杂树。有三种：皮赤者为丹桂，叶似柿者为箘桂，叶似批把者为牡桂。其说甚明，足破诸家之辩矣。

【注】

[1]《尸子》：先秦时期杂家著作，已佚。

［2］嵇含《南方草木状》：嵇含，西晋文学家，字君道，谯郡铚县（今安徽宿县西南）人。著《南方草木状》，记载生长在我国广东、广西等地以及越南的植物。

槐

始生河南平泽，今处处有之。其木有极高大者。按《尔雅》槐有数种，叶大而黑者，名櫰槐；昼开夜合者名守宫槐；叶细而青绿者，但谓之槐。其功用不言有别。四月、五月开黄花，六月、七月结实。七月七日采嫩实捣汁作煎，十月采老实入药。皮、根采无时。按《周礼》外朝之法，面三槐，三公位焉。王安石释云：槐黄中怀其美，故三公位之。吴澄注云：槐，怀也，可以怀来远人。《春秋元命包》云：

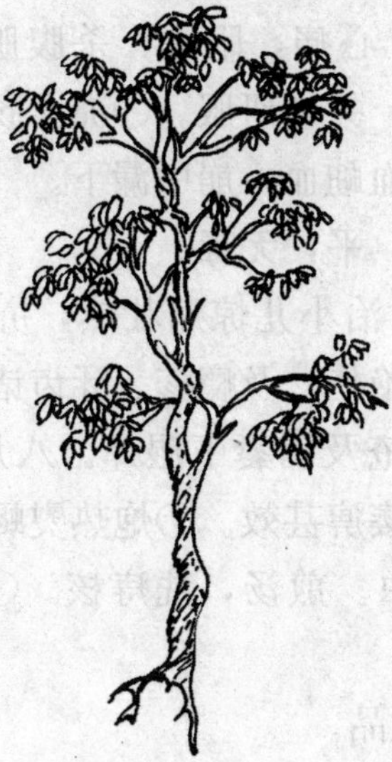

槐木

槐之为言归也。古者树槐，听讼其下，使情归实也。一云：槐，虚星之精，叶密而黑，昼合夜开，故从鬼。

槐实【气味】苦，寒，无毒。俗呼槐角子。又呼槐豆。景天为之使。

【主治】五内邪气热，止涎唾，补绝伤，火疮，妇人乳瘕，子脏急痛。〇久服明目益气，头不白，延年。治五痔疮瘘，以七月七日取之，捣汁，铜器盛之，日煎，令可丸如鼠屎，纳窍中，日三易，乃愈。又堕胎。〇治大热难产。〇杀虫去风，合房阴干煮饮。明目，除热泪，头脑心胸间热风烦闷，风眩欲倒，心头吐涎如醉，漾漾如船车上者。〇治丈夫女人阴疮湿痒。催生，吞七粒。〇疏导风热。〇治口齿风，凉大肠，润肝燥。

槐花【气味】苦，平，无毒。

【主治】五痔，心痛，眼赤，杀腹脏虫，及皮肤风热，肠风泻血，赤白痢，并炒研服。〇凉大肠。〇炒香频嚼，治失音喉痹。又疗吐血衄血，崩中漏下。

叶【气味】苦，平，无毒。

【主治】煎汤，治小儿惊痫壮热，疥癣及丁肿。皮、茎同用。〇邪气产难绝伤，及瘾疹、牙齿诸风，采嫩叶食。

枝【主治】洗疮及阴囊下湿痒。八月断大枝，候嫩蘖，煮汁酿酒，疗大风痿痹甚效。〇炮热熨蝎毒。〇青枝烧沥涂癣。煅[①]，揩牙去虫。煎汤，洗痔核。〇烧灰沐头，长发。〇治赤目，崩漏。

槐，《本经》上品。

① 煅：初刊本后有“黑”字。

槐实凡采得，只取两子、三子者，待干，以铜锤锤破，用乌牛乳浸一宿，蒸用。槐花未大开采收，陈者良。入药炒用。花未开者为槐子，染家水煮染色。

《和剂局方》槐角丸：治五种痔漏，肠风下血，脱肛，槐角去梗炒一两，地榆、当归酒焙，防风、黄芩、积壳麸炒各半两，为末，酒糊丸梧子大，每服五十丸，米饮下。

《别录》曰：槐实，酸、咸。好古曰：纯阴，肝经气分药也。元素曰：槐花味厚气薄，纯阴也。时珍曰：味苦，色黄，气凉，阳明、厥阴血分药也。

《朱氏集验方》：治舌衄出血，槐花末，傅之即止。

槐子臣。

枸　杞

古以常山者为上，今以甘州者为佳。春生苗叶，如石榴叶而软薄，堪食，俗呼为甜菜。其茎干高三五尺，作丛。六月、七月生小红紫花，随便结实，形微长如枣核。其根名地骨。《诗·小雅》云：集于苞杞。陆机《诗疏》云苦杞。《尔雅》名枸檵。《衍义》名枸棘。《纲目》曰：枸、杞，二树名。此木棘如枸之棘，茎如杞之条，故兼名之。其根最长，故曰地骨，俗呼地骨皮。

枸杞【气味】苦，寒，无毒。

【主治】五内邪气，热中消渴，周痹风湿。久服坚筋骨，轻身不老，耐寒暑。〇下胸胁气，客热头痛，补内伤大劳嘘吸，强阴，利大小肠。〇补精气诸不足，易颜色变白，明目安神，令人长寿。

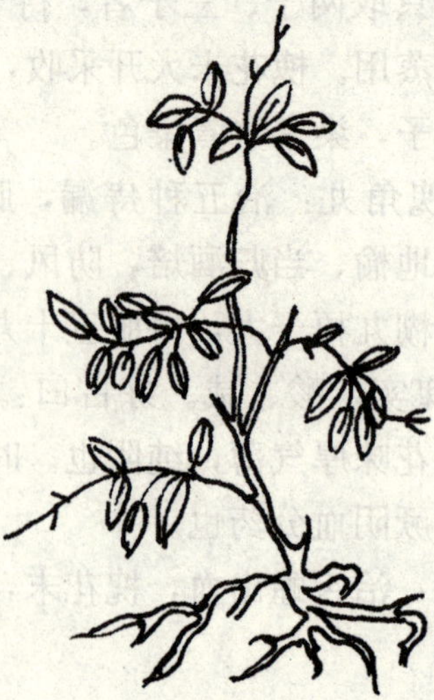

枸杞地骨　根皮黄色

地骨皮【气味】苦寒。

【主治】细剉拌面，煮熟吞之，去肾家风，益精气。〇去骨热消渴。〇解骨蒸肌热，风湿痹，坚筋骨，凉血。〇治在表无定之风邪，传尸，有汗之骨蒸。〇泻肾火，降肺中伏火，去胞中火。退热，补正气。〇治上膈吐血，煎汤嗽口，止齿血，治骨槽风。〇治金疮神验。

枸杞、地骨，《本经》上品。

枸杞子【气味】苦、寒。权曰：甘，平。

【主治】坚筋骨，耐老，除风，去虚劳，补精气。〇主心病嗌干，心痛，渴而引饮，肾病消中。〇滋肾润肺。榨油点灯，明目。

【修治】枸杞子。择红小鲜明者，拣去枝梗，酒润，捣烂入药。

【修治】地骨皮：以熟甘草汤洗净，焙干用。

杲曰：地骨皮，苦、平，寒，升也，阴也。好古曰：入足少阴、手少阳经。制硫黄、丹砂。

道书言：千载枸杞，其形如犬，故得狗名。按刘禹锡“枸杞井诗”云：僧房药树依寒井，井有清泉药有灵。翠黛叶生笼石甃，殷红子熟照铜瓶。枝叶本是仙人杖，根老能成瑞犬形。上品功能甘露味，还知一勺可延龄。又《续仙传》云：朱孺子见溪侧二花犬逐入于枸杞丛中，掘之得根，形如二犬，烹而食之，忽觉身轻。周密《浩然斋日钞》云：宋徽宗时，顺州筑城，得枸杞，其形如犬者。据前数说，则枸杞之滋，盖不独子，而根亦不止于退热而已。

地骨皮，《本经》名地节。《日华子》名地仙。《别录》名却暑[①]，名仙人杖。

《衍义》云：枸杞当用梗皮，地骨当用根皮，枸杞子当用红实，是一物有三用。其皮寒，根大寒，子微寒，亦三等。此正是《孟子》所谓“性由杞柳”之杞。今人多用其子直为补肾药，是曾未考究经意。当更量其虚实冷热用之。

酸枣仁

始生河东川泽，今近京及西北州郡皆有之。野生多在坡坂及城垒间。似枣木而皮细，其木心赤色，茎叶俱青，花似枣花。八月结实，紫红色，似枣而圆小，味酸。当月采实，

---

① 暑：初刊本作“老”。

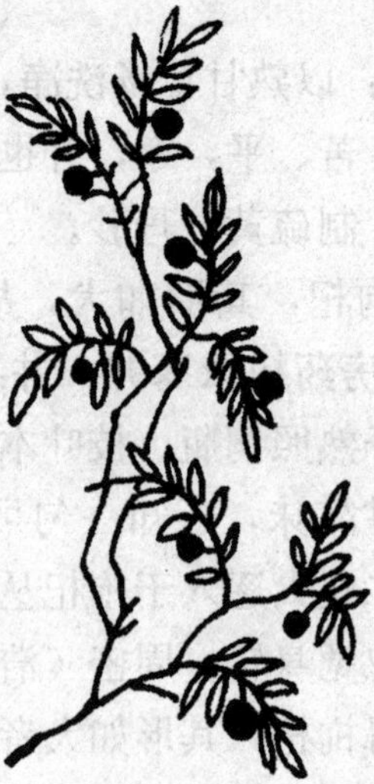

酸枣仁

取核中仁，阴干。《尔雅》辨枣之种类曰：实小而酸曰樲棘。《孟子》曰：养其樲棘。赵岐注：所谓酸枣是也。

酸枣仁【气味】酸，平，无毒。

【主治】心腹寒热，邪结气聚，四肢酸痛，湿痹。久服安五脏，轻身延年。〇烦心不得眠，脐上下痛，血转久泄，虚汗烦渴，补中益肝气，坚筋骨，助阴气，能令人肥健。〇筋骨风，炒仁研汤服。

敩曰：用仁，以叶拌蒸半日，去皮尖用。今人修治，多睡生用，不得睡炒熟用。

《外台秘要》：疗刺在人肉中不出，酸枣核烧末，水服之，立便得出。

酸枣小而圆，其核中仁扁，有紫色、赤色者，俗呼山枣。恶防己。

酸枣仁，《本经》上品。

蘗　木

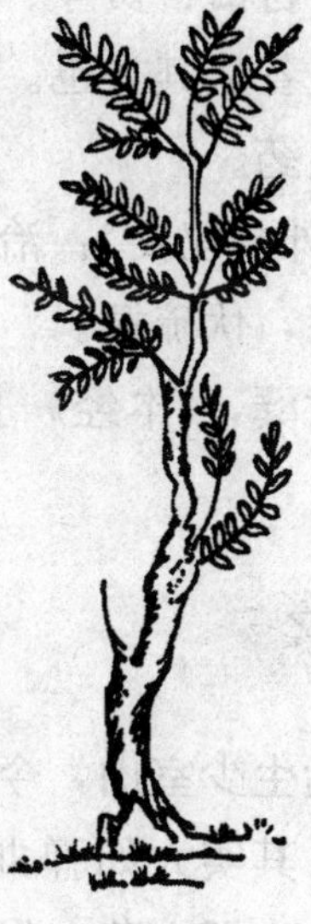

黄蘗

即黄蘗也。始生汉中山谷及永昌，今处处有之，以蜀中者为胜。木高数丈，叶类茱萸及紫椿，经冬不凋，皮外白，里深黄色，根如松下茯苓。二月、五月采皮，日干。《别录》名黄蘗，俗作黄柏者，省写之谬也。

黄蘗【气味】苦，寒，无毒。使药也。

【主治】五脏肠胃中结热，黄疸，肠痔。止泄痢，女子漏下赤白，阴伤蚀疮。〇疗惊气在皮间，肌肤热赤起，目热赤痛，口疮。久服通神。〇热疮疱起，虫疮，血痢。止消渴，杀蛀虫。男子阴痿及傅茎上疮。治下血如鸡鸭肝片。〇安心除劳，治骨蒸，洗肝明目，多泪，口干心热，杀疳虫，治蛔心痛，鼻衄，肠风下血后急，热肿痛。〇泻膀胱相火，补肾水不足，坚肾，壮骨髓。疗下焦虚，诸痿瘫痪，利下窍，除热。〇泻伏火，救肾水，治冲脉气逆，不渴而小便不通，诸疮痛不可忍。〇得知母滋阴降火，得苍术除湿清热，为治痿要药。得细辛泻膀胱火，治口舌生疮。

○傅儿头疮。

【修治】择皮紧厚二三分，鲜黄者，削去粗皮，用生蜜水浸半日，漉出晒干，用蜜涂，文武火炙，令蜜尽为度。

一云：气味俱厚，沉而降，阴也。又云：苦厚微辛，阴中之阳。入足少阴经，为足太阳引经药。

好古曰：黄芩、栀子入肺，黄连入心，黄蘗入肾，燥湿所归，各从其类也。故《活人书》四味解毒汤，乃上下内外通治之药。

《外台秘要》：治口中及舌生疮，烂㕮黄蘗含之。○黄蘗恶干漆，伏硫黄。

黄蘗，《本经》上品。

楮　实

始生少室山，今所在有之。其叶似葡萄，作瓣而有子者为佳。其实大如弹丸，生青熟红。八九月采实，水浸去皮穰，取中子入药，俗呼楮桃。《本经》一名榖实。楚人呼乳为榖，其木中白汁如乳，故以名之。今人呼为楮实子。

楮实【气味】甘，寒，无毒。

【主治】阴痿水肿，益气充肌，明目。久服不饥，不老轻身。○壮筋骨，助阳气，补虚劳，健腰膝，益颜色。

叶【气味】甘，凉，无毒。

【主治】小儿身热，食不生肌，可作浴汤。又主恶疮，生肉。○治刺风身痒。○治鼻衄数升不断者，捣汁三升，再三服之，良久即止。嫩茹之。去四肢风痹，赤白下痢。○炒

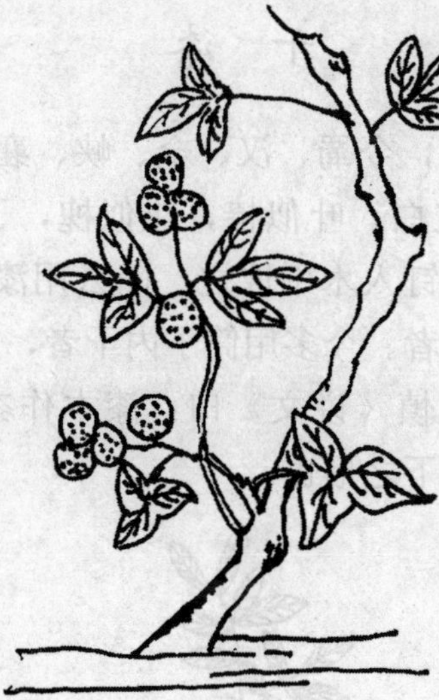

楮实

研搜面作馎饦[1]食之，主水痢。〇利小便，去风湿肿胀，白浊，疝气，癖疮。

【修治】楮实子，去轻浮者，以酒浸一时，焙干用。叶堪包半夏曲。

实如弹丸，生青有毛，熟赤色，秋采，日干，去皮穰，取中子，子类红谷。

楮实，《别录》上品①。

【注】

[1] 馎饦（bó tuō，音博托）：汤饼的别名。古代一种水煮的面食。

① 品：初刊本后有“《广利方》：治蝎螫人，痛不止，榖树白汁涂之，立差”18字。

干　漆

始生汉中川谷，今蜀、汉、金、峡、襄、歙州皆有之。木高三二丈余，皮白，叶似椿，花似槐，子若牛李。木心黄，夏至后以竹筒钉入木中取之。旧云用漆桶中自然干者，状如蜂房，孔孔隔者。今多用筒子内干者，以黑如瑿[1]，坚如铁石者为佳。许慎《说文》曰：漆本作桼，木汁可以髹物，其字象水滴而下之形也。

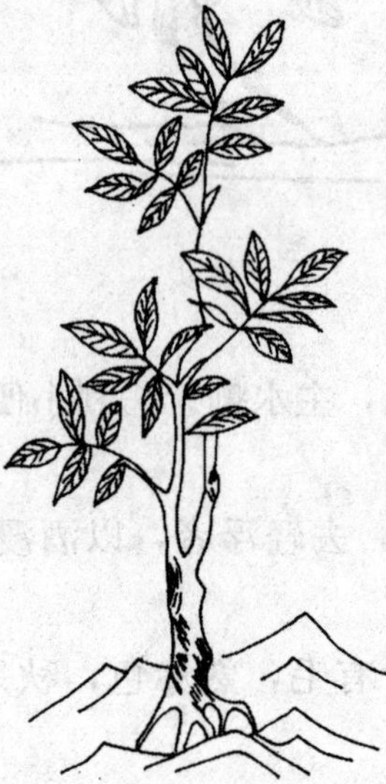

干漆

干漆【气味】辛，温，无毒。

【主治】绝伤，补中，续筋骨，填髓脑，安五脏，五缓六急，风寒湿痹。生漆去长虫。久服轻身耐老。◎干漆疗咳嗽，消瘀血痞结，腰痛，女子疝瘕，利小肠，去蛔虫。〇杀三虫，通经脉。〇治传尸劳，除风。〇削年深坚结之积滞，破日久凝结之瘀血。

【修治】干漆，捣碎炒熟，不尔损人肠胃。若是湿漆，煎干更好。亦有烧存性者。

元素曰：辛、平，有毒。降也，阳中阴也。之才曰：半夏为之使，畏鸡子，忌油脂。

《淮南子》云：漆见蟹而不干。《相感志》云：漆得蟹而成水。盖物性相制也。宗奭曰：湿漆，药中未见用。凡用者，皆干漆耳。其湿者在燥热及霜冷时则难干，得阴湿虽寒月亦易干。亦物之性也。若沾渍人，以油治之。凡验漆，惟稀者以物蘸起，细而不断，断而急收，更又涂于干竹上，荫之速干者并佳。

凡人畏漆者，嚼蜀椒涂口鼻，则可免。生漆疮者，杉木汤、紫苏汤、漆姑草汤、蟹汤浴之，皆良。毒发，饮铁浆并黄栌汁，甘豆汤，吃蟹，并可制之。

妇人产后血运，多用干漆，火烧烟熏鼻。

【注】

[1] 瑿（yī，音衣）：黑玉。

五加皮

始生汉中及冤句，今近道处处有之。春生苗，茎叶俱青，作丛。赤茎又似藤蔓，高三五尺，上有黑刺。叶生五杈，作簇者良。四叶、三叶者最多，为次。每一叶下生一刺。三、四月开白花，结青子，至六月渐黑色。根若荆根，皮黄黑，肉白、骨硬。十月采根，阴干。今江淮所生者，根类地骨皮，轻脆芬香是也。其苗茎有刺，类蔷薇，长者至丈余。叶五出，香气如橄榄。春时结实如豆粒而扁青色，得霜乃紫黑。吴中亦多，俗名为追风使。机曰：生南方者类草，故小；生北方者类木，故大。时珍曰：春月于旧枝上抽条，山人采为蔬茹，正如枸杞，生南方坚地者如草类，生北方沙地①者皆木类也。此药以五叶交加者良，故名五加。杨慎《丹铅录》作五佳，云一枝五叶者佳，故也。《炮炙论》名五花。蜀人呼为白刺。谯周《巴蜀异物志》名文章草。有赞云：文章作酒，能成其味。以金买草，不言其贵。是也。

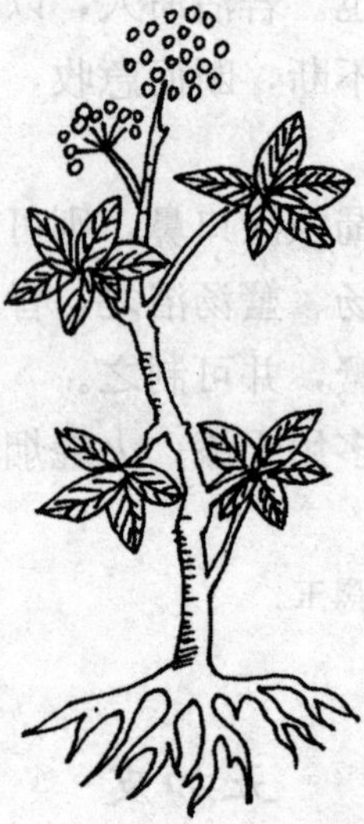

五加皮

---

① 沙地：初刊本无此2字。

五加皮【气味】辛，温，无毒。

【主治】心腹疝气腹痛，益气疗躄，小儿三岁不能行，疽疮阴蚀。〇男子阴痿，囊下湿，小便余沥，女人阴痒，及腰脊痛，两脚疼痹，风弱五缓虚羸，补中益精，坚筋骨，强志意。久服轻身耐老。〇破除恶风血，四肢不遂，贼风伤人，软脚暨[1]腰，主多年瘀血在皮肌。治痹湿内不足。〇明目下气，治中风骨节挛急，补五劳七伤。〇酿酒饮，治风痹，四肢挛急。〇作末浸酒饮，治目僻眼䁾。〇叶：作蔬食，去皮肤风湿。

【修治】五加皮，去骨。之才曰：远志为之使，恶玄参、蛇皮。

五加皮，五叶者良。根黄色，类地骨皮，轻脆芬香者为真。

五加皮，《本经》上品。今市卖一种，曰南五加皮，色白，仿佛白鲜，柔韧而无味，昔鲁定公母单服五加酒，以致不死。临隐去，佯托死，时人自莫之悟耳。张子声、杨建始、王叔才、于世彦，皆服此酒而房室不绝，得寿三百年，有子二十人，世世有得服五加酒散而获延年不死者，不可胜计。或只为散以代汤茶而饵之，验亦然也。大王君谓五加云：盖天有五车之星精也。水①应五湖，人应五德，位应五方，物应五车。故青精入茎，则有东方之液；白气入节，则有西方之津；赤气入华，则有南方之光；玄精入根，则有北方之饴；黄烟入皮，则有戊巳之灵。五神镇生，相转育成，用之者真仙，服之者反婴也。

---

① 水：原本、初刊本均作“金”，据《本草纲目》卷十二“五加皮”条改。

【注】

[1] 暨（jì，音继）：和，与。

牡荆实

始生河间、南阳冤句山谷，或平寿都乡高岸上及田野，今眉州、蜀州及近京亦有之。俗呼黄荆是也。枝茎坚劲作科，不为蔓生，故称牡。叶如蓖麻更疏瘦，花红作穗，实细而黄，如蔓荆子而小。故《本经》名小荆。古者刑杖以荆，故字从刑。

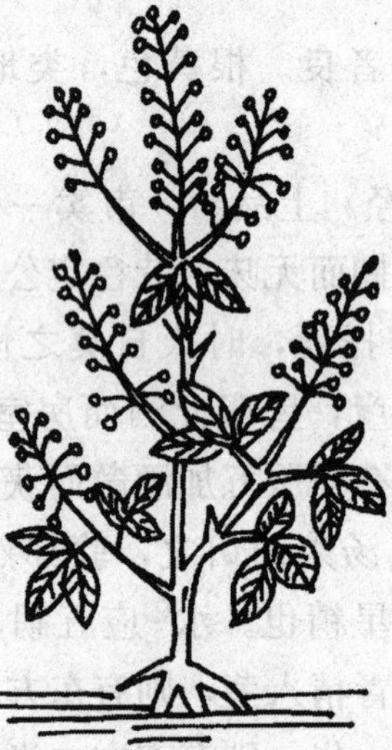

牡荆

牡荆实【气味】苦，温，无毒。

【主治】除骨间寒热，通利胃气，止咳逆，下气。○得柏实、青葙、术，疗风。〇炒焦为末，饮服，治心痛及妇人白带。〇用半升，炒熟，入酒一盏，煎一沸，热服，治小肠疝气甚效。〇浸酒饮，治耳聋。

牡荆，《别录》上品。

之才曰：防己为之使，畏石膏。

《集简方》：治湿痰白浊，牡荆子炒为末，酒服二钱，神效。

蔓荆实

旧不载所出州土，今近京及秦、陇、明、越州多有之。茎高四尺，对节生枝。初春因旧枝而生叶，类小楝，至夏盛

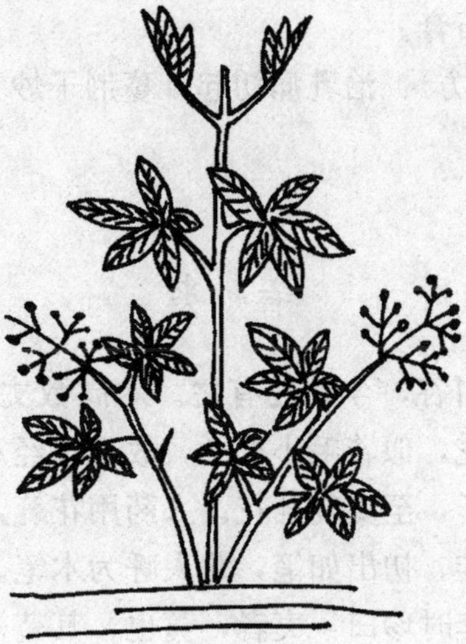

蔓荆子

茂。有花作穗，浅红色，蕊黄白色，花下有青萼。至秋结实，斑黑如梧子许大而轻虚。八月、九月采实。一说叶如杏叶，作蔓生，故名蔓荆。

蔓荆实【气味】苦，微寒，无毒。臣药也。

【主治】筋骨间寒热，湿痹拘挛，明目坚齿，利九窍，去白虫。久服轻身耐老。小荆实亦等。〇风头痛脑鸣，目泪出，益气，令人光泽脂致。〇治贼风，长髭发。〇利关节，治痫疾，赤眼。〇太阳头痛，头沉昏闷，除昏暗，散风邪，凉诸经血，止目睛内痛。搜肝风。

蔓荆实，《本经》上品。俗呼蔓荆子。

【修治】敩曰：凡使去蒂子下白膜一重，酒浸一伏时，蒸之从巳至未，晒干用。

元素曰：味辛，温，气清，阳中之阴，入太阳经。之才曰：恶乌头、石膏。

《危氏得效方》：治乳痈初起，蔓荆子炒为末，酒服方寸匕，渣傅之。

辛夷

始生汉中川谷，今处处有之。木高数丈，叶似柿而长。正月、二月生花，似着毛小桃子，故《本经》名侯桃。色白带紫，花落无子，至夏复开花。入药用花蕊，缩者良，已开者劣，谢者不佳。初出如笔，北人呼为木笔。其花最早，南人呼为迎春。李时珍曰：夷者，荑也，其苞初生，如荑而味辛也。

辛夷【气味】辛，温，无毒。

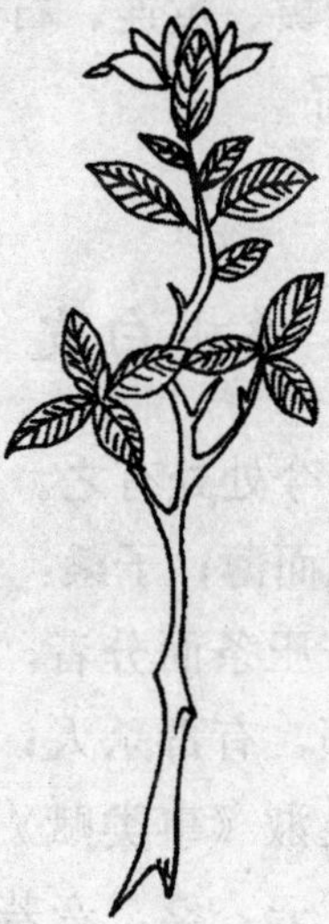

辛夷

【主治】五脏身体寒热，风头脑痛，面皯。久服下气，轻身明目，增年耐老。〇温中解肌，利九窍，通鼻塞涕出。治面肿引齿痛，眩冒，身兀兀如在车船之上者。生须发，去白虫。〇通关脉，治头痛憎寒，体噤瘙痒。入面脂生光泽。〇鼻渊、鼻鼽、鼻窒、鼻疮[1]及痘后鼻疮，并用研末，入麝香少许，葱白蘸入数次，甚良。

【修治】辛夷去外毛皮，用向里实者，微炙。花有红紫二种。入药当用紫者，须未开时收之。时珍曰：气味俱薄而散，阳也。入手太阴、足阳明经。〇之才曰：芎䓖为之使。

① 鼻疮：原本作“脑漏”，据初刊本及《本草纲目》卷二十四“辛夷”条改。

恶五石脂，畏菖蒲、蒲黄、黄连、石膏、黄环。

辛夷，《本经》上品。

桑根白皮

旧不载所出州土，今处处有之。有数种，有白桑，叶大如掌而厚；鸡桑，叶花而薄；子桑，先椹而后叶；山桑，叶尖而长。子种者，不若压条而分者。入药用根。古本草言：桑根见地上者，名马额，有毒杀人；旁行出土者，名伏蛇，亦有毒而致心痛。故吴淑《事类赋》[1]云：伏蛇痛，马额杀人。徐锴《说文字解》云：桑，音若，东方自然神木之名。其字象形，桑乃蚕所食叶之神木，故加木于叒下而别之。《典术》曰：桑乃箕星之精。

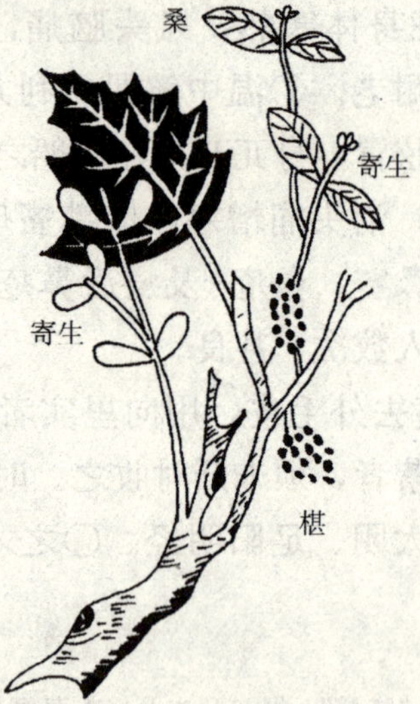

桑上寄生，叶类橘而厚软，茎类槐而肥脆。高一二尺，诸树皆有，惟寄生桑树枝节间者佳，故曰桑上寄生。

桑根白皮【气味】甘，寒，无毒。使药也。

【主治】伤中，五劳六极，羸瘦，崩中绝脉，补虚益气。〇去肺中水气，唾血热渴，水肿腹满胪胀，利水道，去寸白。可以缝金疮。〇治肺气喘满，虚劳客热头痛，内补不足。〇煮汁饮利五脏；入散用，下一切风气、水气。〇调中下气消痰，止渴，开胃下食，杀腹脏虫，止霍乱吐泻。研汁治小儿天吊、惊痫、客忤，及傅鹅口疮大验。〇泻肺，利大小肠，降气散血。

皮中白汁【主治】小儿口疮白漫，拭净，涂之便愈；又涂金刃所伤，燥痛，须臾血止，仍以白皮裹之甚良。〇涂蛇、蜈蚣、蜘蛛伤有验。取枝烧沥，治大风疮疥，生眉发。

桑椹【主治】单食止消渴。〇利五脏关节痛，血气。久服不饥，安魂镇神，令人聪明，变白不老。多收，暴干为末，蜜丸，日服。〇捣汁饮，解中酒毒，酿酒服，利水气，消肿。

桑上寄生【气味】苦，平，无毒。臣药也。

【主治】腰痛，小儿背强，痈肿，充肌肤，坚发齿，长须眉，安胎。〇去女子崩中，内伤不足，产后余疾，下乳汁，主金疮，去痹。〇助筋骨，益血脉。〇主怀妊漏血不止，令胎牢固。

桑根白皮，《本经》中品。桑上寄生，《本经》上品。

《种树书》云：桑以构接则桑大，桑根下埋龟甲，则茂盛不蛀。按郑樵《通志》云；寄生有两种，一种大者，叶如石榴叶；一种小者，叶如麻叶，黄色。

【修治】桑根白皮，采十年以上向东畔嫩根，铜刀刮去黄皮，取里白皮，切，焙干用。其皮中涎勿去之，药力俱在其上也。忌铁及铅。

杲曰：甘、辛，寒，可升可降，阳中阴也。好古曰：甘厚而辛薄，入手太阴经。之才曰：续断、桂心、麻子为之使。

《圣惠方》：治发鬓堕落，桑白皮剉二升，以水淹浸，煮五六沸，去滓，频频洗沐，自不落。

【修治】桑寄生以铜刀和根枝茎叶细剉，阴干用，勿见火。

时珍曰：寄生高者二三尺，其叶圆而微尖，厚而柔，面青而光，背淡紫而有茸。人言川蜀桑多，时有生者，他处鲜得，须自采或连桑采者乃可用。世俗多以杂树上者充之，气性不同，恐反有害也。

【注】

[1]《事类赋》：宋代吴淑著，该书标志着宋初文坛重学风气的形成。

杜　仲

始生上虞山谷及上党、汉中，今深山大谷所在有之。树高数丈，叶似辛夷，亦类柘。其皮类榆、柳，折之内有白丝如绵相连，故一名木绵。昔杜姓仲名者，服此得道，因名杜仲。

杜仲【气味】辛，平，无毒。

【主治】腰膝痛，补中益气，坚筋骨，强志，除阴下痒湿，小便余沥。久服轻身耐老。○脚中酸疼，不欲践地。○治肾劳，腰脊挛。○肾冷，臀[1]腰痛。人虚而身强直，风也。腰不利，加而用之。○能使筋骨相着。润肝燥，补肝经风虚。

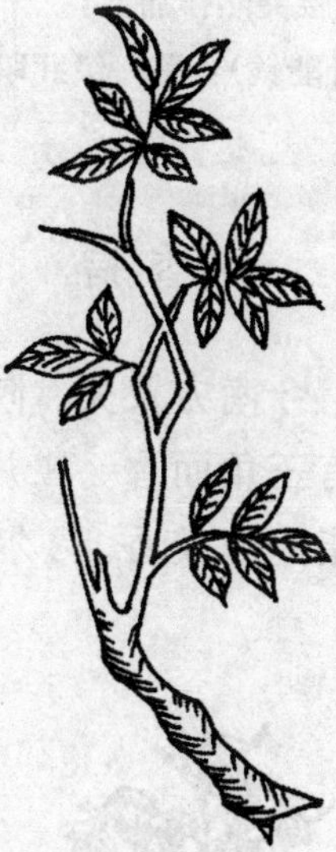

杜仲

杜仲，《本经》上品。

元素曰：性温，味辛、甘，气味俱薄，沉而降，阴也。好古曰：肝经气分药也。恶玄参，蛇蜕皮。其木可作履，益脚。

【修治】凡使，削去粗皮，每一斤用酥一两，蜜三两和涂，火炙以尽为度，细剉用。今有以姜汁拌炒去丝者。

按庞元英《谈薮》云：一少年新娶后，后得脚软病，疼甚，医作脚气治，不效。路钤[2]孙琳诊之，用杜仲一味，寸断片折，每两半，酒半，水一大盏，煎服，三日能行，又三日全愈。琳曰：此乃肾虚，非脚气也。杜仲能治腰膝痛，以酒行之，故易效。

【注】

［1］瞶（guì，音桂）：腰突然作痛。

［2］路钤（lù qián，音陆钱）：路一级武职官名。

枫香脂

所在大山皆有之，今南方及关、陕甚多。树甚高大，似白杨，叶圆而作歧，有三角而香。二月有花，其实作球，有柔刺，大如鸭卵。其脂为白胶香。《尔雅》谓枫为欇欇，言天风则鸣欇欇也。

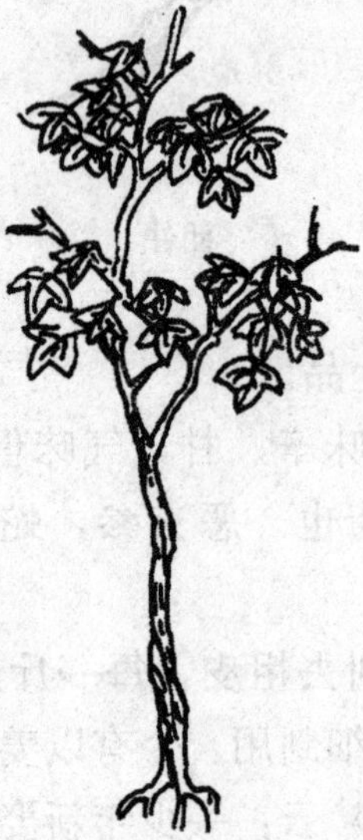

枫　白胶香

《说文解字》曰：枫，木厚叶弱，枝善摇，故字从风。汉中多植之。至霜后，叶丹可爱，故称枫宸。梵书谓之萨阁罗婆香，俗呼芸香。

枫香脂即白胶香。【气味】辛、苦，平，无毒。

【主治】瘾疹风痒，浮肿，煮水浴之。又主齿痛。〇一切痈疽疮疥，金疮，吐衄咯血，活血生肌，止痛解毒。烧过揩牙，永无牙疾。

白胶香，《唐本草》。系枫木津液形类乳香，色白而香，堪焚。

【修治】枫香脂，以齑水煮二十沸，入冷水中扯数十次，晒干用。

《简要济众》：治吐血不止，白胶香为散，每服二钱，新汲水调下。

大枫子

枫树高大，故曰大枫。或云能治大风疾，故名大枫子。

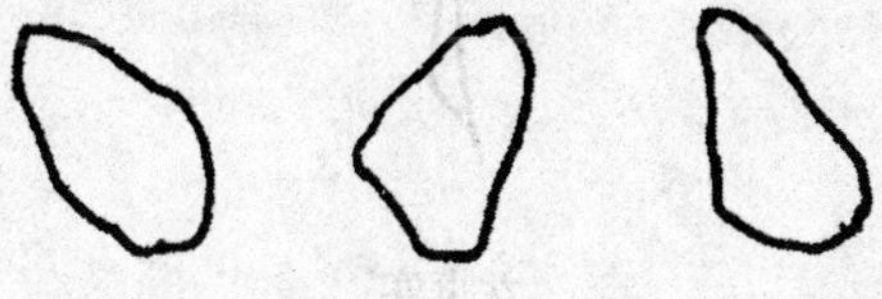

大枫子　有毒

大枫子【气味】甘，热。

【主治】疠风癞疥疮癣，杀虫。又治杨梅诸疮。

大枫子，形类松子，大如雷丸。有毒。新者仁色白，久者仁色黄。

【修治】去壳取仁。○手背皴裂，大枫子仁捣泥涂之①。

女贞实

始生武陵川谷，今处处有之。《山海经》云：泰山多贞木，是此木也。其叶似枸骨及冬青木，极茂盛，凌冬不凋。五月开细花，青白色。九月而实成，似牛李子。立冬采实暴

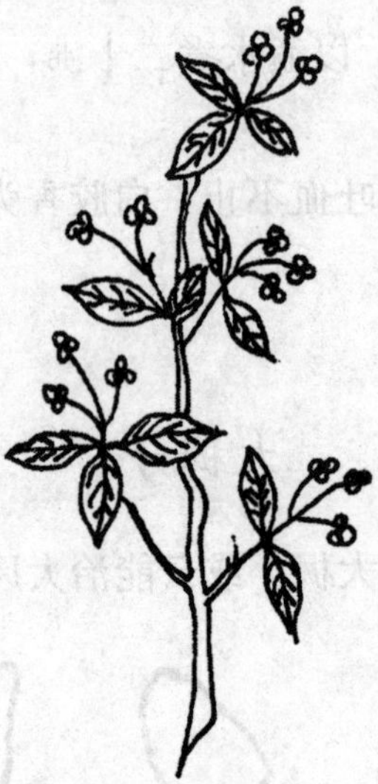

女贞实

① 之：初刊本后有"按：枫木连抱大者甚多，并结球而不结子。《本经》以大枫子内附，但载主治，余无一言，诚可怪也。今问市家所得，咸云海舶贸来，疑必外番别有一种枫木，不然何独指此为名，而不言他木耶？姑述之，以俟识者再政之"82字。

干。李时珍曰：此木凌冬青翠，有贞守之操，故以女贞状之。

女贞实【气味】苦，平，无毒。

【主治】补中，安五脏，养精神，除百病。久服肥健，轻身不老。○强阴，健腰膝，变白发，明目。

女贞实，《本经》上品。女贞实亦呼为冬青。与冬青同名异物，盖一类二种尔。女贞叶长，子黑色；冬青叶微圆，子红色，为异。

蕤 核

始生函谷川谷及巴西，今河东亦有之。其木高五七尺，茎间有刺，叶细似枸杞而尖长，花白，子红紫色，附枝茎而生，类五味子。六月成熟，采实，破核取仁，阴干。《尔雅》：棫，白桵。即此也。其花实蕤蕤下垂，故谓之桵，后人作蕤。

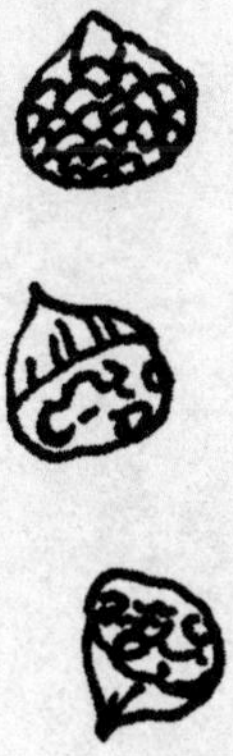

蕤核　核紫　多文理仁皮黄肉白

【气味】甘，温，无毒。

【主治】心腹邪热结气，明目，目赤痛伤，泪出，目肿眦烂。久服轻身，益气不饥。〇强志，明耳目。〇破心下结痰痞气，齆鼻。〇治鼻衄。〇生治足肿，熟治不眠。

蕤核，《本经》上品。

【修治】蕤仁，以汤浸，去皮尖，擘作两片，每四两用芒硝一两，木通草七两，水煮一伏时，取仁，研膏入药。

《孙氏集效方》：治一切眼疾，蕤仁去油三钱，甘草、防风各六钱，黄连五钱，以三味熬取浓汁，次下蕤仁膏，日点。

《经验良方》：治赤烂眼，用蕤仁、杏仁各一两，去皮，研匀，入腻粉少许，为丸，每用热汤化洗。

丁香

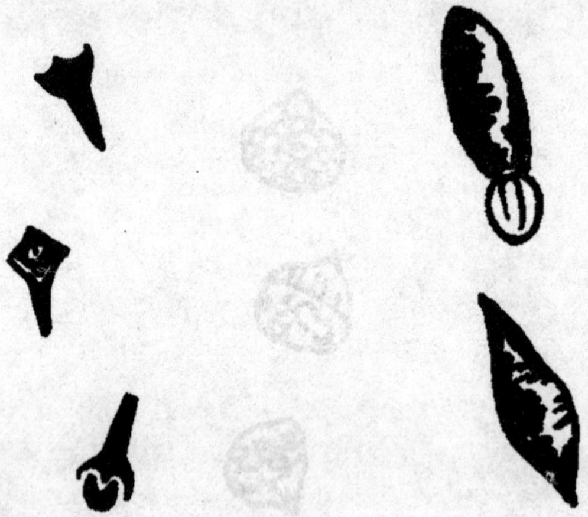

丁香　雄丁香形瘦小头有四瓣花　　　雌丁香　形肥大似山茱萸

始生交、广、南番，今惟广州有之。木类桂，高丈余。叶似栎，凌冬不凋。花圆细，黄色。其子出枝蕊上，紫色，长三四分，形如钉子，故名丁香。有雄雌，雄颗小，俗呼公丁香；雌颗大，俗呼母丁香。

雄丁香【气味】辛，温，无毒。

【主治】温脾胃，止霍乱拥胀，风毒诸肿，齿疳䘌。能发诸香。〇风䘌，骨槽劳臭。杀虫，辟恶去邪。治奶头花，止五色毒痢，五痔。〇治口气，冷气冷劳，反胃，鬼疰蛊毒，杀酒毒，消痃癖。疗肾气，奔豚气，阴痛腹痛，壮阳，暖腰膝。〇疗呕逆甚验。〇去胃寒，理元气。气血盛者勿服。〇治虚哕，小儿吐泻，痘疮，胃虚灰白不发。

雌丁香【气味】辛，微温，无毒。

【主治】风水毒肿，霍乱心痛，去恶热。〇吹鼻，杀脑疳。入诸香中，令人身香。〇同姜汁涂，拔去白须孔中，即生黑者异常。

丁香树皮名丁皮，气味同丁香。

主治齿痛。〇心腹冷气，诸病家用代丁香。皮似桂皮而厚。

宋《开宝》。

【修治】方中多用雌者，力大。膏煎中若用雄，须去丁，盖乳子发人背痈也。不可见火。

好古曰：纯阳。入手太阴、足少阴、阳明经，畏郁金。

《德生堂经验方》：治反胃关格，气噎不通，丁香、木香各一两，每服四钱，水一盏半，煎[1]一盏，先以黄泥做成

① 煎：原本前有“半”字，据初刊本删。

碗，滤药汁于内，食前服。此方乃椽史吴安之传于都事，盖耘夫有效，试之果然。土碗，取其助脾也。

沉　香

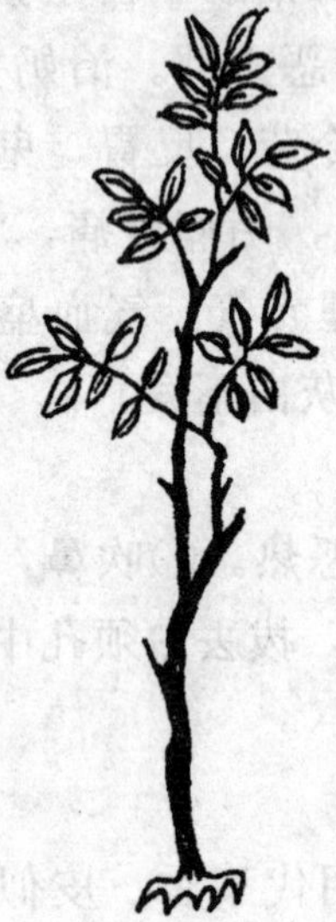
沉香

出海南诸国，及交、广、崖州。其木类椿、榉，多节。叶似橘，花白。子似槟榔，大如桑椹，紫色而味辛。欲取之，先断其积年老木根，经年，其外皮干俱朽烂，其木心与枝节不坏者，即香也。细枝紧实未烂者，为青桂；黑坚沉水者为沉香，俗谓之角沉；半沉者为栈香。栈香中形象鸡骨者，为鸡骨香；象马蹄者为马蹄香；在土中不待创剔而成薄片者，谓之龙鳞，俗呼鲫鱼片。不沉者为黄熟香，俗讹为速香。苏香是已削之成卷，咀之柔韧者，谓之黄蜡沉。入药沉水者上，半沉者次之，不沉者但可熏衣及焚烧而已。《南越志》言交州人称为蜜香，谓其气如蜜脾也。梵书名阿迦㗚香。

沉香【气味】辛，微温，无毒。

【主治】风水毒肿，去恶气。〇主心腹痛，霍乱，中恶邪鬼疰气。清人神，并宜酒煮服之。诸疮肿宜入膏中。〇调中，补五脏，益精壮阳，暖腰膝，止转筋吐泻，冷气，破癥癖，冷风麻痹，骨节不任，风湿皮肤瘙痒，气痢。〇补右肾命门。〇补脾胃，及痰涎、血出于脾。〇益气和神。〇治上热下寒，气逆喘急，大肠虚闭，小便气淋，男子精冷。

沉香，《别录》上品。

【修治】沉香，须要不枯如嘴角硬重，沉于水下者为上，半沉者次之。不可见火。入丸散剉为末，或以水磨粉，晒干。亦可入煎剂，惟磨汁临时入之。〇今市家多以夹板沉香充角沉香，虽沉水，但劈无正文，内夹秽污如黑土，焚之且不香。

大明曰：辛，热。元素曰：有升有降。

吴球《活人心统》：治胃冷久呃，沉香、紫苏、白豆蔻仁各一钱，为末，每柿蒂汤服五七分。

乳　香

西出天竺，南出波斯等国。其树类松，生于沙中，盛夏木胶流出沙上，状如桃胶。其气香，其形如乳头，故名乳香。西者色黄白，南者色紫赤如乳头。透明者俗呼滴乳，又曰明乳。镕塌在地，杂沙石者，为塌香，俗呼塌乳。

【气味】微温，无毒。

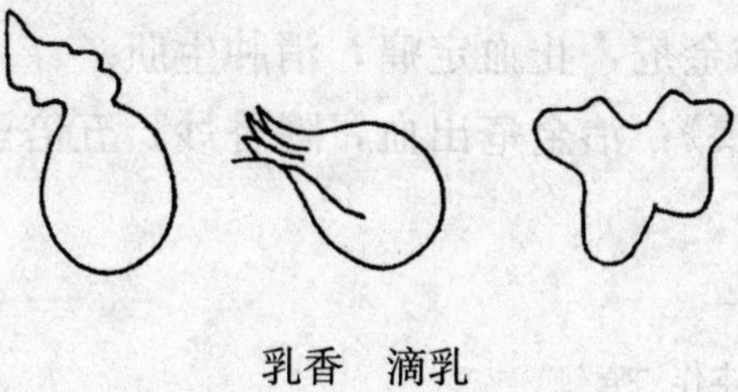

乳香　滴乳

【主治】耳聋，中风口噤不语。妇人血气。止大肠泄澼。疗诸疮，令内消。能发酒，理风冷。〇下气益精，补腰膝，治肾气，止霍乱，冲恶中邪气，心腹痛，疰气。煎膏止痛长肉。〇治不眠。〇补肾，定诸经之痛。〇仙方用以辟谷。〇消痈疽诸毒[①]，托里护心，活血定痛，伸筋。治妇人产难，折伤。

乳香，《别录》上品。松香可乱乳香，焚之乃辨真伪。

【修治】颂曰：乳性至粘，难碾。用时以缯袋挂于窗隙处，良久取研，乃不粘也。大明曰：入丸散，微炒，杀毒、则不粘。或言入丸药，以少酒研如泥，以水飞过，晒干用。或言以灯草同研易细。或以竹叶上炙之，研易细。

元素曰：苦、辛，纯阳。震亨曰：善窜，入手少阴经。

降真香

出黔南。并南海山中及大秦国。其香似苏方木，烧之初不甚香，得诸香和之则特美。入药以番降、紫而润者为良。按《仙传》云：烧之感引鹤降。醮星辰烧此香，甚为第一。度箓烧之，功力极验。降真之名以此，俗呼降香。

【气味】辛，温，无毒。

【主治】烧之辟天行时气、宅舍怪异。小儿带之辟邪恶气。〇疗折伤金疮，止血定痛，消肿生肌。

《医林集要》：治金疮出血，降香炒，五倍子等分，为细末傅之。

---

① 毒：初刊本作“疮”。

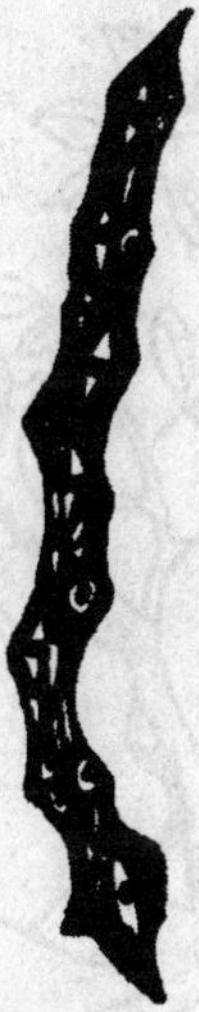

降真香　色紫而多节　凤眼降香形

降真香《证类》。

檀　香

按《大明一统志》云：出广东、云南及古城，真腊、爪哇、渤泥、暹罗、三佛齐、回回等国，今岭南诸地亦有之。树叶皆似荔枝，皮青色而滑泽，叶廷珪《香谱》云：皮实而色黄者为黄檀，皮洁而色白者为白檀，皮腐而色紫者为紫檀。其木并坚重清香，而白檀尤良。宜以纸封收，则不泄气。李时珍曰：檀，善木也。故字从亶，亶也。番人呼为真檀。

白檀【气味】辛，温，无毒。

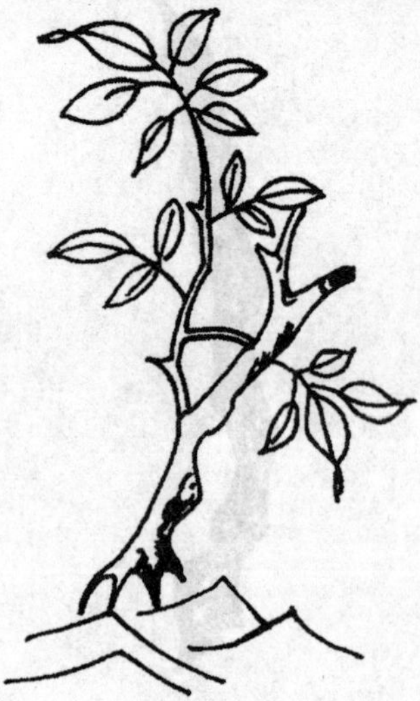

檀香

【主治】消风热肿毒。〇治中恶鬼气，杀虫。〇煎服止心腹痛，霍乱。肾气痛，水磨涂外肾，并腰肾痛处。〇散冷气，引胃气上升，进饮食。〇噎膈吐食。又面生黑子，每夜以浆水洗，拭令赤，磨汁涂之甚良。

大明曰：热。元素曰：阳中微阴，入手太阴、足少阴，通行阳明经。

檀香，《别录》下品。

白者为良[①]。黄檀最香，可作带骼、扇骨等物。

① 白者为良：初刊本无此4字。

金樱子

今南中州郡有，而以江西、剑南、岭外者为胜。丛生郊野中，大类蔷薇，有刺。四月开白花，夏秋结实，亦有刺，黄赤色，形似小石榴，故一名山石榴。又一名刺梨子。《本草纲目》：金樱当作金罂，谓其子形如黄罂也。

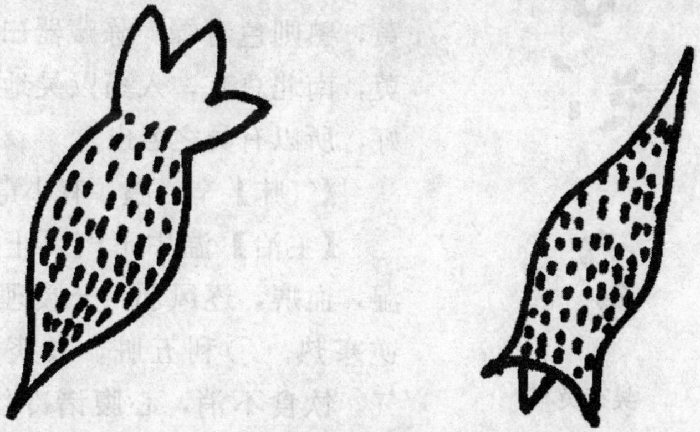

金樱子

【气味】酸、涩，平，无毒。

【主治】脾泄下痢，止小便利，涩精气。久服令人耐寒轻身。

金樱子，《蜀本草》。色黄赤有刺。其子大如指尖，状如石榴而长，其核细碎而有白毛①。

① 毛：初刊本后有“【修治】金樱子，劈开，去核并毛，酒洗净用”15字。

吴茱萸

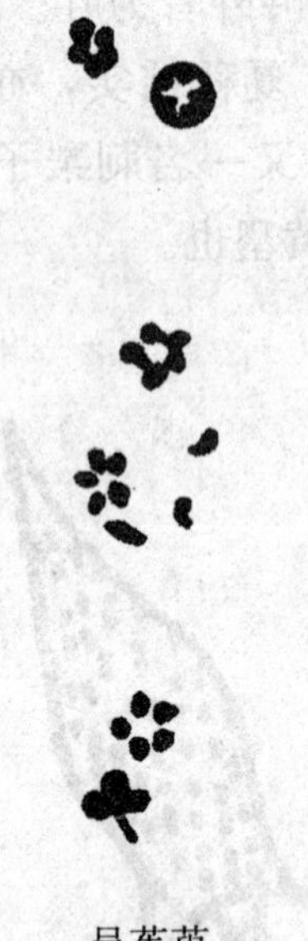

吴茱萸

始生上谷及冤句，今江、淮、蜀、汉最多。木高丈余，皮青绿色，叶似椿而阔厚，紫色。三月开红紫细花，七月、八月结实似辣子，颗粒紧小。嫩时微黄，熟则色青绿。陈藏器曰：茱萸，南北总有，入药以吴地者为好，所以有吴之名也。

【气味】辛，温，有小毒。

【主治】温中下气，止痛除湿，血痹，逐风邪，开腠理，咳逆寒热。〇利五脏，去痰冷逆气，饮食不消，心腹诸冷绞痛，中恶心腹痛。〇霍乱转筋，胃冷吐泻、腹痛，产后心痛，治遍身𤸷痹刺痛，腰脚软弱，利大肠壅气，肠风痔疾。杀三虫。〇杀恶虫毒，牙齿虫䘌，鬼魅疰气。〇下产后余血，治肾气，脚气水肿，通关节，起阳健脾。主痢止泻，厚肠胃，肥健人。〇治痞满塞胸，咽膈不通，润肝燥脾。〇开郁化滞，治吞酸，厥阴痰涎头痛，阴毒腹痛，疝气血痢，喉舌口疮。

《本经》中品。吴茱萸陈久者良，闭口者有毒。如食茱萸而小黑色。

【修治】吴茱萸，须深汤中浸去苦烈汁七次，焙用。

好古曰：辛、苦，热，气味俱厚，阳中阴也，半浮半沉。入足太阴经血分，少阴、厥阴气分。李时珍曰：辛、热，走气动火，昏目发疮。之才曰：蓼实为之使，恶丹参、消石、白垩，畏紫石英。○阴下湿痒，吴茱萸煎汤，频洗取效。

栀[1]子

始生南阳川谷，今南方及西蜀州郡皆有之。木高七八尺，叶似李而厚硬，二、三月开白花，花皆六出，甚芬香。

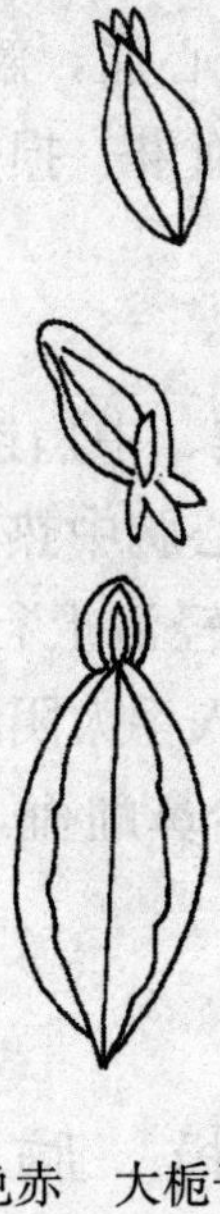

栀子　色赤　大栀子染色用

① 栀：初刊本作“卮”，“栀子”原本或作“卮子”，二者为一物，今统改为“栀子”。

夏秋结实如诃子状，生青熟黄，中仁深红。九月采实，暴干。皮薄而圆小，刻房七棱至九棱者为佳。卮，酒器也。栀子象之，故名。俗作栀子。司马相如赋云：鲜支黄烁。注云：鲜支，即支子也。

【气味】苦，寒，无毒。

【主治】五内邪气，胃中热气，面赤，酒疱齄鼻，白癞、赤癞、疮疡。〇疗目赤热痛，胸心大小肠大热，心中烦闷。〇去热毒风，除时疾热，解五种黄病，利五淋，通小便，解消渴，明目，主中恶，杀䗪虫毒。解玉支毒。〇主暗症，紫癜风。治心烦懊侬不得眠，脐下血滞，而小便不利。〇泻三焦火，清胃脘血，治热厥心痛，解热郁，行结气。〇治吐血、衄血、血痢、下血、血淋、损伤瘀血及伤寒劳复，热厥头痛，疝气，汤火伤。

栀子，《本经》中品。

【修治】震亨曰：上焦、中焦连壳用，下焦去壳炒用[①]，血病炒黑用。好古曰：去心胸中热用仁，去肌表热用皮。

元素曰：气薄味厚，轻清上行，气浮而味降，阳中阴也。杲曰：沉也，阴也，入手太阴肺经。

黎居士《易简方》：治鼻衄血，山栀子烧灰，吹之，屡用效。

樟　脑

树高丈余。小叶似楠而尖长，背有黄赤茸毛，四时不

① 去壳炒用：原本作“连壳用”，据初刊本改。

凋。夏开细花，结小子。木大者数抱，肌理细而错纵有文，故谓之樟。豫章县因木得名。脑系樟树脂也，状如龙脑，白色如雪，故谓之脑。又出韶州，故一名韶脑，俗讹为朝脑。

【气味】辛，热，无毒。

【主治】通关窍，利滞气，治中恶邪气，霍乱，心腹痛，寒湿脚气，疥癣风瘙，龋齿，杀虫辟蠹。着鞋中去脚气。

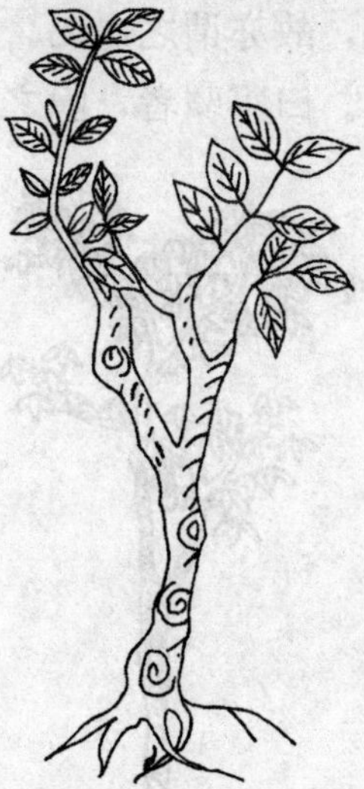

樟树

朝脑、朱砂等分，擦虫牙疼效[1]。〇煎樟脑法：用樟木新者，切片，以井水浸三日三夜，入锅煎之，柳木频搅。待汁减半，柳上有白霜，即滤去滓，倾汁瓦盆内，经宿自然结成块也。炼升之法不一。升一次者色皂，升两三次者色白。

① 效：初刊本后有“樟树新增”5字。

人多以此乱片脑，不可不辨。

骐驎竭

今南番诸国及广州皆出之。木高数丈，婆娑可爱。叶似樱桃而有三角。其脂液从木中流出，滴下如胶饴状，久而坚凝乃成竭。赤作血色，故亦谓之血竭。采无时。《本草纲目》云：骐驎，赤马名也。曰骐驎者，隐之也。

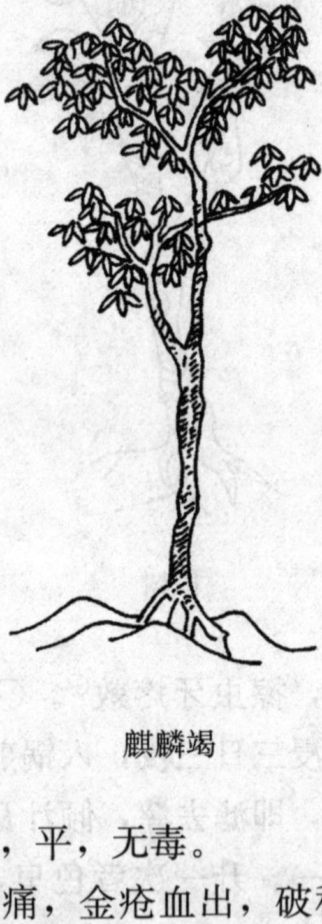

麒麟竭

【气味】甘、咸，平，无毒。

【主治】心腹卒痛，金疮血出，破积血，止痛生肉，去五脏邪气。○伤折打损，一切疼痛，血气[1]搅刺，内伤血聚，补虚，并宜酒服。○补心包络、肝血不足。○益阳精，消阴滞气。傅一切恶疮疥癣久不合。性急，不可多使。却引脓。○散滞血诸痛，妇人血气，小儿瘛疭。

骐驎竭，《唐本草》。

《南越志》云：骐驎竭，紫铆树之脂也。欲验真伪，但嚼之，不烂如蜡者为上。今人试之，以透指甲者为真。或云：烧之赤汁出，灰不变色。

【修治】雷公云：凡使勿用海母血，真似骐驎竭。只是味咸，并腥气。骐驎竭味微咸、甘，似栀子气。欲使先研作粉，筛过，入丸散中用。若同众药捣，则化作尘飞也。

得密陀僧，良。

龙脑香

出婆律国，今惟南海番舶贾客货之。相传云其木高七八尺，大可六七围，如积年杉木状，傍生枝。叶正圆而背白，结实如草豆蔻，皮有甲错。香即木中脂也。曰龙脑者，因其状而贵重之称也。以白莹如冰，及作梅花片者为良，故俗呼片脑。又呼冰片，或云梅花片。

【气味】辛、苦，微寒，无毒。

【主治】妇人难产，研末少许，新汲水服，立下。○心腹邪气，风湿积聚，耳聋，明目，去目赤翳。○内外障眼，镇心秘精。治三虫五痔。○散心盛热。○入骨治骨痛。○治

① 气：原本脱，据初刊本补。

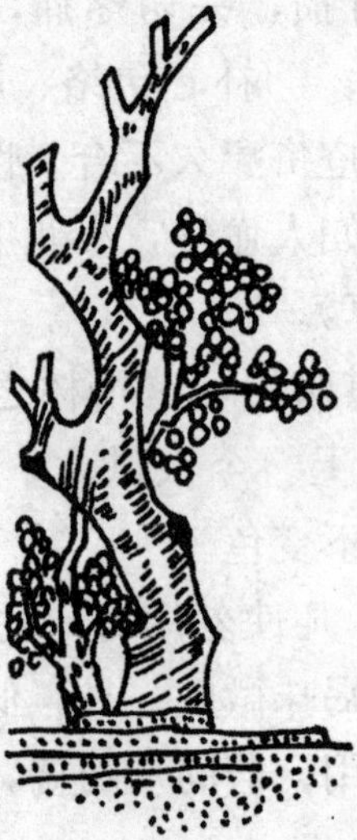

龙脑　婆律树

大肠脱。〇疗喉痹，脑痛，鼻瘜，齿痛，伤寒舌出，小儿痘陷。

龙脑香，婆律树中脂膏也。

【修治】龙脑香，合糯米炭、相思子贮之则不耗。或以灯草、杉木炭养之更良。〇元素曰：热，阳中之阳。龙脑，香色如冰，清香，臭之有杉木气。今人多以樟脑升打乱之，不可不辨。〇大片明亮者良。

阿　魏

木生波斯国，及伽阇那国。木长八九尺，皮色青黄。三月生叶似鼠耳，无花实。其枝汁出如饴，久乃坚凝，名阿

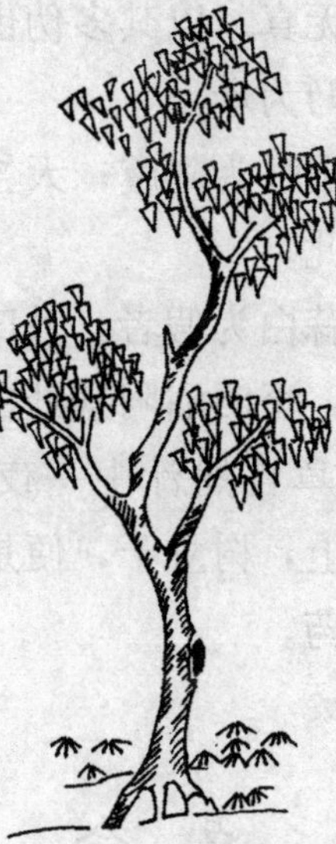

阿魏

魏。阿曰呢，魏曰哒，西番语也。一云：阿，我也；魏，畏也。此物极臭，阿之所畏也。《唐本草》谓之熏渠，古人谓之哈昔泥。

【气味】辛，平，无毒。

【主治】杀诸小虫，去臭气，破癥积，下恶气，除邪鬼蛊毒。〇治风邪鬼疰，心腹中冷。〇传尸冷气，辟瘟治疟。主霍乱心腹痛，肾气温瘴。御一切蕈菜毒。解自死牛、羊、马肉诸毒。〇消肉积。

治恶疰腹痛不可忍者：阿魏木热酒服一二钱立止。《永类钤方》。

阿魏，阿虞树脂也。状如桃胶，其色黄如栗瓣者为上，色黑者不堪用。系羊射脂之说，俗亦相传，但无实据。谚云：黄金无假，阿魏无真。以其多伪也。刘纯诗云：阿魏无真却有真，臭而止臭乃为珍。

《唐本草》。波斯国呼为阿虞；天竺国呼形虞。阿魏，此木津液。自草部移入此。

炳曰：人多言煎蒜白为假者。敩曰：验法有三：第一以半铢安熟铜器中一宿，至明沾阿魏处白如银，永无赤色；第二，将一铢置于五斗草自然汁中一夜，至明如鲜血色；第三，将一铢安于柚树上，树立干，便是真者。凡用，乳钵研细，热酒器上裛过入药。

卢　会

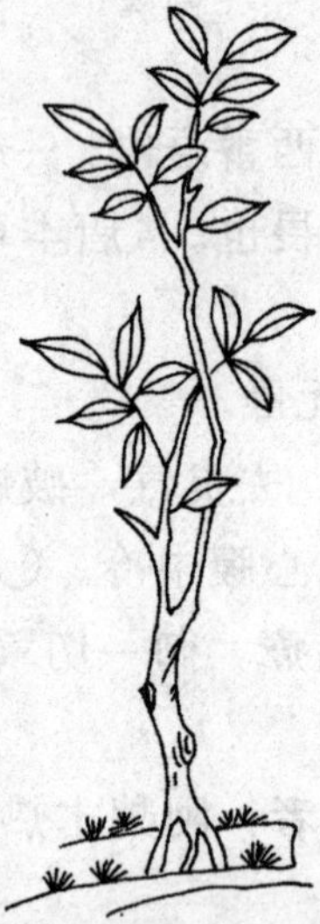

卢会　卢会系此木脂

生波斯国。木之脂泪凝聚而成，状似黑锡，故《医学入门》曰：卢，黑色也。会，聚也。一名讷会，一名奴会。俗呼为象胆，盖以其味苦如胆，故也。

【气味】苦，寒，无毒。

【主治】热风烦闷，胸膈间热气，明目镇心，小儿癫痫惊风，疗五疳，杀三虫及痔病疮瘘，解巴豆毒。主小儿诸疳热。〇单用杀疳蛔。吹鼻，杀脑疳，除鼻痒。〇研末傅䘌甚妙。治湿癣出黄汁。

宋《开宝》。自草部移入此。

【修治】卢会，先捣成粉，待众药末出，然后入药中。

芜　荑

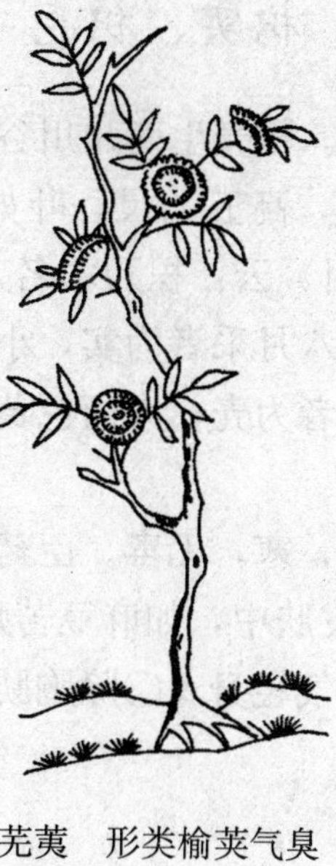

芜荑　形类榆荚气臭

始生晋山川谷，今近道亦有之。大抵榆类而差小。其实亦早成，比榆乃大，气臭如狁。一名无姑，一名蕨蒗。《医学入门》曰：芜，秽也；荑，伤也。其气臭如伤败之物也。

【气味】辛，平，无毒。使药也。

【主治】五内邪气，散皮肤骨节中淫淫温行毒，去三虫，化食。逐寸白，散肠中嗢嗢喘息。〇主积冷气，心腹癥痛。除肌肤节中风淫淫如虫行。长食，治五痔，杀中恶蛊毒，诸病不生。〇治恶疮疥癣，杀虫止痛。妇人子宫风虚，孩子疳泻冷痢。得诃子、豆蔻良。

芜荑，《本经》中[①]品。形类榆荚，气臭。三月采实，大者为良。

【修治】芜荑捣末入药。

枳实、枳壳

枳实生河内川泽。枳壳生商州川谷。今京西、江湖州郡皆有之。木如橘而小，高五七尺。叶如橙多刺。春生白花，至秋成实。《本草纲目》云：枳乃木名，从只，谐声也。《医学入门》云：七月、八月采者为实，小而色青，中实，故名枳实。九月、十月采者为壳，大而色黄紫，多穰，入药去穰用壳，故名枳壳。

枳实【气味】苦，寒，无毒。臣药也。

【主治】大风在皮肤中，如麻豆苦痒。除寒热结，止痢。长肌肉，利五脏，益气轻身。〇除胸胁痰癖，逐停水，破结

---

① 中：初刊本作“上”。

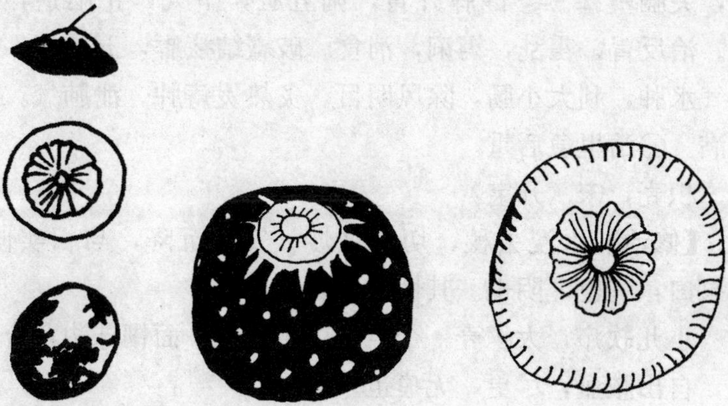

枳实　皮青肉赤白　枳壳　枳壳皮青肉白

实，消胀满，心下急痞痛，逆气，胁风痛，安胃气，止溏泄，明目。〇解伤寒结胸，主上气喘咳，肾内伤冷，阴痿而有气，加而用之。〇消食，散败血，破积坚，去胃中湿热。

枳实，《本经》中品。

青而小者，俗呼鹅眼枳实。近道出者小而绿色，气臭，俗呼绿衣枳实，不堪用。

【修治】枳实，用皮厚而小，翻肚如盆口状，陈久者为胜。水渍透，切片晒干。小麦麸炒至麸焦，去麸用。其性酷而速。其气厚味薄，浮而升，微降，阴中阳也。

《子母秘录》：治妇人阴肿坚痛，枳实半斤，碎炒令熟，故帛裹熨，冷即易之。

枳壳【气味】苦、酸，微寒，无毒。

【主治】风痹，通利关节，劳气咳嗽，背膊闷倦，散留结，胸膈痰滞，逐水，消胀满大胁风，安胃，止风痛。〇遍身风疹，肌中如麻豆，恶疮，肠风痔疾，心腹结气，两胁胀虚，关膈壅塞。○健脾开胃，调五脏，下气，止呕逆，消痰。治反胃，霍乱，泻痢，消食。破癥结痃癖，五膈气，及肺气水肿，利大小肠，除风明目。炙热熨痔肿。泄肺气，除胸满。○治里急后重。

枳壳，宋《开宝》。

【修治】水浸去穰，切片麸炒。气味沉降，与枳实同。○杲曰：沉也，阴也。其性详而缓。

小儿软疖，大枳壳一个，去白磨口平，面糊抹边，合疖上，自出脓血，尽更，无痕也。

乌药

始生岭南邕、容州及江南，今台州、雷州、衡州亦有

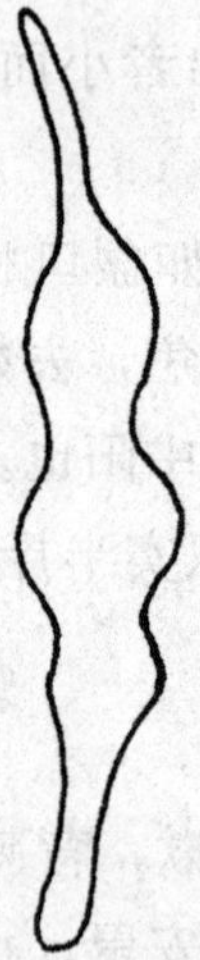

乌药　连珠形

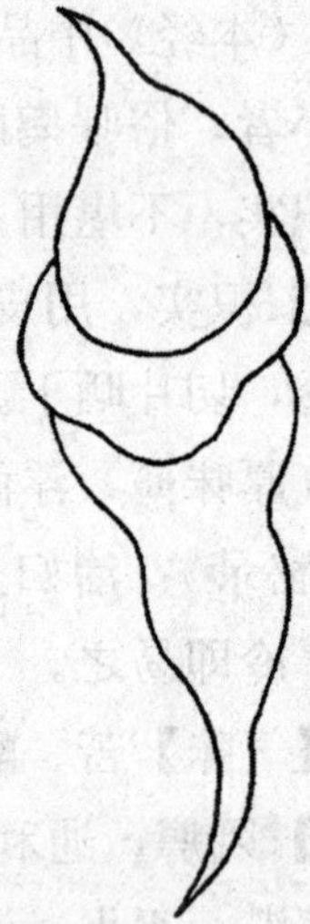

色黑褐，天台者佳

之，以天台者为胜。木似茶檟，高五七尺；叶微圆而尖，作三椏，面青背白；五月开细花，黄白色；六月结实。根色黑褐，似山芍药根，又似乌樟根。八月采根，以作车毂形，如连珠状者佳。乌以色名，其叶状似鳑鮍、鲫鱼，故俗呼为鳑鮍树。《拾遗》作旁其，方音讹也。其气似樟，故南人呼为矮樟。

【气味】辛，温，无毒。

【主治】中恶心腹痛，蛊毒，疰忤鬼气，宿食不消，天行疫瘴，膀胱肾间冷气攻冲背膂，妇人血气，小儿腹中诸虫。〇除一切冷，霍乱，反胃吐食，泻痢，痈疖疥疠，并解冷热。其功不可悉载。猫、犬百病，并可磨服。〇理元气。〇中气、脚气、疝气、气厥头痛，腹胀喘急，止小便频数及白浊。

乌药，宋《开宝》。

【修治】乌药极硬难切，须渍水一二日，漉出，晾片时，切入剂。亦有以童便浸煮者，各随方法。

好古曰：气厚于味，阳也，入足阳明、少阴经之药。

《济急方》：治小儿慢惊，昏沉或搐，乌药磨水，灌之。

厚　朴

始出交趾、冤句，今京西、陕西、江淮、湖南、蜀川山谷中往往有之，而以梓州、龙州者为上。木高三四丈，径一二尺。春生叶如槲叶，四季不凋。红花而青实。其木质朴而皮厚，故名厚朴。其味辛烈而色紫赤，故《日华子》名烈朴。《别录》名赤朴。

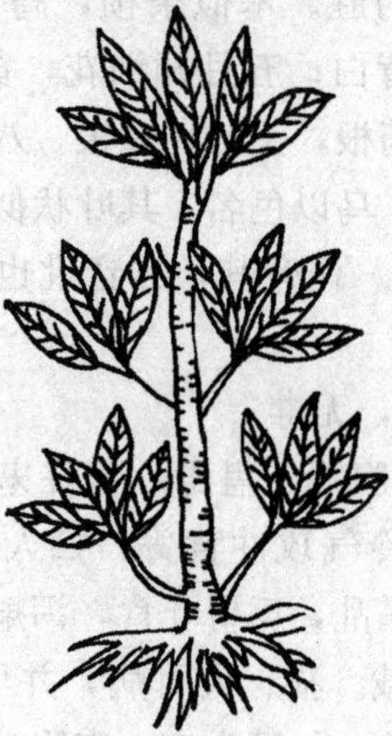

厚朴

【气味】苦，温，无毒。

【主治】中风伤寒，头痛寒热，惊悸，气血痹，死肌，去三虫。〇温中益气，消痰下气，疗霍乱及腹痛胀满，胃中冷逆，胸中呕不止，泄痢淋露，除惊，去留热心烦满，厚肠胃。〇健脾，治反胃，霍乱转筋，冷热气，泻膀胱及五脏一切气，妇人产前产后腹脏不安，杀肠中虫，明耳目，调关节。〇治积年冷气，腹内雷鸣虚吼，宿食不消，去结水，破宿血，化水谷，止吐酸水，大温胃气，治冷痛，主病人虚而尿白。〇主肺气胀满，膨而喘咳。

【修治】刮去粗皮，入丸散，酥油炙；入汤饮，姜汁炒。元素曰：气温，味苦、辛，气味俱厚，体重浊而微降，阴中阳也。杲曰：可升可降。之才曰：干姜为之使。恶泽泻、消石、寒水石。忌豆，食之动气。治霍乱，厚朴用姜汁火炙令香，为末，新汲水调下二钱匕，甚妙。

厚朴，《本经》中品。

皮鳞皱而厚，紫色油润者，俗呼紫油厚朴，入剂最佳。薄而白者，俗呼山厚朴，不堪用。三月、九月、十月采皮。

茗

即茶。今闽、浙、蜀、荆、江、湖、淮南山中皆有之。《尔雅》所谓槚，苦梌。郭璞云：木小似栀子，冬生叶，可煮作羹饮。今呼早采者为茶，晚采者为茗。《茶经》云：茶者，南方佳木，自一尺二尺，至数十尺。其巴川、峡山有两

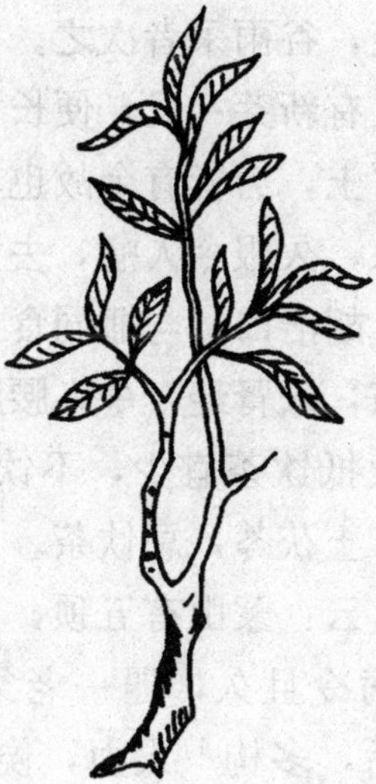

茗

人合抱者，伐而掇之。木如瓜芦，叶如栀子，花如白蔷薇，实如栟榈，蒂如丁香，根如胡桃，其名一曰茶，二曰槚，三曰蔎，四曰茗，五曰荈，今通谓之茶。茶，荼，声近，故呼之。杨慎《丹铅录》云：茶即古荼字。诗云“谁谓荼苦，其甘如荠”是也。

【气味】苦、甘，微寒，无毒。

【主治】瘘疮，利小便，去痰热，止渴，令人少睡，有力悦志。〇下气消食。作饮加茱萸、葱、姜良。〇破热气，除瘴气，利大小肠。〇清头目，治中风昏愦，多睡不醒。〇治伤暑。合醋，治泄痢甚效。〇炒煎饮，治热毒，赤白痢。同芎䓖、葱白煎饮，止头痛。〇浓煎，吐风热痰涎。

茗，细茶宜人，粗茶损人。少饮则醒神思，多饮则致疾病。《唐本草》。

茶，清明采者上，谷雨采者次之。古人谓茶为雀舌、麦颗，言其至嫩也。又有新芽一发，便长寸余，其粗如针，最为上品。其根干、水土，力皆有余故也。

藏器曰：苦，寒，久服令人瘦，去人脂，使人不睡。饮之宜热，冷则聚痰。胡洽曰：与榧同食，令人身重。李廷飞曰：大渴及酒后饮茶，入肾经，令人腰脚、膀胱冷痛，兼患水肿、挛痹诸疾。大抵饮茶宜少，不饮尤佳，空腹最忌之。时珍曰：服葳灵仙、土茯苓，忌饮茶。

毛文锡《茶谱》云：蒙山有五顶，上有茶园。其中顶曰上清峰。昔有僧人病冷且久，遇一老父，谓曰：蒙之中顶茶，当以春分之先后，多构[1]人力，俟雷发声，并手采摘，三日而止。若获一两，以本处水煎服，即能祛宿疾；二两，当眼前无疾；三两，能固肌骨；四两，即为地仙矣。其僧如说，获一两余服之，未尽而疾瘳。其四顶茶园，采摘不废，惟中峰草木繁密，云雾蔽亏，鸷兽时出，故人迹不到矣。近岁稍贵此品，制作亦精于他处。

【注】

［1］构：召。

儿茶[1]

出南番。系细茶末入竹筒中，紧塞两头，污泥沟中日久，取出，捣汁熬制而成。其块小而黑润者为上，块大焦枯者次之。番人呼为乌爹泥，又呼为乌叠泥。俗用搽小儿诸疮效。每呼为儿茶，又呼为孩儿茶。

【气味】苦、甘，微寒，无毒。

【主治】清上膈热疾，生津。涂金疮，一切诸疮，生肌定痛，止血排脓，除湿降火。

按：儿茶乃治疮之圣药，遍查本草并无载之者。予补之，未知其详，待后之识者再政之。

山茱萸

始生汉中山谷及琅琊、冤句、东海承县，今海州亦有之。木高丈余，叶似榆，花白。子初熟未干，赤色，似胡颓子，有核，亦可啖；既干，皮甚薄。九月、十月采实，阴

① 儿茶：初刊本无此药。

千。《吴普》云：叶如梅，有刺毛。二月花如杏，四月实如酸枣，赤色，故《本经》名蜀酸枣。《医学入门》曰：茱，色赤也；萸，肥腴也。

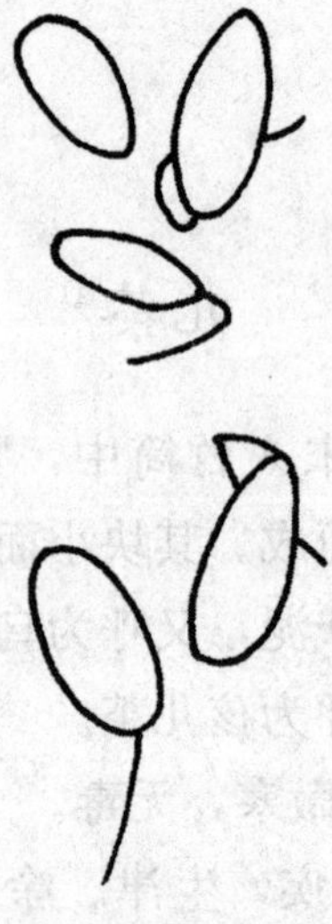

山茱萸　鲜者红润陈者黑枯

【气味】酸，平，无毒。使药也。

【主治】心下邪气寒热，温中，逐寒湿痹，去三虫，久服轻身。○肠胃风邪，寒热疝瘕，头风，风气去来，鼻塞，目黄，耳聋，面疱[①]，下气出汗，强阴益精，安五脏，通九窍，止小便利。久服明目，强力，长年。○治脑骨痛，疗耳鸣，补肾气，兴阳道，坚阴茎，添精髓，止老人尿不节。治面上疮，能发汗，止月水不定。○暖腰膝，助水脏。除一切

① 疱：原本作"皯"，据初刊本及《本草纲目》卷三十六"山茱萸"条改。

风，逐一切气，破癥结，治酒齇。〇温肝。

山茱萸，《本经》中品。

【修治】山茱萸，以酒润去核，取皮，一斤只取四两，缓火焙干方用。能壮元气，秘精。其核能滑精，不可服。

阳中之阴。入足厥阴、少阴经气分。蓼实为之使；恶桔梗、防风、防己。

紫葳

陵霄花也。始生西海川谷及山阳，今处处皆有。生山中，人家园圃亦或种莳。初作藤蔓，生依南木，岁久延引至巅而有花。其花黄赤，夏中乃盛。俗谓赤艳曰紫葳，此花赤艳，故曰紫葳。附木而上，高数丈，故曰陵霄花，俗呼为凌

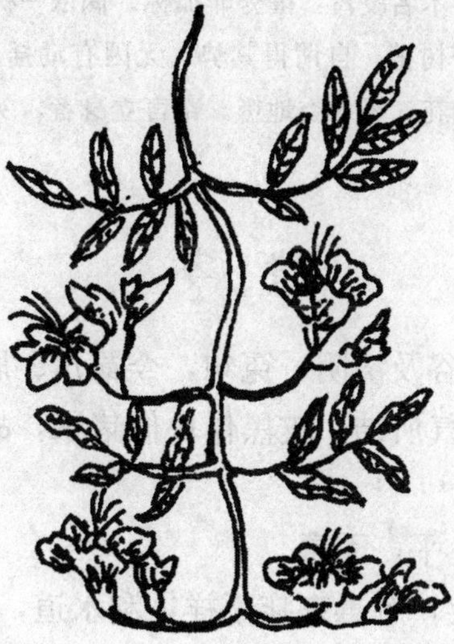

紫薇

霄花。

【气味】酸，微寒，无毒。臣药也。

【主治】妇人产乳余疾，崩中，癥瘕血闭，寒热羸瘦，养胎。〇主热风风痫，大小便不利，肠中结实。止产后奔血不定，安胎。〇治身游风风疹，治瘀血，带下。〇酒皶热毒风、风刺，妇人血膈崩中。

紫葳，《本经》中品。

紫葳今蔓延而生，谓之为草。又有木身，谓之为木。然须木而上，干不逐冬毙，亦得木之多也，故分入木部为至当。唐白乐天诗："有木名凌霄，擢秀非孤标"[1]，由是益知非草也。

【注】

[1]"有木名凌霄，擢秀非孤标"：出唐白居易诗《有木诗八首》中第七首，全诗为"有木名凌霄，擢秀非孤标。偶依一株树，遂抽百尺条。托根附树身，开花寄树梢。自谓得其势，无因有动摇。一旦树摧倒，独立暂飘摇。朝为拂云花，暮为委地樵。寄言立身者，勿学柔弱苗。"

猪　苓

始生衡山山谷及济阴、冤句，今蜀州、眉州亦有之。生土底，是木之余气所结。皮黑作块似猪屎，故以名之。一名猳猪屎。

【气味】甘，平，无毒。

【主治】痎疟，解毒蛊疰不祥，利水道，久服轻身耐老。〇解伤寒温疫大热，发汗，主肿胀满，腹急痛。〇治渴除湿，去心中懊侬。〇泻膀胱。〇开腠理，治淋肿，脚气，白

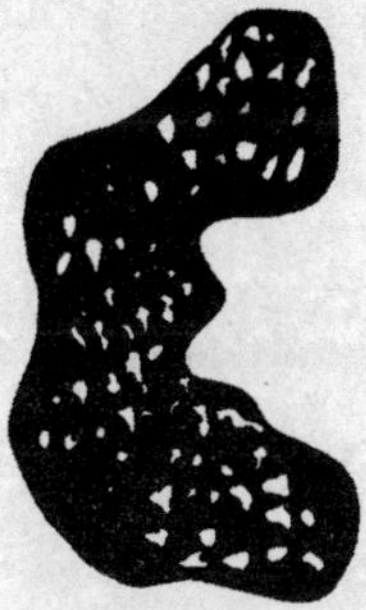

猪苓

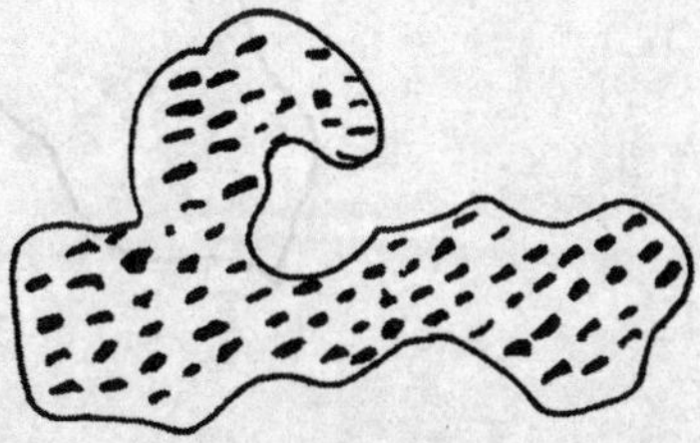

肉白色

浊带下，妊娠子淋胎肿，小便不利。

猪苓，《本经》中品。《本草纲目》曰：马屎曰通，猪屎曰零，即苓字。其块零落而下，故也。猪其行湿，生用正宜。

杲曰：甘平，降也，阳中阴也。入足太阳、足少阴经。久服损肾气，昏人目，宜详审之。

五倍子

以蜀中者为胜。生肤木叶上，七月结实，无花，生青熟黄。九月采实，暴干。因商贩此得五倍之利，故名五倍子。形似海中文蛤，一名文蛤。内多小虫，故一名百虫仓，会意也。法酿过名百药煎，隐名也。

【气味】酸，平，无毒。

【主治】齿宣疳䘌，肺脏风毒，流溢皮肤，作风湿癣，瘙痒脓水，五痔，下血不止，小儿面鼻疳疮。〇肠虚泄痢，

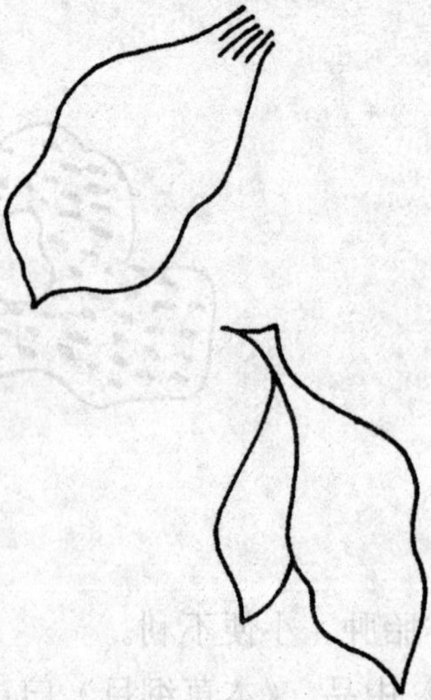

五倍子

为末，熟汤服之。生津液，消酒毒，治中蛊毒毒药。○口疮，以末掺之，便可饮食。○敛肺降火，化痰饮，止咳嗽、消渴、盗汗、呕吐、失血、久痢、黄病，心腹痛，小儿夜啼，乌须发。治眼赤湿烂，消肿毒、喉痹，敛[①]溃疮、金疮、脱肛、子肠坠。

五倍子，宋《开宝》。五倍子今染家多用。

【修治】五倍子，捶破，去内虫及污秽，或炒或生，各随方法。

戏术：壁上移字，五倍子肉煎水，写字在壁上，俟干，

① 敛：原本、初刊本均作“饮”，据《本草纲目》卷三十九“五倍子”条改。

即将水洗之，其字自见。

乌须经验方：五倍子炒一钱，铜末醋炒三分，白矾飞二分，食盐一分，四味为细末，合一处为一料。〇乌黑霜：旱莲草膏二钱，没食子雌雄二个，诃子肉五分，白及五分，川芎五分，辽细辛五分，以上六味，各为细末，搜和一处，名为乌黑霜。前五倍子等四味一料，入乌黑霜二三分，用浓茶调，不稀不稠，盛磁器中，入锅内水煮镜面相似为度。每用先以皂角烧水洗须净，令干，以搁柄涂药白须上，待干，或茶或水洗去，则须柔润光黑，可耐月余，几无摧折之患矣，真佳方也。要炒倍子得法。炒五倍子法：五倍子捶破，去虫净，肉小指尖大块，一次炒。或四两，或八两，文武火炒，不住手更易柳条勤搅，令白烟出透熟，用水湿青布一块，铺放净地上，将熟倍子倾于布中包住，以脚一蹦，开之自成一块，随用。上等照前方分两称入，须多，勿拘一料。

百药煎

【气味】酸、咸、微甘，无毒。

【主治】化痰清肺。定嗽止热，生津解渴，收湿，消酒。乌须发，止下血，久痢脱肛，牙齿宣䘌，面鼻疳蚀，口舌糜烂，风湿诸疮。

戏术[1]：壁上移字，五倍子肉煎水写字在壁上，俟干却将水洗之，其字自见。

【注】

[1] 戏术：即戏法。

没　药

始生波斯国，今海南诸国及广州或有之。木之根株，皆如橄榄，叶青而密。岁久者则有脂液流滴在地下，凝结成块，或大或小，亦类安息香。采无时。一名末药。末、没，皆梵言。或云：没，沦没也。木之膏液，没入地中，故名没药。

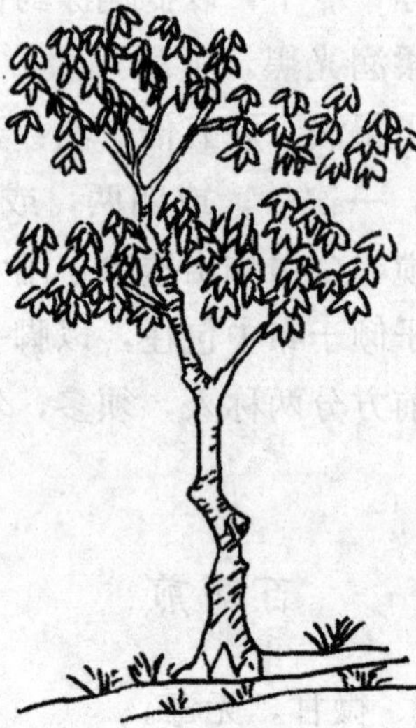

没药

【气味】苦，平，无毒。

【主治】破血止痛，疗金疮杖疮，诸恶疮痔漏，卒下血，目中翳晕痛，肤赤。〇破癥瘕宿血，损伤瘀血，消肿痛。〇心胆虚，肝血不足。堕胎及产后心腹血气痛，并入丸散服。〇散血消肿，定痛生肌。制同乳香。

没药，宋《开宝》。如琥珀色者佳。

戏术：酒满过盏：空盏，先以没药抹杯弦，斟酒高一二分，流不出。

海桐皮

始出南海以南[1]山谷，今雷州及近海州郡亦有之。叶如手大，作三花尖。皮多刺，似桐皮，黄白色，故名海桐皮。

【气味】苦，平，无毒。

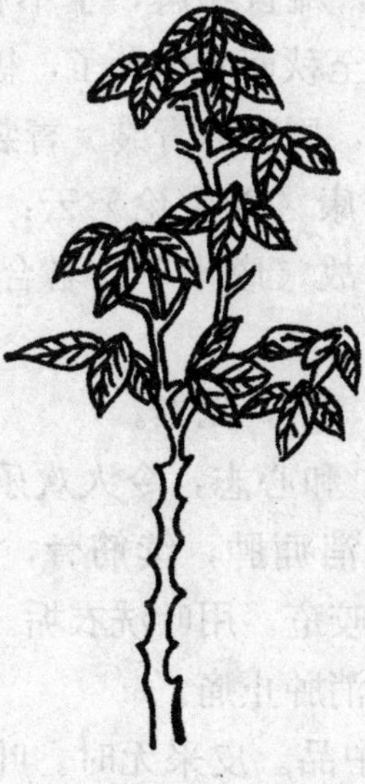

海桐皮　皮有刺

① 以南：原本、初刊本均作"已南"，据文义改。

【主治】霍乱中恶，赤白久痢，除疳䘌疥癣，牙齿虫痛，并煮服及含之。水浸洗目，除肤赤。〇主腰脚不遂，血脉顽痹，腿膝疼痛，霍乱泄泻。〇古方多用浸酒，治风蹶。

海桐，宋《开宝》。入药用皮，有刺。

合　欢

始生益州山谷，今近京雍、洛间皆有之。人家多植于庭除[1]间。木似梧桐，枝甚柔弱，叶似皂角，极细而繁密，互相交结①，每一风来，辄自相解，了不相牵缀。五月花发，红白色，上有丝茸。至秋而实作荚子，极薄细。崔豹《古今注》云：欲蠲人之忿，则赠以青裳。青裳，合欢也。植之庭除，使人不忿，故嵇康《养生论》云：合欢蠲忿，萱草忘忧。其叶至暮即合，故《唐本草》名合昏。《日华子》名夜合。

木皮【气味】甘，平，无毒。

【主治】安五脏，和心志，令人欢乐无忧，久服轻身明目，得所欲。煎膏，消痈肿，续筋骨，杀虫。捣末和铛下墨，生油调，涂蜘蛛咬疮。用叶洗衣垢。〇折伤疼痛，研末酒服二钱匕。〇和血消肿止痛。

合欢，《本经》中品。皮采无时。叶捣绞浓汁，浣衣服去黑炲霉。

【注】

[1] 庭除：庭前阶下，庭院。

① 结：原本脱，据初刊本补。

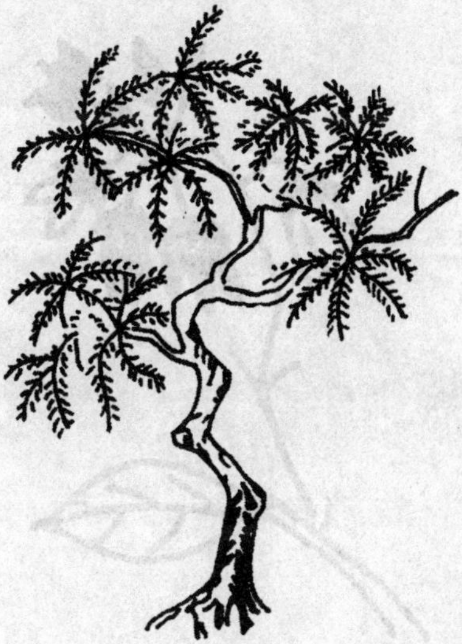

合欢

蜜蒙花

始生益州川谷，今蜀中州郡皆有之。木高丈余，叶似冬青叶而厚，背白色，有细毛；又似橘叶。花微紫色，二月、三月采花，暴干。其味甘甜如蜜。花一朵数十房，蒙蒙然细碎也，故名蜜蒙。

【气味】甘，平，微寒，无毒。

【主治】青盲肤翳，赤涩多眵泪，消目中赤脉，小儿麸豆及肝气攻眼，羞明怕日。入肝经气分，润肝燥。

【修治】酒洗候干，蜜拌炒。

蜜蒙花，宋《开宝》。花小色黄，嚼之甘甜。

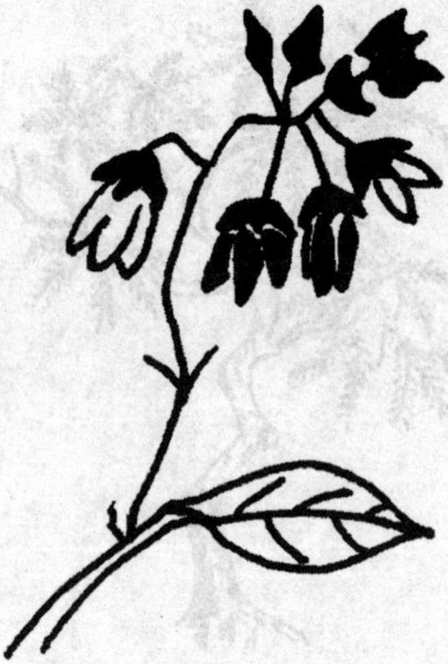

蜜蒙花

巴　豆

今嘉州、眉州、戎州皆有之。木高一二丈，叶如樱桃而厚大，初生青色，后渐黄赤，至十二月叶渐凋[①]，二月复渐生。四月旧叶落尽，新叶齐生，即花发成穗，微黄色；五六月结实作房，生青，至八月熟而黄，类白豆蔻，渐渐自落。一房有二瓣，一瓣一子或三子。子仍有壳，用之去壳。戎州出者，壳上有纵文隐起如线，一道至两三道，彼土人呼为金线巴豆，最为上等。此物始出巴蜀，而形如菽豆，故以名之。

① 凋：原本、初刊本均作“稠”，据《本草纲目》卷三十五“巴豆”条改。

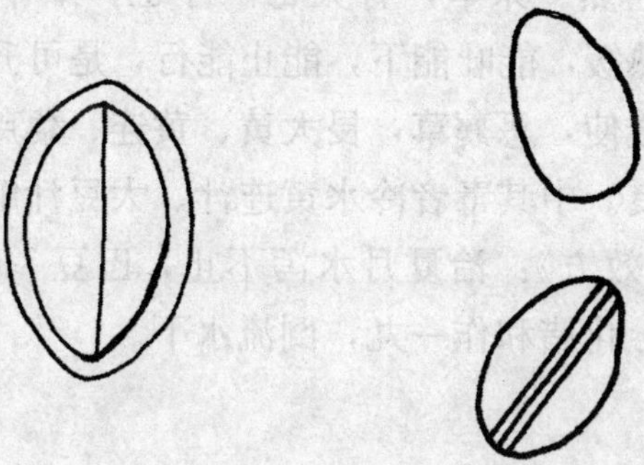

巴豆　连壳形　子形

【气味】辛，温，有毒。使药也。

【主治】伤寒温疟寒热，破癥瘕结聚坚积，留饮痰澼，大腹，荡涤[①]五脏六腑，开通闭塞，利水谷道，去恶肉，除鬼毒蛊疰邪物，杀虫鱼。○疗女子月闭，烂胎，金疮脓血。不利丈夫，杀斑蝥、蛇虺毒。可练饵之，益血脉，令人色好，变化与鬼神通。○治十种水肿，痿痹，落胎。○通宣一切病，泄壅除风，补劳健脾开胃，消痰破血，排脓，消肿毒，杀腹脏虫，治恶疮息肉及疥癞丁肿。○导气消积，去脏腑停寒，治生冷硬物所伤。○治泻痢，惊痫，心腹痛，疝气，风㖞耳聋，喉痹牙痛，通关利窍。○最能泻人。

巴豆，《本经》下品。壳黄仁白。八月采。用之去心皮。

【修治】有用仁者，用壳者，用油者。有生用者，有水煮者，酒煮者，醋煮者，有麸炒者，烧存性者。有研烂以纸包压去油者，谓之巴豆霜。

① 涤：原本、初刊本均作“练”，改据同上。

杲曰：性热、味辛，有大毒。浮也，阳中阳也。时珍曰：生猛、熟缓，能吐能下，能止能行，是可升可降药也。

芫花为之使，恶蘘草，畏大黄、黄连、藜芦、冷水。反牵牛，得火良。中其毒者冷水黄连汁、大豆汁解之。

《危氏得效方》：治夏月水泻不止，巴豆一粒，针头穿，灯上烧存性，化腊和作一丸，倒流水下。

连　翘

始生太山山谷，今处处山谷有之。此物有二种，一种似椿实之未开者，壳小坚，而外完，无跗萼，剖之则中解，气甚芬馥。其实才干，振之皆落，不着茎也。《图经》曰大翘

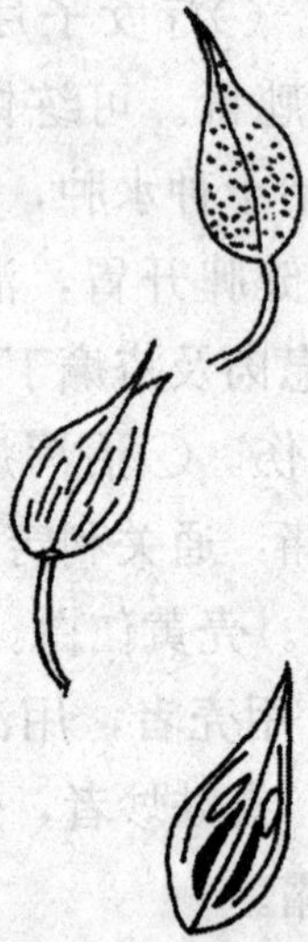

连翘　正　侧　中瓤形

者，即此也。一种乃如菡萏，壳柔，外有跗萼抱之，无解脉，亦无香气。干之虽久，着茎不脱。《图经》曰小翘者，即此也。俗多用如椿实者。其实折之，其间片片相比如翘应，以此名尔。又一名异翘，一名连苕。

【气味】苦，平，无毒。使药也。

【主治】寒热鼠瘘，瘰疬痈肿，恶疮瘿瘤，结热蛊毒，去白虫。〇主通利五淋，小便不通，除心家客热。〇通小肠，排脓，治疮疖，止痛，通月经。〇尤宜小儿。

【修治】连翘去蒂瓤任用。噙口者佳，开瓣者不堪用。

连翘，《本经》草部下品，今移木部。树高数尺及丈余。

蜀　椒

始生武都川谷及巴郡，今归、峡及蜀川、陕洛间人家多作园圃种之。高四五尺，似茱萸而小，有针刺。叶坚而滑，可煮饮，食甚辛香。四月结子如小豆颗而圆，生青，熟紫赤色。八月采实，阴干。此椒江淮及北土皆有之，茎实都相似，但不及蜀中者皮肉厚，腹里白，气味浓烈耳。故《本经》惟曰蜀椒，俗呼川椒。其子光黑如人瞳子，谓之椒目。

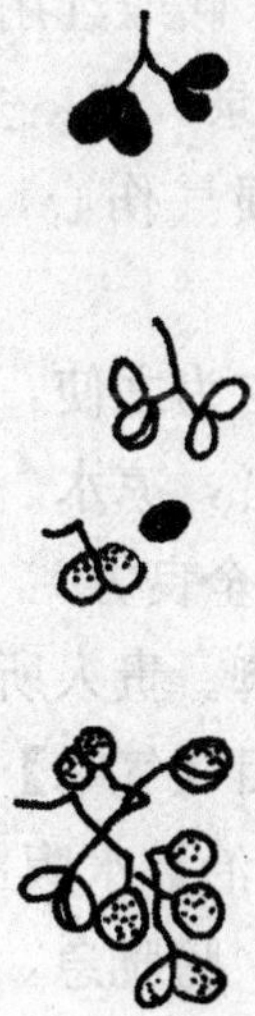

蜀椒

椒红【气味】辛，温，有毒。使药也。

【主治】邪气咳逆，温中，逐骨节皮肤死肌，寒热痹痛，下气。久服头不白，轻身增年。〇除六腑寒冷，伤寒温疟，大风汗不出，心腹留饮宿食，肠澼下痢，泄精，女子字乳余疾，散风邪瘕结，水肿黄疸，鬼疰蛊毒，杀虫鱼毒。久服开腠理，通血脉，坚齿发，明目，调关节，耐寒暑，可作膏药。〇治头风下泪，腰脚不遂，虚损留结，破血，下诸石水。治咳嗽，腹内冷痛，除齿痛。破癥结，开胸，治天行时气，产后宿血，壮阳，疗阴汗，暖腰膝，缩小便，止呕逆。〇通神去老，益血利五脏，下乳汁，灭瘢，生毛发。〇散寒除湿，解郁结，消宿食，通三焦，温脾胃，补右肾命门。杀蛔虫，止泄泻。

蜀椒，《本经》下品。他处出者呼花椒，不及蜀椒功力。

【修治】蜀椒去目及闭口者，炒热，隔纸铺地上，以碗覆待冷，碾取红用。

《别录》曰：多食令人乏气。口闭者杀人。诜曰：五月食椒，损气伤心，令人多忘。李廷飞曰：久食令失明，伤血脉。

杏仁为之使，畏款冬、防风、附子、雄黄。可收水银。中其毒者，凉水、麻仁浆解之。

《大全良方》：治寒湿脚气，川椒二三斤，疏布囊盛之，日以踏脚。贵人所用。

椒目【气味】苦，寒，无毒。使药也。

【主治】水腹胀满，利小便，治十二种水气及肾虚，耳卒鸣聋，膀胱急，止气喘。

《海上方》：治痔漏肿痛，椒目一撮，碾细，空心水服三钱，如神。

皂　荚

始生雍州川谷及鲁邹县，今所在有之。木极有高大者。叶瘦长而尖，枝间多刺。夏开细黄花。实有三种，一种如猪牙，一种长而肥厚，多脂而粘，一种长而瘦薄，枯燥不粘。皂，黑色也。荚，两相夹合，而中藏子也，故名皂荚。俗呼皂角。《本经》以形如猪牙者为良，故俗皆用猪牙皂荚，每呼为牙皂。

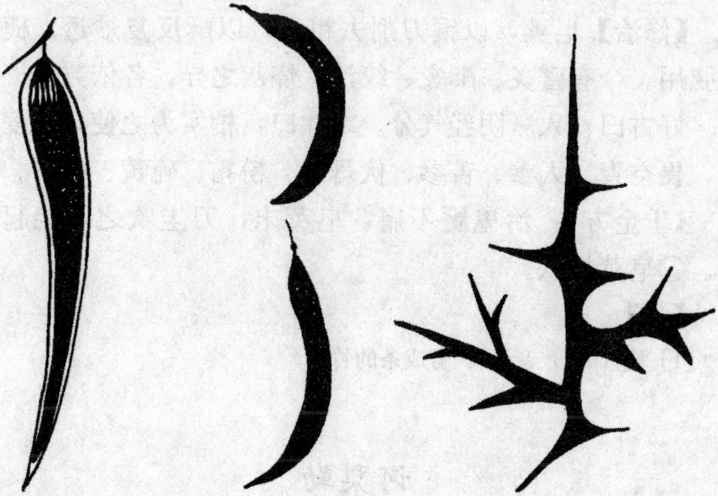

皂荚　长皂荚　多脂者佳　猪牙皂荚　小而肥者为良　　刺

【气味】辛、咸，温，有小毒。使药也。

【主治】风痹死肌，邪气风头泪出，利九窍，杀精物。○疗腹胀满，消谷，除咳嗽囊结，妇人胞不落，明目益精。可为沐药，不入汤。○通关节，头风，消痰杀虫，治骨蒸，开胃，中风口噤。破坚癥，腹中痛，能堕胎。又将浸酒中，取尽其精，煎成膏，涂帛，贴一切肿痛。〇溽暑久雨时，合苍术烧烟，辟瘟疫邪湿气。〇烧烟熏久痢脱肛。〇搜肝风，泻肝气。〇通肺及大肠气，治咽喉痹塞，痰气喘咳，风疠疥癣。

皂荚，《本经》下品。

皂角树，多刺难上，采时以篾[1]箍其树一夜，其角自落。有不结荚者，树凿一孔，入生铁三五斤，以泥封之，自然结荚。亦一异也。

《外丹本草》谓之悬刀。

【修治】皂荚，以铜刀削去粗皮，以酥反复炒透，槌去子弦用。今有蜜炙、酥炙、绞汁、烧灰之异，各依方法。

好古曰：入厥阴经气分。之才曰：柏实为之使，恶麦门冬，畏空青、人参、苦参、伏丹砂、粉霜、硫黄、硇砂。

《千金方》：治鬼魇不寤，皂荚末，刀圭吹之，能起死人。〇皂荚损铁。

【注】

[1] 篾（miè，音灭）：劈成条的竹片。

诃梨勒

始生交、爱州，今岭南皆有，而广州最胜。株似木梡，花白。子似栀子，青黄色，皮肉相着。八月采实，六路者佳。梵言天主持来也。俗呼诃子。

【气味】苦，温，无毒。使药也。

【主治】冷气心腹痛，下食。〇破胸膈结气，通利津液，上水道，黑髭发。〇下宿食，止肠澼久泄，赤白痢。〇消痰下气，化食开胃，除烦治水，调中，止呕吐霍乱，心腹虚痛，奔豚气，肺气喘急，五膈气，肠风泻血，崩中带下，怀孕漏胎及胎动欲生，胀闷气喘。并患痢久①肛门急痛，产妇阴痛，和腊烧烟熏之，及煎汤熏洗。○治痰嗽，咽喉不利，含三数枚殊胜。○实大肠，敛肺降火。

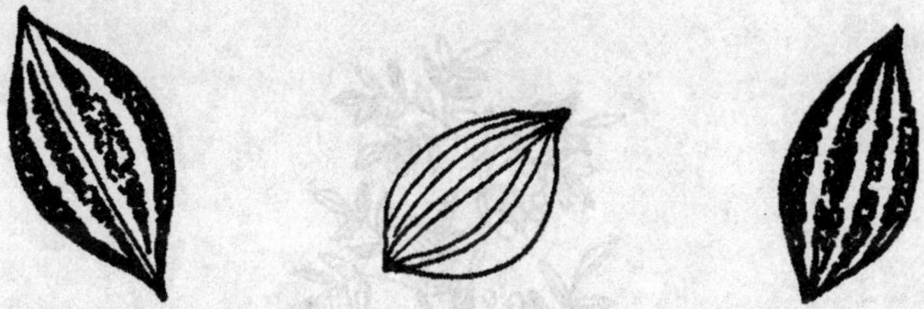

有白色者，有青黄色者，有苍黑色者

诃梨勒，《唐本草》。

【修治】酒浸后蒸一伏时，刀削去路，取肉剉焙用。用核去肉。今多火炮，去核用肉。六路黑色，肉厚者良。

好古曰：苦、酸，平，苦重酸轻，味厚，阴也，降也。

《千金方》：治一切气疾，诃子三枚，湿纸包煨熟，去核，细嚼，以牛乳下。

楝　实

始生荆山山谷，今处处有之。以蜀川者为胜，故俗呼川

① 久：初刊本作“人”。

楝子。木高丈余，叶密如槐而长。三、四月开花，红紫色，芬香满庭。实如弹丸，生青熟黄。十二月采实，根采无时。种有雌雄。雄者根赤，无子，有大毒，服之使人吐，不能止。雌者根白，有子，微毒，入药当用。《图经》谓之苦楝，因味苦也。按罗愿《尔雅翼》云：楝叶可以练物，故谓之楝。其子如小铃，熟则黄色，故一名金铃子，象形也。

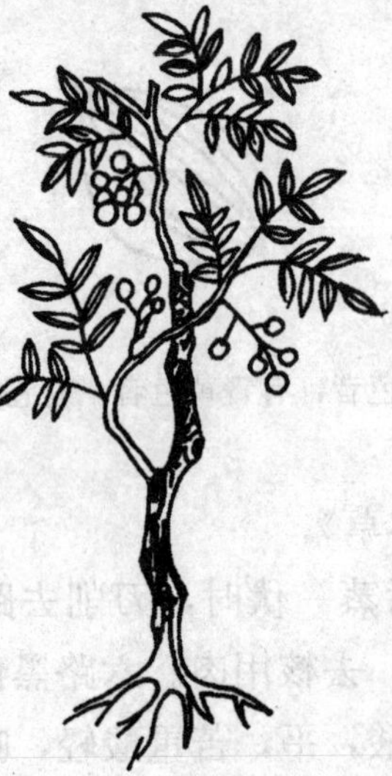

楝

实【气味】苦，寒，有小毒。

【主治】温疾伤寒，大热烦狂，杀三虫，疥疡，利小便水道。○主中大热狂，失心燥闷。作汤浴，不入汤使。○入心及小肠，主上下部腹痛。○泻膀胱。○治诸疝虫痔。

楝实，《本经》下品。

叶，五月五日取，佩之辟恶。

花热痱，焙末掺之，铺席下，杀蚤虱。

【修治】楝实，酒拌令透，蒸，待皮软，刮去皮，取肉，去核用。凡使肉不使核，使核不使肉。如使核，槌碎，用浆水煮一伏时，晒干用。〇《经验方》：治脏毒下血，以苦楝子炒黄为末，蜜丸梧桐子大，米饮空心下十丸至二十丸，甚妙。

味苦，微寒。微毒[①]。

【主治】蛔虫，利大肠。◎苦酒和涂疥癣甚良。◎治游风热毒，风疹，恶疮，疥癞，小儿壮热，煎汤浸洗。

《集简方》：治小儿蛔虫，用楝根皮同鸡卵煮熟，空心食之。次日虫即下。

无食子

出波斯国，呼为摩泽树。高六七丈，围八九尺。叶似桃而长，三月开花，白色，心微红。子圆如弹丸，初青，熟乃黄白，虫蚀成孔者入药用。其树一年生无食子，一年生跋

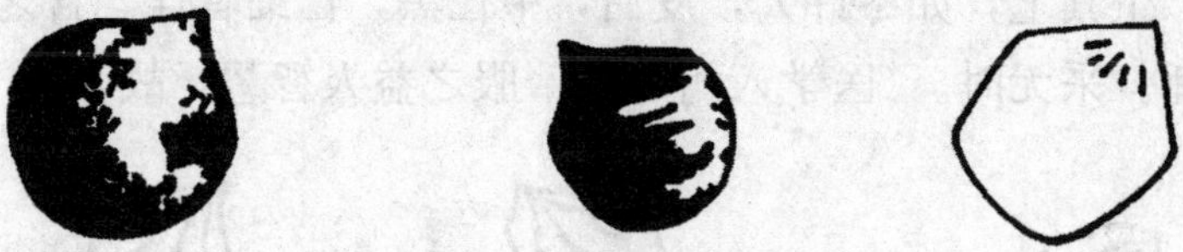

五食子　有黑白二种

① 味苦，微寒。微毒：原本作“苦，温，有微毒”，据初刊本及《本草纲目》卷三十五“楝”条改。

屡，大如指，长三寸，上有壳，中仁如粟黄，可啖之。波斯每食以代果。番胡呼为没食子。今人呼为墨石、没石，转传讹矣。

【气味】苦，温，无毒。

【主治】赤白痢，肠滑，生肌肉。◯肠虚冷痢，益血生精，和气安神，乌髭发。治阴毒痿，烧灰用。温中，治阴疮阴汗，小儿疳䘌，冷滑不禁。

【修治】无食子，凡使，勿犯铜铁并被火惊。用颗小无皱米者，沙锅炒细研入药。

《圣济总录》：治牙齿痛，无食子末一钱，绵裹咬之，涎出吐去。

无食子，《唐本草》。

益智子

按《山海经》云：生昆仑国，今岭南州郡往往有之。叶似蘘荷，长丈余。其根傍生小枝，高七八寸，无叶。花萼作穗，生其上，如枣许大，皮白，中仁黑，仁细者佳。含之摄涎唾。采无时。《医学入门》曰：服之益人智慧，故名。

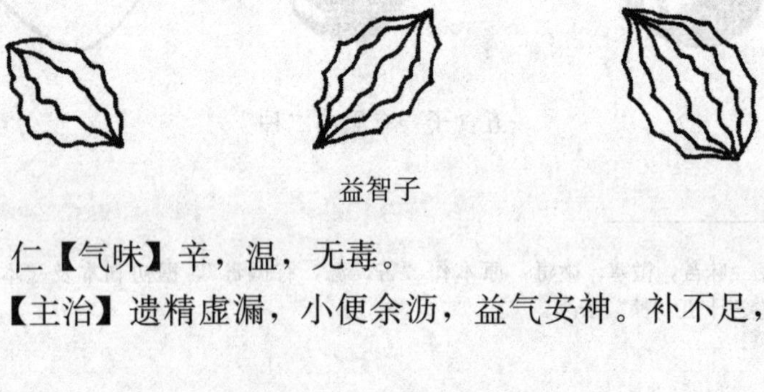

益智子

仁【气味】辛，温，无毒。

【主治】遗精虚漏，小便余沥，益气安神。补不足，利三焦，调诸气，夜多小便者，取二十四枚，碎，入盐同煎，服有奇验。〇治客寒犯胃，和中益气，及人多唾。〇益脾胃，理元气，补肾虚滑沥。〇冷气腹痛，及心气不足，梦泄赤浊，热伤心系，吐血，血崩诸症。

益智子，宋《开宝》。子如笔头两头尖[1]。

【修治】益智仁，去壳取仁用。

苏方木

树似菴罗，叶如榆叶而无涩，抽条长丈许，花黄。子生青、熟黑。海岛有苏方国，其地产此木，故名苏方木。今人

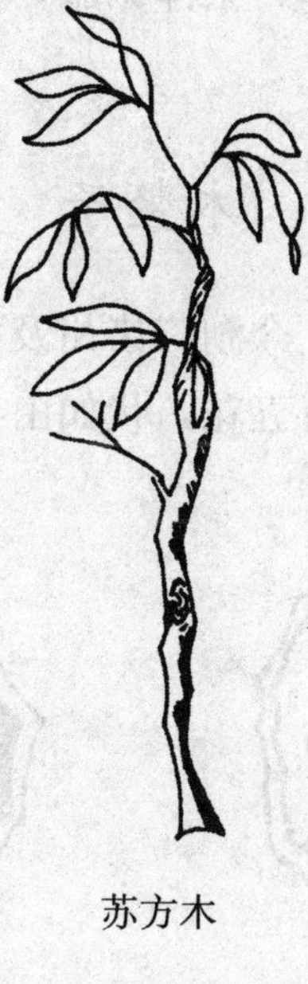

苏方木

① 尖：初刊本后有“长七八分”4字。

省呼为苏木耳。

【气味】甘、咸，平，无毒。

【主治】破血，产后血胀闷欲死者，水煮五两，取浓汁服。妇人血气心腹痛，月候不调及蓐劳，排脓止痛，消痈肿，扑损瘀血，女人失音血噤，赤白痢，并后分急痛。〇霍乱呕逆，及人常呕吐，水煎服之效。〇破疮疡死血，产后败血。

苏方木，《唐本草》。俗呼苏木。用染色者。

谨按：徐表《南海记》：生海畔，叶似绛木，若女贞。味平无毒。主虚劳血癖，气壅滞，产后恶露不安，心腹搅痛，及经络不通，男女中风，口噤不语，并宜细研乳头香末方寸匕，以酒煎苏方木，去滓调服，立吐恶物，差。

木鳖子

始出朗州及南中。今湖广诸州及杭、越、全、岳州亦有之。春生苗作蔓，叶有五花，状如山芋，青色面光。四月生

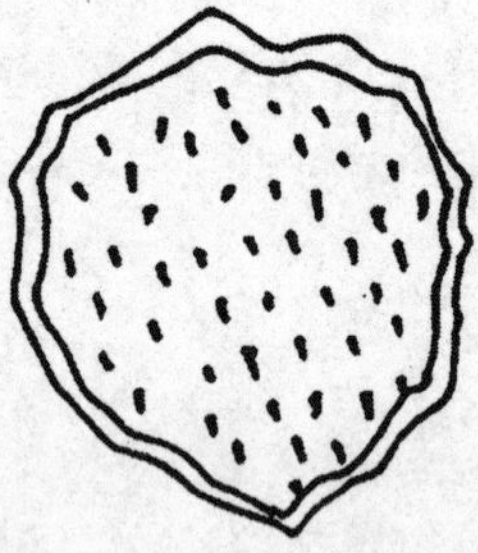

木鳖子　齐者为雌

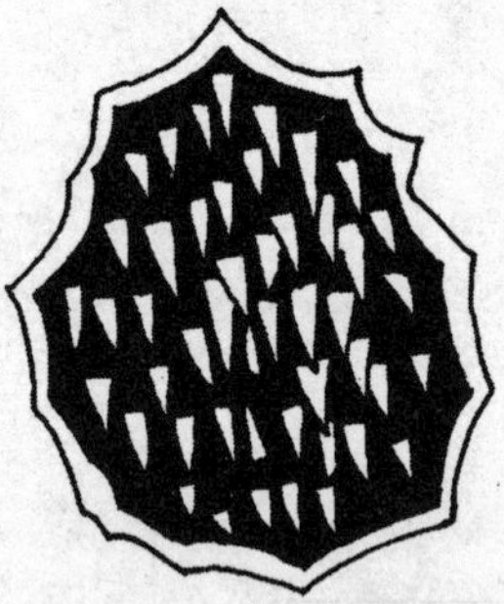

尖者为雄

黄花，六月结实，似栝楼而极大，生青、熟红，肉上有刺，每一实其核三四十枚。七月、八月采实。其核似鳖，故以为名。

【气味】甘，温，无毒。

【主治】折伤，消结肿恶疮，生肌。止腰痛。除粉刺皯黷，妇人乳痈，肛门肿痛。○研烧汤，熏痔。

木鳖子，《别录》下品药。俗呼土木鳖子，亦呼正木鳖子。

【修治】木鳖子，去壳取仁，或去油用。老者壳色苍黑，嫩者壳色黄白。仁：皮绿、肉白者佳。多油及瘦薄者不堪用。

《百中方》：治小儿泄泻白痢，用木鳖子一枚，去壳细切，母丁香一枚，共为一处，碾为末，先以米泔洗脐净，拭干，纳末于脐中令满，上以小膏药贴之，即止。

椿木、樗木

旧并不载所出州土，今南北皆有之。二木形干大抵相类，但椿木实而叶香可啖，樗木疏而气臭，膳夫亦能熬去其气。北人呼樗为山椿，江东人呼为虎目。叶脱处有痕，如虎之目。又如樗蒲子，故得此名。

叶【气味】苦，温，有小毒。

【主治】煮水洗疮疥风疽，樗木根叶尤良。○白秃不生发，取椿、桃、楸叶心，捣汁频涂之。○嫩芽消风祛毒。

白皮及根皮【气味】苦，温，无毒。

【主治】疳䘌，樗根尤良。○去口鼻疳虫疥䘌，鬼注传

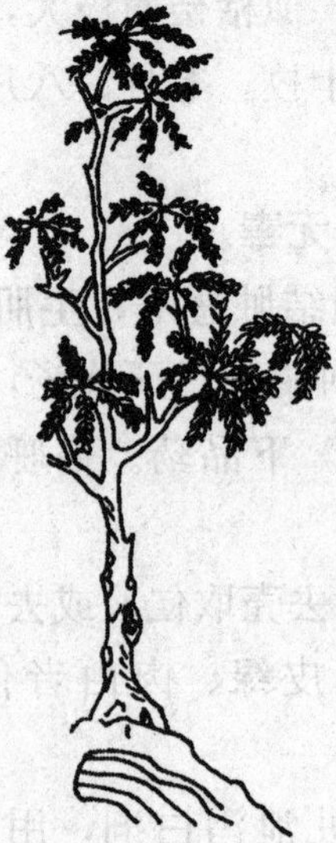

椿木　樗木　椿樗二树大同小异

尸，蛊毒下血，及赤白久痢。〇得地榆止疳痢。〇止女子血崩，产后血不止，赤带，肠风泻血不住，肠泻，缩小便，蜜炙用。〇利溺涩。〇治赤白浊，赤白带，湿气下痢，精滑梦遗，燥下湿，去肺胃陈积之痰。

椿皮色赤性涩，入血分；樗皮色白性利，入气分。

椿樗，《唐本草》。

《衍义》曰：洛阳一女子，年四十六七，耽饮无度，多食鱼蟹，畜毒在脏，日夜二三十泻，大便与脓血杂下，大肠连肛门，痛不堪。医以止血痢药不效，又以肠风药益甚。盖肠风有血而无脓。如此半年余，气血渐弱，食减肌瘦。服热药则腹愈痛，血愈下；服凉药即注泻，食愈减；服温平药则病不知。如此将期岁，垂命待尽。或教服人参散，一服知，二服减，三服脓血皆定，遂常服之而愈。其方治大肠风虚，饮酒过度，挟热下痢脓血，痛甚，多日不差。樗根白皮一两，人参一两，为末，每服二钱，空心温酒调下，米饮亦可，忌油腻、湿面、青菜、果子、甜物，鸡、猪、鱼、羊、蒜、薤等。

棕　榈

始出岭南及西川，今江南亦有之。木高一二丈，无枝条，叶大而圆，有如车轮，萃于树杪[1]。其下有皮，重叠裹之。每皮一匝为一节。二旬一采，皮转复生上。六、七月生黄白花，八、九月结实作房，如鱼子黑色。九月、十月采其皮用。《山海经》云：石翠之山，其木多棕。是也。

皮【气味】苦、涩，平，无毒。

【主治】止鼻衄吐血，破癥①。治肠风赤白痢，崩中带下，烧存性用。〇主金疮疥癣，生肌止血。

笋及子花【主治】涩肠，止泻痢、肠风，崩中带下，及养血。

棕榈，宋《嘉祐》。其皮每岁剥取，不尔束死，或不长也。皮作绳，入水千年不烂。年久败棕入药尤妙。

【注】

[1] 杪（miǎo，音秒）：树枝的细梢。

① 癥：原本脱，据初刊本补。

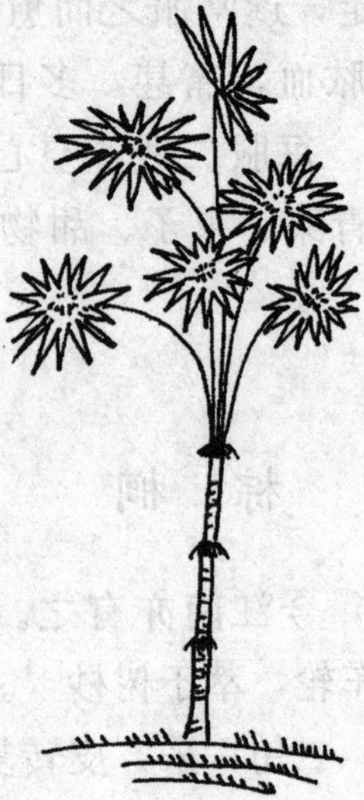

棕榈

苞木部

竹

处处有之。其类甚多，入药者惟三种，人多不能别。谨按《竹谱》：簹竹坚而节促，体圆而质劲，皮白如霜，即水白竹也；淡竹似簹而茂，即甘竹也；苦竹有白有紫。李时珍《纲目》云：竹字象形。许慎《说文》云：竹，冬生草也。故字从倒草。

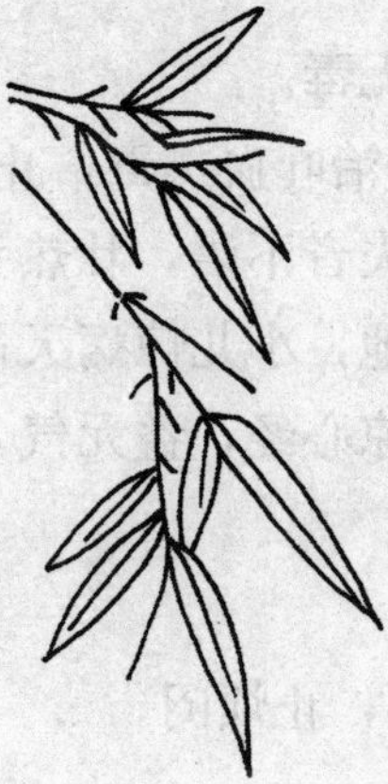

篁竹叶

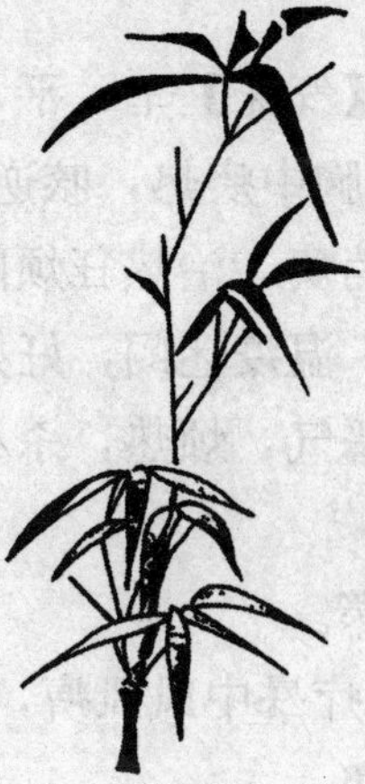

淡竹叶　淡竹

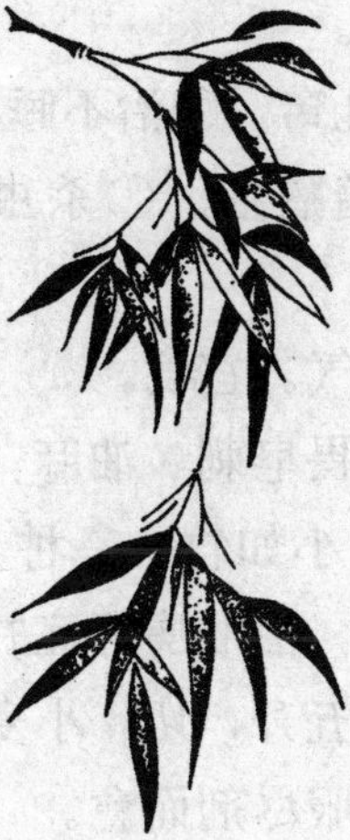

苦竹　竹根

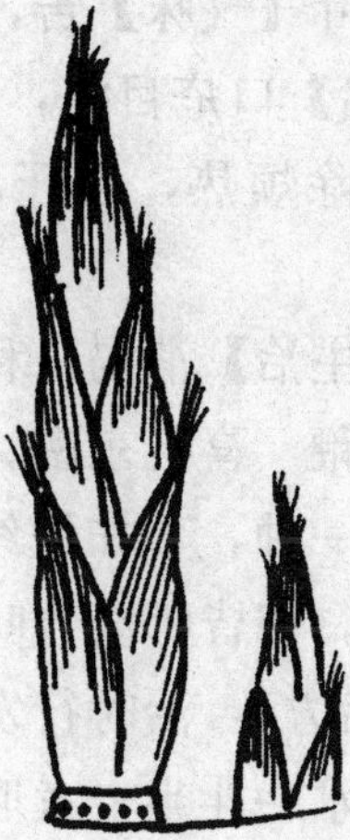

竹笋

篁竹叶【气味】苦，平，无毒。

【主治】咳逆上气，溢筋，急恶疡。杀小虫。除烦热风痉，喉痹呕吐。○根作汤，益气止渴，补虚下气。消毒。○

汁主风痓。

淡竹叶【气味】辛，平，大寒，无毒。

【主治】胸中痰热，咳逆上气。〇治吐血热毒，止消渴，压丹石毒。消痰，治热狂烦闷，中风失音不语，壮热头痛头风，止惊悸，温疫迷闷，妊妇头旋倒地，小儿惊痫天吊。〇喉痹，鬼疰恶气，烦热，杀小虫。〇凉心经，益元气，除热缓脾。

竹沥大寒。

【主治】疗暴中风风痹，胸中大热，止烦闷。

竹茹微寒。

【主治】呕哕，温气寒热，吐血崩中，溢筋。

苦竹叶【气味】苦，冷，无毒。

【主治】口疮目痛，明目，利九窍。〇治不睡，止消渴，解酒毒，除烦热，发汗，疗中风暗瘖症。〇杀虫，治诸疮疥癣。

笋【主治】消渴，利水道，益气。宜食。

竹根鞭　喜行东南。宜死猫，畏皂刺、油麻。

草中一种，茎如铁线而长，叶小如竹。一种茎青而短，叶大如竹，俗皆呼淡竹叶，利小水，治喉痹等症并效。

《肘后方》：治时行发黄，竹叶五升，切，小麦七升，石膏三两，水一斗半，煮取七升，细服尽剂而愈。

天竹黄　志曰：生天竺国。大明曰：此是南海边竹内尖沙结成者。宗奭曰：此是竹内所生，如黄土，着竹成片者，故名竹黄。按吴僧赞宁云：竹黄生南海镛竹中。此竹极大，又名天竹，其内有黄，可以疗疾，《本经》作天竺者，非矣。

【气味】甘，寒，无毒。

【主治】小儿惊风天吊，去诸风热，镇心明目，疗金疮，滋养五脏。治中风痰坠，卒失音不语，小儿客忤痫疾。制药毒发热。

竹黄，形块大小散碎不同，体轻，有黑、白、牙色之异。味甘，牙色者善；白者次；黑者下。人多烧龙蛟诸骨、蛤粉杂之，宜辨。

雷丸

生石城山谷及汉中土中，竹之余气所结，故一名竹苓。《本草纲目》云：雷斧、雷楔，皆霹雳击物精气所化。此物生土中，无苗蔓，而杀虫逐邪，犹雷之丸也。《医学入门》云：雷，累也，累累相连如丸状也。

【气味】苦，寒，有小毒。君药也。

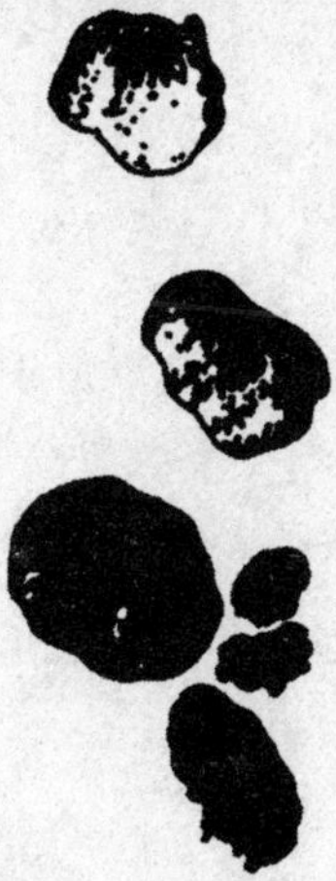

雷丸　皮黑肉白者良

【主治】杀三虫，逐毒气，胃中热，利丈夫，不利女子。〇作摩膏，除小儿百病，逐邪气，恶风汗出，除皮中热结积，蛊毒，寸白虫自出不止。久服令人阴痿。〇逐风，主癫痫狂走。

雷丸，《本经》下品。

【修治】雷丸，甘草汤浸一夜，铜刀刮去黑皮，酒拌蒸，焙干用。大明曰：入药炮用。

荔实、厚朴、芫花为之使，恶蓄根、葛根。赤者杀人。

按：陈正敏《遁斋闲览》云：杨勔中年得异病，每发语，腹中有小声应之，久渐声大。有道士见之曰：此应声虫也。但读本草，取其不应者治之。读至雷丸，不应。遂顿服数粒而愈。

本草原始卷之五

雍丘李中立正宇甫纂辑

吴郡葛鼐端调甫校订

谷部

胡麻

巨胜也。苗名青蘘。今处处种之。苗梗如麻，而叶圆锐光泽，嫩时可作蔬。按沈存中《笔谈》[1]云：胡麻即今油麻，更无他说。古者中国止有大麻，其实为蕡。汉使张骞始自胡地大宛得油麻种来，故名胡麻。其茎方，故《吴普本草》名方茎。其实类狗虱，故《名医别录》名狗虱。多脂油，故《食疗本草》名油麻。《本草衍义》名脂麻。俗作芝麻，非也。八谷之中，惟此大胜，故《本经》名巨胜。俗传胡麻下子时须夫妇同种即茂盛。故《本事诗》云：胡麻好种无人种，正是归时底①不归②。

---

① 底：原本作“又”，据《太平御览》改。

② “俗传胡麻下子时须夫妇同种即茂盛……正是归时底又不归”：初刊本无此 34 字。

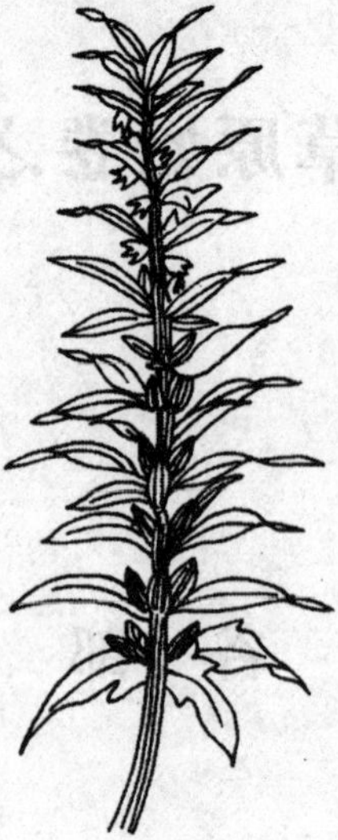

胡麻

黑胡麻【气味】甘，平，无毒。

【主治】伤中虚羸，补五内，益气力，长肌肉，填髓脑，久服轻身不老。○坚筋骨，明耳目，耐饥渴，延年。疗金疮止痛，及伤寒温疟，大吐后、虚热羸困。○润养五藏，补肺气，止心惊，利大小肠，耐寒暑，逐风湿气、游风、头风，治劳风[①]，产后羸困，催生落胞。细研涂发，令长。白蜜蒸饵，治百病。○炒食，不生风。病风人久食，则步履端正，语言不謇。○生嚼，涂小儿头疮。煎汤，浴恶疮、妇人阴疮，大效。

白胡麻【气味】甘，大寒，无毒。

① 风：原本作“气”，据初刊本改。

【主治】虚劳，滑肠胃，行风气，通血脉，去头上浮风，润肌肉。食后啖一合，终身勿辍。又与乳母食之，孩子永不生病。客热，可作饮汁服之。生嚼，傅小儿头上诸疮。仙方蒸以辟谷。

青蘘【气味】甘，寒，无毒。

【主治】五脏邪气，风寒湿痹，益气，补脑髓，坚筋骨。久服耳目聪明，不饥不老增年。○主伤暑热。作汤沐头，去风，润皮肤，益血色。治崩中血凝注者，生捣一升，热汤绞汁，服半升，立愈。○祛风解毒，润肠。又治飞丝入咽喉者，嚼之即愈[①]。○牛伤热，捣汁灌之立愈。

胡麻花【主治】生秃发，润大肠。人身上生肉丁者，擦之即愈。

陈藏器曰：胡麻花渍汁溲面食，至韧滑味佳[②]。

麻秸【主治】烧灰点痣，去恶肉方中用。

胡麻，《本经》上品。今之脂麻，即古之胡麻。

【修治】胡麻取乌色者，九蒸九晒，捣熬饵之，断谷，长生，充饥。虽易得，而人未肯常服，况余药耶？又制方，以水淘去浮者，晒干，以酒拌蒸熟，舂去皮用。○《千金方》乌麻丸：九蒸九晒，研末，枣膏为丸，服之白发返黑，返老还少。

胡麻即脂麻也。有迟早二种，实有黑、白、赤三色。其茎皆方。秋开白花，亦有带紫艳者，节节结角，长者寸许。有四棱、六棱者，房小而子少；七棱、八棱者，房大而子

① “祛风解毒，润肠……嚼之即愈”：初刊本无此 18 字。
② “陈藏器曰……至韧滑味佳”：初刊本无此 17 字。

多，皆随土地肥瘠而然。苏恭以四棱为胡麻，八棱为巨胜，正谓其房胜也。胡地所出者肥大，其纹鹊，其色紫黑，取油亦多。故诗云：松下饭胡麻。此乃所食之谷无疑，与白油麻为一物。如川大黄、川当归、上党人参、齐州半夏之类，不可与他土出者更为二物，盖特以其地之所宜立名也。

其叶有本团而末锐者，有本团而末分三叉，如鸭掌形者。葛洪谓一叶两尖者指此。殊不知乌麻、白麻皆有二种叶也。其茎高者三四尺，有一茎独上者，角缠而子少；有开枝四散者，角繁而子多，皆因苗之稀稠而然也。

今市肆间因茎分方圆，角棱分多少，遂以茺蔚子伪为巨胜，以黄麻子及大藜子伪为胡麻，误而又误矣。梁简文帝“劝医文”有云：世误以灰涤菜子为胡麻。则胡麻之讹，其来久矣。惟孟诜谓四棱、八棱为土地肥瘠，寇宗奭据沈存中之说，断然以脂麻为胡麻，足以证诸家之误矣。又贾思勰《齐民要术》种收胡麻法，即今种收脂麻之法，其为一物，尤为可据。

《列仙传》云：鲁生女，长乐人，初饵胡麻，渐绝烟火①，凡十余年，少壮色如桃花。一日与知故别，入华山，后五十年有识者，逢生女乘白鹿从王母游焉。后还家谢其亲里知故而去。

《续齐谐记》：汉明帝永平十五年，中钊县有刘晨、阮肇二人，入天台山采药，迷失道路。忽逢一溪，过之。偶遇二女，以刘、阮姓名呼之，如旧识耳。曰：朗等何来晚耶？遂邀之过家，设胡麻饭以延之。故唐诗云：御羹和石髓，香饭

① 烟火：初刊本作“火谷”。

进胡麻[2]。

胡麻油即脂麻油，俗呼香油。

【气味】甘、微寒，无毒。〇陶弘景曰：生榨者良；若蒸炒者止可供食及燃灯耳，不入药用。寇宗奭曰：炒熟乘热压出油，谓之生油，但可点照，须再煎炼，乃为熟油，始可食，不中点照，亦一异也。李时珍曰：入药以乌麻油为上，白麻油次之，须自榨乃良。若市肆者，不惟已经蒸炒，而又杂之以伪也①。

【主治】利大小肠，产妇胞衣不落。生油摩肿，生秃发。〇去头面游风。主天行热闷，肠内结热。服一合，取利为度。〇主瘖症，杀五黄，下三焦热毒气，通大小肠，治蛔心痛。傅一切恶疮疥癣，杀一切虫。取一合和鸡子两枚，芒砂一两，搅服，少时即泻下热毒，甚良。〇陈油煎膏，生肌长肉，止痛，消痈肿，补皮裂。〇治痈疽热病。解热毒，食毒虫毒，杀诸虫、蝼蚁。

《外台秘要》：治人误食发久而生虫，其人常欲吃油：用油三升，入泽兰煎之，盛置病人头边，令气入口鼻，勿与饮。疲极睡眠，虫尝从口出，急以石灰涂手令涩，捉取其虫，抽拨尽了，入火烧之。〇又云：治胸膈间及咽喉中觉有虫上下尝闻，葱豉食香，此乃发癥虫也。二日不要食下去，开口而卧，以油煎葱豉令香，置口边，虫当出，以物引去之必愈。〇《南史》云：宋明帝宫人腰痛牵心，发则气绝。徐文伯[3]诊曰：发癥也。以油灌之吐物如发引之长三尺，头已

① "【气味】甘、微寒，无毒。……而又杂之以伪也"：初刊本无此107字。

成蛇，悬之滴尽，惟一发而①。

【注】

［1］沈存中《笔谈》：沈存中即北宋科学家、政治家，字存中。《笔谈》即《梦溪笔谈》，为沈括所著笔记，内容涉及天文、历法、气象、地质、地理、物理、化学、生物、农业、水利、建筑、医药、历史、文学、艺术、人事、军事、法律等诸多领域。

［2］御羹和石髓，香饭进胡麻：见唐王维诗《奉和圣制幸玉真公山庄因题石壁十韵之作应制》。全诗为：碧落风烟外，瑶台道路赊。如何连帝苑，别自有仙家。此地回鸾驾，缘溪转翠华。洞中开日月，窗里发云霞。庭养冲天鹤，溪流上汉查。种田生白玉，泥灶化丹砂。谷静泉逾响，山深日易斜。御羹和石髓，香饭进胡麻。大道今无外，长生讵有涯。还瞻九霄上，来往五云车。

［3］徐文伯：南北朝时北齐医家。字德秀。撰有《徐文伯药方》三卷，及《徐文伯疗妇人瘕》一卷，均佚。

麻　蕡

始生太山川谷。茎如蒿，一枝七叶，或九叶；五、六月开细黄花成穗，随即结实，大如胡荽子，可取油；其皮作布及履用之。其秸有棱，可为烛心。一名麻勃，麻花上勃勃者。子有雌雄。雄者名枲麻、牡麻；雌者名苴麻。《尔雅翼》名麻蕡，为汉麻。《本经》名大麻。今人呼为火麻。

火麻仁【气味】甘，平，无毒。使药也。

【主治】补中益气。久服肥健，不老神仙。〇治中风汗出，逐水气，利小便，破积血，复血脉，乳妇产后余疾。沐

① “《外台秘要》：治人误食发久而生虫……惟一发而”：初刊本无此178字。

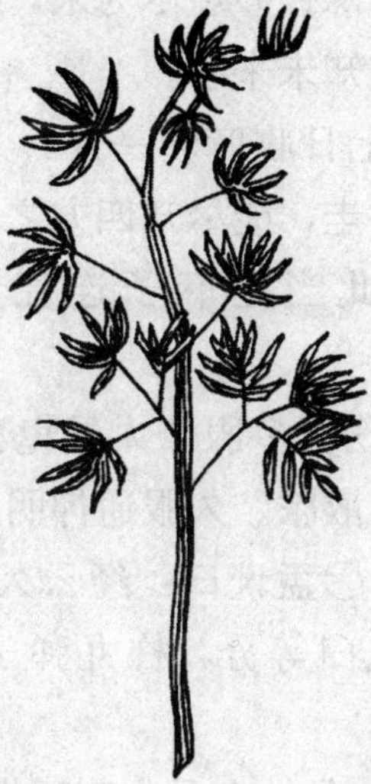

麻蕡

发长润。〇下气，去风痹皮顽，令人心欢。炒香，浸小便绞汁服之。妇人倒产，吞二七枚即止。〇润五脏，利大肠风热结燥及热淋。〇补虚劳，逐一切风气，长肌肉，益毛发，通乳汁，止消渴，催生难产。〇取汁煮粥，去五脏风，润肺，治关节不通，发落。利女人经脉，调大肠下利。涂诸疮癞，杀虫。取汁煮粥食，止呕逆。

畏牡蛎、白微、茯苓。

麻勃：一名麻花。

【气味】辛。温，无毒。

【主治】一百二十种恶风，黑色，遍身苦痒，逐诸风恶血，治女人经候不通。〇治健忘及金疮内漏。

畏牡蛎。入行血药。以䗪虫为之使。生疔肿忌见麻勃，有见之即死者，用胡麻针砂烛尽为末，醋和傅之。〇术家用麻勃合人参服之，逆知未来事。

《范汪方》七月七日收麻勃一斤，人参二两为末，蒸令气遍，每临卧服一刀圭，能尽知四方之事。①

麻蕡时珍曰：此当是麻子连壳者。气味：辛，平，有毒。

【主治】五劳七伤。多服令人见鬼狂走。〇利五脏，下血寒气，破积，止痹散脓。久服通神明，轻身。

畏牡蛎、白微。〇孟诜曰：经云久服见鬼。要见鬼者，取生麻子、菖蒲、鬼臼等分，杵丸弹子大，每朝向日服一丸，满百日即见鬼也。

大麻，《本经》上品。七月十五斫倒麻勃，即此。

火麻子熬黑压出油。主治：治发落不生。用傅头上，煎熟，时时啜之，治硫黄毒发、身热。

叶捣汁，服五合。蛔虫。捣烂傅蝎毒俱效。浸汤沐发令黑②。

弘景曰：麻子中仁。合丸药并酿酒，大善。但性滑利之极。

王好古曰：麻仁，手阳明、足太阴药也。阳明病汗多、胃热、便难，三者皆燥也，故用之以通润也③。

夏子益《奇疾方》：治截肠怪病大肠头出寸，除痛苦，干则自落，落后又出，肠尽即死，但初觉截时，用器盛脂麻

---

① “麻勃，有见之即死者……能尽知四方之事。”：初刊本无此72字。

② 浸汤沐发令黑：初刊本无此10字。

③ 也：初刊本后有“《千金方》：治赤游丹毒，麻仁捣末，水和傅之”16字。

油浸之，饮大麻子汁一斗即愈也。

《箧中方》：大麻仁酒，治骨髓风毒疼痛不能运动：用大麻仁水浸，取沉者一大升晒干，于银器中旋旋慢炒香熟，入木臼中捣至万杵，待细如白粉即止，平分为十贴，每用一贴。取无灰好酒一大碗，同麻粉，用柳槌蘸入砂盆中擂之，滤去壳，煎至减半，空腹温服一贴。轻者四五贴，甚者不出十贴，必失所苦，其效不可悉言。

大豆原生太山平泽，今处处有之。夏至前下种，苗高三四尺，叶团有尖，秋开小白花成丛，结荚长寸余，经霜乃枯，有大小两种，黑、白、黄、褐、青、斑数色。黑者名乌豆，俗呼黑豆，可入药用，一名菽。李时珍曰：豆菽皆荚谷之总称也。篆文：尗象荚生附茎下垂之形，豆象子在荚中之形。《广雅》云：大豆，菽也。小豆，荅也。陶弘景曰：黑大豆为蘖芽，生五寸长便干燥之，名大豆黄卷[①]。

黑大豆

原生太山平泽，今处处有之。夏至前下种，苗高三四尺，叶团有尖。秋开小白花成丛，结荚长寸余，经霜乃枯。有大小两种，黑、白、黄、褐、斑数色。黑者名乌豆，俗呼黑豆，可入药用。一名尗。时珍曰：豆、尗皆荚谷之总称也。篆文尗，象荚生附茎下垂之形；豆，象子在荚中之形。《广雅》云：大豆，菽也；小豆，荅也。弘景曰：黑大豆为蘖牙，生五寸长便干之，名大豆黄卷。

① “夏子益《奇疾方》……名大豆黄卷”：初刊本无此 314 字。

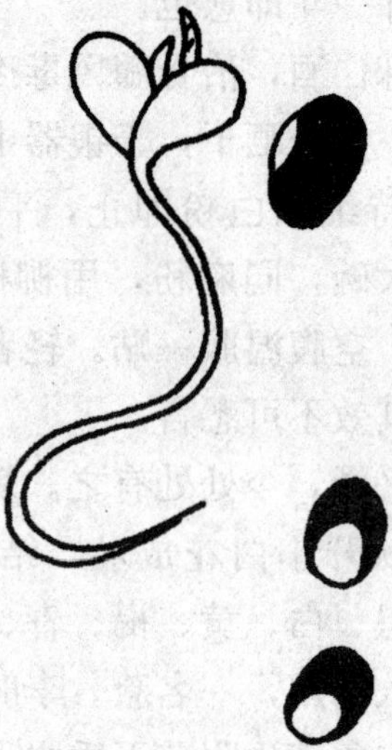

黑大豆　大豆黄卷

黑大豆【气味】甘，平，无毒。

【主治】涂痈肿，煮汁饮。杀鬼毒，止痛。〇逐水胀，除胃中热痹，伤中淋露，下瘀血，散五藏结积内寒。杀乌头毒。久服令人身重。炒为屑，味甘，主胃中热，去肿除痹，消谷止腹胀。〇煮食，治温毒水肿。〇调中下气，通关脉，制金石药毒，牛马温毒。〇炒黑，热投酒中饮之，治风痹瘫缓，口噤，产后头风。食罢生吞半两，去心胸烦热，热风恍惚，明目镇心，温补。久服好颜色，变白不老。煮食性寒，下热气肿，压丹石烦热，消肿。〇主中风脚弱，产后诸疾。同甘草煮汤饮，去一切热气，治风毒脚气。煮食，治心痛筋挛，膝痛胀满。同桑柴灰煮食，下水鼓腹胀。和饭捣，涂一切毒肿。疗男女阴肿，以绵裹纳之。〇治下痢脐腹痛，止消渴，治肾病，利水下气，制诸风热，活血，解诸毒、蛊毒、百药毒。

大豆黄卷【气味】甘，平，无毒。

【主治】湿痹筋挛，膝痛。〇五脏不足，胃气结积，益气止痛，去黑皯，润肌肤皮毛。〇破妇人恶血。〇宜肾。〇除胃中积热，消水病腹胀。

淡豆豉系蒸熟，盦[1]晒。江右每制卖，极多。以淡名者，为其无盐故也；豉，嗜也，五味调和须之而成，乃可甘嗜也。

【气味】苦，寒，无毒。

【主治】伤寒头痛寒热，瘴气恶毒，烦燥满闷，虚劳喘吸，两脚疼冷，杀六畜胎子诸毒，治时疾热病发汗。熬水能止盗汗除烦。生捣为丸服，治寒热风，胸中生疮。煮服，治血痢腹痛。研涂阴茎生疮。治疟疾骨蒸，中毒药蛊气，犬咬。下气调中，治伤寒湿温毒，发斑呕逆。

大豆，生平，炒食极热，煮食甚寒，作豉极冷，造酱及生黄卷则平。牛食之温，马食之冷。一体之中，用之数变。恶五参，龙胆；得前胡、乌喙、杏仁、牡蛎良。

黑大豆，《本经》中品。

陶华：以黑豆入盐煮，时常食之，云能补肾。盖豆乃肾之谷，其形类肾，而又黑色通肾，引之以盐，所以妙也。孟诜曰：大豆黄屑忌猪肉。小儿以炒豆、猪肉同食，必壅气致死，十有八九。十岁以上不畏也。

王氏《农书》云：辟谷之方，见于石刻。水旱虫荒，国家代有。甚则怀金立鹄，易子炊骸。为民父母者，不可不知此法也。昔晋惠帝永宁二年，黄门侍郎刘景先表奏：臣遇太白山隐氏，传济饥辟谷仙方，臣家大小七十余口，更不食别物。若不如斯，臣一家甘受刑戮。其方：用大豆五斗，淘净，蒸二[①]遍，去皮，用大麻子三斗，水浸一宿，蒸二遍，令口开，取仁，各捣为末，和捣作团如拳大，入甑内蒸，从戌至子时止，寅时出甑，午时晒干为末，干服之，以饱为度，不得食一切物。第一顿得七日不饥，第二顿得四十九日不饥，第三顿三百日不饥，第四顿得二千四百日不饥，更不必服，永不饥也。不问老少，俱依法服食，令人强壮，容貌红白，永不憔悴。口渴，即研大麻子汤饮之。转更滋润脏腑。若要另吃物，用葵子三合研末，煎汤冷服，取下药如金色，任吃诸物，并无所损。前知随州朱颂教民用之有验，序其首尾，勒石于汉阳大别山太平兴国寺。

【注】

［1］盦（ān，音安）：覆盖。

赤小豆

今江淮间多种之。苗高尺余。叶名藿，类豇豆叶微圆峭而小。花似豇豆花，淡银褐色，结荚比绿豆荚稍大。入药以粒紧小而色赤者为良。苏恭名赤豆。《广雅》名荅。俗呼红小豆是也。

【气味】甘、酸，平，无毒。使药也。

【主治】下水肿，排痈肿脓血。○疗寒热，热中消渴，

① 二：初刊本作“三”。

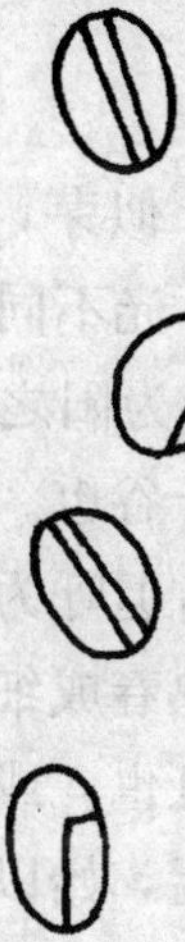

赤小豆　赤暗而小者良

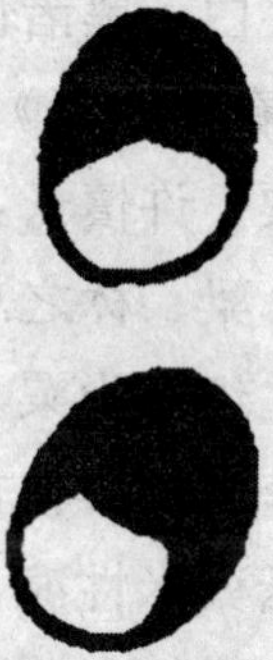

一种色红如珊瑚，顶黑

止泄痢，利小便，下腹胀满，吐逆卒澼。〇治热毒，散恶血，除烦满，通气，健脾胃，令人美食。捣术同鸡子白，涂一切热毒痈肿。煮汁洗小儿黄烂疮，不过三度。〇缩气行风，坚筋骨，抽肌肉，久食瘦人。〇散气，去关节烦热，令人心孔开。暴痢后气满不能食者，煮食一顿即愈。和鲤鱼煮食，甚治脚气。〇解小麦热毒。煮汁解酒病，解衣上油腻粘缀。

赤小豆，《本经》中品。

辟厌疾病：正月元旦面东，以齑水吞赤小豆五[①]七枚，一年无疾。又七月立秋日，面西，赤小豆水下七枚[②]，一秋不犯痢疾。

---

① 五：初刊本作“三”。

② “赤小豆水下七枚”：初刊本作“以井华水吞赤小豆七枚”。

粟

出江东及西间，今处处有之。苗叶似茅，种类有青、赤、黄、白、黑诸色，穗有大、小、毛、光不同。粒比黍而圆小。《春秋题辞》云：粟乃金所立，米为阳之精，故西字合米为粟。许慎云：粟之为言续也，续于谷也。古者以粟为黍，稷、粱、秫之总称。而今之粟，在古但呼为粱，后人乃专以粱之细者为粟。今北人呼为谷子，熟春成细粒，谓之小米。〇李时珍曰：古呼粟为粱。粱者，良也。或云种出自粱州；或云粱米性凉，故得粱名。自汉以后，始以大而毛者为粱，细而毛短者为粟。今则通呼为粟，而粱之名反隐矣。苏

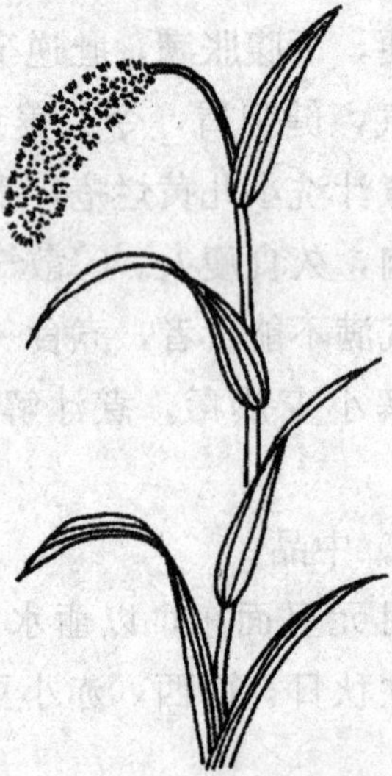

粟

恭曰：梁虽粟类，细论则别。

黄粱，出蜀汉商浙间，穗大毛长，谷米俱粗于白粱，而收成少，不耐水旱。食之香美，胜于诸粱。今人号为竹根黄。白粱，穗大，多毛且长，而谷粗扁长，不似粟圆也，米亦白而大，食之香美，亚于黄粱。青粱，谷穗有毛而粒青，米亦微青而细于黄白粱，其粒似青稞而少粗，早熟而收薄，夏月食之极为清凉，但味短色恶，不如黄白粱。故人少种之，作饴青白胜于余米[①]。

粟米【气味】咸，微寒，无毒。

【主治】养肾气，去脾胃中热，益气。陈者苦寒，治胃热消渴，利小便。〇止痢，压丹石热。〇水煮服，治热腹痛及鼻衄。为粉，和水滤汁，解诸毒，治霍乱及转筋入腹。又治卒得鬼打。〇解小麦毒，发热。〇治反胃，热痢。煮粥食，益丹田，补虚损，开肠胃。

粟米泔水【主治】霍乱卒热，心烦渴，饮数升立瘥。臭泔止消渴尤良。〇酸泔及淀，洗皮肤瘙疥，杀虫。饮之主五痔。和臭樗皮煎服，治小儿疳痢。

黄粱米【气味】甘，平，无毒。

【主治】益气和中，止泄。〇去客风顽痹。止霍乱下痢，利小便，除烦热。

白粱米【气味】甘，微寒，无毒。

【主治】除热益气。〇除胸膈中客热，移五脏气，缓筋骨。凡患胃虚并呕吐食及水者，以米汁二合，姜汁一合，和服之佳。炊饭食之，和中，止消渴。

---

① “苏恭曰……作饴青白胜于余米”：初刊本无此 147 字。

藏器曰：胃冷者不宜多食。粟浸水至败者损人。瑞曰：与杏仁同食，令人吐泻。胡雁食足重不能飞。

粟，《别录》中品。

青粱米【气味】甘，微寒，无毒。

【主治】胃痹热中，消渴，止泄痢，利小便，益气补中，轻身长年，煮粥食之。〇健脾，治泄精。

赤粱米　俗呼红谷米。胎动下血，炊饭食之良[①]。

《普济方》：治鼻衄不止，粟米粉，水煮服之良。

《心镜方》：治胃热消渴，陈粟米炊饭干食之良。

《普济方》：治小儿赤游丹毒，用黄粱米粉和鸡子白涂之，良。

《肘后方》：治手足生疮，白粱米粉炒赤，唾和涂厚一寸即消。

青粱米可辟谷，以纯苦酒浸三日，百蒸百晒，藏之远行，日一飧之，可度十日。〇又方：以米一斗，赤石脂三斤，水渍，置暖处一二日，生清白衣，捣为丸，如李大，日服三丸，亦不饥也[②]。

醋

有数种：有米醋、麦醋、曲醋、糠醋、糟、饧[③]醋、桃醋，葡萄、大枣、蘡薁诸杂果醋亦极酸烈，惟米醋陈久者入

---

① 良：初刊本后有“陈粟米治痢甚，并胃热消渴”11字。

② “《心镜方》……亦不饥也”：初刊本无此127字。

③ 饧：原本、初刊本均作“锡”，据《本草纲目》卷二十五醋条改。

药良，余止可啖食。古方多用酢字，俗呼苦酒，以其有苦味也。刘熙《释名》云：醋，措也，能措置食毒也。孔子曰：或乞醯焉。即此也。

【气味】酸、苦，温，无毒。

【主治】散痈肿，散水气，杀邪毒。〇理诸药，消毒。〇治产后血运，除癥块坚积，消食，杀恶毒，破结气，心中酸水，痰饮。〇下气除烦，治妇人心痛血气，并产后及伤损金疮，出血昏运，杀一切鱼肉菜毒。〇磨青木香止卒心痛，血气痛。浸黄蘖含之，治口疮。调大黄末，涂肿毒。煎生大黄服，治痃癖甚良。〇散瘀血，治黄疸、黄汗。

服茯苓、丹参人，不可食醋。

脾[①]病勿多食酸。酸伤脾，肉胎而唇揭。

《北梦琐言》：一婢抱孩子拥炉，不觉落火炉上，遽以醋泥涂之，至晚不痛，亦无瘢痕。〇又一少年，睛中常见一小镜子，俾医工赵卿诊之。与少年期来日以鱼鲙奉候。少年及期赴之，延于内，且从容俟客，进方接。俄而设台子，施一瓯芥醋，更无他味，卿亦未出，迨久候不至，少年饥甚，且闻醋香，不免轻啜之。逡巡竭瓯，眼花不见，胸中豁然。卿出云：君食鱼鲙太多，有鱼鳞在胸中，所以眼花。鱼畏芥醋，故备芥醋，欲君因饥以啜之，果愈此疾。烹鲜之会，乃权诈也。

① 脾：初刊本前有“《纲目》云：酸属木”6字。

糯　米

《本经》载名曰稻米。一名稌。南方水田处多种之。按苏东坡云：稻者，秆谷通名。罗氏亦曰：在谷通谓之稻。《尔雅》云：稌，稻也。郭璞云：沛国呼稌。《周颂》云：丰年多黍多稌。《礼记》云：牛宜稌。《豳风》云：十月获稻。皆是一物也。《说文》云：粳，稻属也。沛国谓稻为糯。《字林》云：糯，粘稻也。粳，不粘稻也。今人呼糯者，如《字林》所说也。《本经》称稻者，如《说文》所说也。稻，从舀，象人在臼上，治稻之义。徐则方言，稻音之转尔。其性粘软，故谓之糯。颖曰：糯米缓筋，令人多睡，其性懦也。寇宗奭曰：今造酒，糯稻也。北人呼为江米。李时珍曰：糯

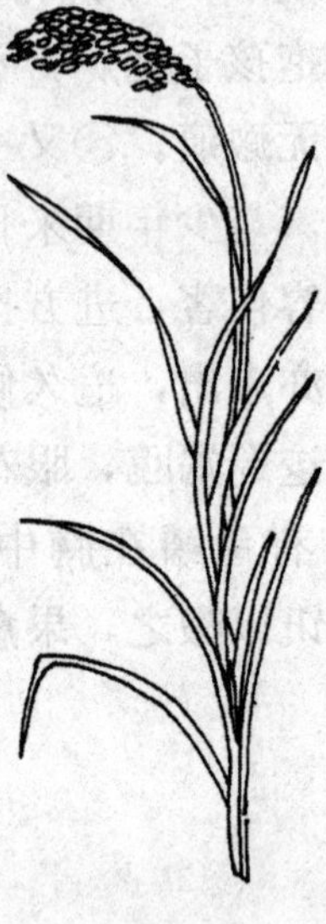

糯米

稻性粘，可以酿酒，可以为粢，可以蒸糕，可以熬饧，可以炒食，其类亦多。其谷壳长三四分者，古人酿酒多用秫，秫是糯粟[①]。

【气味】苦，温，无毒。

【主治】作饭温中，令人多热，大便坚。〇能行荣卫中血积，解芫青、斑蝥毒。〇益气止泄。〇补中益气，止霍乱后吐逆不止，以一合研水服之。〇以骆驼脂作煎饼食，主痔疾。〇作糜一斗食，主消渴。〇暖脾胃，止虚寒泄痢，缩小便，收自汗，发痘疮。

糯米泔【气味】甘，凉，无毒。

【主治】益气，止烦渴霍乱，解毒。食鸭肉不消者，顿饮一盏即消。

糯稻花阴干，入揩牙乌须方用。

糯稻秆【气味】辛、甘，热，无毒。

【主治】黄病如金色，煮汁浸之，仍以谷芒炒黄为末，酒服。烧灰，治坠扑伤损。

糯米，《别录》下品。本草专指糯为稻。

颂曰：糯米性寒，作酒则热，糟乃温平。时珍曰：糯性粘滞难化，小儿、病人切须忌之。〇思邈曰：糯米味甘，脾之谷也，脾病宜食之。

《澹寮方》：治劳心吐血，糯米半两，莲子心七枚，为末酒服。

《江湖纪闻》云：一人鳖虱入耳，头痛不可忍，百药不效。用糯稻柴灰煎汁灌入，即死而出也。

---

① “李时珍曰：糯稻性粘，……秫是糯粟”：初刊本无此51字。

《传信方》：湖南李从事坠马折伤，糯稻柴灰，以新熟酒连糟入盐和淋取汁，淋痛处立瘥。其效如神[①]。

粳米

一名杭。有水旱二种，早、中、晚三收。南方地下涂泥多，宜水稻；北方地平，惟泽土，宜旱稻；西南夷亦有烧山地为畲田，种旱稻者，谓之火米。古者惟下种成畦，故祭祀谓稻为嘉蔬。今人皆拔秧栽插矣。其种不同，俱随土地所宜也。其谷有光、芒，长、短，大、小，其米有赤、白、紫、

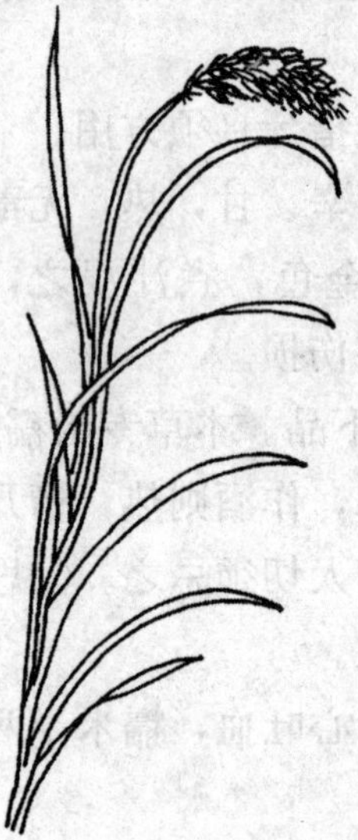

粳米

① “《江湖纪闻》云……其效如神”：初刊本无此 71 字。

青、坚、松，其性有温凉寒热，亦因土产形色而异也。入药以晚粳者为良，故曰粳米。粳者，硬也。北人呼为大米，亦呼稻米。孔子曰："食夫稻"，即此也。

【气味】甘、苦，平，无毒。

【主治】益气止烦，止渴止泄。〇温中和胃气，长肌肉。〇补中，壮筋骨，益肠胃。〇煮汁，主心痛，止渴，断热毒下痢。〇合芡实作粥食，益精强志，聪耳明目。〇通血脉，和五脏，好颜色。〇常食干粳饭，令人不噎。

淅二泔淅，渍米水也。第二次者青而可用。故曰淅二泔。气味：甘、寒、无毒[①]。主治：清热止烦渴，利小便，凉血。

炒粳米汤【主治】益胃除湿。须去火毒。不则令人作渴[②]。

粳谷奴谷穗煤黑者[③]。【主治】走马喉痹，烧研，酒服方寸匕，立效。

禾秆即粳稻柴[④]。【主治】解砒毒，烧灰，新汲水淋汁，滤清，冷服一碗，毒当下出。

汪颖曰：粳米有早、中、晚三收。以晚白米为第一，各处所产，种类甚多。气味不能无少异，而亦不太相远也。天生五谷，所以养人，得之则生，不得则死。惟此谷得天地中和之气，同造化生育之功。故非他物可比。入药之功在所略

① "淅，渍米水也……甘、寒、无毒"：初刊本无此 24 字。
② "炒粳米汤……不则令人作渴"：初刊本无此 20 字。
③ 谷穗煤黑者：初刊本无此 5 字。
④ 即粳稻柴：初刊本无此 4 字。

尔。又曰[①]：新米乍食，动风气。陈者下气，病人尤宜。

粳米，《别录》中品。今人呼粳通谓之稻。十月收者为晚粳[②]。

王好古曰：本草言粳米益脾胃。而张仲景白虎汤用之入肺，以味甘为阳明之经，色白为西方之象，而气寒入手太阴也。少阴证桃花汤用之，以益不足。

李时珍曰：粳稻六七月收者为蚤粳，止可充食；八九月收者为迟粳；十月收者为晚粳。北方性寒，粳性多凉，八九月收者即可入药；南方气热，粳性多温，惟十月晚稻气凉，乃可入药。迟粳、晚粳得金气多，故赤者益脾而白者益胃。若滇、岭之粳，则性热，惟彼土宜之耳[③]。

孟诜曰：粳米同马肉食发痼疾。和苍耳食，令人卒心痛，急烧陈仓米灰，和蜜浆服之，不尔即死[④]。

《千金方》治人好食生米，久则生虫，不得米则吐出清水，得米即止，久不消化，亦能毙人，用白粳米五合，鸡屎一升，同炒焦为末，水一升顿服，少时吐出恶物如研米汁，或白沫淡水，乃愈也。又方：治鼻出衄血不止，频饮淅二泔，仍以真麻油或萝卜汁滴入之。又治误服药闷乱者，粳米泔饮之。

《圣济方》治小儿初生，无皮色赤，但有红筋，乃母气不充实，受胎未足也。用早白米粉扑之，肌肤自生，神效之

① “汪颖曰……又曰”：初刊本无此89字。

② 十月收者为晚粳：原本作“月收为晚”，据初刊本改。

③ “王好古曰……惟彼土宜之耳”：初刊本无此159字。

④ 死：初刊本后有“《简要济众方》：治鼻衄不止，服药不应，独圣散：糯米微炒黄，为末，每服二钱，新汲水调下”33字。

法也。又治霍乱欲死，粳米粉二合入水二盏，和淡竹沥一合顿服①。

黍

出北间，禾属而粘者也。其苗似粟而低小，有毛，结子成枝而殊散，其粒大于粟而光滑。有数种，赤者曰虋，曰穈；白者曰芑；黑者曰秬。一稃二米曰秠。魏子才《六书精蕴》云：黍下从氽，象细粒散垂之形。汜胜之云：黍者，暑也。待暑而生，暑后乃成也。故谓之黍。孔子曰：黍②可为

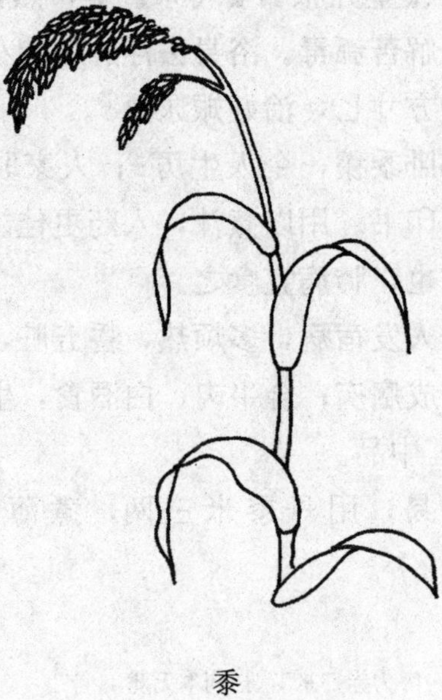

黍

① “《千金方》治人好食生米……和淡竹沥一合顿服”：初刊本无此 176 字。

② 黍：初刊本作“禾”。

酒，禾入水也。然则又以禾入水三字合而为黍。其米北人呼为黄米。

【气味】甘，温，无毒。

【主治】益气补中。〇烧灰和油，涂杖疮，止痛，不作瘢。〇嚼浓汁，涂小儿鹅口疮有效。

丹黍米即赤黍也。《尔雅》谓之虋，江南人呼为红莲米。泰州极多。人谓之泰州红。江南多白黍，间有红者，呼为赤虾米[①]。【气味】甘，微寒，无毒。

【主治】咳逆上气，霍乱，止泄利，除热，止烦渴。〇下气止咳嗽，退热。治鳖瘕，以新熟者淘泔汁，生服一升，不过三二度愈。穰茎并根。【气味】辛，热，有小毒。【主治】煮汁饮之，解苦瓠毒。浴身去浮肿。和小豆煮汁服下小便。〇烧灰酒服方寸匕，治妊娠尿血[②]。

孟诜曰：醉卧黍穰，令人生厉[③]；人家取其茎穗作提拂扫地，印匠作刷印书。用以煮汁，入药更佳。

黍米肺之谷也，肺病宜食之。

黍米久食令人发宿病，多烦热，昏五脏，缓筋骨，绝血脉。合葵菜食，成痼疾；合牛肉、白酒食，生寸白虫。

黍，《别录》中品。

治男子[④]阴易，用丹黍米三两，煮薄酒和饮，发汗即愈。

---

① “即赤黍也……呼为赤虾米”：初刊本无此 41 字。

② “穰茎并根……治妊娠尿血”：初刊本无此 47 字。

③ 厉：原本作“厉风”，据初刊本及《本草纲目》卷二十三“丹黍米”条改。

④ 男子：原本作“伤寒”，改据同上。

令妇不妒，丹黍米薏苡仁等分为丸，常服之。出《万毕术方》[1]。

酒

秫、黍、粳、糯、麦、粟，并可酿造，惟糯米、黍米、面曲造者为良。《饮膳》标题云：酒之清者曰酿，浊者曰盎；厚者曰醇，薄曰醨；重酿曰酎，一宿曰醴；美曰醑，未榨曰醅；红曰醍，绿曰醽，白曰醝。按许氏《说文》云：酒，就也。所以就人之善恶也。一说酒字，篆文象酒在卣中之状。

【气味】苦、甘、辛，大热，有毒。

【主治】行药势，杀百邪恶毒气。〇通血脉，厚肠胃，润皮肤，散湿气，消忧发怒，宣言畅意。养脾气，扶肝，除风下气。〇解马肉、桐油毒，丹石发动诸病，热饮之甚良。

陶弘景曰：大寒凝海，惟酒不冰。明其性热，独冠群物。药家多用，以行其势。人若饮多则体弊神昏，是其有毒故也。

《博物志》云：王肃、张衡、马均三人，冒雾晨行。一人饮酒，一人食粥，一人空腹。空腹者死，食粥者病，饮酒者健。此酒势辟恶，胜于他食之效也。

孟诜曰：久饮伤神损寿，软筋骨，动气痢。醉卧当风，则成癜风。醉浴冷水成痛痹症。服丹砂人饮之，头痛

① “令妇不妒……出《万毕术方》”：初刊本无此22字。

吐血①。

陈藏器曰：凡酒忌诸甜物。酒浆照人无影不可饮；酒合乳饮，令人气结；同牛肉食，令人生虫；酒后卧黍穰，食猪肉，患大风。○中酒毒者，枳椇、葛花、赤豆花、绿豆粉解之。寒胜热也。

朱震亨曰：本草止言酒热有毒，不言其湿中发热，近于相火。醉后振寒战栗可见矣。又性喜升，气必随之。痰郁于上，溺涩于下，恣饮寒凉，其热内郁，肺气大伤。其始也病浅，或呕吐，或自汗，或疮疥，或鼻齄，或泻痢，或心脾痛，尚可散去之。其久也病深，或消渴，或内疸，或肺痿，或鼓胀，或失明，或哮喘，或劳瘵，或癫痫，或痔漏，为难名之病，非具眼未易处也。可不谨乎？

汪颖曰：人知戒早饮，而不知夜饮更甚。既醉既饱，睡而就枕，热壅伤心伤目，夜气收敛，酒以发之，乱其清明，劳其脾胃，停湿生痰，动火助欲，因而致病者多矣。朱子云：以醉为节可也。

李时珍曰：酒，天之美禄也。面曲之酒，少饮则和血行气，壮神御寒，消愁遣兴；痛饮则生痰动火，耗血亡精，烂胃腐肠，蒸筋溃髓。邵尧夫[1]诗云：美酒饮教微醉后。好花看到半开时。陶靖节[2]亦云：读书不求甚解，饮酒最喜微酡②[3]，此得饮酒之妙，所谓醉中趣，壶中天者也。若夫沉湎无度，以醉为常者，轻则致疾，甚则丧国亡家而陨躯命，其害可胜言哉！此大禹所以疏仪狄[4]，周公所以著《酒

① 血：初刊本作“热”。

② “好花看到半开时……饮酒最喜微酡”：初刊本无此 24 字。

诰》[5]为世范戒也。

宗奭曰：《战国策》云：帝女①仪狄造酒，进之于禹。《说文》曰：少康造酒。然本草已著酒名，《素问》亦有酒浆，则酒自黄帝始，非仪狄、少康，明②矣③。

【注】

［1］邵尧夫：即北宋诗人邵雍，字尧夫。

［2］陶靖节：即东晋诗人陶渊明，私谥靖节。

［3］酡：饮酒后脸色变红，将醉。

［4］大禹所以疏仪狄：仪狄，是夏禹时代司掌造酒的官员，相传是我国最早的酿酒人。《战国策·魏策二》载："昔者，帝女令仪狄作酒而美，进之禹，禹饮而甘之。遂疏仪狄，绝旨酒。曰：'后世必有以酒亡其国者。'"

［5］周公所以著《酒诰》：周公名旦是周文王第四子。《酒诰》为周代一篇著名的带有政令性质的历史文献，传为周公所作。周公感于商纣与夏桀亡国为酗酒丧德所致的历史教训，因著《酒诰》规劝世人要饮酒有度。

小　麦

一名来。秋种冬长，春秀夏实，具四时中和之气，故为五谷之贵。许氏《说文》云：天降瑞麦，一来二辨，象芒刺之形，天所来也，如足行来，故麦字从来，从夂④，夂音绥，足行也。《诗》云："贻我来牟"是矣。又云：来象其

① 女：原本作"妃"，据初刊本改。

② "少康，明"：初刊本无此3字。

③ 矣：初刊本后有"惊怖卒死，温酒灌之即醒"10字。

④ 夂：原本作"久"，据初刊本改。

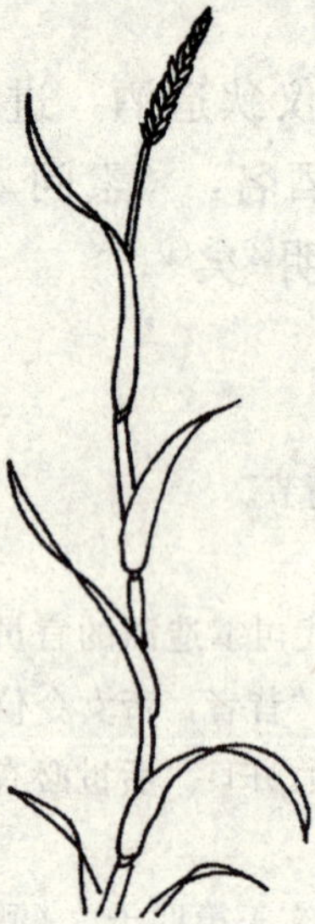

小麦

实，夊象其根。《医学入门》云：小，形小也；麦，脉也。以继续谷米，接民命脉。《尔雅》云：麦者，继绝续乏之谷。

【气味】甘，微寒，无毒。

【主治】除客热，止烦渴，咽燥，利小便，养肝气，止漏血、呕[1]血，令女人易孕。〇养心气，心病宜食之。〇煎汤饮，治暴淋。〇熬末服，杀肠中蛔虫。〇陈者煎汤饮，止虚汗。烧存性，油调，涂诸疮，汤火伤灼。

浮麦　即水淘浮起者。焙用[2]。【气味】甘、咸，寒，无毒。

【主治】益气除热，止自汗、盗汗。治大人小儿骨蒸虚热，妇人劳热。

麦麸即麦皮。今人呼为麸皮[3]。【主治】时疾热疮烂，汤火灼烂[4]，扑损伤折瘀血，醋炒署贴之。〇和面作饼止泄痢，调中去热，健人。以醋拌蒸，袋盛，包熨人马冷失腰脚伤折处，止痛散血。〇醋蒸，熨手足风湿痹痛，寒湿脚气，

---

① 呕：初刊本作“唾”。
② “即水淘浮起者。焙用”：初刊本无此8字。
③ “即麦皮。今人呼为麸皮”：初刊本无此9字。
④ “汤火灼烂”：初刊本无此4字。

互易，至汗出并良。末服止虚汗。

面【气味】甘，温，有微毒。

【主治】补虚，久食实人肤体，厚肠胃，强气力。○养气，补不足，助五脏。○水调服，治人中暑，马病肺热。○傅痈肿损伤，散血止痛。生食利大肠。水调服止鼻衄、吐血。寒食面灭瘢痕。○蒸饼打糊，调上焦药为丸，下咽即化。

面筋【气味】甘，凉，无毒[①]。【主治】解热和中[②]，劳热人宜煮食之。

李时珍曰：面筋以麸与面水中揉洗而成者。古人罕知，今为素食要物，煮啖甚良。今人多以油炒，则性热矣。宗奭：生嚼白面成筋，可粘禽、虫[③]。

小麦，《别录》中品。

麦粉【气味】甘，凉，无毒。一名小粉[④]。系麸面洗筋，澄出浆粉，今人浆衣多用之。【主治】补中益气脉，和五脏，调经络，炒一合服。断痢。○醋熬成膏，消一切痈肿、汤火伤灼[⑤]。

按《万表积善汤方[⑥]》云：乌龙膏，治一切痈肿发背，无名肿毒初发，焮热未破者，取效如神：用隔年面[⑦]粉，愈久者愈佳。以锅炒之，初炒如饧，久炒则干，成黄黑色，冷

① “【气味】甘，凉，无毒”：初刊本无此6字。
② 中：初刊本后有“益气”2字。
③ “李时珍曰：面筋以麸与…可粘禽、虫。”：初刊本无此53字。
④ “甘，凉，无毒。一名小粉”：初刊本无此8字。
⑤ “【主治】补中益气脉……汤火伤灼”：初刊本无此32字。
⑥ 万表积善汤方：初刊本作“万善堂方”。
⑦ 面：原本作“小”，据初刊本改。

定，放地上出火毒[①]，研末，陈米醋调成糊，熬如黑漆，瓷罐收之。用时摊纸上，剪孔贴之，即如冰冷，疼痛即止。少顷觉痒，干亦不能动，久则肿毒自消，药力亦尽而脱落。甚妙。此方屡用屡验，药易而功大，济生者宜收藏之。

麦奴麦穗将熟时，上有黑霉者是也[②]。【主治】热烦，天行热毒，解丹石毒。○治阳毒温毒。热极发狂，大渴及温疟[③]。

陈延之《小品方》名麦奴丸。初虞世《古今录验》名高堂丸、水解丸。治阳毒发狂，温毒热极发斑，为救急良药。方用小麦奴、梁上尘、釜底煤、灶突墨同麻黄、黄芩、大黄、朴硝等分为末，蜜丸弹子大，每服一丸水下。

麦苗【气味】辛，寒，无毒。【主治】消酒毒，暴热，黄疸目黄，并捣烂绞汁，日饮之。又解虫毒。煮汁滤服。○除烦闷，解时疾狂热，退胸膈热。利小肠作齑食，甚益颜色[④]。

神曲

按六月六日造者，谓诸神集会此日故也。所用药料，各肖神名。其方用白面一百斤，以象白虎；苍耳草自然汁三升，以象勾陈；野蓼自然汁四升，以象腾蛇；青蒿自然汁三

---

① "放地上出火毒"：初刊本无此 6 字。

② 麦穗将熟时，上有黑黴者是也：初刊本无此 12 字。

③ "治阳毒温毒……大渴及温疟"：初刊本无此 14 字。

④ "陈延之《小品方》名麦奴丸……甚益颜色"：初刊本无此 135 字。

升，以象青龙；杏仁去皮尖四升，以象玄武；赤小豆煮熟去皮三升，以象朱雀。一如造酒曲法式，用麻叶或楮叶包罨，待生黄衣，晒收之。麹以米麦包罨而成，故字从麦，从米，从包，省文会意也[①]。

【气味】甘、辛，温，无毒。

【主治】化水谷、宿食，癥积滞，健脾暖胃。〇养胃气，治赤白痢。〇消食下气，除痰逆，霍乱泄痢，胀满诸疾，其功与曲同。闪挫腰痛者，煅过，淬酒，温服大效。〇妇人产后欲回乳者，炒研，服二钱，日二即止[②]。

【修治】火炒黄，以助土气。陈久者良。

《摘玄方》治食积心痛，陈神曲一块，烧红淬酒二大碗服之，其痛立止。

大　麦

一名牟麦。出关中。麦之苗粒，皆大于来，故得大名。《说文》云：牟，大也，通作𪎊。孟子曰："今夫𪎊麦"，即此也。水浸胀，候生芽，曝干，名麦蘖。俗呼为麦芽。

气味：咸，温，微寒，无毒。

【主治】消渴除热，益气和中。又云：令人多热，为五谷长。〇补虚劣，壮血脉，益颜色，实五脏，化谷食止泄，不动风气。久食令人肥白，滑肌肤。为面胜于小麦，无燥

---

① 也：初刊本后有"刘熙《释名》云：曲，朽也。郁之，使生衣败朽也"16字。

② 止：初刊本后有"元素曰：阳中之阳也，入足阳明经"13字。

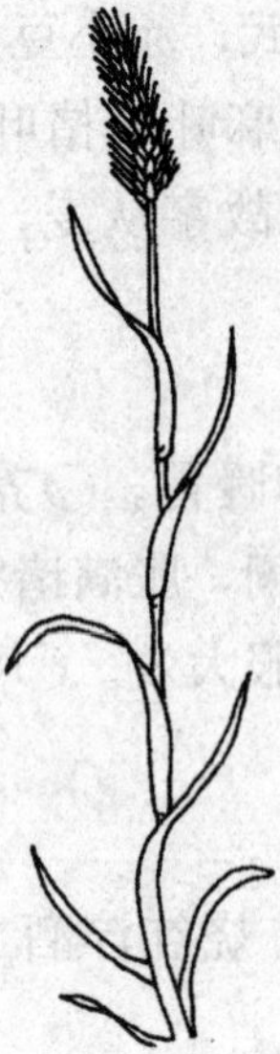
大麦

热。久服宜人，熟则有益，带生则冷而损人。石蜜为之使①。面：平胃止渴、消食，疗胀满。〇久食头发不白。和针砂、没石子等，染发黑色。〇宽胸下气，凉血，消积进食。

寇宗奭曰：大麦，性平，凉，滑腻。有人患缠喉风，食不能下，用此面作稀糊令咽，助胃气而平。三伏中，朝廷作麨以赐臣下。〇李时珍曰：大麦作饭食有益，煮粥甚滑。磨面作酱甚甘美。沈周[1]诗：葱汤麦饭两相宜。葱养丹田麦养脾，盖指大麦而言②。

《别录》中品。大麦饲马良。

麦芽【气味】咸，温，无毒。

【主治】消食和中。〇破冷气，去心腹胀满。〇开胃，止霍乱，除烦闷，消痰饮，破癥结，催生落胎。〇补脾胃虚，宽肠下气，腹鸣者用之。〇消米面诸果食积。

【修治】麦牙，去须，取其中米，炒研面用。今惟炒用。豆③蔻、缩砂、乌梅、木瓜、芍药、五味子为使。

孙真人方：治麦芒入目，百方不效，用大麦煮汁，洗之

① “久服宜人……石蜜为之使”：初刊本无此 20 字。

② “寇宗奭曰……盖指大麦而言”：初刊本无此 90 字。

③ 豆：初刊本前有“大麦，石蜜为之使；麦牙”9 字。

即出。

李绛《兵部手集方》：治产后腹胀，不通转气急，坐卧不安，以麦蘖一合为末，和酒服，良久通转，神验。此乃辅太初供奉传与崔郎中方也。

【注】

[1] 沈周：明代杰出画家。与文徵明、唐寅、仇英合为明中叶画坛上四大艺术家。

饴 糖

北人谓之饧。糯米、粳米、黍米、粟米、蜀秫米、大麻子、枳椇子、黄精、白术，并堪熬造，惟以糯米作者入药，粟米者次之，余但可食耳。李时珍曰：饴饧用麦蘖或谷芽，同诸米熬煎而成。古人寒食多食饴，故医方亦收用之。按刘熙《释名》[1]云：糖之清者曰饴，形怡怡然也。稠者曰饧，强硬如锡也。如饧而浊者曰餔，《方言》谓之张馆[2]。陈嘉谟曰：因色紫类琥珀，方中谓之胶饴，干枯名饧。

【气味】甘，大温，无毒。入太阴经。

【主治】补虚乏，止渴去血。〇补虚冷，益气力，止肠鸣，咽痛，治唾血，消痰，润肺止嗽。〇健脾胃，补中。治吐血。打损瘀血者，熬焦酒服，能下恶血。又伤寒火毒嗽，于蔓菁、薤汁中煮一沸，顿服之良。〇脾弱不思食人少用。能和胃气。亦用和药。〇凡中满吐逆，秘结，牙䘌、赤目、疳病者，切宜忌之。

《集异记》[3]云：邢曹进，河朔健将也，为飞矢所中，钳之不动，痛困俟死。忽梦胡僧，令以米汁注之必愈。广询于人无悟者。一日一僧丐食，肖所梦者。叩之，僧云：但以寒食饧点之。如法用之，清凉，顿减酸楚，至夜疮痒，用力一钳而出，旬日而瘥。

治老人烦渴，寒食大麦一升，水七升，煎五升，入赤饧二合，饮之。真神方也。

【注】

[1] 刘熙《释名》：刘熙，或称刘熹，字成国，北海（今山东昌乐）人，官至南安太守。东汉经学家，训诂学家。《释名》是一部从语言声音的角度来推求字义由来的著作。

[2] 餦餭（zhāng huáng，音张黄）：干的饴糖。

[3]《集异记》：唐代传奇小说集。一名《古异记》、《郡斋读书志》。为唐代薛用弱撰。

薏苡仁

始出交趾，今处处人家种之。春生苗，茎高三四尺，叶似蠡实叶而解散，故《本经》名解蠡。又似芑黍之苗，故《别录》名芑实。五、六月开花结实，其实青白色，形如珠子而稍长。小儿多以线穿如贯珠为戏，故人呼为薏珠子。

【气味】甘，微寒，无毒。

【主治】筋急拘挛，不可屈伸，久风湿痹，下气。久服轻身益气。○除筋骨中邪气不仁，利肠胃，消水肿，令人能食。○炊饭作面食，主不饥，温气。煮饮止消渴，杀蛔虫。○治肺痿肺气，积脓血，咳嗽涕唾，上气。煎服，破毒肿。○去干湿脚气，大验。○健脾益胃，补脾清热，去风胜湿。炊饭食，治冷气。煎饮利小便。

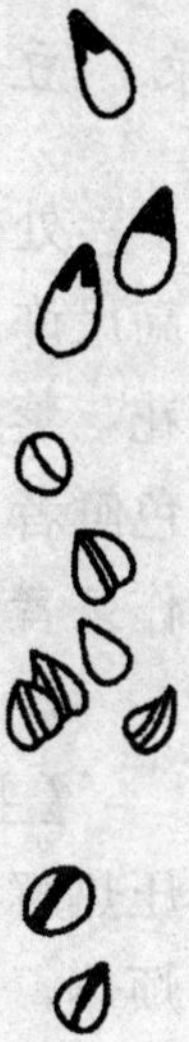

薏苡仁　实　仁　色白堪作粥

薏苡仁，《本经》上品。据《千金方》自草部移入此。

【修治】取子于甑中蒸，使气馏，曝干，挼之得仁。亦可捻取之，或杵之，取仁色青白者。雷公云：每一两，以糯米一两同炒熟，去糯米用。亦有更以盐汤煮过者。

张师正《倦游录》[1]云：辛稼轩忽患疝疾，重坠如斗。一道人教以薏珠，用东壁黄土炒过，水煮为膏，服数服即消。程沙随病此，稼轩受之，其病应手而瘥①。

【注】

[1] 张师正《倦游录》：张师正，字不疑，约宋仁宗嘉祐时人，因不得志于是推变怪之理，宦游四十年，著《倦游录》。

① “程沙随病此……其病应手而瘥”：初刊本无此 15 字。

绿　豆

绿豆

处处种之。三四月下种，苗高尺许。叶尖而有毛，至秋开小花，荚如赤豆荚。入药以粒小而色鲜者为良。绿以色名也。旧本作菉者，非也。

【气味】甘，寒，无毒。

【主治】煮食消肿，下气，压热解毒。生研绞汁服，治丹毒烦热，风疹，药石发动，热气奔豚。〇治寒热热中，止泄痢卒澼，利小便胀满。〇厚肠胃，作枕明目，治头风头痛。除吐逆。〇补益元气，和调五脏，安精神，行十二经脉。去浮风，润皮肤，宜常食之。煮汁，止消渴。〇解一切药草、牛马、金石诸毒。治痘毒，利肿胀。

绿豆粉【气味】甘，凉、平，无毒。

【主治】解诸热，益气，解酒食诸毒，治发背痈疽肿，及汤火伤灼。〇痘疮湿烂，不结痂疕者，干扑之良。〇新汲[①]水调服，治霍乱转筋。解诸药毒死，心头尚温者。〇解菰菌、砒毒。

绿豆，宋《开宝》。

① 汲：初刊本无此字。

李时珍曰：粒粗而色鲜者，皮薄而粉多；粒小而色深者，皮厚而粉少。早种者呼为摘绿，可频摘也；迟种者呼为拔绿，一拔而已。北人用甚广，可作豆粥、豆酒，磨面澄清取粉；以水浸湿，生白芽，又为菜中佳品。牛马之食亦多赖之，真济世之良谷也。

汴[①]州泾口市民陈汾[②]，素奉观音甚诚。庆元初出行，跌折一足，忍痛叫菩萨。越三昼夜，梦一僧柱杖托钵，登门问所苦。陈汾曰：不幸损一足，贫乏不能延医，惟恳祈佛力以济而已。僧曰：不用过忧，吾有一方接骨膏，正可治汝。便买绿豆粉，于新铁铫[③]内炒令真紫色，旋汲水调成稀膏，厚傅损处，须敷遍满，贴以白纸，将杉木缚定，其效如神，不必假他剂也。语讫，僧忽不见。陈汾寤，如法修合，用之即愈。

藊豆

处处有之。人家多种于篱援间，蔓延而上。叶大如杯，团而有尖，一枝三叶。其花状如小蛾，有翅尾形。荚生花下，有长、团不同，皆累累成枝。白露后实更繁衍，嫩时可充蔬食、茶料，老则收子煮食。子有黑、白、赤斑不同，入药用白者。藊，本作扁，荚形扁也。形象蛾眉，故一名蛾眉豆，俗呼眉豆。

---

① 汴：初刊本前有“绿豆，皮寒，肉平，宜连皮用。”10字。

② 汾：初刊本作“公”。

③ 铫：原本脱，据初刊本补。

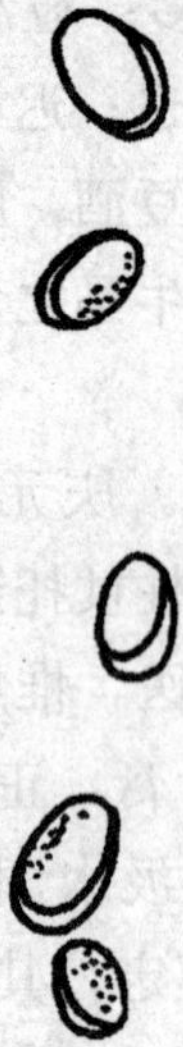

白扁豆

【气味】甘，微温，无毒。

【主治】和中下气。〇补五脏，止呕逆。久服头不白。〇疗霍乱吐利不止，研末和醋服之。〇行风气，治女子带下。解酒毒，河豚鱼毒。〇解一切草木毒，生嚼及煮汁饮取效。〇止泄痢，消暑，暖脾胃，除湿热，止消渴。

白扁豆，《别录》中品。八、九月采收。冷病人勿食。

【修治】连皮炒熟入药。亦有水浸去皮及生用者。从本方。

入太阴气分，通利三焦，能化清降浊，故专治中宫之病，消暑除湿而解毒也。

《永类方》：治女人服毒药堕胎腹痛者，及服药胎气已伤未堕，或口噤手强，自汗头低，似乎中风，九死一生。医多不识，作风治必死无疑。遇此症者，生白扁豆去皮为末，米饮服方寸匕，浓煎汁饮亦可。

《事林广记》[1]：治中六畜肉毒者，白扁豆烧存性，研末水服之良。

【注】

[1]《事林广记》：日用百科全书型的古代民间类书。南宋陈元靓撰。

本草原始卷之六

雍丘李中立正宇甫纂辑
吴郡葛鼐端调甫校订

菜　部

冬　葵

始生少室山，今处处有之。古人种为常食，今人种者颇鲜。苗高二三尺，茎及花叶似蜀葵而差小，有紫白茎二种，以白茎为胜。实大如指，顶皮薄而扁，内子轻虚如榆荚仁。以秋种，覆养经冬，至春作子者，谓之冬葵子，古人多用入药。王祯《农书》云：葵，阳草也。其菜易生，郊野甚多，不拘肥瘠地皆有之。为百菜之主，备四时之馔。本丰而耐旱，味甘而无毒。人家多种之①。可防荒俭，可以菹[1]腊，其枯蘖可以榜簇，根子可以疗疾，咸无遗弃，诚蔬茹之要品，民生之资益者也。今人不复食之，亦无种者。按《尔雅翼》云：葵者，揆也。葵叶倾日，不使照其根，乃智以揆之也。古人采葵，必待露解，故一名露葵。其性滑利，今人呼

① “人家多种之”：初刊本无此 5 字。

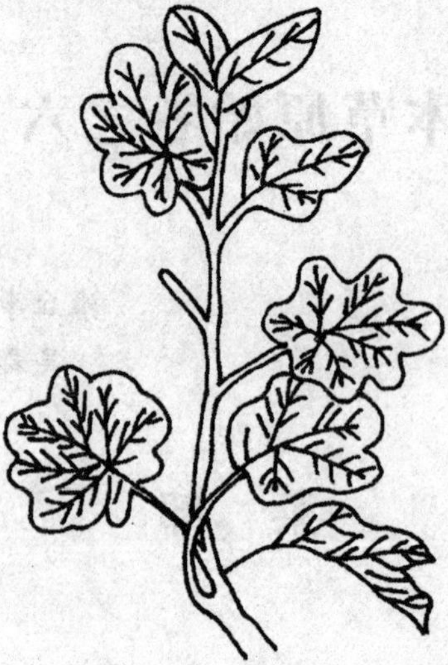

冬葵子　比蜀葵丛短而叶大

滑菜。

苗【气味】：甘，寒，无毒[1]。

【主治】脾之菜也，为百菜之主。宜脾，利胃气，滑大肠。○宣导积滞。妊妇食之，胎滑易生。○煮汁服，利小肠，治时行黄病。干叶为末，及烧灰服，治金疮出血。○除客热，治恶疮，散脓血，女人带下、小儿热毒、下痢、丹毒并宜食之。○服丹石人宜食。○润燥利窍，功与子同。

根气味同苗

【主治】恶疮，疗淋，利小便，解蜀椒毒。○小儿吞钱不出，煮汁饮之神妙。○治泔疮，出黄汁。

---

① 毒：初刊本后有“其心伤人”4字。

子【气味】甘、寒，滑，无毒。

【主治】五脏六腑寒热，羸瘦，五癃，利小便。久服坚骨长肌肉，轻身延年。〇疗妇人乳内闭肿痛。〇出痈疽头。〇下丹石毒。〇通大便，消水气，滑胎，治痢。

《救荒本草》名冬葵菜，古呼葵菜。《本经》上品。食须用蒜。又伏硫黄。

冬葵子阴中之阳。臣药也。黄芩为之使。

孟诜曰：葵菜虽冷，若热食之，令人热闷，动风气。四月食之，发宿疾。天行病后食之，令人失明。霜葵生食，动五种留饮吐水。凡服百药，忌食其心，心有毒也。黄背、紫茎者勿食。不可合鲤鱼、黍米、鲊食，害人。

唐王焘《外台秘要》云：天行斑疮，须臾遍身皆戴白浆，此恶毒气。永徽四年，此疮自西域东流于海内，但煮葵菜叶，以蒜齑啖之则止。

陈自明《妇人良方》云：乳妇气脉壅塞，乳汁不行，及经络凝滞，乳房胀痛，留蓄作痈毒者，用葵菜子炒香、缩砂仁等分为末，热酒服二钱。此药滋气脉，通营卫，行津液，极验。乃上蔡张不愚方也。

【注】

［1］菹（zū，音租）：腌菜。

胡荽

始生胡地，今处处有之。许氏《说文》作葰，云姜属，可以香口也。故《本草拾遗》名香荽。其茎柔，叶细而根多须，绥绥然也。张骞使西域，始得种归，故名胡荽，一名胡菜。今俗呼为蒝荽。蒝，乃茎叶散布之貌。俗作芫花之芫，

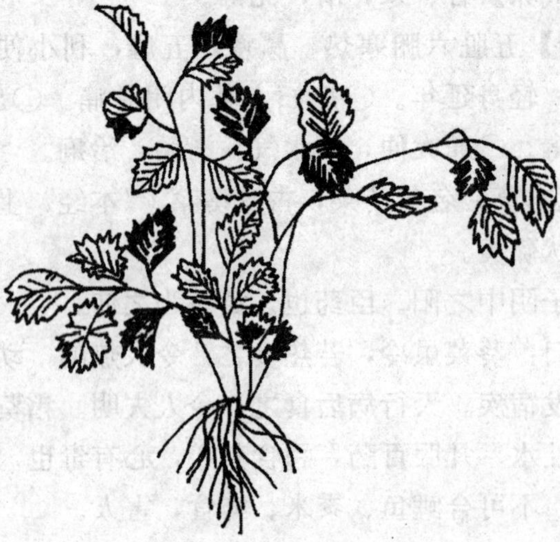

胡荽

非矣。

【气味】辛，温，微毒。

【主治】消谷，治五脏，补不足，利大小肠，通小腹气，拔四肢热，止头痛，疗沙疹，豌豆疮不出，作酒喷之，立出。通心窍。〇补筋脉，令人能食。〇治肠风，用热饼裹食甚良。〇合诸菜食，气香，令人口爽。辟飞尸、鬼疰、蛊毒。〇辟鱼肉毒。

子【气味】酸，平，无毒。

【主治】消毒能食。蛊毒五痔，食肉中毒吐下血，煮汁冷服。油煎，涂小儿秃疮。

胡荽，宋《嘉祐》。八月下种，晦日尤良。五月收子。伏石钟乳。

凡服一切补药，及药中有白术、牡丹者，不可食此。

《经验后方》；治小儿疹痘不快，用胡荽二两，切，以酒二大盏，煎令沸沃，以物合定，勿令泄气，候冷去滓，微微含喷，从项背至足令遍，勿噀[1]其面。

【注】

[1] 噀（xùn，音迅）：喷。

瓜　蒂

始生嵩高平泽，今处处有之。人家园圃种莳甚多，二三月下种，延蔓而生。叶大数寸，五、六月开黄花，结瓜六、七月熟，名甜瓜。其瓜有长、尖、团、扁。大或径尺，小或一捻。其棱或有或无，其色或青、或绿、或黄、或白。其瓤或黄或白，或赤，未熟谓之苦瓜。去瓜用蒂，约半寸许，曝干入药，俗呼苦丁香。篆文“瓜”字，象实在须蔓之间。王祯曰：大曰瓜，小曰瓞；其子曰瓤，其肉曰瓤，其跗曰环。

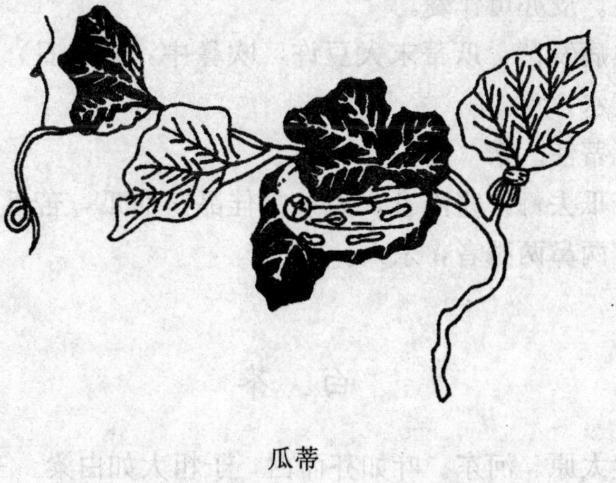

瓜蒂

环，瓜之脱花处也。其疐谓之蒂。蒂，瓜之系蔓处也。诗曰：“绵绵瓜瓞”，即此也。

蒂【气味】苦，寒，有毒。

【主治】大水，身面四肢浮肿，下水，杀蛊毒，咳逆上气，及食诸果，病在胸腹中，皆吐下之。○去鼻中息肉，疗黄疸。治脑塞热齆，眼昏吐痰。○吐风热痰涎，治风眩头痛，癫痫喉痹，头目有湿气。○得麝香、细辛，治鼻不闻香臭。

瓤【气味】甘，寒，滑，有小毒。

【主治】止渴除烦热，利小便，通三焦间壅塞气，治口鼻疮。○暑月食之，永不中暑。

多食瓜作胀者，食盐花即化。

仁【主治】腹内结聚，破溃脓血，最为肠胃脾内壅要药。○止月经太过，研末去油，水调服。炒食，补中益人。

寇宗奭曰：甜瓜虽解暑气而性冷，消损阳气，多食未有不下痢者。贫下多食。深秋作痢，最为难治。惟以皮蜜浸收之，良。皮亦可作羹。

热病发黄，瓜蒂末大豆许，吹鼻中，轻半日，重一日，流取黄水，愈。

瓜蒂使。宋《嘉祐》。

苦瓜去瓤，酱淹食，为菜中佳品。甜瓜，苦瓜之熟者。凡瓜有两鼻两蒂者，杀人。

白　芥

生太原、河东。叶如芥而白，子粗大如白粱。王祯《农书》云：其气味辛烈，菜中之介然者，食之有刚介之象，故字从介。其种来自胡戎，而盛于蜀，故一名胡芥，一名蜀芥。

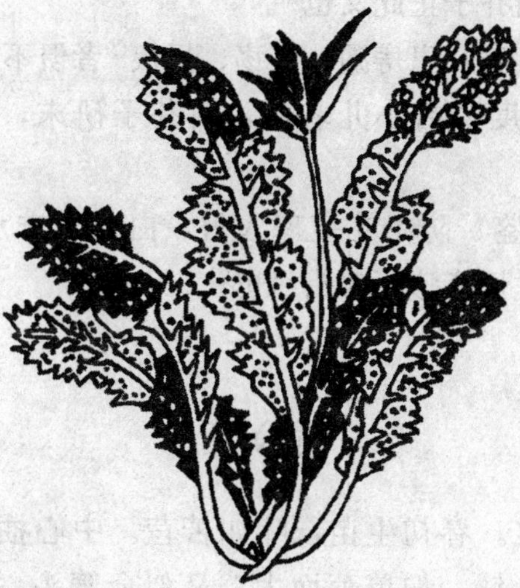

白芥　叶花，花黄结角

茎叶【气味】辛，温，无毒。

【主治】归鼻，除肾经邪气，利九窍，明耳目，安中，久食温中。○止咳嗽上气，除冷气。主咳逆下气，去头面风。○通肺豁痰，利膈开胃。安五脏。

子【气味】辛，温，无毒。

【主治】发汗，主胸膈痰冷上气，面目黄赤。又醋研傅射工毒。○熨恶气，遁尸飞尸，及暴风毒肿，流四肢疼痛。○烧烟及服，辟邪魅。咳嗽，胸胁支满，上气多唾者，每用温酒吞下七粒。○利气豁痰，除寒暖中，散肿止痛。治喘嗽反胃，痹木脚气，筋骨腰节诸痛。

白芥，宋《开宝》。

朱震亨曰：痰在胁下及皮里膜外，非白芥子不能达。古方控涎丹用白芥子正此义也①。

性暖，热病及患痔漏、疮疡、目疾②者俱不可食。

《本草权度》治小儿乳癖，白芥子研末，水调，摊膏贴之③。

《全幼心鉴》防小儿痘疹入目，白芥子末水调涂足心，引毒归下，一切疮疹不攻头目也④。

蒲公英

处处有之。春初生苗，叶如苦苣。中心抽茎，茎端出花，色黄如金钱，如单菊而大。又似金簪头，故《土宿本草》名金簪草。《千金方》作凫公英。《图经》作仆公罂。《庚辛玉册》[1]作鹁鸪英。《本经》作蒲公草。俗呼蒲公丁，又呼黄花地丁。

苗【气味】甘，平，无毒。

【主治】妇人乳痈，水肿，煮汁饮及封之，立消。〇解食毒，散滞气，化热毒，消恶肿结核丁肿。〇掺牙，乌须

① “朱震亨曰：痰在胁下及皮里膜外……古方控涎丹用白芥子正此义也”：初刊本无此33字。

② 疮疡、目疾：初刊本无此4字。

③ 之：初刊本后有“以平为度”4字。

④ “《全幼心鉴》防小儿痘疹入目……一切疮疹不攻头目也”：初刊本无此33字。

发，壮筋骨。〇白汁涂恶刺、狐尿刺疮，即愈。

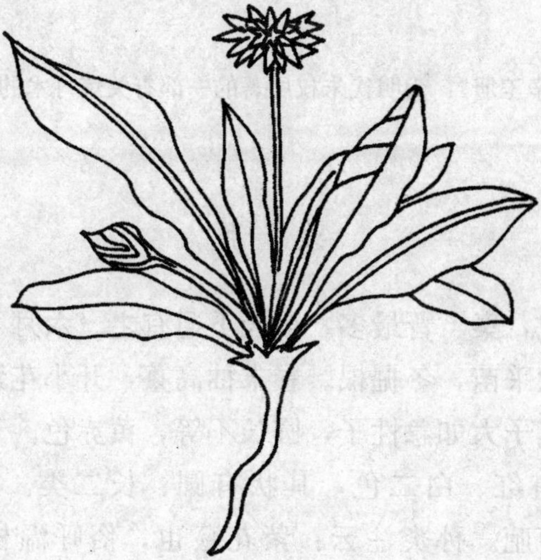

蒲公英

蒲公英，《唐本草》。北人呼黄花，苗断之有白汁出。有光叶者，有花叶者，堪生啖。

昔日越王曾遇异人得此方，极能固牙齿，壮筋骨，生肾水。元年未及八十者，服之须发返黑，齿落更生。年少服之，至老不衰。得遇此者，宿有仙缘，当珍重之，不可轻泄。用蒲公英一斤，洗净，炒①，勿令见天日，晾干，入斗子；解盐一两，香附子五钱，二味为细末，入蒲公英淹一宿，分为二十团，用皮纸三四层裹扎定，用六一泥即蚯蚓粪，如法固济，入灶内焙干，乃以武火煅，通红为度。冷定

① 炒：初刊本无此字。

取出，去泥为末，早晚擦牙。漱之，吐咽任便，久久自效。系积德堂方，名还少丹。

【注】

[1]《庚辛玉册》：为明代朱权所著的一部有关炼丹术的著作。

莱菔

生江北，秦、晋最多，今天下通有之。六月下种，其叶如芜青。秋采苗，冬掘根。春末抽高薹，开小花紫碧色。夏初结角，其子大如急性子，圆长不等，黄赤色。五月亦可再种，其根有红、白二色，其状有圆、长二类。按《尔雅》云：葖，芦葩。孙炎注云：紫花菘也，俗呼温松。一名雹

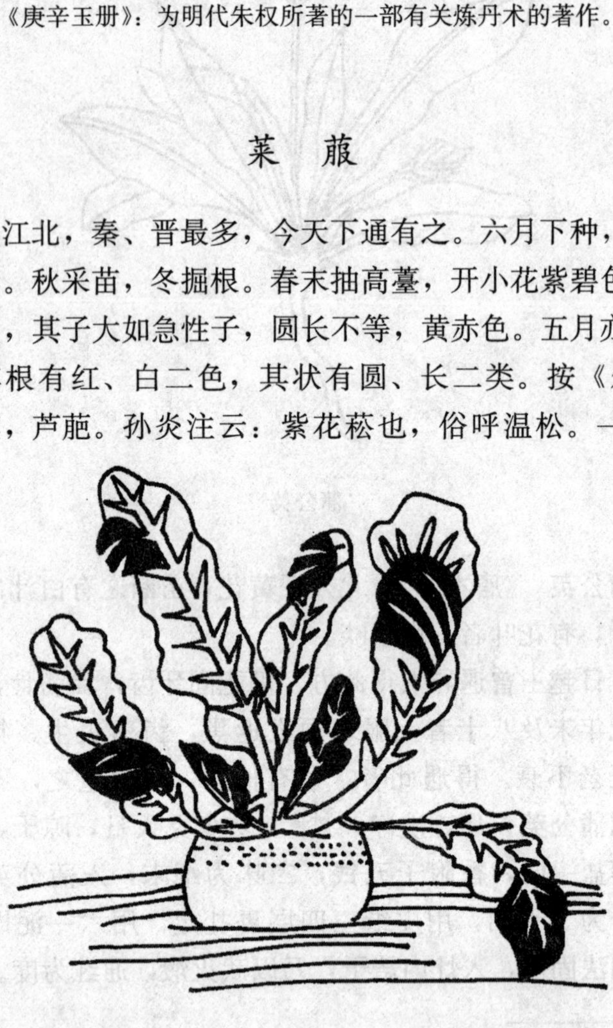

莱菔

突，一名芦菔。颂曰：紫花菘、温菘，皆南人所呼。吴人呼楚菘，广南人呼秦菘。按：菘乃菜名，因其耐冬如松，故名松。莱菔乃根名。上古谓之芦葩，中古转为莱菔，后世讹为萝卜。陆佃乃言莱菔能制面毒，是莱麦之所服，以菔因服，盖亦就文起义耳。莱菔，音来北，葩、蔔俱音北。

【气味】辛、甘，温，无毒。

【主治】散服及炮煮服食，大下气，消谷和中，去痰癖，肥健人；生捣汁服，止消渴，试大有验。〇利关节，理颜色，练五脏，恶气，制面毒，行风气，去邪热气。〇利五脏，轻身，令人白净肌细。〇消痰止咳，治肺痿吐血，温中补不足。同羊肉、银鱼煮食，治劳瘦咳嗽。〇同猪肉食，益人。生捣服，治噤口痢。〇捣汁服，治吐血、衄血，宽胸膈，利大小便。生食止渴宽中，煮食化痰消导。〇杀鱼腥气，治豆腐积。

子【气味】辛、甘，平，无毒。

【主治】研汁服，吐风痰；同醋研，消肿毒。〇下气定喘，治痰，消食除胀，利大小便，止气痛，下痢后重，发疮疹，炒用。

李时珍曰：其根有红、白二色，其状有长、圆二类。大抵生沙壤者脆而甘，生瘠地者坚而辣。根、叶皆可生可熟，可菹可酱，可醋可糖，可豉可腊，可饭，乃蔬中之最有利益者[①]。

苏颂曰：莱菔功同芜菁，然力猛，更出其右。断下方亦

① “李时珍曰：其根有红、白二色……乃蔬中之最有利益者”：初刊本无此64字。

用其根，烧熟入药，尤能制面毒。捣烂制面作馎饦，食之最佳。酥煎食之下气。凡人饮食过度，生嚼咽之，宿垢便消①。昔有婆罗门僧东来，见食麦面者，惊云：此大热，何以食之？又见食中有莱菔，乃云：赖有此以解其性。自此相传，食面啖莱菔。

孙思邈曰：莱菔，平，不可与地黄同食，令发白，为其涩营卫也。李时珍曰：多食动气，惟姜能制其毒②。

《洞微志》云：齐州有人病狂，云梦中见红裳女子，引入宫殿中。小姑令歌，每日遂歌云：五灵楼阁晓玲珑，天府由来是此中。惆怅闷怀言不尽，一丸萝卜火吾宫。有一道士云：此犯大麦毒也。少女心神，小姑脾神。医经言：萝卜制面毒，故曰火吾宫。火者，毁也，遂以药并萝卜治之，果愈。

《唐本草》。根叶可生可熟，可酱可醋，蔬中之最有利益者。

张杲《医说》[1]云：饶州市民李太，常苦鼻衄，遂困，医以萝卜自然汁和无灰酒饮之，则止。

杨亿《谈苑》[2]云：江东居民言种芋三十亩，计省米三十斛；种萝卜三十亩，计益米三十斛。则知萝卜果能消食也。

张杲云：有人好食豆腐中毒，医治不效。偶见卖豆腐人言其妻误以萝卜汤如锅中，遂致不成。其人心悟乃以萝卜汤饮之而瘳。

---

① “捣烂制面作馎饦……宿垢便消”：初刊本无此 31 字。

② 毒：初刊本后有“又伏硇砂”4 字。

《延寿书》[3]云：李师逃难入石穴中，贼以烟熏之，垂死。摸得萝卜菜一束，嚼汁咽下，即苏。此法备急，不可不知①。

裕陵传王荆公偏头疼方云：是禁中秘方，用生萝卜汁一蚬壳，仰卧注鼻中，左痛注右，右痛注左，或两鼻俱注，亦可数十年患，皆一注而愈。

《普济方》治禁口痢：用萝卜片不拘新陈，蘸蜜噙之，咽汁。味淡再换。觉思食以肉煮粥与食。不可过多。极效，极验②。

【注】

[1] 张杲《医说》：张杲，字季明，宋新安（今安徽歙县）人，医学家，著《医说》十卷

[2] 杨亿《谈苑》：杨亿，字大年，北宋文学家，诗歌作家。建州浦城（今属福建浦城县）人。卒谥文，人称杨文公。著《杨文公谈苑》十五卷，记述平生见闻，原书已佚。

[3]《延寿书》：即《三元参赞延寿书》，养生学著作。五卷。宋末元初人李鹏飞撰集于1291年。

白花菜

三月种之，柔茎延蔓，一枝五叶，大如拇指。秋开小白花，长蕊，结小角长二三寸。其子黑色而细，状如初眠蚕沙，不光泽。菜气膻臭，惟宜盐菹食之。因花色白，故名。

① “杨亿《谈苑》云……不可不知”：初刊本无此131字。

② “《普济方》治禁口痢……极验”：初刊本无此42字。

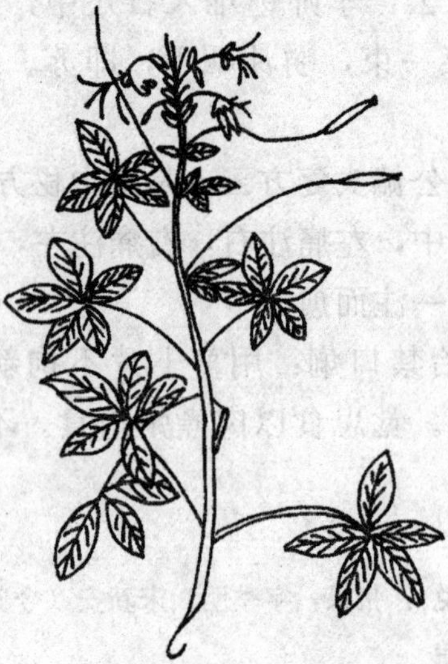

白花菜

【气味】苦、辛，微毒。

【主治】下气。〇煎水洗痔。捣烂敷风湿痹痛。擂酒饮止疟。

子　人今治癖疾药多用。

汪颖曰：多食动风气，滞塞脏腑，令人胃中闷满。伤脾。

白花菜，《食物本草》[①]。

其荚六七月采，略晒，以盐、椒揉熟，少晾，安置罐中发过，油醋调食，极香美。

① 草：初刊本后有“气臭”2字。

一种黄花者名黄花菜，形状虽同，但花黄也[①]。

蒔香

今交、广，诸番及近郡皆有之。宿根经冬，生苗作丛。肥茎丝叶，五六月开花如蛇床花而色黄；结子大如麦粒，轻而有细棱。北人呼为茴香，声相近也。弘景曰：煮臭肉下少许即无臭气。臭酱入末[②]亦香，故曰茴香。今人以八角茴香

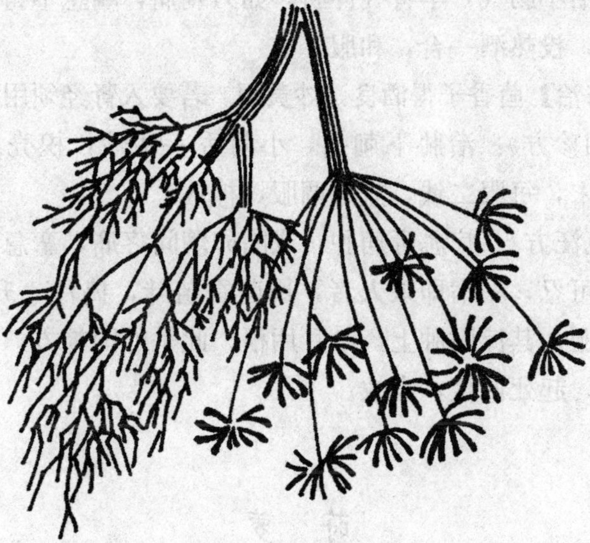

小茴香

① “一种黄花者名黄花菜……但花黄也”：初刊本无此 17 字。

② 入末：原本作“八角”，据初刊本改。

呼大茴香，此为小茴香[①]。

《唐本草》，草部移入此。八、九月采实，形圆有棱，色青黄，气香。夏月祛蝇辟臭。食料宜之。

子【气味】辛，平，无毒。

【主治】诸瘘[②]，霍乱及蛇伤。〇膀胱胃间冷气及育肠气，调中，止痛、呕吐。〇治干湿脚气，肾劳，㿗疝阴疼，开胃下气。〇补命门不足，暖丹田。

茎叶【气味】与子同。【主治】煮食治卒恶心，腹中不安。〇治小肠气，卒肾气冲胁，如刀刺痛，喘息不得，生捣汁一合，投热酒一合，和服。

【修治】茴香子得酒良，炒黄用。若要入肾经须用盐制[③]。

《袖珍方》：治胁下刺痛，小茴香一两炒，枳壳五钱麸炒，为末，每服二钱，盐酒调服，神效。

《范汪方》：疗恶毒痈肿，或阴卵髀间疼痛，挛急，牵入小腹不可忍，一宿即杀人者，用茴香苗叶，捣汁一升服之，日三四服。其滓贴肿上，冬月用根。此是外国神方，永嘉以来用之，起死回生，大效。

莳　萝

生佛誓国。苗、茎、花、实亦类蛇床而簇生，辛香。

---

① "今人以八角茴香呼大茴香，此为小茴香"：初刊本作"今人谓之小茴香"。

② 瘘：初刊本作"瘘"。

③ 制：初刊本后有"好古曰：阳也，浮也。入手足少阴、太阳经"15字。

六、七月采实。《开宝本草》名慈谋勒。李时珍曰：莳萝、慈谋勒，皆番土语也。

子【气味】辛，温，无毒。

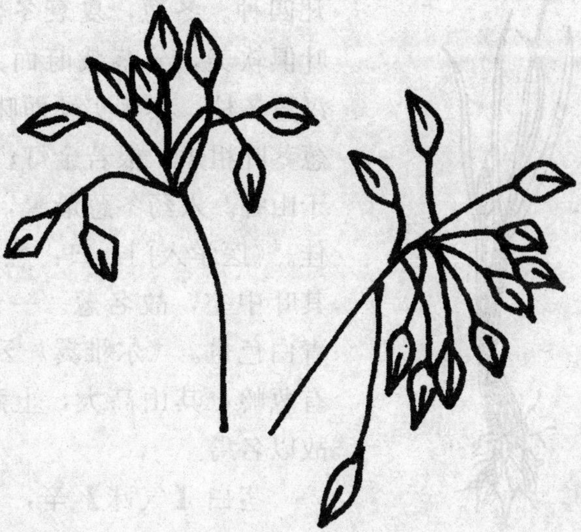

莳萝

【主治】小儿气胀，霍乱呕逆，腹冷不下食，两肋痞满。〇健脾开胃气，温肠，杀鱼肉毒，补水脏，治肾气，壮筋骨。〇主膈气，消食，滋食味。

莳萝类蛇床子而圆小，有棱，气香。今人每呼土茴香为莳萝。

《永类钤方》：治闪挫腰痛，用莳萝碾为细末，无灰酒调服二钱匕。

葱

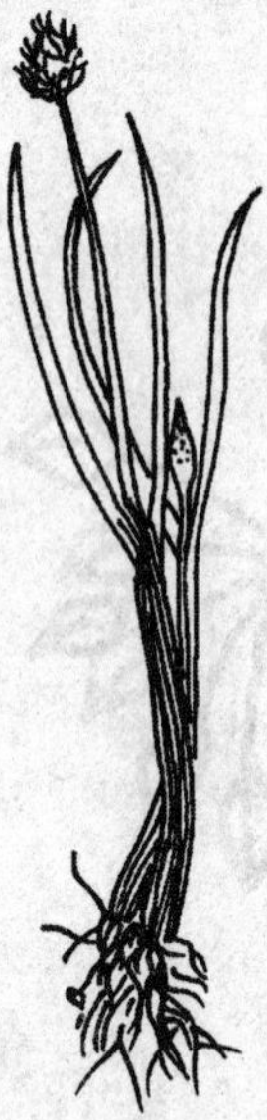

葱

冬葱、汉葱、胡葱、茖葱，凡四种。冬葱，夏衰冬盛[①]，茎叶俱软美，分茎栽莳而无子也；汉葱冬枯，其茎实硬而味薄；胡葱茎叶粗短，根若金灯；茖葱生于山谷。入药冬葱最善，气味亦佳。《医学入门》曰：葱，空也，其叶中空，故名葱。一云：葱，青白色也。《尔雅翼》云：西域有葱岭，其山高大，上悉生葱，故以名焉。

茎白【气味】辛，平。叶：温。根须：平。并无毒

【主治】作汤，治伤寒寒热，中风面目浮肿，能出汗。〇伤寒骨肉碎痛，喉痹不通，安胎，归目，益目睛，除肝中邪气，安中利五脏，杀百药毒。根治伤寒头痛。〇主天行时疾，头痛热狂，霍乱转筋，及奔豚气、脚气、心腹痛，目眩，止心迷闷。〇通关节，止衄血，利大小便。〇治阳明下痢、下血。达表和里，止血。〇除风湿，身痛麻痹，虫积心痛，止大人阳[②]脱，阴毒腹痛；小儿盘肠内钓，妇人妊娠溺血，通乳汁，散乳痈，利耳鸣，

---

① 夏衰冬盛：原本作“夏盛冬衰”，据初刊本改。

② 阳：初刊本作肠。

涂猘犬伤，制蚯蚓毒。〇杀一切鱼、肉毒。〇汁能消玉为水，化五石。

实俗呼葱子。【气味】辛，大温，无毒。

【主治】明目，补中气不足。温中益精。

葱初生曰葱针，叶曰葱青，衣曰葱袍，茎曰葱白，叶中涕曰葱苒，根曰葱须。

葱，《别录》中品。

元素曰：味辛而甘平，气厚味薄，升也，阳也。入手太阴、足阳明经。

宗奭曰：葱主发散，多食昏人神。思邈曰：正月食生葱，令人面上起游风。生葱同蜜食，作下痢。烧葱同蜜食，壅气杀人。

仲景曰：生葱同枣子食令人病。同夫雉肉食多令人病血。

孟诜曰：葱宜冬月食，不可过多，损须发，动人虚气上冲，五脏闭绝，为其开节出汗之故也。

李时珍曰：服地黄、常山人忌食葱。又曰：葱乃释家五荤之一。生辛散，熟甘温。外实中空，肺之菜也。肺病宜食之。肺主气，外应皮毛，其合阳明。故所治之症，多属太阴、阳明，皆取其发散通气之功。通气故能解毒及理血病。气者，血之帅也，气通则血活矣。金疮磕损，折伤血出，疼痛不止者。

王璆《百一方》用葱白、砂糖等分，研，封之。其痛立止，更无疤痕也。葱叶亦可用。又葱管吹盐入玉茎内治小便不通及转脬危急者极有捷效。予尝用治数人，得验①。

崔氏《纂要》：治卒中恶死，或先病，或平居寝卧，奄忽而死，皆是中恶。急取葱心黄刺入鼻孔中，男左女右，入七八寸②，鼻、目血出即苏。又法：用葱针入耳中五寸，以鼻中血出即活也。如无血出，即不可治矣。此扁鹊秘方也。活人无数。

崔给事顷在泽、潞，与李抱真[1]作判官。李相方以球杖按球子，其军将以杖相格，承势不能止，因伤李相拇指，并爪甲擘裂。遽索金疮药裹之，强坐频索酒，饮至数杯已过量，而面色愈青，忍痛不止。有军吏言，取葱新折者，使入煻灰火，煨熟剥皮，擘开，其间有涕，取傅损处。仍多煨，取续续易热者。凡三易之，面色却赤，斯须云：已不痛。凡十数度易，用热葱并涕裹缠，遂毕席笑语。

夏子益《奇疾方》治血壅怪病，人遍身忽然肉出如锥，既痒且痛，不能饮食，名血壅。不速治，必溃脓血而死。以赤皮葱烧灰淋洗，饮豉汤数盏自安。

治自缢死，葱心刺耳鼻中，有血出即苏。

许学士[2]《本事方》：治小便闭胀不通，不治杀人。葱白三斤，切，炒，帕包二个，更互熨小腹，气透即通也③。

蚯蚓化水：葱一枝，将蚯蚓去泥，以盐涂之，内入中化为水。见《食物本草》。

---

① “仲景曰：生葱同枣子食令人病……得验”：初刊本无此228字。

② 入七八寸：原本作“入三四寸”，据初刊本及《本草纲目》卷二十六葱条改。

③ “夏子益《奇疾方》治血壅怪病……气透即通也”：初刊本无此107字。

【注】

[1] 李抱真：本姓安，字太玄，河西人，唐代宰相，曾任泽潞节度副使。

[2] 许学士：宋代医学家许叔微，任翰林学士，故人以许学士称之。

韭

丛生丰本，长叶青翠。可以根分，可以子种。叶高三寸便剪，剪忌日中。一岁三四割之，其根不伤。收子者只可一剪。八月开花成丛，九月收子，其子黑色而扁。许慎《说

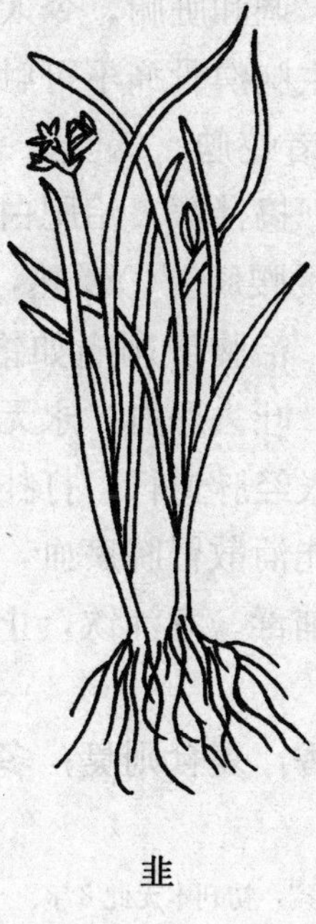

韭

文》云：韭字，象叶出地上形[1]。一种而久生者，故谓之韭。《蒙筌》云：久刈不乏，故以韭名。字画因之，亦合九数。《纲目》云：韭之茎名韭[2]白，根名韭黄，花名韭菁。《礼记》谓韭为丰本，言其美在根也。因温补，故《本草拾遗》名草钟乳。因益阳，故《候氏药谱》名起阳草。苏颂曰：政道得利阴物变为阳，故葱变为韭，可验葱冷而韭温也[3]。

【气味】辛、微酸[4]，温，涩，无毒。

【主治】归心，安五脏，除胃中热，利病人，可久食。〇叶煮鲫鱼鲊食，断卒下利。根入生发膏用。〇根叶煮食，温中下气，补虚益阳，调和脏腑，令人能食。止泄血脓，腹中冷痛。生捣汁服，主胸痹骨痛不可触者。又解药毒，疗狂狗咬人数发者；亦涂诸蛇虺、蝎虿、恶虫毒。〇煮食充肺气，除心腹痼冷痃癖。捣汁服，治肥白人中风失音。〇煮食归肾壮阳，止泄精，暖腰膝。〇煠熟，以盐醋空心吃十顿，治胸膈噎气。捣汁服，治胸痹刺痛如锥，即吐出胸中恶血，甚验。又灌初生小儿，吐去恶血，永无诸病。〇主吐血、唾血、衄血、尿血，妇人经脉逆行，打扑伤损及膈噎病，捣汁澄清，和童便饮之，能消散胃脘瘀血，甚效。〇饮生汁，主上气喘息欲绝，解肉脯毒。煮汁饮，止消渴盗汗。熏产妇血运，洗肠痔脱肛。

宗奭曰：春食则香，夏食则臭；多食则能昏神暗目，酒

① “韭字，象叶出地上形”：初刊本无此8字。

② 韭：原本作“茎”，据初刊本改。

③ “苏颂曰……而韭温也”：初刊本无此25字。

④ 微酸：原本脱，据初刊本及《本草纲目》卷二十六“韭”条改。

后尤忌。孟诜曰：热病初愈十数日不可食，食之再发。五月多食，乏气力。冬月多食，动宿饮，吐水。不可与蜜及牛肉同食①。

韭，《别录》中品。韭之为菜，可生可熟，可菹可久，乃菜中最有益者也。八月开花成丛，九月收子。其子黑色而扁，风处阴干。韭含抑郁未申之气，食之不益人②。

子【气味】辛、甘，温，无毒。

【主治】梦中泄精，溺血。暖腰膝，治鬼交，甚效。〇补肝及命门，治小便频数，遗尿，女人白淫、白带。

蒸熟，暴干，簸去黑皮，炒黄用。

苏颂曰：菜中此物最温而益人，宜常食之，昔人正月节食五辛以辟疠气，谓韭、薤、葱、蒜、姜也。

有一贫叟病噎膈，食入即吐，胸中刺痛，或令取韭汁入盐梅卤汁少许，细呷，得入渐加。忽吐稠浊之涎数升而愈。

朱震亨曰：心痛有食热物及怒郁，致死血留于胃口作痛者，宜用韭汁、桔梗加入药中，开提气血。有肾气上攻以致心痛者，宜用韭汁和五苓散为丸，空心茴香汤下。盖韭性急，能散胃口血滞也。又反胃宜用韭汁二杯，入姜汁、牛乳各一杯，细细温服。盖韭汁消血，姜汁下气消痰和胃，牛乳能解热润燥补虚也。〇一人腊月饮刮剁酒三杯，自后食必屈曲下膈，硬涩微痛，右脉甚涩，关脉沉。此污血在胃脘之口，气因郁而成痰，隘塞食道也。遂以韭汁半盏，细细冷

① “孟诜曰：热病初愈十数日不可食……与蜜及牛肉同食”：初刊本无此42字。

② “韭之为菜……食之不益人”：初刊本无此53字。

呷，尽半斤而愈①。

军中一捻金治金疮出血，韭汁和陈石灰阴干，每用为末，傅之良。

治产后血运：韭菜切，安瓶中，沃以热醋，令气入鼻中，即醒。

《千金方》治鼻衄不止：韭根、葱根同捣枣大，塞入鼻中，频易，两三度即止。大有效。〇又治百虫入耳，用韭菜打汁滴入即出②。

假苏

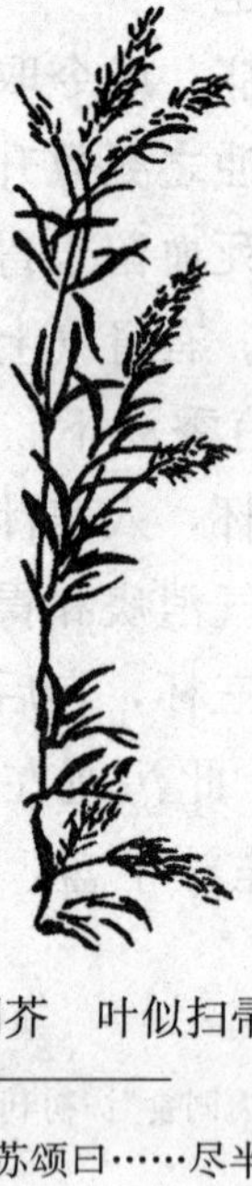
荆芥　叶似扫帚

苏恭曰：即菜中荆芥是也。《别录》名姜芥。始生汉中川泽，今处处有之。叶似落藜而细，初生辛香可啖，人取作生菜。古方稀用，近世医家治头风虚劳疮疥，妇人血风等为要药，并取花实成穗者，暴干入药。曰苏、曰姜、曰芥，皆因气味辛香而似三物也，今人惟呼荆芥。

【气味】辛温，无毒。

【主治】寒热鼠瘘，瘰疬生疮，破结聚气，下瘀血，除湿疸。〇去

① “苏颂曰……尽半斤而愈”：初刊本无此 259 字。

② “治产后血运：韭菜切……打汁滴入即出”：初刊本无此 67 字。

邪，除劳渴冷风，出汗，煮汁服之。捣烂醋和，傅丁肿。〇单用治恶风贼风，口面㖞斜[①]，遍身痿痹，心虚忘事，益力添精，辟邪毒气，通利血脉，传送五脏不足气，助脾胃。〇主血劳，风气壅满，背脊疼痛，虚汗，理丈夫脚气，筋骨烦疼，及阴阳毒，伤寒头痛，头[②]旋目眩，手足筋急。〇利五脏，消食下气，醒酒。作菜生熟皆可食，并煎茶饮之。以豉汁煎服，治暴伤寒能发汗。〇治妇人血风及疮疥为要药。〇产后中风，身强直，研末酒服。〇散风热，清头目，利咽喉，消疮肿，治项强，目中黑花，及生疮阴癞，吐血衄血，下血血痢，崩中痔漏。

荆芥，《本经》中品。花似扫帚。夏末采收。

作菜食久，动渴疾，熏人五脏神。反驴肉、无鳞鱼及蟹。

元素曰：气[③]味俱薄，浮而升，阳也。肝经气分药也，能搜肝气。

《经验方》：治产后中风，荆芥穗子微炒，为末，酒服二钱匕，效。

苏

紫苏也，今处处有之。二三月下种，或宿子在地自生。其茎方，其叶圆而有尖，叶边如锯齿。肥地者面背皆紫，瘠

① 斜：原本作“邪”，据初刊本改。
② 头：初刊本无此字。
③ 气：初刊本前有“辛、苦”2字。

地者，面青背紫。嫩时采叶和蔬茹之。八月开紫花，成穗作房。九月半枯时收子，子细如芥子而色苍赤。《本草纲目》曰：苏从稣，音酥，舒畅也。苏性舒畅，行气和血，故谓之苏。紫言其色也。《肘后方》名赤苏。苏乃荏类，而味更辛如桂，故《尔雅》谓之荏桂①。

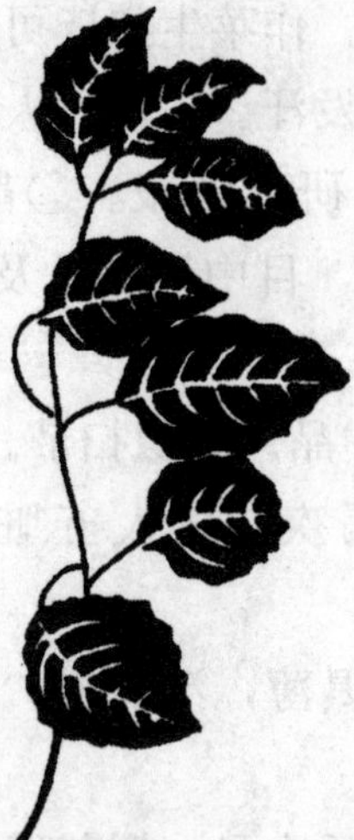

紫苏　茎方，叶紫色

茎叶【气味】辛，温，无毒。

【主治】下气，除寒中，其子尤良。〇除寒热，治一切冷气。〇补中益气，治心腹胀满，止霍乱转筋，开胃下食，止脚气，通大小肠。〇通心经，益脾胃，煮饮尤胜。与橘皮相宜。〇解肌发表，散风寒，行气宽中，消痰利肺，和血温

① 荏桂：初刊本作“桂荏”。

中。止痛定喘，安胎，解鱼蟹毒。治蛇犬伤。〇以叶生煮作羹，杀一切鱼、肉毒。

子【气味】辛，温，无毒。

【主治】下气，除寒温中。〇治上气咳逆，冷气及腰脚中湿气，风结气，研汁煮粥长食，令人肥白香。〇调中，益五脏，止霍乱呕吐反胃，补虚劳，肥健人，利大小便，破癥瘕①，消五膈，消痰止嗽，润心肺。〇治肺气喘急。〇治风顺气，利膈宽肠。解鱼蟹毒。

紫苏，《别录》中品。

李廷飞曰：不可同鲤鱼食，生毒疮。

谈埜翁《试验方》：治跌扑伤损，用紫苏捣傅之，良。

薄　荷

旧不著所出州土，今处处有之。茎叶似荏而尖长，经冬根不死，夏秋采茎叶暴干。古方稀用，或与薤作齑食。近世治伤风，头痛②脑风，通关格及小儿风痰为要药。故人家多莳之。《本草纲目》曰：薄荷，俗称也。陈士良《食性本草》作菝蔺。杨雄《甘泉赋》作茇葀。吕忱《字林》[1]作茇苦。则薄荷之为讹称可知矣。孙思邈《千金方》作蕃荷，又方音之讹也。今人入药多以苏州者为胜，故《食性本草》谓之吴菝蔺。《本草衍义》谓之南薄荷。

【气味】辛，温，无毒。使药也。

① 瘕：初刊本作“结”。

② 痛：初刊本无此字。

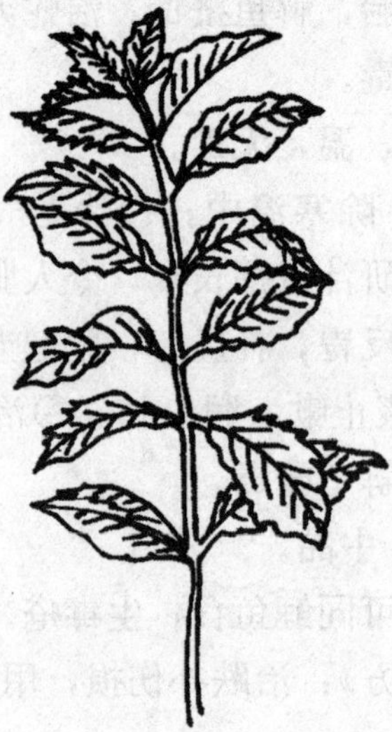

薄荷　梗方嫩青老紫　叶对生有齿

【主治】贼风伤寒，发汗，恶气、心腹胀满，霍乱，宿食不消，下气，煮汁服之。发汗，大解劳乏，亦堪生食。〇作菜久食，却肾气，辟邪毒。除劳气，令人口气香洁。煎汤洗漆疮。〇通利关节，发毒汗，去愤气，破血止痢。〇疗阴阳毒，伤寒头痛，四季宜食。〇治中风失音，吐痰。〇杵汁服，去心脏风热。〇清头目，除风热。〇利咽喉口齿诸病。治瘰疬疮疥，风瘙瘾疹，捣汁含嗽，去舌胎语涩。挼叶塞鼻止衄血。涂蜂螫蛇伤。

薄荷，《唐本草》。

气[1]味俱薄，浮而升，阳也。手足厥阴气分之药也。能

① 气：初刊本前有“元素曰：辛，凉”5字。

搜肝气。

陆农师曰：薄荷，猫食之醉[①]，猫之酒也；犬，虎之酒也[②]。

眢殷《食医心镜》云：薄荷煎豉汤，暖酒和饮；煎茶生食，并宜。盖菜之有益者也。

《明目经验方》：治眼弦赤烂，薄荷以生姜汁浸一宿，晒干为末，每用一钱，沸汤泡洗。

【注】

[1] 吕忱《字林》：吕忱，字伯雍，晋文字学家，作《字林》，增补《说文》所未备。

堇堇菜

生田野中。苗初搨地，嫩叶可作茹。至夏叶间擗葶开紫花，结三瓣角儿，中有子如芥子而小，茶褐色，其角类箭头，故一名箭头草。

【气味】甘，平，无毒。

【主治】傅诸肿毒，止痛散血。捣汁洗马毒疮，并服之，又涂蛇虫毒及痈肿[③]。

堇堇菜，新增。开紫花，结三棱蒴儿。蒴干裂而子落。

---

① 猫食之醉：初刊本无此 4 字。

② 也：初刊本后有“桑椹，鸿之酒也；茵草，鱼之酒也”12 字。

③ “捣汁洗马毒疮……蛇虫毒及痈肿”：初刊本无此 17 字。

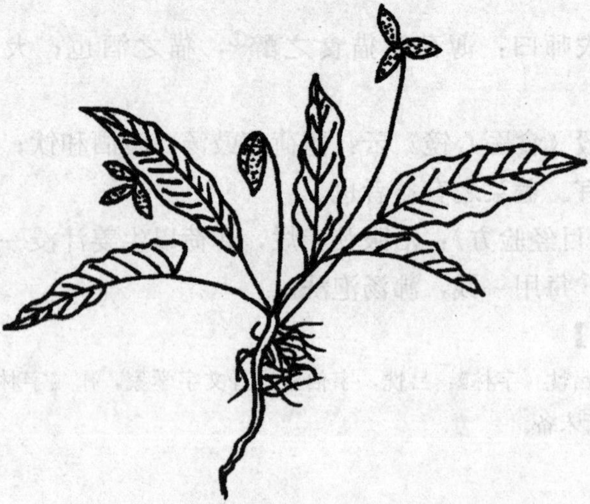

堇堇菜　开紫花，结三棱蒴儿

兔儿酸

所在田野皆有之。苗比水荭矮短，茎叶亦类水荭。其茎节密，其叶亦稠，比水荭叶瘦小。可作菜食。根赤黄色，有节。今人呼为穿地鳞。味甘无毒①。

【主治】伤筋折骨。今人接骨药中多用之。

入药用根。救饥采苗叶，煠熟，以新汲水淘净，油盐拌食。或汋热晒干，汤上炖食②。

兔儿酸，新增。

① 味甘无毒：初刊本无此4字。

② “或汋热晒干，汤上炖食”：初刊本无此9字。

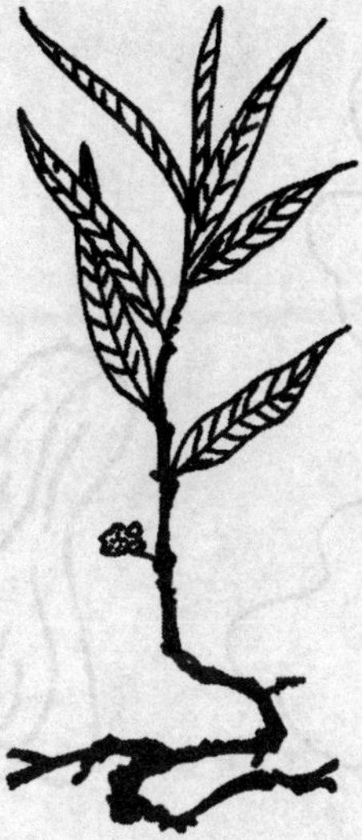

兔儿酸

生姜、干姜

生犍为山谷及荆州、扬州，今处处有之，以汉、温、池州者为良。苗高二三尺，叶似箭竹叶而长，两两相对。苗青根黄，无花实。秋采根，于长流水洗过，日晒为干姜。汉州干姜法：以水淹三日，去皮，又置流水中六日，更刮去皮，然后曝之令干，酿于瓮中，三日乃成也。今人呼为白干姜，又曰均姜。按许慎《说文》：姜，作薑，云御湿之菜也。王安石《字说》云：姜，能疆御百邪，故谓之姜。初生嫩者，其尖微紫，名紫姜，或作子姜。宿根谓之母姜也。

生姜【气味】辛，微温，无毒。

【主治】久服去臭气，通神明。〇归五脏，除风邪寒热，

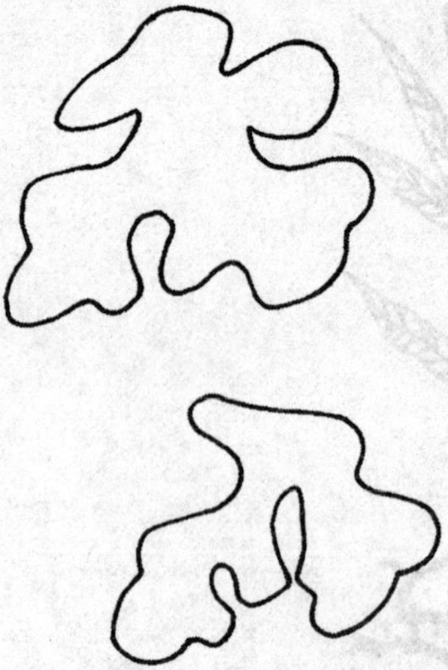

生姜 汉州白干姜白净结实，
俗呼马均姜，入药最良

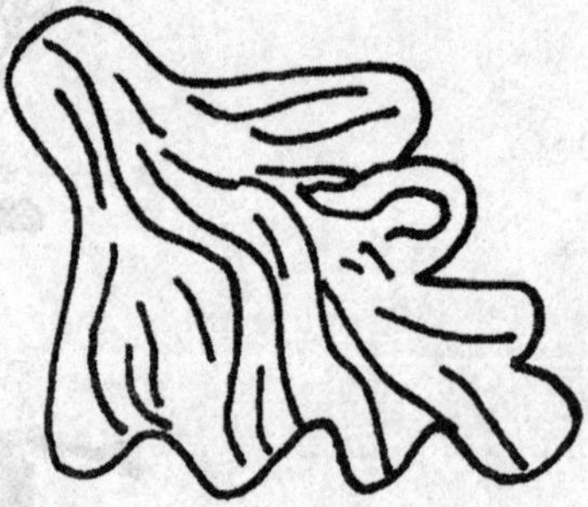

他处干姜皮色黑黄肉
不结实，市卖通是此类

伤寒头痛鼻塞，咳逆上气，止呕吐，去痰下气。〇去水气满，疗咳嗽时疾。和半夏主心下急痛。和杏仁作煎，下急痛气实，心胸拥隔冷热气，神效。捣汁和蜜服，治中热呕逆，不能下食。〇散烦闷，开胃气。汁作煎服，下一切结实，冲胸膈恶气，神验。〇破血调中，去冷气。汁解药毒。除壮热，治痰喘胀满，冷痢腹痛，转筋心满，去胸中臭气、狐臭，杀腹内长虫。益脾胃，散风寒。解菌蕈诸物毒。〇生用发散，熟用和中。解食野禽中毒成喉痹。浸汁点赤眼；捣汁和黄明胶熬，贴风湿痛甚妙。〇姜屑和酒服，治偏风。〇姜皮主消浮肿，腹胀痞满，和脾胃，去目中浮翳。

干姜【气味】辛，温，无毒。

【主治】胸满，咳逆上气，温中止血，出汗，逐风湿痹，肠澼下痢，生者尤良。〇寒冷腹痛，中恶，霍乱胀满，风邪诸毒，皮肤间结气，止唾血。○治腰肾中疼，冷气，破血去风，通四肢关节，开五脏六腑，宣诸脉络，去风毒冷痹，夜多小便。○消痰下气，治转筋吐泻，腹脏冷①，反胃干呕，瘀血扑损，止鼻红，解冷热毒，开胃消宿食。○主心下寒痞，目睛久赤。

生姜，《别录》草部中品。今移入此。

【修治】干姜，火炮。藏器曰：生姜温，要热则去皮，要冷则留皮。元素曰：辛而甘温，气味俱厚，浮而升，阳也。○使药也。之才曰：秦椒为之使；杀半夏、莨菪毒；恶黄芩、黄连、天鼠粪。

弘景曰：久服少志、少智，伤心气。今人啖辛辣物，惟此最常，故孔子云：不撤姜食，但不可多尔。有病者，是所宜矣。

思邈曰：八九月多食姜，至春多患眼，损寿减筋力。孕妇食之，令儿多指。杲曰：古人言：秋不食姜，令人泻气。盖夏月火旺，宜汗散之，故食姜不禁。辛走气泻肺，故秋月则禁之②。《晦庵语录》[1]亦有秋姜夭人天年之语。时珍曰：食姜久③，积热患目，予屡试有准。凡病痔人多食兼酒，立发甚速。痈疮人多食，则生恶肉。此皆昔人所未言者也。《相感志》云：糟姜瓶内入蝉蜕，虽老姜无筋，亦物性有所伏耶？

时针又曰：上床萝卜下床姜。姜能开胃，萝卜消食也。其味辛而不荤，去邪辟恶，生啖熟食，醋、酱、糟、盐、糖

① 冷：原本、初刊本均脱，据《本草纲目》卷二十六“生姜”条补。
② “杲曰：古人言……故秋月则禁之”：初刊本无此38字。
③ 久：原本作“人”，据《本草纲目》卷二十六生姜条改。

拌蜜煎，无不相称。可蔬可和，可果可药，其利博矣。凡早行山行，宜含一块，不犯雾露清湿之气，及山岚不正之邪。案：《心法附余》[2]云：凡中风、中暑、中气、中毒、中恶、干霍乱、一切卒暴之病，用姜汁与童尿，立可解散。盖姜能开痰下气，童尿降火也①。

治久患咳嗽，连咳四五十声者，取生姜汁半合，蜜一匙，煎熟温服，如此连用三服立效。

《伤寒类要》：治妇人伤寒虽差，未满百日，不可与男交合。为阴阳易之病，必手足拘拳欲死。丈夫病名为阴易，妇人名为阳易，速当汗之可愈，满四日不可疗，宜令服此药：干姜四两为末，汤调顿服，覆衣被，出汗得解，手足伸遂愈。

《千金方》：治中寒水泻，干姜炮，研末，粥饮服二钱，立效。

夏子益《奇疾方》：产后肉线：一妇产后用力，垂出肉线长三、四尺，触之痛引心腹欲绝。一道人令买老姜连皮三斤，捣烂，入麻油二斤拌匀炒干。先以熟绢五尺，折作方结。令人轻轻盛起肉线，使之屈曲作三团，纳入产户。乃以绢袋盛姜，就近熏之，冷则更换。熏一日夜缩入大半，二日尽入也。云此乃魏夫人秘传怪病方也。但不可使线断，断则不可治之矣。

夏子益治脉溢怪症：有人毛窍节次血出不止，皮胀如鼓，须臾目、鼻、口被气胀合，此名脉溢。生姜自然汁和水

① “时珍曰：食姜久，积热患目……童尿降火也。”：初刊本无此 198 字。

各半盏服，即安①。

【注】

[1]《晦庵语录》：宋朱熹著，朱熹号晦庵。

[2]《心法附余》：即《丹溪心法附余》，明方广著。

葫

大蒜也。处处有之。每颗六七瓣，初种一瓣，当年便成独子葫，至明年则复其本矣。其花中有实，亦作葫瓣状而极小，亦可种之。张骞使西域得大蒜，则此物汉始有之。以其

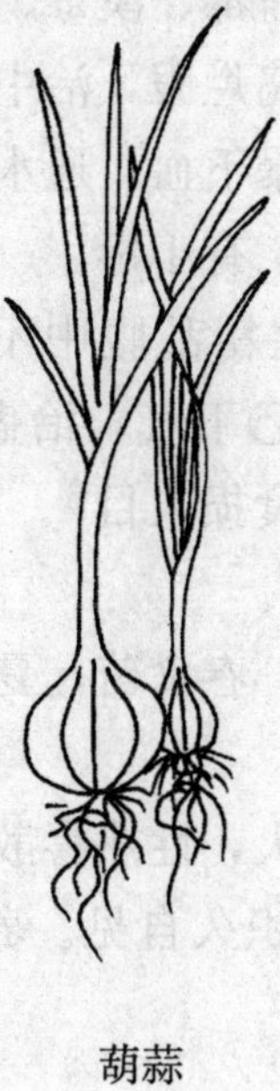

葫蒜

① “夏子益《奇疾方》：产后肉线……半盏服，即安”：初刊本无此 183 字。

自胡中来，故名葫。

蒜，小蒜也。处处有之，根苗皆如葫而细小。许氏《说文》谓之荤菜。《尔雅》曰蒚，即此也。中国初惟有此，后因汉得葫于西域，遂呼此为小蒜。蒜，字从祘，音蒜，谐声也；又象蒜根之形。

葫【气味】辛，温，有毒①。

【主治】归五脏，散痈肿䘌疮，除风邪，杀毒气。〇下气，消谷，化肉。〇去水恶瘴②气，除风湿，破冷气，烂痃癖，伏邪恶，宣通温补，疗疮癣，杀鬼去痛。健脾胃，治肾气，止霍乱转筋腹痛，除邪祟，解温疫，疗劳疟冷风，傅风损冷痛，恶疮、蛇虫、蛊毒、溪毒、沙虱，并捣贴之。熟醋浸，经年者良。〇温水捣烂服，治中暑不醒。捣贴足心，止鼻衄。和豆豉丸服，治暴下血，通水道。

蒜【气味】辛，温，有小毒。

【主治】归脾肾，主霍乱腹中不安，消谷，理胃温中，除邪痹毒气。主溪毒。〇下气，治蛊毒。傅蛇虫、沙虱疮。〇涂丁肿甚良。葫蒜久食损人目③。

葫蒜，《别录》下品。

葫蒜，皆八月下种。春食苗，夏初食薹，五月食根。北人食之最多。

朱震亨曰：大蒜属火，性热喜散，快膈，善化肉，暑月人多食之。伤气之祸，积久自见。养生者忌之。化肉之功，

① 毒：初刊本后有“久食损人目”5字。

② 瘴：原本作“痒”，据初刊本改。

③ “葫蒜久食损人目”：初刊本无此7字。

不足论也。

汪颖曰：多食伤肺、伤脾、伤肝胆，生痰助火，昏神。合蜜食杀人。

寇宗奭曰：葫气极荤，置臭肉中，反能掩臭。凡中暑毒人，烂嚼三、两瓣，以温水送之下咽，即苏。但不得饮冷水。又鼻衄不止者，捣贴足心，衄止即拭去。

李时珍曰：尝有一妇，衄血一昼夜不止，已经一时，诸治不效。予以蒜敷足心，即时血止，真奇方也①。

叶石林《避暑录话②》[1]云：一仆暑月驰马，忽仆地欲绝，同舍王相教用大蒜及道上热土各一握，研烂，以新汲水一盏，和，取汁，抉齿灌之，少顷即苏。相传徐州市门，忽有版书此方，咸以为神仙救人云。

按：李绛《兵部手集方》云：毒疮肿毒，号叫卧眠不得，人不得识别者，取独头蒜两颗，捣烂，麻油和，厚傅疮上，干即易之，屡验。卢垣侍郎肩上疮作，连心痛闷，用此便差。又李仆射患脑痈久不瘥，用此亦差。又葛洪《肘后方》云：凡背肿，取独囊大蒜横截一分，安肿头上，炷艾如梧子大，灸蒜百壮，不觉渐消，多灸为善，勿令太热，若觉痛即擎起蒜。焦更换新者，勿令损皮肉。洪尝苦小腹下患一大肿，灸之亦差。又江宁府紫极宫刻石记其事云：但是发背痈疽，恶疮肿核，初起有异，皆可灸之，不计壮数。惟要痛者灸至不痛，不痛者灸至痛极而止。疣赘之类灸之，亦便成痂自脱，其效如神。乃知方书无空言者。但人不能以意详

---

① “寇宗奭曰……真奇方也”：初刊本无此 94 字。

② 话：原本、初刊本均脱，据文义补。

审，则不得尽应耳。

蒜之为物也，味久而不变，可以资生，可以致远，化臭腐为神奇，调鼎俎，代醯酱。携之旅涂，则炎风瘴雨不能加，食餲腊毒不能害。夏月食之解暑气。北方食肉面尤不可无。乃食经之上品，民生之多助者也。

李时珍曰：按李迅《论蒜钱灸法》云：痈疽之法，着灸胜于用药。缘热毒中鬲，上下不通。必得毒气发泄，然后解散。凡初发一日之内，便用大独头蒜切如小钱厚，贴顶上灸之。三壮一易，大约以百壮为率。一使疮不开大，二使内肉不坏，三使疮口易合，一举而三得之。但头及项以上，切不可用此，恐引气上，更生大祸也。又史源记蒜灸之功云：母氏背胛作痒，有赤晕半寸，白粒如黍。灸二七壮，其赤随消。信宿，有赤流下长二寸。举家归咎于灸。外医用膏护之，日增一晕，二十二日，横斜约六、七寸，痛楚不胜。或言一尼病此，得灸而愈。予奔问之。尼云：剧时昏不知人，但闻范奉议坐守灸八百余壮方苏，约艾一筛。予亟归，以炷如银杏大，灸十数，殊不觉；乃灸四旁赤处，皆痛。每一壮烬则赤随缩入，三十余壮，赤晕收退。盖灸迟则初发处肉已坏，故不痛，直待灸到好肉方痛也。至夜则火焮于背，疮高阜而热，夜得安寝矣。至晓如覆一瓯，高三、四寸，上有百数小窍，色正黑，调理而安。盖高阜者，毒外出也。小窍多，毒不聚也。色正黑，皮肉坏也。非艾火出其毒于坏肉之里，则内逼五脏而危矣。庸医敷贴凉冷消散之说，何可信哉[①]？

---

① “蒜之为物也……何可信哉”：初刊本无此466字。

【注】

[1] 叶石林《避暑录话》：叶石林即宋代词人叶梦得，自号石林居士。《避暑录话》为其所著史料笔记。

茄

处处有之。二月下种，生秧移栽。株高二三尺，叶大如掌。自夏至秋开紫花，五瓣相连，五棱如缕，黄蕊绿蒂，蒂包其茄。茄中有瓤，瓤中有子。子待九月黄熟时收取。按段成式[1]云：茄，音加，乃莲茎之名；今呼茄，其音若伽，未

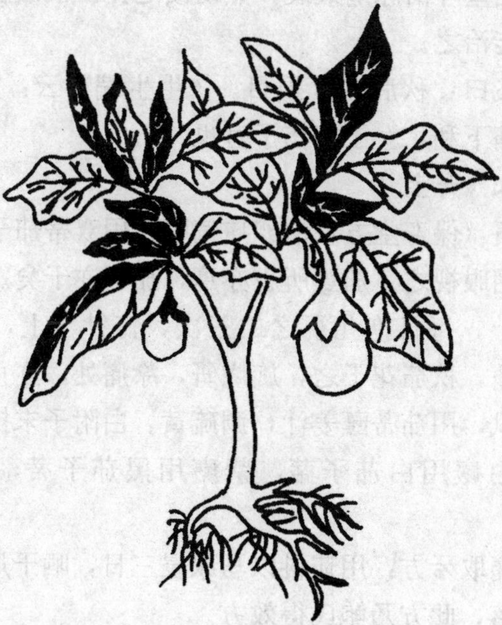

茄子

知所自也。陈藏器《本草》云：茄，一名落苏。按五代《贻子录》[2]作酪酥，盖以其味如酪酥也。杜宝《拾遗录》云：隋炀帝改茄为昆仑瓜。又王隐君《养生主论》，治疟方用干茄，讳名草鳖甲，盖以鳖甲能治寒热，茄亦能治寒热故尔。

【气味】甘，寒，无毒。

【主治】寒热，五脏劳。治温疟，传尸劳气。醋摩，傅肿毒。○老裂者烧灰，治乳裂。○散血止痛，消肿宽肠。

蒂烧灰，米饮服二钱，治肠风下血不止，及血痔。治口齿䘌疮。生切擦癜风。

花治金疮牙痛。

根及枯茎叶治冻疮皴裂，煮汤渍之良。根饭上蒸过，中风瘫痪者能治之。

李廷飞曰：秋后多食损目。《生生编》云：茄性寒利，多食必腹痛下利，女子能伤子宫也。

茄，宋《开宝①》。

刘松石《保寿堂方》治卵㿉偏坠，用双蒂茄子悬于房门上，出入用眼视之。茄蔫所患亦蔫，茄干亦干矣。又法：用双蒂悬门上，每日抱儿视之二三次，钉针于上，十余日消矣。治牙痛，秋茄花干之，旋烧研，涂痛处，立止。

治癜风，用茄蒂蘸姜汁，调硫黄、白附子末擦之，取其散血也。白癜用白茄子蒂，紫癜用黑茄子蒂，亦各从其类耳。

治牙痛取牙方：用茄科以马尿浸三日，晒干炒为末，每用点牙即落，此方乃鲍氏得效方。

① 宝：初刊本后有“久冷人，不可多食，损人动气，发疮及痼疾”16字。

【注】

［1］段成式：唐代文学家，字柯古，著《酉阳杂俎》等。

［2］《贻子录》：书名，待考。

翻白草

《救荒本草》名鸡腿根。《野菜谱》名天藕。高七八寸，叶硬而厚，有鉅齿，背白，似地榆而细长，开黄花；根如指大，长三寸许，皮赤肉白，剥去赤皮，其内白色如鸡肉，生食、煮熟皆宜。《本草纲目》曰：翻白，以叶之形名也；鸡腿、天藕，以根之味名也。

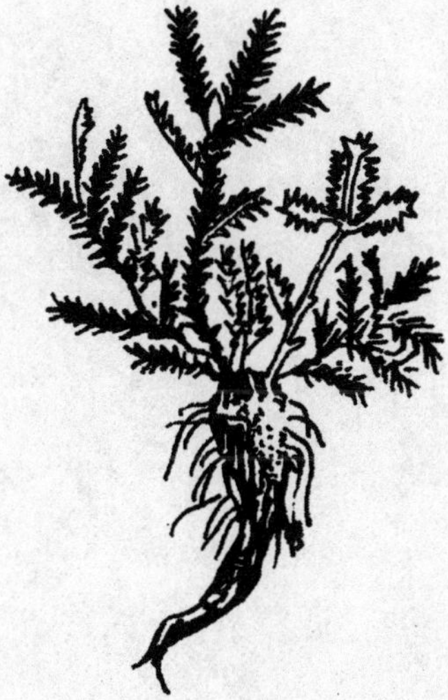

翻白草

根【气味】甘、微苦，平，无毒。

【主治】吐血，下血，崩中。疟疾，痈肿疮疥。

《濒湖集简方》：治崩中下血，用湖鸡腿一两，捣碎，酒煎服。

治疔疮初起，不拘已成未成，用翻白草十科，酒煎服，出汗即愈。

治臁疮溃烂，五月五日午时采翻白草，每用一握，煎汤倾入盆内，围住熏洗，极效。

楚人谓之湖鸡腿；淮人谓之天藕。

湖鸡腿，新增。

叶正面色青，翻面色白。今人作汤洗疮疥用。

本草原始卷之七

雍丘李中立正宇甫纂辑
吴郡葛鼐端调甫校订

果　部

橘

生江南及南山川谷，今江、浙、荆、襄、湖、岭皆有之。木高一二丈，叶与枳无辨，刺出茎间。夏月生白花，六月、七月而成实，至冬黄熟。大者如杯，包中有瓣，瓣中有核也。入药用皮，去白者名橘红，久藏者名陈皮。《本草纲目》曰：橘从矞，音鹬，谐声也。又云：五色为庆，二色为矞。矞云外赤内黄，非烟非雾，郁郁纷纷之象。橘实外赤内黄，剖之香雾纷郁，有似乎矞云。橘之从矞，又取此义也。

实【气味】甘、酸，温，无毒。

【主治】甘者润肺，酸者聚痰。止消渴，开胃，除胸中膈气。

黄皮【气味】苦、辛，温，无毒。

【主治】胸中瘕热逆气，利水谷。久服去臭，下气通神。○止呕逆，治气冲胸中，吐逆霍乱，疗脾不能消谷，止泄，

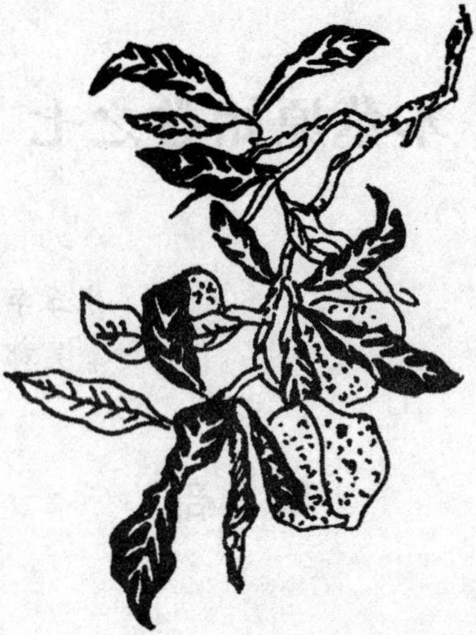

橘

除膀胱留热停水，五淋，利小便，去寸白虫。〇清痰涎，治上气咳嗽，开胃，主气痢，破癥瘕痃癖。〇疗呕哕反胃嘈杂，时吐清水，痰痞痎疟，大肠闭塞，妇人乳痈。

核【气味】苦，平，无毒。

【主治】肾疰腰痛，膀胱气痛，肾冷，炒研，每温酒服一钱，或酒煎服之。治酒皶风鼻赤，炒研，每服一钱，胡桃肉一个，取肉擂酒服，以知为度。小肠疝气及阴核肿痛，炒研五钱，老酒煎服，或酒糊丸服，效。橘核须以新瓦焙香，去壳取仁，研碎入药。

叶【气味】苦、平，无毒。

【主治】导胸膈逆气，入厥阴，行肝气，消肿散毒。乳痈胁痛，用之行经①。

《百一选方》：治男妇霍乱吐泻，但有一点胃气存者，服之回生：广陈皮去白五钱，真藿香五钱，水二盏，煎一盏，服之立愈。

《经验良方》治肺痈用绿橘叶洗、捣、绞汁一盏，服之，吐出脓血即愈②。

橘皮入食料，解鱼腥毒。

橘，《本经》上品。凡果木树生虫，杉木钉钉孔中，虫即断。橘子藏绿豆中不坏，橙、柑亦然。

时珍曰：橘皮纹细，色红而薄，内多筋脉，其味苦辛。柑皮纹粗，色黄而厚，内多白膜，则其味辛、甘。柚皮最厚而虚，纹更粗，色黄，内多膜无筋，则味甘多辛少。但以此别之，即不差矣。橘皮性温；柑、柚皮性冷，不可不知。今天下多以广中来者为胜，江西者次之，然多以柑皮杂之，柑皮犹可用，抽皮则悬绝矣。凡橘皮入药，和中理胃则留白；下气消痰则去白。其说出于《圣济经》。去白者，以白汤入盐，洗润令透，刮去筋膜，晒干用。〇按方勺《泊宅编》[1]云：橘皮宽膈快气，消痰饮，极有殊功。他药贵新，惟此贵陈。外舅莫强中令丰城时得疾，凡食已辄胸满不下，百方不效。偶家人合橘红散，因取尝之，似相宜，连日饮之。一日忽觉胸中有物坠下，大惊目瞪，自汗如雨。须臾腹痛，下数块如铁弹子，臭不可闻。自此胸次廓然，其疾顿愈，盖脾之冷积也。其方：用橘皮去穰一斤，甘草、盐花各四两。水五

① “叶【气味】苦、平，无毒……用之行经”：初刊本无此 32 字。

② “《经验良方》治肺痈用绿橘叶洗……吐出脓血即愈”：初刊本无此 25 字。

碗，慢火煮干，焙研为末，白汤点服。名二贤散，治一切痰气特验。珍按：二贤散，丹溪变之为润下丸，即此也①。

【注】

[1] 方勺《泊宅编》：宋方勺著、该书所载多为宋朝朝野旧事。

青皮

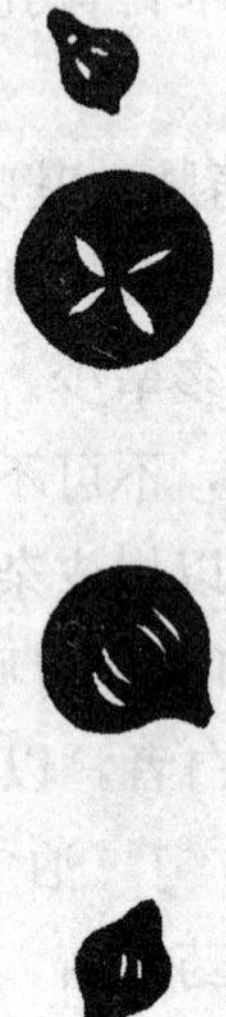

青皮形

乃橘之未成熟，落之，头破裂，状如莲瓣。其气芳烈，皮薄而光，纯青色，故名青皮。《本经》载名青橘皮。

【气味】苦、辛，温，无毒。

【主治】气滞，下食，破积结及膈气。〇破坚癖，散滞气，去下焦诸湿，治左胁肝经积气。〇治胸膈气逆胁痛，小腹疝痛，消乳肿，疏肝胆，泻肺气。

《本经》上品。

头破裂者，俗呼四花青皮，凡用以此为胜。今人多以小柑、小柚、小橙伪为之，不可不辨。入药以汤浸去穰，切片醋拌，瓦炒过用。

陈皮气薄味厚，阳中之阴也，可升可降，为脾肺二经气分药。

---

① “按方勺《泊宅编》云……即此也”：初刊本无此177字。

青橘皮气味俱厚，沉而降，阴也，入厥阴、少阴经。治肝胆之病。

藕　实

始生汝南池泽，今处处有之。生水中，其叶名荷。《尔雅》云：荷，芙蕖。其茎[①]茄，其叶蕸，其本蔤，其华菡萏，其实莲，其根藕，其中菂，菂中薏。邢昺云：芙蕖，总名也，别名芙蓉。按茎乃负叶者也，有负荷之义，故谓之荷。蔤乃嫩蒻，如竹之行鞭者。节生二茎，一为叶，一为

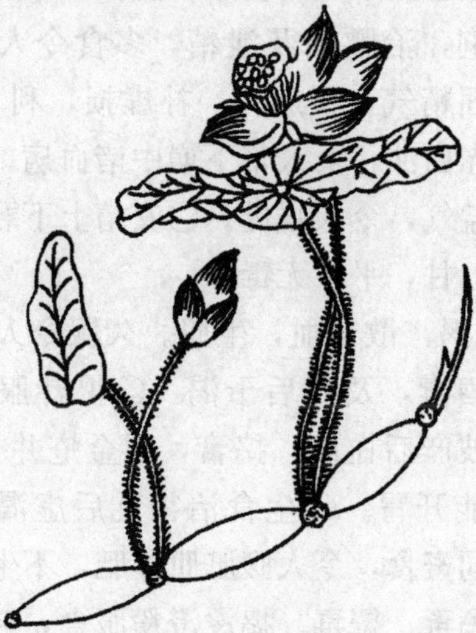

藕实

① 茎：原本作“形”，据初刊本改。

花，尽头乃生藕，为花、叶、根、实之本。显仁藏用，功成不居，可谓退藏于密矣，故谓之蔤。花叶偶生，故根谓之藕。或云：藕善耕泥，故字从耦。耦者，耕也。茄音加，加于，蔤上也。蕸音遐，远于蔤也。菡萏，函合未发之意。芙蓉，敷布容艳之意。莲者，连也。花实相连而出也。菂者，的也，子在房中，点点如的也。的乃凡物点注之名。薏犹意也，含苦在内也。古诗云："食子心无弃，苦心生意存。"是矣。

藕实俗呼莲肉。【气味】甘平，涩，无毒。

【主治】补中养神，益气力，除百疾，久服轻身耐老，不饥延年。〇主五脏不足，伤中，益十二经脉血气。〇止渴去热，安心止痢，治腰痛及泄精，多食令人欢喜。〇益心肾，厚肠胃，固精气，强筋骨，补虚损，利耳目，除寒湿，止脾泄久痢，赤白浊，女人带下崩中诸血病。〇捣碎和米作粥饭食，轻身益气，令人强健。〇安靖上下君相火邪。

藕【气味】甘，平，无毒。

【主治】热渴，散留血，生肌。久服令人心欢。〇止怒止泄，消食解酒毒，及病后干渴。〇捣汁服，止闷除烦开胃，治霍乱，破产后血闷，捣膏，署金疮并折伤，止暴痛。蒸煮食之，大能开胃。〇生食治霍乱后虚渴。蒸食甚补五脏，实下焦。同蜜食，令人腹脏肌体肥，不生诸虫，亦可休粮。〇汁解射罔毒、蟹毒。捣浸澄粉服食，轻身益年。

藕蔤【气味】甘，平，无毒。

【主治】生食止霍乱后虚渴烦闷不能食，解酒食毒。〇解烦毒，下瘀血。〇功与藕同。

藕节【气味】涩，平，无毒。

【主治】捣汁饮，主吐血不止，及口鼻出血。〇消瘀血，解热毒，产后血闷，和地黄研汁，入热酒、小便饮。〇能止咳血、唾血，血淋、溺血，下血、血痢、血崩。

莲薏即莲子中青心也，一名苦薏。【气味】苦，寒，无毒。

【主治】血渴，产后渴，生研末，米饮服二钱，即愈。〇止霍乱。〇清心去热。

莲花【气味】苦、甘，温，无毒。

【主治】镇心益色，驻颜轻身。

莲房【气味】苦涩，温，无毒。

【主治】破血。〇治血胀腹痛，及产后胎衣不下，酒煮服之。解野菌毒。〇止血崩，下血溺血。

莲蕊须【气味】甘，涩，温，无毒。

【主治】清心通肾，固精气，乌须发，悦颜色，益血，止血崩、吐血。

藕实，俗呼莲肉。莲薏[1]，一名苦薏。莲房俗呼莲蓬壳。莲蕊须一名佛座须。荷叶俗呼莲叶。八、九月采黑色坚实者，剥去黑壳，生食甚佳。入药蒸熟，去心，或晒或焙干用。

荷叶蒂名荷鼻。【气味】苦平，无毒。

【主治】止渴，落胞破血，治产后口干，心肺燥烦。〇治血胀腹痛，产后胎衣不下，酒煮服之。荷鼻安胎，去恶血，留好血，止血痢，杀菌蕈毒，并煮水服。〇生发元气，助脾胃，涩精滑，散瘀血，消水肿、痈肿，发痘疮，治吐

---

① 薏：初刊本作慧。

血、咯血，衄血、下血，溺血、血淋，崩中，产后恶血，损伤败血。

李时珍曰：莲产于淤泥而不为泥染；居于水中而不为水没。根茎花实，凡品难同；清净济用，群美兼得。自蒻蔤而节节生茎，生叶，生花，生藕；由菡萏而生蕊，生莲，生菂，生薏。其莲菂则始而黄，黄而青，青而绿，绿而黑，中含白肉，内隐青心。石莲坚刚，可历永久。薏藏生意，藕[①]复萌芽，展转生生，造化不息。故释氏用为引譬，妙理具存；医家取为服食，百病可却。盖莲之味甘气温而性啬，禀清芳之气，得稼穑之味，乃脾之果也。脾者，黄宫，所以交媾水、火，会合木、金者也。土为元气之母，母气既利，津液相成，神乃自生，久视耐老，此其权舆也。昔人治心肾不交，劳伤白浊，有清心莲子饮；补心肾，益精血，有瑞莲丸，皆得此理。若夫藕生于卑污，而洁白自若。质柔而穿坚，居下而有节。孔窍玲珑，丝纶内隐。生于嫩蒻，而发为茎、叶、花、实，又复生芽，以续生生之脉。四时可食，令人心欢，可谓灵根矣。故其所主者，皆心脾血分之疾，与莲之功稍不同云。

宋时太官作血䘓音勘，庖人削藕皮误落血中，遂散涣不凝。故医家用以破血多效也。䘓者，血羹也。

赵溍《养疴漫笔》云：宋孝宗患痢，众医不效。高宗偶见一小药肆，召而问之。其人问得病之由，乃食湖蟹所致。遂诊脉，曰：此冷痢也。乃用新采藕节捣烂，热酒调下，数服即愈。高宗大喜，就以捣药金杵臼赐之，人遂称为金杵臼

① 藕：原本作“偶”，据《本草纲目》卷三十三“莲藕”条改。

严防御家，可谓不世之遇也[①]。

石莲子

生水中。其子中肉黄白色，心内空无青芽，嚼之味极苦；壳光黑坚硬如石，故名石莲。别是一种莲子也。入水必沉。煎盐卤能浮之。

【气味】苦寒，无毒。

【主治】久痢噤口，炒为末，陈仓米饮调服二钱，便思饮食，甚妙。加入香莲丸尤妙。脾泻肠滑，哕逆不止，用六枚，炒赤黄色，研末，冷熟水半盏和服，便止。

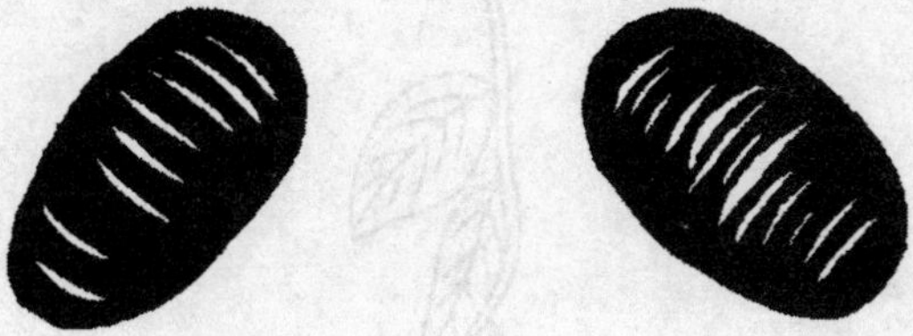

石莲子

石莲子，新增。

石莲子，不知出何处。壳光黑坚石，两头停匀，有有节者，若无节者更黑，味极苦。此物经百年不坏。

孟诜曰：石莲，诸鸟、猿猴取得不食，藏之石室内，人

① “李时珍曰：莲产于淤泥而不为泥染……可谓不世之遇也”：初刊本无此451字。

得三百年者，食之永不老也。又雁食之，粪于田野山岩之中，不逢阴雨，经久不坏。人得之，每旦空腹啖十数枚，身轻能登高涉远也[1]。

大枣

干枣也。生河东，今近北州郡皆有之。木赤心，有刺。四月生叶，尖觥光泽；五月开小白花，色微青，结实生青熟红。八月采取，晒干。入药须用青州及晋地肥大甘美者为良，故曰大枣。按陆佃《埤雅》云：大曰枣，小曰棘。棘，

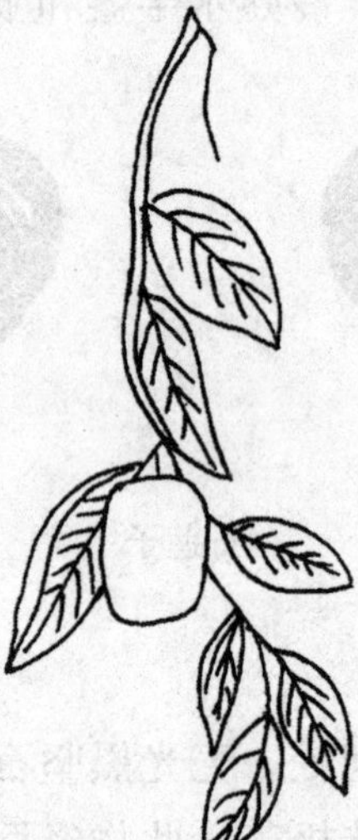

生枣

① "孟诜曰……登高涉远也"：初刊本无此69字。

酸枣也。枣性高，故重朿；棘性低，故并朿。朿音刺。枣、棘皆有刺针，会意也。

【气味】甘，平，无毒。

【主治】心腹邪气，安中养脾气，平胃气，通九窍，助十二经，补少气、少津液、身中不足，大惊，四肢重，主百药。久服轻身延年。〇补中益气，坚志强力，除烦闷，疗心下悬，肠澼。久服不饥神仙。〇润心肺止嗽，补五劳，治虚损，除肠胃癖气，和光粉烧，治疳痢。〇小儿患秋痢，与蛀枣食之良。〇杀乌头、附子、天雄毒。和阴阳，调荣卫，生津液。

生枣【气味】甘、辛，热，无毒。多食令人寒热，羸瘦者不可食。

叶【气味】甘，温，微毒。

【主治】覆麻黄能出汗。和葛粉揩热痱疮良。治小儿壮热，煎汤浴之。

三岁陈核中仁，燔之味苦，【主治】腹痛邪气。恶气卒疰忤[1]。

生枣《本经》上品。气味俱厚，阳也。

大明曰：有齿病、疳病、虫䘌人不宜啖枣。小儿尤不宜食之。又忌与葱同食，令人五脏不和。与鱼同食，令人腰腹痛。

《百一选方》：治食椒闭气，京枣食之即解。

① “恶气卒疰忤”：初刊本无此 5 字。

葡萄

始生陇西五原敦煌山谷，今河东及近京州郡皆有之。苗作藤蔓而极长大，盛者一二本，绵被山谷间。花极细而黄白色。其实有紫、白二色，而形圆、锐亦二种。有无核者。皆七月、八月熟，取其汁可以酿酒。入酣饮之，则醄然而醉，故有是名。其圆者名草龙珠，长者名马乳葡萄。白者名水晶葡萄，黑者名紫葡萄。《汉书》作蒲桃。

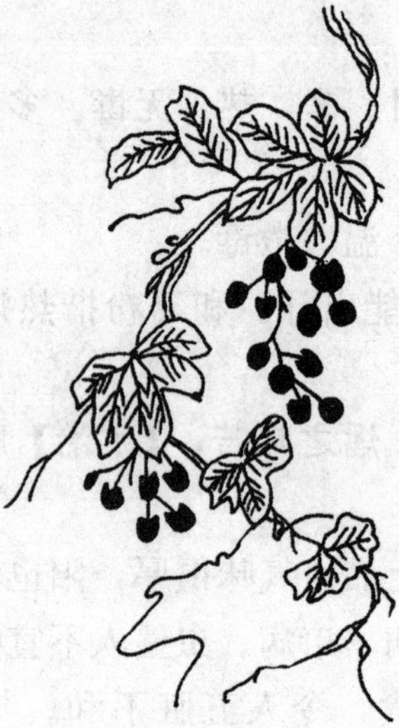

葡萄

实【气味】甘、平，涩，无毒。

【主治】筋骨湿痹，益气倍力强志，令人肥健，耐饥，忍风寒。久服轻身，不老延年。可作酒。〇逐水，利小便。〇除肠中水，调中治淋。〇时气痘疮不出，食之，或研酒饮，甚效。〇胎上冲心，煎作汤，饮之即下。〇不可多食，令人卒烦闷，眼暗①。

葡萄，《本经》上品。

根及藤叶【气味】同实。【主治】煮浓汁细饮，止呕哕及霍乱后恶心，孕妇子上冲心，饮之即下，安胎。〇治腰脚肢腿痛，煎汤淋洗之良。又饮其汁，利小便，通小肠，消肿满。

按：《物类相感志》[1]云：甘草作钉，钉葡萄，立死。以麝香入葡萄皮内，则葡萄尽作香气。其爱憎异于他草如此。又言：其藤穿过枣树，则实味更美也。《三元延寿书》[2]言：葡萄架下不可饮酒，恐虫屎伤人。且蛇喜藏藤叶内。

按《史记》云：大宛以葡萄酿酒，富人藏酒万余石，久者十数年不败。张骞使西域，得其种还，中国始有。盖北果之最珍者，今太原尚作此酒寄远也。其根、茎中空相通，暮溉其根，而晨朝水灌子中矣。故俗呼其苗为木通，以利小肠也②。

【注】

[1]《物类相感志》：北宋僧赞宁撰，书中记述了物类相感的种种特殊现象。

[2]《三元延寿书》：即《三元参赞延寿书》，养生学著作。宋末元初人李鹏飞撰集。

---

① 暗：初刊本后有“诜曰：甘、酸，温”5字。

② “根及藤叶【气味】同实……以利小肠也”：初刊本无此229字。

银 杏

生江南，以宣城者为胜。树高二三[①]丈，叶薄纵理，俨如鸭掌形，有刻缺，面绿背淡。二月开花，二更时放蕊成簇，随即卸落，人罕见之。一枝结子百十，状如楝子，经霜乃熟烂，去外肉取核为果。其核两头尖，三棱为雄，二棱为雌。其仁嫩绿色，久则黄。雌雄同种，其树相望乃结实。一名鸭脚子，因叶形似鸭脚也。宋初始入贡，改名银杏，因子形似小杏而核色白也。今呼白果。

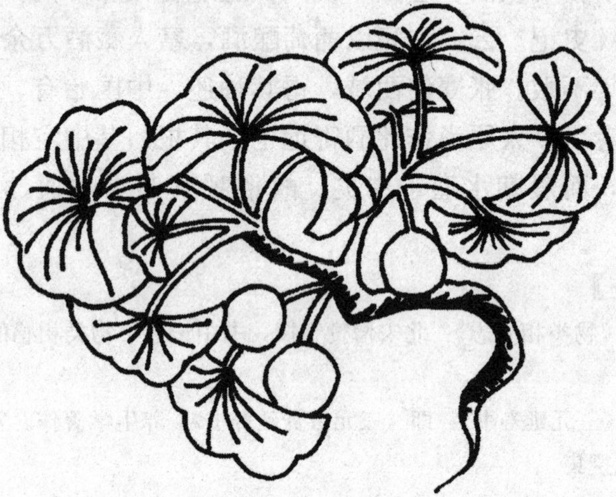

银杏

核仁【气味】甘、苦，平、涩，无毒。

① 二三：原本作“五六”，据初刊本及《本草纲目》卷三十“银杏”条改。

【主治】生食引疳解酒，熟食益人。○熟食温肺，益气，定喘嗽，缩小便，止白浊。降痰，消毒杀虫。嚼浆涂鼻面手足，去皻疱皯黵皴皱，及疥癣疳䘌，阴虱。○多食壅气动风，小儿多食昏霍，发惊引疳。同鳗鲡鱼食，患软风。

李时珍曰：银杏雌树若无，雄树相望。须临水种，乃得结实。或凿一孔，内雄木一块，泥之，亦结。阴阳相感之妙如此。其树耐久，肌理白腻。道术家取刻符印，云能召使鬼神也①。

银杏，俗呼白果，新增。

银杏，宋初始著名，而修本草者不载，近时方药亦时用之。其气薄味厚，性涩而收。色白属金，故能入肺经，益肺气，定喘嗽，缩小便。生捣能洗油腻，则其去秽浊之功可类推矣。其花夜开，人不得见，盖阴毒之物，故又能杀虫消毒。然食多则收敛太过，令人气壅胪胀昏愦。故《物类相感志》云：银杏能醉人。而《三元延寿书》言：白果食满千个者死。又云：昔有饥者，同以白果代饭食饱，次日一家尽死也。

小儿食多，多灌白酒吐之。

治阴毛内生虫如虱或红或白，痒不可忍者，白果仁嚼细，频擦之，取效②。

治小便频数方：白果十四枚，七生七煨，食之取效即止。

① "多食壅气动风……召使鬼神也"：初刊本无此89字。
② "小儿食多……取效"：初刊本无此37字。

栗

处处有之，而兖州、宣州者最胜。木高二三丈，叶极类栎。花青黄色，实有莍猬自彙[1]，大者如拳，中子三四；小者若桃李，中子一二。熟则罅拆子出。栗，《说文》作㮚，从㮚，音条，象花实下垂之状也。梵书名笃迦。

栗，《别录》上品。

实【气味】咸，温，无毒。

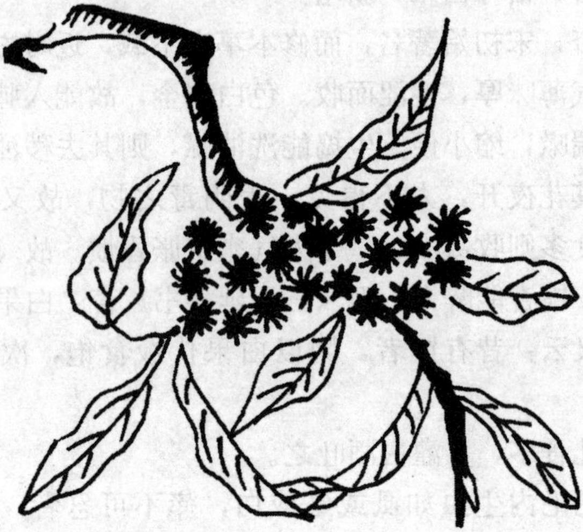

栗

【主治】益气厚肠胃，补肾气，令人耐饥。〇生食治腰脚不遂。〇疗筋骨断碎，肿痛瘀血，生嚼涂之有效。

栗楔音屑。李时珍曰：一球三颗，其中扁者栗楔也。【主治】筋骨风痛。〇治血尤效。〇每日生食七枚，破冷痃癖。

又生嚼罯恶刺，出箭头，傅瘰疬，肿毒痛。

毛球【主治】煮汁洗火丹毒肿。

《经验方》：治肾虚腰脚无力，以袋盛生栗悬干，每旦吃十余颗，次吃猪肾粥助之，久必强健。盖风干之栗，胜于日曝，而火煨油炒，胜于煮蒸。仍须细嚼，连液吞咽，则有益。若顿食至饱，反致伤脾矣。按：苏子由[2]诗云：老去自添腰脚病，山翁服栗旧传方。客来为说晨兴晚，三咽徐收白玉浆。此得食栗之诀也①。

栗壳【主治】反胃消渴，泻血，煮汁饮之。又治鼻衄不止。

宗奭曰：栗欲干收，莫如曝之；欲生收，莫如润沙藏之，至夏初尚如新也。小儿不可多食，生者难化，熟即滞气，生虫。

孙思邈曰：栗，肾之果也，肾病宜食之。陶弘景曰：有人患腰脚弱，往栗树下食数升，便能起行。此是补肾之义。然应生啖，若服饵则宜蒸曝之②。

【注】

[1] 彙（huì，音汇）：汇集。

[2] 苏子由：即宋代文家苏辙，字子由。

鸡头实

始生雷泽池泽，今处处有之。生水中，叶大如荷，皱而

---

① “《经验方》……此得食栗之诀也”：初刊本无此 114 字。

② “啖，若服饵则宜蒸曝之”：初刊本无此 9 字。

有刺，俗谓之鸡头盘。花[①]下结实，其形类鸡头，故以名之。《古今注》谓之雁头。韩退之谓之鸿头。《本草纲目》曰鸡头实，可济俭歉，故一名芡实。徐、青、淮、泗谓之芡子。《庄子》谓之鸡雍。《管子》谓之卯菱。其茎菽嫩者名苭菽，人采以为菜茹，亦名莈菜。

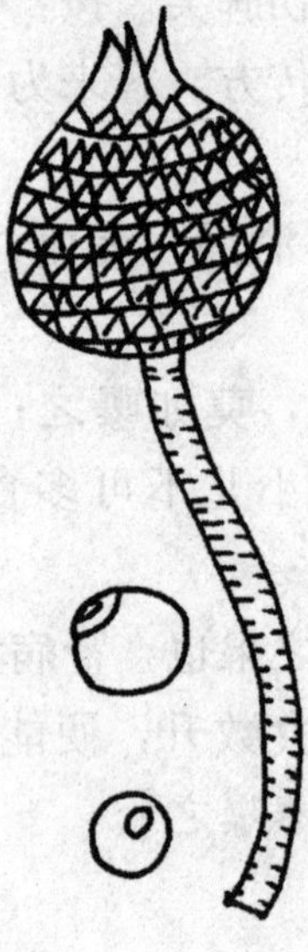

鸡头实　子　仁

仁【气味】甘、平，涩，无毒。

【主治】湿痹，腰脊膝痛，补中，除暴疾，益精气，强志，令耳目聪明。久服轻身不饥，耐老神仙。〇开胃助气。〇止渴益肾，治小便不禁，遗精白浊带下。

【修治】诜曰：凡用烈日晒裂取仁，亦可舂取粉用。时

① 花：原本作“叶”，据初刊本改。

珍曰：新者煮食良。入涩精药连壳用，亦可。《暇日记》云：芡实一斗，以防风四两煎汤浸过用，且经久不坏①。

鸡头实，《本经》上品。

莅菜鸡头茎也。【气味】咸，甘、平，无毒。

【主治】止消渴，除虚热。生熟皆宜。

根【气味】同茎。【主治】小腹结气痛，煮食之。

李时珍曰：芡茎三月生叶贴水，大于荷叶，皱纹如縠，蹙衄如沸，面青背紫，茎、叶皆有刺。其茎长至丈余，中亦有孔有丝，嫩者剥皮可食。五六月生紫花，花开向日结苞，外有青刺，如猬刺及栗球之形。花在苞顶，亦如鸡喙及猬喙。剥开内有斑驳软肉裹子，累累如珠玑。壳内白米，状如鱼目。深秋老时，泽农广收，烂取芡子，藏至囷石，以备歉荒。其根状如三棱，煮食如芋。按孙升《谈圃》云：芡本不益人，而俗谓之水流黄何也？盖人之食芡，必咀嚼之，终日嗫嗫。而芡味甘平，腴而不腻。食之者能使华液流通，转相灌溉，其功胜于乳石也②。

梅　实

始生汉中川谷，今襄汉、川蜀、江湖、淮岭皆有之。按陆机《诗疏》云：梅，杏类也。树、叶皆略似杏，叶有长尖，先众木而花，随便结实。采青者，盐淹、曝干为白梅；采半黄者，以烟熏蒸黑，为乌梅。惟白梅、乌梅可入药。李

① “《暇日记》云……经久不坏”：初刊本无此 23 字。

② “根【气味】同茎……其功胜于乳石也”：初刊本无此 216 字。

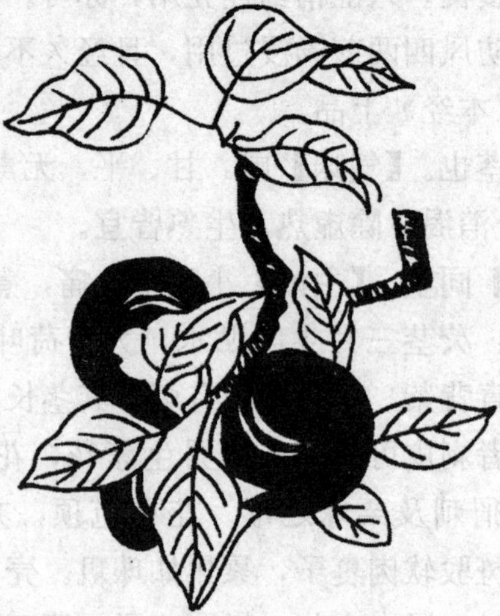

梅实

时珍曰：梅，古文作杲，象子在木上之形。梅乃杏类，故反杏为杲。书家讹为甘木。后作梅，从每，谐声也。或云：梅者，媒合众味。故《书》云：若作和羹，尔惟盐梅。而梅字亦从某也。

白梅【气味】酸、咸、平，无毒。

【主治】和药点痣，蚀恶肉。刺在肉中者，嚼傅之即出。治刀箭伤，止血，研傅之。乳痈肿毒，杵烂贴之佳。除痰。〇治中风惊痫喉痹，痰厥僵仆，牙关紧闭，揩齿取涎①。

乌梅【气味】酸，温、平，涩，无毒。

① "治中风惊痫喉痹……揩齿取涎"：初刊本无此 19 字。

【主治】下气，除热烦满，安心，止肢体痛，偏枯不仁，死肌，去青黑痣，蚀恶肉。〇去痹，利筋脉，止下利，好唾口干。〇水渍汁饮，治伤寒烦热。〇止渴调中，去痰治疟瘴，止吐逆霍乱，除冷热痢。治虚劳骨蒸，消酒毒，令人得睡。和建茶、干姜为丸服，止休息痢，大验。〇敛肺涩肠，止久嗽泻痢，反胃噎膈，蛔厥吐痢，消肿祛痰。杀虫，解鱼毒、马汗毒、硫黄毒。

【修治】白梅：取大青梅，以盐汁渍之，日晒夜渍，十日成矣。久乃生霜。一名盐梅，一名霜梅。

【修治】乌梅：取青梅蓝盛，于突上熏黑用，去核，微炒之。

夏衣生霉，梅叶煎汤洗之，甚妙①。

梅实，《本经》中品。五月采实，火干。

梅多食则损齿伤筋，蚀脾胃，令人发膈上痰热。服黄精人忌食之。食梅齿𪘨[1]者，嚼胡桃肉以解之。同韶粉食之则不酸，亦不软牙②。

核仁【气味】酸、平，无毒。

【主治】明目，益气不饥。〇除烦热。

梅花【气味】微酸，涩，无毒。

【主治】清头目利肺气，去痰壅上热。

李时珍曰：近世有梅花汤：用半开花，溶蜡封花口，投蜜内，浸一二日，每用三朵同蜜一匙点沸汤服之，极妙。又

① “夏衣生霉……甚妙”：初刊本无此 12 字。

② 牙：初刊本后有“杲曰：寒，忌猪肉。弘景曰：生梅、乌梅、白梅功应相似。好古曰：乌梅，脾肺二经血分药也。《圣济总录》：治下痢脓血，乌梅一两，去核烧过，为末，每服二钱，米饮下立止”60 字。

有蜜渍梅花法：用白梅肉少许，浸雪水，润花，露一宿，蜜浸荐酒。又梅花粥法：用落英入熟米粥再煮食之。故杨诚斋有“蜜点梅花带露餐”及“脱蕊收将熬粥吃”之句[2]，皆取其助雅致、清神思而已①。

【注】

[1] 齼：牙齿酸痛。

[2] 杨诚斋有“蜜点梅花带露餐”及“脱蕊收将熬粥吃”之句：杨诚斋即宋代杰出诗人杨万里，号诚斋。两句原诗分别为：“瓮澄雪水酿春寒，蜜点梅花带露餐。句里略无菸火气，更教谁上少陵坛。”及“才看腊后得春饶，愁见风前作雪飘。脱蕊收将熬粥吃，落英仍好当香烧”。

木瓜

山阴兰亭尤多，今处处有之，而宣城者尤佳。木状如柰，春末开花深红色，其实如瓜而小。按《尔雅》云：楙，木瓜。郭璞注云：木实如小瓜，酢而可食，则木瓜之名，取此义也。或云：木瓜味酸，得木之正气，故名。楙从林、矛，谐声也。

实【气味】酸，温，无毒。

【主治】湿痹脚气，霍乱大吐下，转筋不止。〇治脚气冲心，取嫩者一颗，去子煎服佳。强筋骨，下冷气，止呕逆，心膈痰唾，消食，止水利后渴不止。〇调荣卫，助谷气。〇去湿和胃，滋脾益肺，治腹胀善噫，心下烦满。〇治水肿，冷热痢，心腹痛。

木瓜，《别录》中品。

① “核仁【气味】酸、平，无毒……清神思而已”：初刊本无此156字。

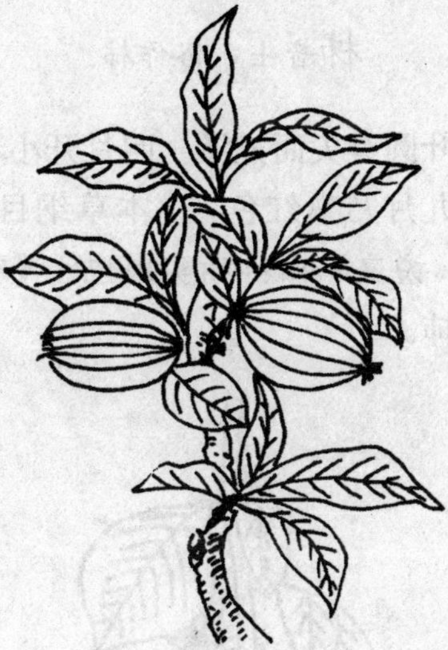

木瓜

木瓜如小瓜而有鼻，津润、味不木者为木瓜，食之益人。圆小于木瓜，味木而酢涩者为木桃。似木瓜而无鼻，大于木桃，味涩者，为木李，亦曰木梨，食之伤胃[①]气。

【修治】木瓜，勿犯铁器，以铜刀削去硬皮并子，切片晒干用。

杲曰：木瓜，入手足太阴血分。气脱能收，气滞能和。

陶隐居曰：如转筋时，但呼其名，及书上作木瓜字皆愈。盖梅望之而蠲渴，楙书之而缓筋。理有相感，不可得而详也。

《圣惠方》：治霍乱腹痛，木瓜五钱，桑叶三片，枣肉一枚，水煎服效。

① 胃：初刊本无此字。

柹音士，俗作柿

其树高大，叶圆有尖而光泽。四月开小花，黄白色。结实青绿色，八、九月乃熟红色。《本草纲目》云：柹从𠂔，音滓，谐声也。《说文》曰：赤实果也。《事类合璧》[1]云：朱果也，俗呼为柿。

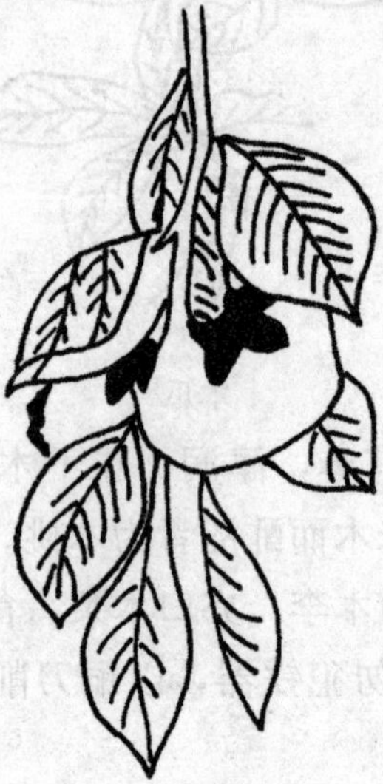

柹　扁不同　实有大小方圆长

白柹　柹霜【气味】甘、平，涩，无毒。

【主治】补虚劳不足，消腹中宿血，涩中厚肠，建脾胃气。〇开胃涩肠，消痰止渴，治吐血，润心肺，疗肺痿心热咳嗽，润声喉，杀虫。〇温补。多食去面皯。〇治反胃咯血，血淋，肠澼，痔漏下血。〇霜：清上焦心肺热，生津止渴，化痰宁嗽。治咽喉口舌疮痛。

生柹【气味】甘、寒、涩，无毒。

【主治】通耳鼻气。治肠胃不足，解酒毒，压胃间热，止口干。〇续筋脉气①。〇同蟹食令人腹痛作泻；同酒食令人易醉或心痛欲死。

柿蒂【气味】涩，平，无毒。【主治】咳逆哕气，煮汁服。

柿大者如碟，八棱而扁。其次如拳，小者如鸭子、鸡子、牛心、鹿心之状。皆以核少者为佳。生柿置器中自红者，谓之烘柿。日干者谓之白柿。火干者谓之乌柿。盐水浸藏者谓之醂柿。

柹，《别录》中品。

【修治】白柹即干柿生霜者。其法：用大柹去皮，捻扁，日晒夜露至干，纳瓮中，待生白霜乃取出，今人谓之柿饼。亦曰柿花。其霜谓之柿霜。

《尔雅翼》云：俗传柿有七绝：一多寿，二多阴，三无鸟巢，四无虫蠹，五霜叶可玩，六嘉实，七落叶肥滑，可以临书古文也。

王璆《百一选方》云：一人食蟹，多食红柿，至夜大吐，继之以血昏不省事。一道者曰：惟木香可解。乃磨汁灌之，渐醒而愈。

【注】

[1]《事类合璧》：即《古今合璧事类备要》，为我国古代著名类书，多收宋人之遗事佚诗。宋人谢维新、虞载辑。

① “生柹【气味】甘、寒、涩……续筋脉气”：初刊本无此36字。

枇　杷

今襄汉、吴蜀、闽岭皆有之。木高丈余，叶如驴耳，背有黄毛，阴密婆娑可爱，四时不凋。盛冬开白花，至三、四月成实作梂生，大如樟丸。熟时色如黄杏，微有毛，皮肉甚薄，核大如小栗，黄褐色。四月采叶，暴干用。宗奭曰：其叶形似琵琶，故名。

实【气味】苦，平，无毒。

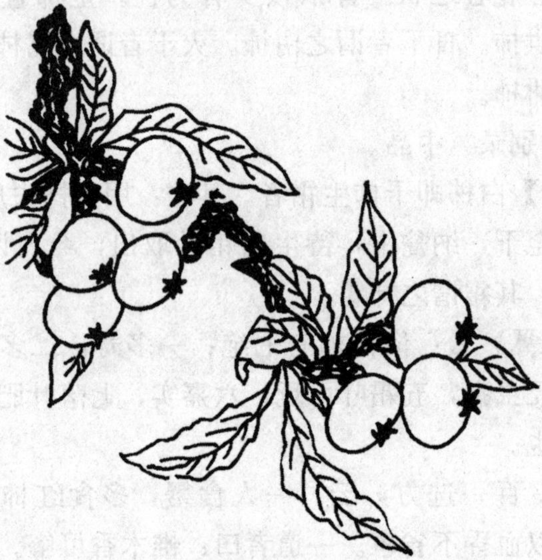

枇杷叶

【主治】止渴下气，利肺气，止吐逆，主上焦热，润五脏。

叶【气味】苦，平，无毒。

【主治】卒哕不止，下气，煮汁服。〇治呕哕不止，妇人产后口干。〇煮汁饮，主渴疾，治肺气热嗽，及肺风疮，胸面上疮。〇和胃降气，清热解暑毒，疗脚气。

木白皮【主治】生嚼咽汁，止吐逆，不下食，煮汁冷服尤佳。

《别录》中品。使。

【修治】枇杷叶以水润，布拭去毛，不尔射人肺，令咳不已。或以粟秆作刷刷之，尤易洁净。治胃病，以姜汁涂炙。治肺病，以蜜水涂炙。

实，多食发痰热，伤脾。同炙肉及热面食，令人患热黄病。

庞安常[1]：治温病发哕，因饮水多者，用枇杷叶去毛，炙香，茅根各半斤，水四升，煎药二升，徐徐服之。

气薄味厚，阳中之阴。

杨万里咏枇杷诗云：大叶耸长耳，一枝堪满盘。荔枝分与核，金橘却无酸①。

【注】

[1] 庞安常：即宋代名医庞安时，字安常，著《伤寒总病论》。

荔　枝

生岭南及巴中，今泉、福、漳、嘉、蜀、渝、涪州、兴化军及二广州郡皆有之。其品闽中第一，蜀川次之，岭南为下。《扶南记》云：此木以荔枝为名者，以其结实时

① “杨万里咏枇杷诗云……金橘却无酸”：初刊本无此28字。

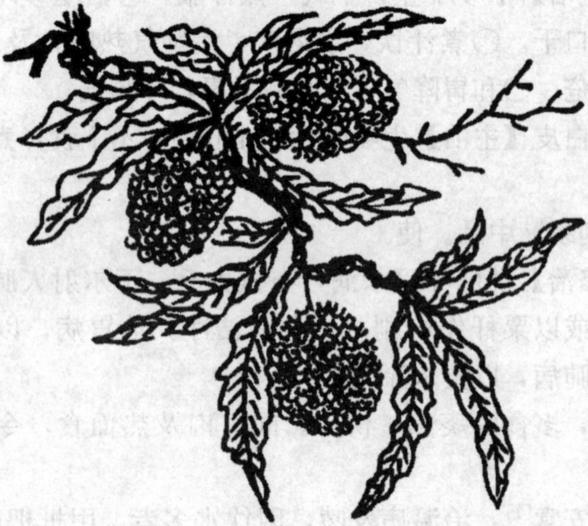

荔枝

枝弱而蒂牢，不可摘取，以刀斧劙取其枝，故以为名耳。按白居易《荔枝图序》云：荔枝生巴峡间，树形团团如帷盖，叶如冬青。花如橘而春荣，实如丹而夏熟。朵如蒲桃，核如枇杷，壳如红缯，膜如紫绡。瓤肉洁白如冰霜，浆液甘酸如醴酪。大略如彼，其实过之。若离本枝，一日而色变，二日而香变，三日而味变，四、五日外色香味尽去矣。故李时珍《本草纲目》名离枝。司马相如《上林赋》作离支。珣曰：荔枝熟时人未采，则百虫不敢近。人才采之，乌鸟、蝙蝠之类，无不伤残之也。故采荔枝者，必日中而众采之。又洪迈《夷坚志》[1]。南宋云：莆田荔枝，名品，皆出天成，虽以其核种之，亦失本体，形状百出，不可以理求也①。

实【气味】甘，平，无毒。

【主治】止渴，益人颜色。〇食之止渴，头重心燥，背膊劳闷。〇通神益智，健气。〇治瘰疬瘤赘，赤肿疔肿，发小儿痘疮。

珣曰：甘、酸，热。多食令人发虚热。〇李廷飞曰：生荔枝多食，发热烦渴，口干衄血。〇颂曰：多食不伤人。如稍过度，饮蜜浆一杯便解也。〇时珍曰：气味纯阳，大热。鲜者食多，即龈肿口痛，或衄血也。病齿火症尤忌之。苏氏[2]言其性平，苏氏谓多食无伤，谬也。按：《物类相感志》云：食荔枝多则醉，以壳浸水饮之即解。此即食物不消，还以本物消之之意②。

荔枝，宋《开宝》。

核【气味】甘，温，涩，无毒。

【主治】心痛，小肠气痛，以一枚煨存性，研末，新酒调服。治癀疝气痛，妇人血气刺痛。

壳【主治】痘疮出不爽快，煎汤饮之。又解荔枝热浸水饮③。

治疝气癀肿，荔枝核四十九个，陈皮九钱，硫黄四钱，为末，盐水打面糊丸绿豆大，痛时空心酒服九丸，不过三服，效。

【注】

[1] 洪迈《夷坚志》：洪迈，字景卢，号容斋，南宋饶州鄱阳（今江

① “珣曰：荔枝熟时人未采……不可以理求也”：初刊本无此 82 字。

② “珣曰：甘、酸，热……本物消之之意”：初刊本无此 127 字。

③ “又解荔枝热浸水饮”：初刊本无此 8 字。

西鄱阳）人，著名文学家。《夷坚志》为其所著志怪笔记小说。

［2］苏氏：这里是指《新修本草》著者苏敬。

龙　眼

今闽、广、蜀道出荔枝处皆有之。嵇含《南方草木状》云：木高一二丈，似荔枝而枝叶微小，凌冬不凋。春末夏初开细白花。七月实熟，壳青黄色，文作鳞甲，形圆大如弹丸，核若木梡子，肉薄于荔枝，白而有浆，其甘如蜜。实极繁，每枝二三十颗，作穗如蒲桃。《别录》名龙眼。《吴普》名龙目，俗呼圆眼，象形也。荔枝才过，龙眼即熟，故南人目为荔枝奴。《开宝》名为亚荔枝。

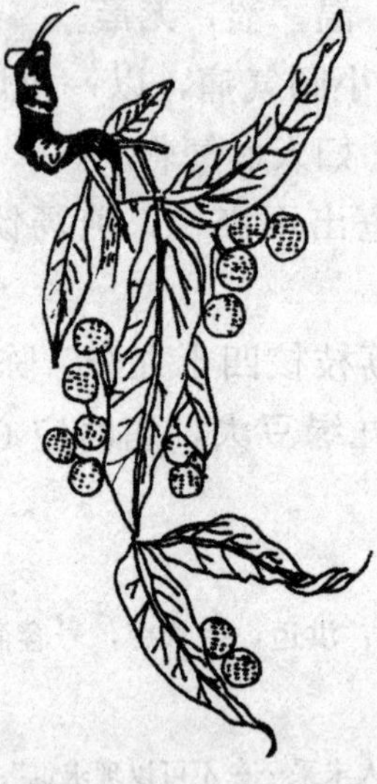

龙眼

实【气味】甘，平，无毒。

【主治】五脏邪气，安志厌食。除蛊毒，去三虫。久服聪明，轻身不老，通神明。〇开胃益脾，补虚长智。

核【主治】胡臭。六枚，同胡椒二七枚研，遇汗出即擦之。

李时珍曰：食品以荔枝为贵，而资益则龙眼为良。盖荔枝性热，而龙眼性和平也。严用和《济生方》，治思虑劳伤心脾有归脾汤，取其甘味归脾，能益人智之义。

龙眼，《别录》中品。

生①者沸汤瀹[1]过食，不动脾②。

【注】

[1] 瀹（yuè，音越）：煮。

甘蔗

今川、广、湖南北、二浙、江东西皆有。畦种丛生，茎似竹而内实，大者围数寸，长六七尺，根节密，以渐而疏。抽叶如芦叶而大，长三四尺，扶疏四垂。八、九月收茎，可留过春，充果食。按《野史》云：吕惠卿言：凡草皆正生嫡出，惟蔗侧种，根上庶出，故字从庶也。嵇含作竿蔗，谓其茎如竹竿也。

蔗【气味】甘，平，涩，无毒。

【主治】下气和中，助脾气，利大肠。〇消痰止渴，除

① 生：初刊本前有“恭曰：甘、酸，温”5字。

② 脾：初刊本后有“肉浸白酒饮”5字。

心胸烦热，解酒毒，利大小肠。○止呕哕反胃，宽胸膈。

甘蔗，《别录》中品。

诜曰：蔗共酒食发痰。瑞曰：多食发虚热，动衄血。《相感志》云：同榧子食，则渣软。李时珍曰：蔗浆甘寒，能泻火热，消渴解酒，自古称之。故《汉书·郊祀歌》云：百味旨酒布兰生，泰尊柘浆析朝酲。唐王维《樱桃诗》云：饱食不须愁内热，大官还有蔗浆寒。是矣。而孟诜乃谓共酒食发痰者，岂不知其有解酒除热之功，效耶[①]！

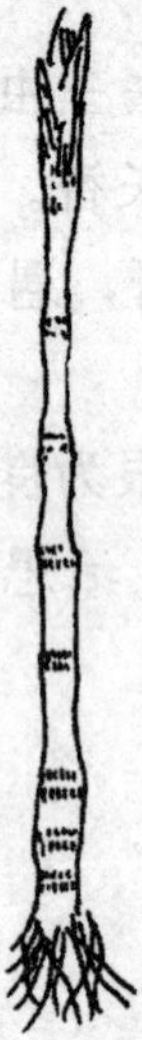

甘蔗

紫沙糖　系蔗汁过樟木槽，取而煎成者，俗呼黑沙糖。【气味】甘，寒，无毒。

【主治】心腹热胀，口干渴。○润心肺、大小肠热，解酒毒。腊月瓶封，窨粪坑中，患天行热狂者，绞汁服甚良。○和中助脾，缓肝气。

孟诜曰：性温，多服令人心痛，生长虫，消肌肉，损齿发疳䘌。与鲫鱼同食生疳虫；与葵同食生流澼；与笋同食，不消成癥，身重不能行。

白沙糖　乃甘蔗汁煎而曝之，凝作饼块、色白者。【气味】甘，寒，冷利，无毒。

【主治】心腹热胀，口干渴。○治目中热膜，明目。和

① "李时珍曰：蔗浆甘寒……效耶"：初刊本无此 88 字。

枣肉、巨胜末为丸，噙之润肺气，助五脏，生津。○润心肺燥热，治嗽消痰，解酒和中，助脾气，缓肝气。

桃

生太山，今处处有之，汴东、陕西者尤大而美。大抵佳果肥美者，皆圃人以他木接成，殊失本性。入药当以一生者为佳。七月取核破之，取仁阴干。《医学入门》曰：桃，逃也，能令鬼邪逃遁，故谓之桃。

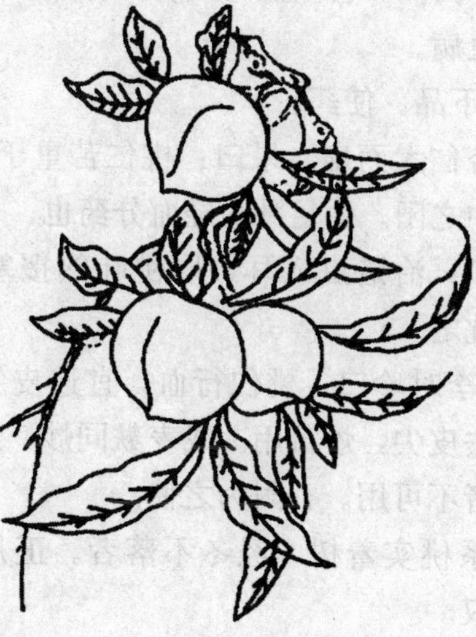

桃

实【气味】辛、酸、甘，热，微毒。

【主治】作脯食，益颜色。○肺之果，肺病宜食之。○

冬桃食之，解劳热。多食令人有热。

诜曰：能发丹石毒，生者尤损人。思邈曰：《黄帝书》云：食桃饱，入水浴，令人成淋及寒热病。李时珍曰：生桃多食，令人膨胀及生痈疖，有损无益。五果列桃为下以此。瑞曰：桃与蟹同食，患心痛。服术人忌食之[①]。

核仁【气味】苦、甘，平，无毒。

【主治】瘀血血闭，癥瘕邪气，杀小虫。〇止咳逆上气，消心下坚硬，除卒暴击血。通月水，止心腹痛。〇治血结、血秘、血燥，通润大便，破畜血。〇杀三虫，又每夜嚼一枚，和蜜涂手面良。〇主血滞风痹，骨蒸，温疟寒热，鬼疰疼痛，产后血病。

《本经》下品。使药。

桃仁比杏仁大而扁。杲曰：桃仁苦重于甘，气薄味厚，沉而降，阴中之阳。手足厥阴经血分药也。

《梅师方》：治诸虫入耳，取桃叶熟挼塞两耳中，虫自出；或作枕枕之。

【修治】李时珍曰：桃仁行血，宜连皮尖。生用润燥活血，宜汤浸去皮尖，炒黄用。或麦麸同炒，或烧存性，各随本方。双仁者不可用。香附为之使。

桃枭　系桃实着树，经冬不落者。正月采之。中实者良。一名桃奴。

【气味】苦，微温，有小毒。

【主治】杀精魅五毒不详，疗中恶腹痛。治肺气腰痛，破血。疗心痛，酒磨暖服之。〇主吐血诸药不效，烧存性，

① “诜曰：能发丹石毒……服术人忌食之”：初刊本无此 77 字。

研末，米汤调服有验。

杏

种出济南郡之分流山，今处处有之，以东来者为胜。叶圆而有尖，二月开红花，结实熟最早。甘而有沙者为沙杏，黄而带酢者为梅杏，青而带黄者为柰杏，扁而青黄者为木杏，圆大而黄赭色者为金杏。五月采，破核去双仁者。李时珍曰：杏字篆文象子在木枝之形。

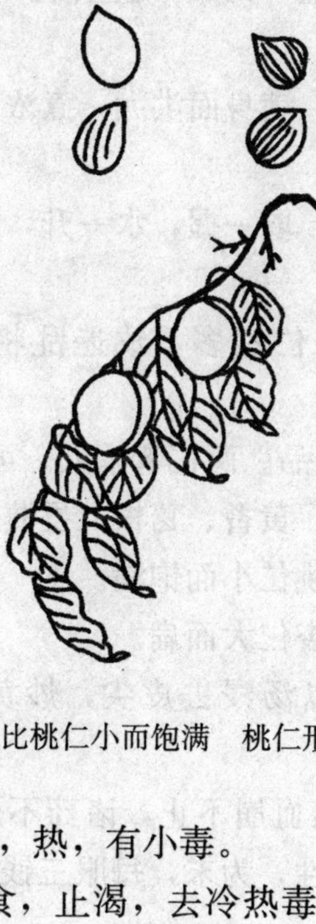

杏　杏仁形　杏仁比桃仁小而饱满　桃仁形　桃仁比杏仁大而扁

实【气味】酸，热，有小毒。

【主治】曝脯食，止渴，去冷热毒。心之果，心病宜食之。生食多伤筋骨。动宿疾，令人目盲。须眉落，产妇尤忌。

核仁【气味】甘、苦，温，冷利，有小毒。

【主治】咳逆上气雷鸣，喉痹，下气，产乳金疮，寒心贲豚。〇惊痫，心下烦热，风气往来，时行头痛，解肌，消心下急满痛，杀狗毒。〇治腹痹不通，发汗，主温病脚气，咳嗽上气喘促。入天门冬煎，润心肺；和酪作汤，润声气。〇除肺热，治上焦风燥，利胸膈气逆，通大肠气秘。〇杀虫，治诸疮疥，消肿，去头面诸风气渣疱。

花【气味】苦、温，无毒。【主治】补不足，女子伤中寒热痹，厥逆。

叶【主治】卒肿，满身面洪大，煮浓汁，热渍，亦少少服之。

枝【主治】堕伤，取一握，水一升，煮半升，入黄酒三合，和匀分服，大效。

根【主治】食杏仁过多，致迷乱将死，切碎煎汤服即解。

杏仁，《别录》下品。两仁者杀人。可以毒狗。

得火良。恶黄芩、黄耆、葛根；畏蘘草。

杏仁形：杏仁比桃仁小而饱满。

桃仁形：桃仁比杏仁大而扁。

【修治】杏仁，以汤浸去皮尖，炒黄用。或以面麸炒过用。

《保寿堂》方：治血崩不止，诸药不效，服此立止，用甜杏仁上黄皮，烧存性，为末，每服三钱，空心热酒调服。

安石榴

本生西域，今处处有之。木不甚高大，枝柯附干自地便生，作丛。种极易息，折其条盘土中便生也。五月开花，有红、黄、白三色。实有甜、苦、酸三种。甘者可食，酸者入药。《医学入门》曰：榴，留也。其性留滞，恋膈生痰。《博物志》云：汉张骞出使西域，得涂林安石国榴种以归，故名安石榴。又《齐民要术》云：凡植榴者，须安僵石枯骨于根下，即花实繁茂。则安石之名，义或取此也。

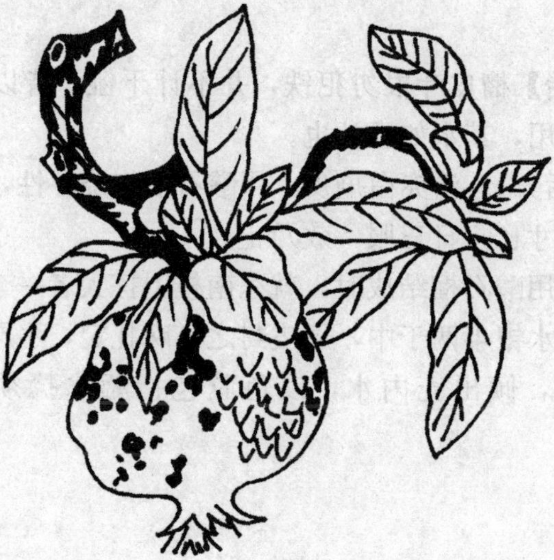

安石榴

甜石榴【气味】甘、酸，温、涩，无毒。

【主治】咽喉燥渴。能理乳石毒。制三尸虫。多食损人肺。

酸石榴【气味】酸，温、涩，无毒。

【主治】赤白痢腹痛，连子捣汁，顿服一枚。止泻痢、崩中带下。

酸石榴皮【主治】下痢，漏精。○治筋骨风，腰脚不遂，行步挛急疼痛，涩肠，取汁点目，止泪下。○煎服下蛔虫。○止泻痢下血，脱肛，崩中带下。

酸石榴东行根【主治】蛔虫，寸白。青者入染须用。○治口齿病，止涩带下泻痢，功与皮同。

诜曰：多食损齿令黑。凡服食药物人，忌食之。《别录》下品。

【修治】榴皮叶根勿犯铁，并不计干湿，皆以浆水浸一夜，取出用，其水如墨汁也。

《肘后方》：治赤白痢疾，用酸石榴皮烧存性，为末，每米饮服方寸匕，日三服，效乃止。

乌须用酸石榴结成时，就东南枝上拣大者一个，顶上开一孔，内水银半两于中，原皮封之，麻扎定，牛屎封护，待经霜摘下，倾出壳内水，以鱼胶包指蘸水捻须，久久自黑也。

松子

出辽东及云南。其树与中土松树同，惟五叶一丛者，球内结子，大如巴豆而有三棱一头尖尔。世当果食，咸呼为海松子。又呼为新罗松子。

仁【气味】甘，小温，无毒。

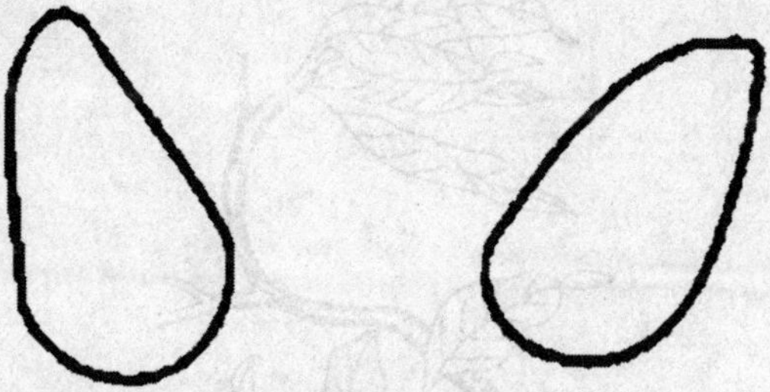

松子　类枫子而小

【主治】骨节风，头眩，去死肌，变白，散水气，润五脏，不饥。◯逐风痹寒气，虚羸少气，补不足，润皮肤，肥五脏。◯主诸风，温肠胃。久服轻身，延年不老。◯润肺，治燥结咳嗽。同柏子仁治虚秘。

松子，宋《开宝》。

《列仙传》云：偓佺，采药公也，好食松子，体毛数寸，能飞行逐走马。以松子遗尧，尧不受。时受食者皆三百岁。

梨

今处处皆有，而种类殊别。乳梨出宣城，皮厚而肉实，其味极长。鹅梨出近京州郡及北都，皮薄而浆多，味差短于乳梨，其香过之。医家相承，二者为胜。其余消梨、水梨、鹿梨、紫花梨、赤梨、桑梨、青梨、香水梨、棠梨、茅梨、御儿梨之类，并不入药。震亨曰：梨者，利也，其性下行流利也。

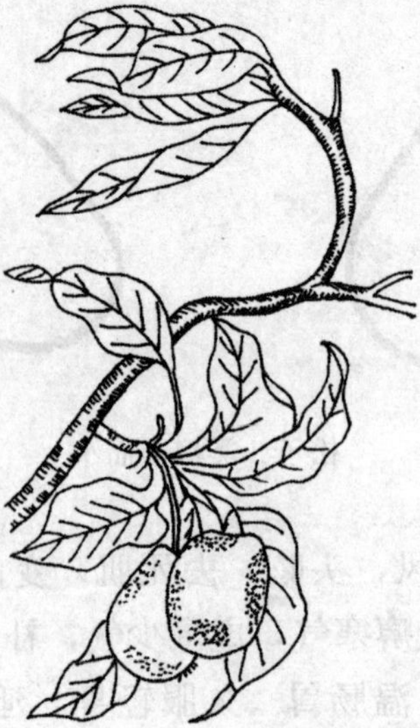

梨

实【气味】甘、微酸，寒，无毒[①]。

【主治】热嗽，止渴。切片贴火伤，止痛不烂。〇治客热，中风不语。治伤寒热发，解丹石热气惊邪，利大小便。〇除贼风，止心烦气喘热狂。作浆，吐风痰。〇卒暗风不语者，生捣汁频服。胸中痞塞热结者，宜多食之。〇润肺凉心，消痰降火，解疮毒、酒毒。

叶【主治】霍乱吐利不止，煮汁服。作煎治风。〇治小儿寒疝。〇捣汁服，解中菌毒。

《别录》云：梨，甘、寒。多食成冷痢。桑梨，生食冷中，不益人。

---

① 毒：初刊本后有“多食令人寒中，金疮、乳妇尤不可食”14字。

梨，《别录》下品。乳梨、鹅梨重六七两者佳，皮上有小斑点。

《物类相感志》言：梨与萝卜相间收藏，或削梨蒂种于萝卜上藏之，皆可经年不烂。

孙光宪《北梦琐言》云：有一朝士见奉御梁新诊之，曰：风疾已深，请速归去。复见鄜州马医赵鄂诊之，言与梁同，但请多吃消梨，咀龁不及，绞汁而饮。到家旬日，唯吃消梨，顿爽也。

按《类编》云：一士人状若有疾，厌厌无聊，往谒杨吉老诊之。杨曰：君热证已极，气血消烁，此去三年，当以疽死。士人不乐而去。闻茅山有道士，医术通神而不欲自鸣。乃衣仆衣，诣山拜之，愿执薪水之役。道士留置弟子中。久之，以实白道士。道士诊之，笑曰：汝便下山，但日日吃好梨一颗。如生梨已尽，则取干者泡汤，食滓饮汁，疾当自平。士人如其戒，经一岁，复见吉老。见其颜貌腴泽，脉息和平，惊曰：君必遇异人，不然，岂有痊理？士人备告吉老。吉老具衣冠，望茅山设拜，自咎其学之未至。此与《琐言》之说仿佛。观夫二条[①]则梨之功岂小补哉？然惟乳梨、鹅梨、消梨可食，余梨亦不能去病也。

郁李仁

山谷俱有。子如樱桃许大，红黄色。六月采实，碎核取仁。《尔雅翼》云：李乃木之子者，故字从木子。窃谓木之

① 二条：初刊本作“士人”。

多子者多矣，何独李称木子耶？按《素问》言：李味酸属肝，东方之果也。则李于五果属木，故得专称尔。郁，盛貌。《诗》所谓“棠棣之华”即此也。

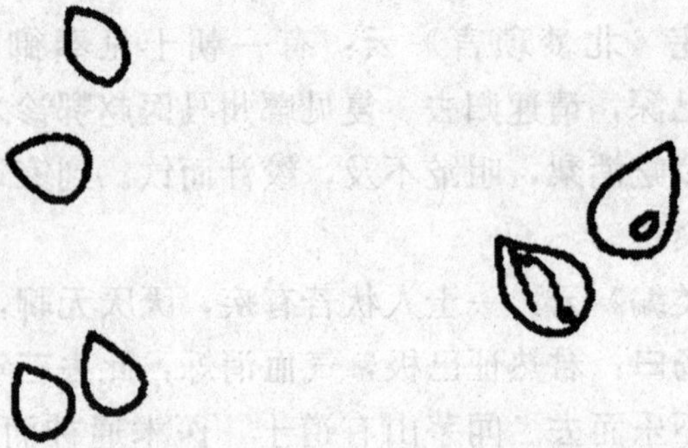

郁李仁　真郁李仁形　　伪郁李形

粒小而光，皮黄仁白者真　　颗大皮皱如小杏仁

仁【气味】酸、苦，平，无毒。

【主治】活血润燥，滑大肠，利小便。泄五脏，膀胱急痛，宣腰膝冷脓。主大腹水肿，面目四肢浮肿。消食下气，破癖气。治卒心痛及肠中结气，关格不通。

郁李处处有之。成株叶尖，亦有作锯齿者。结实熟红，味甘堪啖。

【修治】汤泡去皮尖，研膏用。降也，阴中阳也。臣药也。

胡　桃

树高丈许，春初生叶，长四五寸，两两相对。三月开花如栗花，穗苍黄色。结实至秋如青桃。此种原出羌胡，汉时张骞使西域，始得种还。植之秦中，渐及东土，故名胡桃，一名羌桃。沤烂青皮肉，取核为果，故俗呼核桃。

核仁【气味】甘，平，温，无毒。

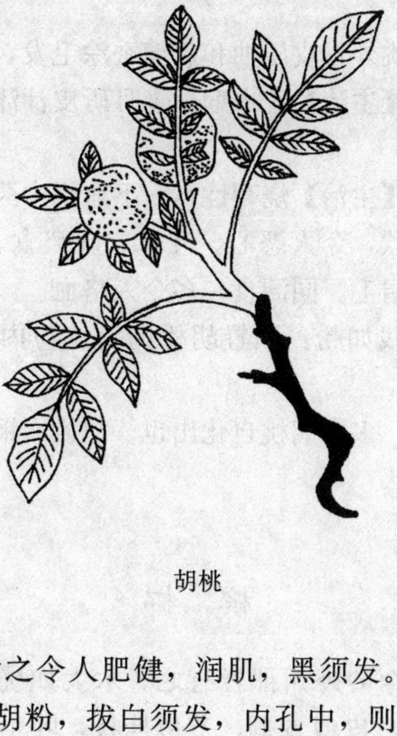

胡桃

【主治】食之令人肥健，润肌，黑须发。多食利小便，去五痔。捣和胡粉，拔白须发，内孔中，则生黑发。烧存性，和松脂研，傅瘰疬疮。〇食之令人能食，通润血脉，骨肉细腻。〇治损伤，石淋，同破故纸蜜丸服，补下焦。〇补气养血，润燥化痰，益命门，利三焦，温肺润肠。治虚寒喘嗽，腰脚重痛，心腹疝痛，血痢肠风，散肿毒，发痘疮，制铜毒。

胡桃，宋《开宝》。

油胡桃【气味】辛，热，有毒。

【主治】杀虫攻毒，治痈肿，疠风疥癣，杨梅、白秃诸疮。润须发。

胡桃青皮【气味】苦、涩，无毒。【主治】染髭及帛皆黑。

仙方取胡桃外青皮压油和詹糖香涂毛发，色如漆也。

胡桃树皮【主治】止水痢。春月斫皮汁沐头至黑，煎水可染褐。

胡桃核壳【主治】烧存性，入下血崩中药。

多食动痰饮，令人恶心、吐水、吐痰食。生痰，动风，动肾火。脱人眉毛。同酒食，多令人咯血。

戏术：嚼钱如粉：预置胡桃肉一块口内，将铜钱嚼之即碎。

误吞铜钱，多食胡桃自化出也。胡桃、铜钱共嚼成粉可证矣。

槟　榔

生南海，今岭外州郡皆有之。木大如桄榔，而高五七丈，正直无枝，皮似青桐，节似桂枝，叶生木颠，大如循头。又似芭蕉叶。其实作房，从叶中出，旁有刺若棘针，重迭其下。一房数百实，如鸡子状，皆有皮壳。其实春生，至夏乃熟，肉满壳中，色正白。苏恭言：其肉易烂，不经数日。今人北货者，皆先以灰煮熟，焙熏令干，始可久留也。小而味甘者名山槟榔；大而味涩，核亦大者名猪槟榔；最小者名蒳子。雷氏言：尖长而有紫文者名槟，圆大而矮者名榔。榔力大而槟力小。今医家亦不细分，但以作鸡心状，正稳、心不虚，破之作锦文者为佳尔。岭南人啖之以当果食。言南方地湿，不食此无以祛瘴疠也。生食，其味苦涩；得扶留藤与瓦屋子灰同咀嚼之，则柔滑甘美也。《本草纲目》曰：宾与郎，皆贵客之称。嵇含《草木状》言：交广人凡贵胜族客，必先呈此果。若邂逅不设，用相嫌恨。则槟榔名义，盖取于此。

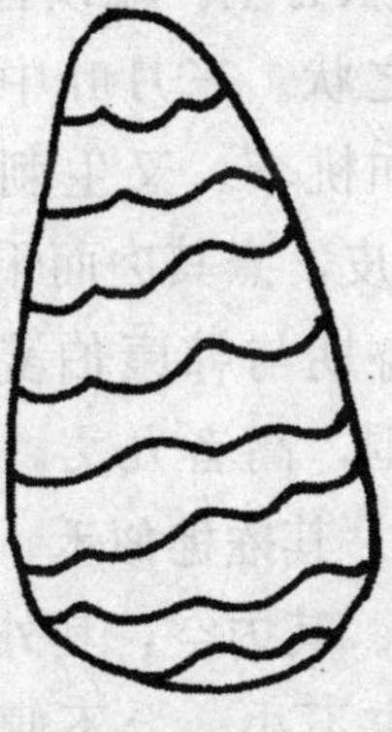

槟榔　尖小者俗呼公槟榔

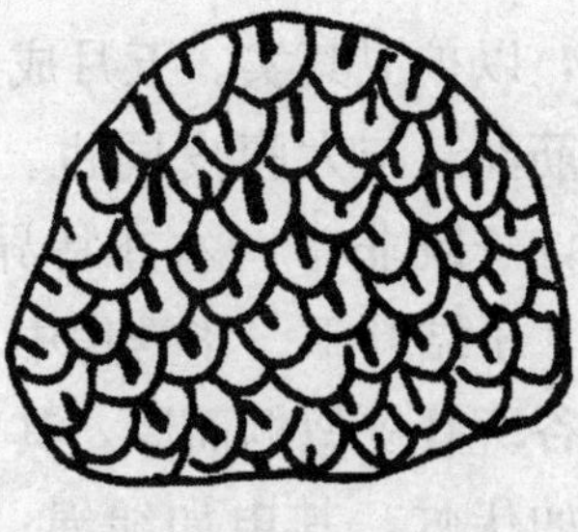

圆大者俗呼母槟榔

槟榔实【气味】苦、辛、涩，温，无毒。

【主治】消谷逐水，除痰僻，杀三虫、伏尸、寸白。〇治腹胀。生捣末服，利水谷道。傅疮生肌肉，止痛。烧灰，傅口吻白疮。〇宣利五脏六腑壅滞，破胸中气，下水肿，治心痛积聚。〇除一切风，下一切气，通关节，利九窍，补五劳七伤，健脾调中，除烦，破癥结。〇主贲豚膀胱诸气，五膈气，风冷气，脚气，宿食不消。〇治冲脉为病，气逆里急。〇治泻痢后重，心胀诸痛，大小便气秘，痰气喘急。疗诸疟，御瘴疠。

槟榔，《别录》中品。自木部移入此。

【修治】槟榔，拣存坐稳正，心坚有锦文者，以刀刮去底，细切用。近时亦有火煨焙用者。若用白槟榔，必本境初生。鲜者贩他处，必经煮熏蒸，安得白者耶？

元素曰：味厚气轻，沉而降，阴中阳也。君药也。

治口吻生疮，槟榔烧研，入轻粉末傅之良。

李时珍曰：槟榔树初生若笋竿积硬，引茎直上。茎干颇似桄榔、椰子而有节，旁无枝柯，条从心生。端顶有叶如甘蕉，条派开破，风至则如羽扇扫天之状。三月叶中肿起一房，因自拆裂，出穗凡数百颗，大如桃李。又生刺重累于下，以护卫其实。五月成熟，剥去其皮，煮其肉而干之。皮皆筋丝，与大腹皮同也。按：汉喻益期与韩康伯笺云：槟榔，子既非常，木亦特异。大者三围，高者九丈。叶聚树端，子结叶下。华秀房中，子结房外。其擢穗似禾，其缀实似谷。其皮似桐而厚，其节似竹而概。其内空，其外劲。其屈如伏虹，其申如缒绳；本不大，末不小；上不倾，下不斜。调直亭亭，千百如一。步其林则寥朗，庇其阴则萧条。信可长吟远想。但性不耐霜，不得北植。必当遐树海南，辽然万里。弗遇长者之目，令人恨深也。又竺法真《罗山疏》云：山槟榔一名蒳子，生日南，树似栟榈而小，与槟榔同状。一丛十余干，一干十余房，一房数百子。子长寸余，五月采之，味近苦甘。观此，则山槟榔即蒳子，猪槟榔即大腹子也。苏颂以味甘者为山槟榔，涩者为猪槟榔，似欠分明。〇槟榔生食，必以扶留藤、牡蛎灰为使，相合嚼之，吐去红水一口，乃滑美不涩，下气消食。此三物相去甚远，为物各异，而相成相合如此，亦为异矣。俗谓“槟榔为命赖扶留”

以此。〇又按：罗大经《鹤林玉露》[1]云：岭南人以槟榔代茶御瘴，其功有四：一曰醒能使之醉，盖食之久，则熏然颊赤，若饮酒然，苏东坡所谓“红潮登颊醉槟榔”也；二曰醉能使之醒，盖酒后嚼之，则宽气下痰，余酲[2]顿解，朱晦庵[3]所谓“槟榔收得为祛痰”也。三曰饥能使之饱。四曰饱能使之饥。盖空腹食之，则充然气盛如饱；饱后食之，则饮食快然易消。又且赋性疏通而不泄气，禀味严正而更有余甘，有是德故有是功也。又东阳卢和云：闽广人常服槟榔，云能祛瘴。有瘴服之可也，无瘴而服之，宁[4]不损正气而有开门延寇之祸乎？南人喜食此果，故备考诸说以见其功过焉。又朱晦庵《槟榔诗》云：忆昔南游日，初尝面发红。药囊知有用，茗碗讵能同？蠲疾收殊效，修真录异功。三彭[5]如不避，糜烂七非中。亦与其治疾杀虫之功，而不满其代茶之俗也。

【注】

[1] 罗大经《鹤林玉露》：罗大经，字景纶，号儒林，又号鹤林，南宋庐陵（今江西吉安）人。《鹤林玉露》为其所著笔记集。

[2] 酲（chéng，音成）：喝醉了神志不清。

[3] 朱晦庵：即中国南宋著名思想家朱熹，号晦庵。

[4] 宁：岂，难道。

[5] 三彭：即道教所谓三尸神。常居人身中，伺察功罪，每至庚申日，籍於上帝。

大腹子

志曰：生南海诸国，所出与槟榔相似，茎、叶、根、干小异耳。李时珍曰：出岭表、滇南，即槟榔中一种。腹大、形扁而味涩者，所谓猪槟榔是矣。曰大腹子，象形也。

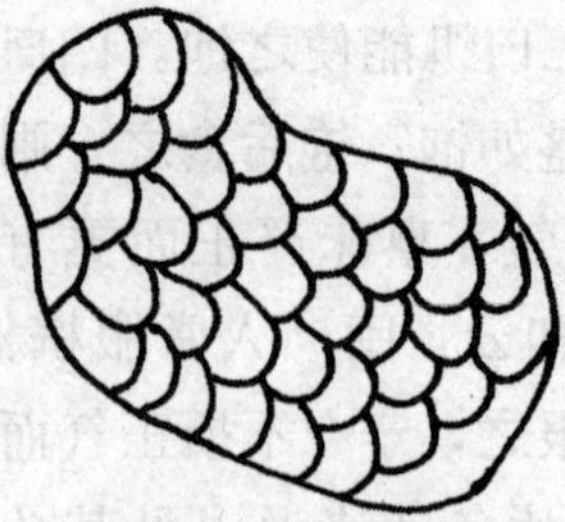

大腹子　大腹子与槟榔相似但形扁大

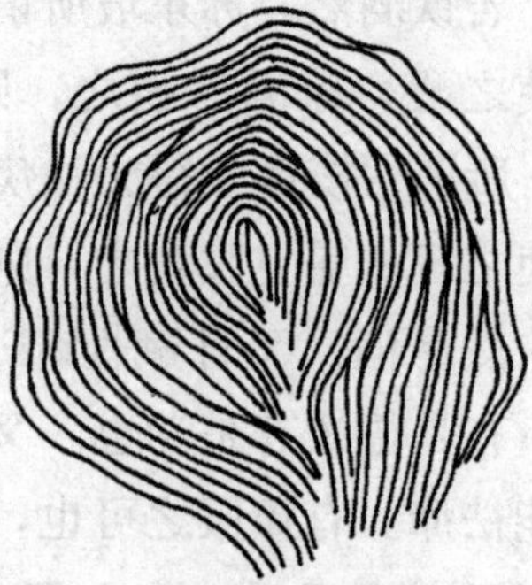

皮外黑色皮内筋丝如椰子皮

【气味】辛、涩，温，无毒。

【主治】与槟榔同功。

大腹皮【气味】辛，微温，无毒。

【主治】冷热气攻心腹大肠，蛊毒，痰膈醋心，并以姜盐同煎，入疏气药用之良。〇下一切气，止霍乱，通大小肠，健脾开胃调下。〇降逆气，消肌肤中水气浮肿，脚气壅逆，瘴疟痞满。胎气恶阻胀闷。

刘恂①《岭表录异》[1]云：交广生者皆大腹子，彼中悉呼为槟榔。自嫩及老者采实啖之，食法与槟榔同。又《云南记》云：大腹槟榔每枝有三、二百颗，青时剖之，以一片蒌叶及蛤粉卷和食之，即减涩味。观此二说，则大腹子与槟榔皆可通用也。

① 恂：原本作珣，据文义改。

大腹子，宋《开宝》。木部移此。

【修治】孙思邈曰：鸩鸟多集大腹子树上。凡用其皮，先以酒洗后，以大豆汁再洗过，晒干，入灰火烧煨，切用。今惟以酒洗切用。

《直指方》：治漏疮恶秽，大腹皮煎汤洗之。

【注】

[1]《岭表录异》：唐刘恂撰。此书与《北户录》同系记述岭南异物异事，是了解唐代岭南道物产、民情的重要文献。

山　楂

出山南、申、安、随诸州。树高数尺，叶似香薷二月开白花，实有赤、黄二色。肥者如小林擒，小者如指顶。九月乃熟，味似楂子，故名楂。此物生于山原茅林中，猴鼠喜食

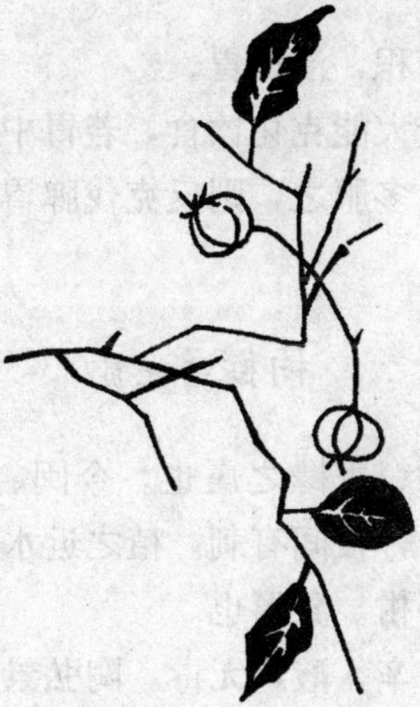

山楂　其核状如牵牛子白色甚坚

之，故一名茅楂、猴楂、鼠楂，俗呼山查。

实【气味】酸，冷，无毒。

【主治】煮汁服止水痢。沐头洗身，治疮痒。〇煮汁洗漆疮，多瘥。〇治腰痛有效。〇消食积，补脾，治小肠疝气，发小儿疮疹。〇健胃，行结气。治妇人产后儿枕痛，恶露不尽，煎汁入沙糖服之，立效。〇化饮食，消肉积癥瘕，痰饮痞满，吞酸，滞血痛胀。〇化血块、气块，活血。

【修治】山楂，九月霜后取带熟者，去核曝干，或蒸熟去核，捣作饼子，日干用。

《危氏得效方》：治痘疹出不快，干山楂为末，汤点服之，立出红活。

山楂，《唐本草》。

核【主治】吞之，化食磨积，治㿉疝。茎叶【主治】煮汁，洗漆疮。

根【主治】消积，治反胃。

震亨曰：山楂大能克化饮食，若胃中无食积，脾虚不能运化，不思食者，多服之，则反克伐脾胃生发之气也。

枸橼音矩员

生岭南。柑橘、香橼之属也。今闽、广、江西皆有之。木似朱栾而叶尖长，枝间有刺。植之近水乃生。其实状如人手有指，俗呼佛手柑。象形也。

皮穰【气味】辛、酸，无毒。陶弘景曰：性温。

【主治】下气，除心头痰水。〇煮酒饮，治痰气咳嗽。煎汤治心下气痛。

根叶【主治】同皮。

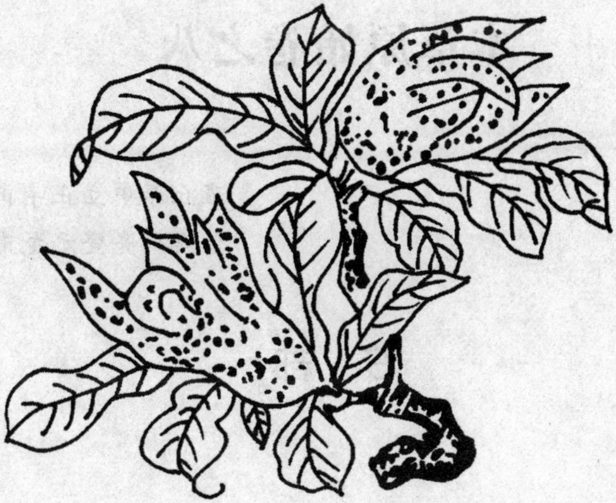

枸橼

《异物志》云：浸汁浣葛纻，胜似酸浆也。

枸橼今人呼为佛手柑。实大如盏，生绿熟黄，其核细，其味不甚佳，而清香袭人。南人雕镂花鸟，作沙糖煎，蜜煎果食。置之几案，可供玩尝。捣蒜罯其蒂上，则香更充溢。

枸橼形长如小瓜状，其皮若橙、柚，而光泽可爱。肉甚厚，色白而松虚。虽味短，而香芬大胜。置衣笥中，则数日香不歇。寄至北方，人甚贵重。

本草原始卷之八

雍丘李中立正宇甫纂辑
金溪周亮登元龙甫校订

石　部

丹　砂

始生符陵山，今出辰州峦洞井中，在井围青石壁内。土

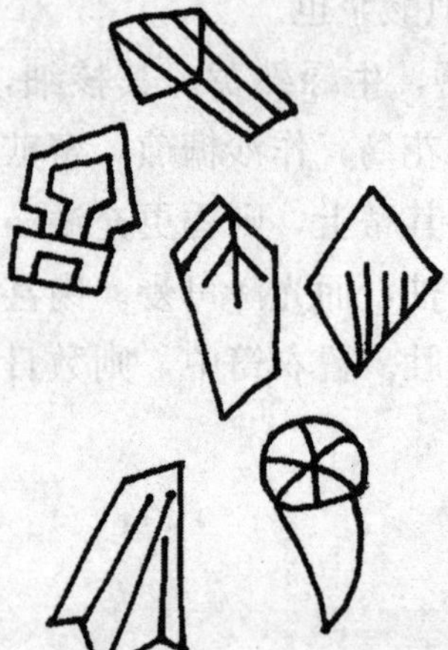

丹砂　箭头朱砂形

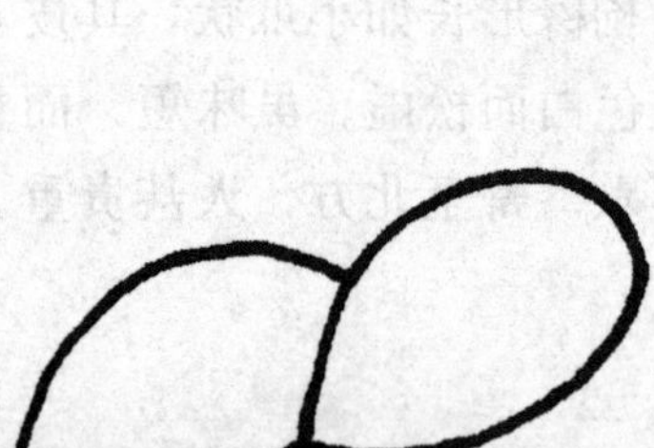

俗呼和尚头

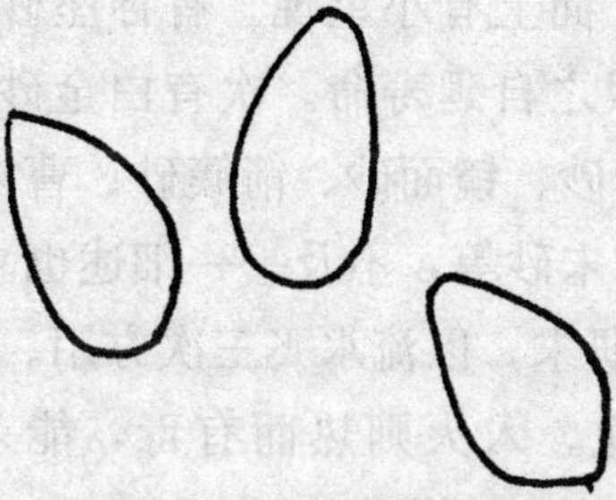

俗呼石榴子

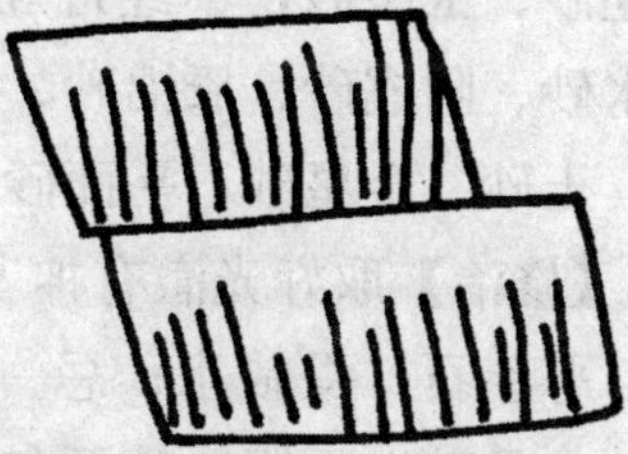

俗呼为劈砂

人欲觅，多聚干柴，纵火满井焚之，致壁迸裂，始见有石床，洁白如玉，砂块生于其上。大块类芙蓉头，小块类箭簇，其甚小者，豆砂、末砂。作墙壁、明彻者为优，成颗粒鹿簌者次之。米砂为下，铁屑最低。火井不如水井者力胜。新井不如旧井者色深。凡治病邪，惟取优等。《本草纲目》云：丹乃石名，其字从井中一点，象丹在井中之形，义出许慎《说文》。后人以丹为朱色之名，故呼朱砂。

【气味】甘，寒，无毒。君药也。

【主治】身体五脏百病，养精神，安魂魄，益气明目，杀精魅邪恶鬼。久服通神明，不老。能化为汞。○通血脉，止烦满消渴，益精神，悦泽人面。除中恶腹痛，毒气疥瘘诸疮。轻身神仙。○镇心，主尸疰抽风。○润心肺，治疮痂息肉，并涂之。○治惊痫，解胎毒、痘毒，驱邪疟，能发汗。

丹砂，《本经》上品。采无时。形如芙蓉，破之如云母，可拆者良。如上等形，入药服食并为佳品。

雷敩曰：砂凡百等，不可一一论。有妙硫砂，如拳许大，或重一镒，有十四面，面如镜。若遇阴沉天雨，即镜面上有红浆汁出。有梅柏砂，如梅子许大，夜有光生，照见一室。有白庭砂，如帝珠子许大，面上有小星现。有神座砂、金座砂、玉座砂，不经丹灶，服之自延寿命。次有白金砂、澄水砂、阴成砂、辰锦砂、芙蓉砂、镜面砂、箭簇砂、曹末砂、土砂、金星砂、平面砂、神末砂等，不及一一细述也。

【修治】取好光澈有神者，研末，以流水飞三次方用。

恶慈石；畏咸水；忌一切血。入火则热而有毒，能杀人。○丹砂以石胆、硝石和埋土中，可化为水。

《类编》云：钱丕少卿忽夜多恶梦，但就枕便成，通夕不止。后因赴官经濮上，与邓州推官胡用之相遇，驿中同宿，遂说及连日多梦，虑恐非吉兆。胡曰：某尝如此，惊怕特甚，有道士教戴丹砂。初任辰州推官，求得灵砂双箭簇者戴之，不数日即验，四、五年不复有恶梦。极其秘惜。因解髻中一绛沙袋遗之，即夕无梦。神魂安静。《真诰》及其他道书多载丹砂辟恶，岂不信然？

水　银

一名汞。生符陵平土。出于丹砂，乃是山中采粗次朱砂，作[①]炉，置砂于中，下承以水，上覆以盆，外加火煅养，则烟飞于上，水银溜于下。其状似水如银，故名水银。

【气味】辛，寒，有毒。君药也。

【主治】疹瘘痂疡白秃，杀皮肤中虱，堕胎，除热，杀金银铜锡毒。镕化还复为丹。久服神仙不死。○以傅男子阴，阴消无气。○利水道，去热毒。○主天行热疾，除风，

① 作：原本脱，据初刊本补。

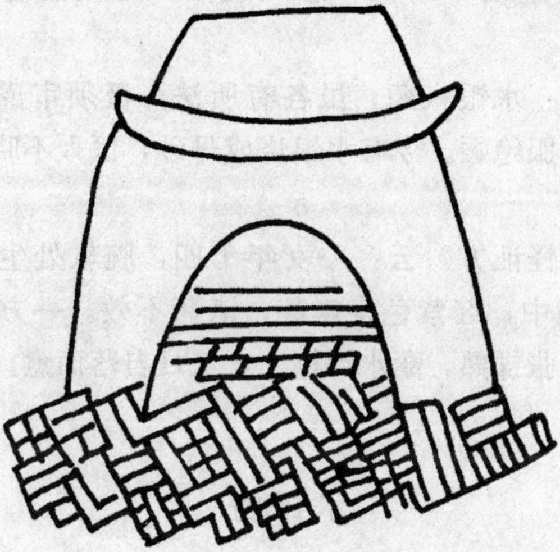

水银

安神镇心，治恶疮瘑疥[1]，杀虫，催生，下死胎。○治小儿惊热涎潮。○镇坠痰逆呕吐、反[2]胃。

宗奭曰：水银得铅则凝，得硫则结，并枣肉则散。别法煅为腻粉、粉霜，唾研之毙虱。铜得之则明，灌尸中则后腐，以金银铜铁置其上则浮，得紫河车则伏，得川椒则收。可以勾金，可为涌泉匮，盖藉死水银之气也。盛葫芦中，免其走失。○之才曰：畏慈石、砒霜。

藏器曰：水银入耳，能食人脑至尽。入肉令百节挛缩，倒阴绝阳。人患疮疥，多以水银涂之，性滑重，直[3]入肉，

① 疥：原本脱，据初刊本补。

② 反：原本作"伤"，据初刊本改。

③ 直：初刊本作"尽"。

宜谨之。头疮切不可用，恐入经络，必缓筋骨，百药不治也。

宗奭曰：水银入药，虽各有所法，极须审谨，有毒故也。妇人多服绝娠。今有水银烧成丹砂，医人不晓误用，不可不谨。

李楼《怪证方》云：一女年十四，腕软处生物如黄豆大，半在肉中，红紫色，痛甚，诸药不效。一方以水银四两，白纸二张揉熟，蘸水银擦之，三日自落而愈。

水银粉

其升炼法：用水银一两，白矾二两，食盐一两，同研不见星，铺于铁器内，以小乌盆覆之。筛灶灰、盐水和，封固

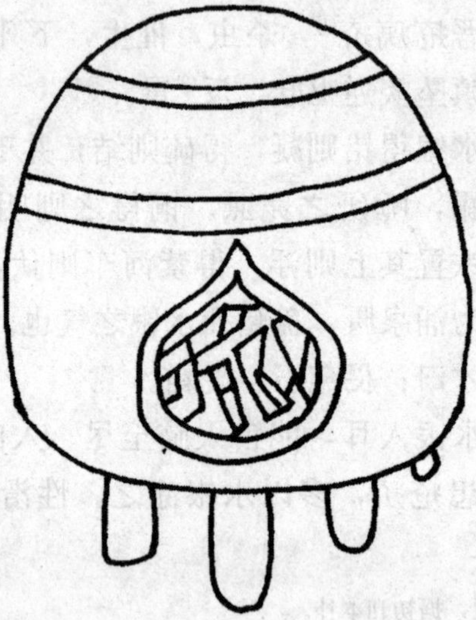

升炼轻粉炉

盆口。以炭打二炷香取开，则粉升于盆上矣。其白如雪，轻盈可爱。一两水银可升粉八钱。又法：水银一两，皂矾七钱，白盐五钱，同研，如上升炼。其质轻，其状如粉，故《本草拾遗》名轻粉。

【气味】辛，冷，无毒。〇李时珍曰：温、燥，有毒，升也，浮也。黄连、土茯苓、陈酱、黑铅、铁浆，可制其毒。

【主治】通大肠，转小儿疳，痹[①]，瘰疬，杀疮疥癣虫，及鼻上酒齄，风疮瘙痒。〇治痰涎积滞，水肿鼓胀，毒疮。

真者体轻，色白如雪片可爱，撮些放铜器内，置火上，烧之无痕。假者多搀石膏末，焚之有滓；亦有和朴硝者。宜细辨之。

畏磁石、蒲黄，忌一切血。出自丹砂故也。

《医方摘玄》：治杨梅癣，用轻粉二钱，杏仁四十二个去皮，洗疮，拭干，将杏粉二味同研细[②]，搽上不过三次即愈，干则以鹅胆汁调。

银 朱

一名猩红，系硫黄同水银升炼而成，故俗谓之水华朱。昔人谓之水银出于丹砂，熔化还复为朱者，即此也。名亦由此。

【气味】辛，温，有毒。

---

① 痹：原本作“并”，据初刊本改。
② “将杏粉二味同研细”：初刊本无此8字。

【主治】破积滞，劫痰涎，散结胸，疗疥癣恶疮，杀虫及虱。

李时珍曰：银朱乃硫黄同汞升炼而成，其性燥烈，亦能烂[①]龈筋。今厨人往往以之染色供馔，宜去之。更不可作丸药衣。〇造朱墨法：用好鲜红银朱，勿杂以黄丹及矾红者，细研，水飞过，澄清去水，用秦皮、栀子、皂角各一分，巴豆一粒去皮，广东黄明牛胶五钱，同煎汁，和银朱作墨，阴干任用。

灵砂

用水银一两，硫黄六铢，细研，炒作青砂头，后入水火既济炉，抽之如束针纹者，成就也，因名二气砂。此以至阳勾至阴，脱阴反阳，故曰灵砂。

【气味】甘，温，无毒。

【主治】五脏百病，养神，安魂魄，益气明目，通血脉，止烦渴[②]，益精神，杀精魅恶鬼气。久服通神明不老，轻身神仙，令人心灵。〇主上盛下虚，痰涎壅盛，头旋吐逆，霍乱反胃，心腹冷痛，升降阴阳，既济水火，调和五脏，辅助元气。研末，糯糊为丸，最能镇坠。神丹也。

【修治】宜桑灰淋醋煮伏过，乃良。畏咸水；恶磁石。

《茅亭客话》[1]云：杨子度尝以灵砂饲猢狲、鹦哥辄能作

① 烂：原本作“洗”，据初刊本改。
② 渴：初刊本作“满”。

人言语①。

【注】

［1］《茅亭客话》：宋黄休复撰。杂录其所见闻，始于王、孟二氏，终于宋真宗时，皆蜀中轶事，无一条旁涉他郡。

云　母

生泰山山谷，齐、庐山及琅琊北定山石间，今兖州云梦山及江州、濠州、杭越间亦有之，生土石间。按《荆南志》云：华容方台山土人，候云所出之处，于下掘取，无不大获。色有五般，入药用轻薄成层，色白通透者为上。但掘时忌作声也。据此，则此石乃云之根，故得云母之名。

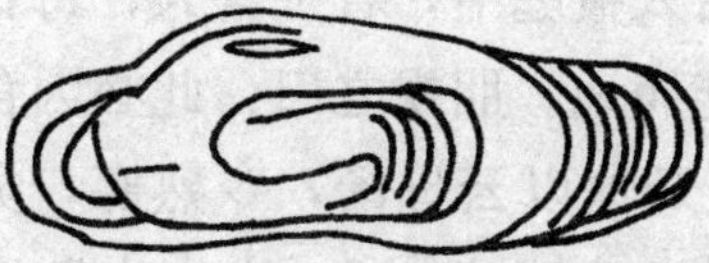

兖州云母

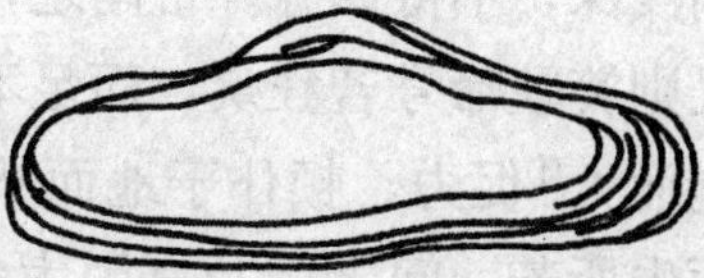

江州云母

【气味】甘，平，无毒。

【主治】身皮死肌，中风寒热，如在车船上。除邪气，安五脏，益子精，明目，久服轻身延年。〇下气坚肌，续绝补中，疗五劳七伤，虚损少气，止痢，久服悦泽，不老，耐寒暑，志高神仙。〇主下痢肠澼，补肾冷。

《抱朴子》：云母举以日中照之五色并具而多青者，名云英，宜春服之；五色并具而多赤者，名云珠，宜夏服之；五

① “《茅亭客话》云：杨子度……能作人言语”：初刊本无此 23 字。

色并具而多白者，名云液，宜秋服之；五色并具而多黑者，名云母，宜冬服之；但有青黄二色者，名云砂，宜季夏服之；皛皛[1]纯白者，名磷石，四时可服也①。

【修治】云母须要光莹如冰色为上。每一斤用小地胆草、紫背天葵、生甘草、地黄汁各一镒，干者细剉，湿者取汁俱入瓦锅中安置，下天池水三镒，着火煮七日夜，水火勿令失度，云母自然成碧玉②浆在埚底，却以天池水猛投其中搅之，浮于蜗涎者即去之。如此三③度淘净，取沉香一两，捣作末，以天池水煎沉香汤二升已来，分为三度，再淘云母浆了，日中晒任用。〇权曰：有毒，恶徐长卿，忌羊血。〇之才曰：泽泻为之使；畏鮀甲及流水；制汞，伏丹砂。

《明皇杂录》：开元中有名医纪朋者，观人颜色谈笑，知病浅深，不待诊脉。帝闻之，召入掖庭中，看一宫人，每日昃则笑歌啼号若狂疾，而足不能履地。朋视之曰：此必因食饱而大④促力，顿仆于地而然。乃饮以云母汤，令熟寐，觉而失所苦。问之，乃言因太华⑤公主[2]岁⑥诞，宫中大陈歌吹，某乃主讴[3]，惧其声不能清且长，吃豚蹄羹，饱而当筵歌大曲，曲罢觉胸中甚热，戏于砌台上，从高坠下，久而方苏，病狂，足不能及地。

《抱朴子》曰：服五云之法：或以桂葱水下化之为水，

① “《抱朴子》：云母举以日中照之五色并……四时可服也”：初刊本无此99字。

② 玉：原本作“下”，据初刊本改。

③ 三：原本作“二”据初刊本及《本草纲目》卷八“云母”条改。

④ 大：原本作“失”，据初刊本改。

⑤ 华：原本作“叶”，据初刊本改。

⑥ 岁：初刊本作“载”。

或以露[1]于铁器中，以玄[2]水熬之为水，或以硝石合于筒中埋之为水，或以蜜溲为酪，或以秋露渍之百日，韦囊挻以为粉，或以无颠草樗而合饵之。服至一年，百病除；三年，返老成童；五年，役使鬼神。他物埋之即腐，入火即焦；而五云入猛火中经时不焦，埋之不腐。故服之者长生，涉水不湿，赴火不烧，践棘不伤。服之十年，云气常覆。服其母以致其子，理自然也。〇杨损之曰：青、赤、黄、紫、白者，并堪服；白色轻者、通透者，为上；黑者，不任用，令人淋沥发疮。〇李时珍曰：昔人言云母壅尸，亡人不朽。盗发逢贵人冢，形貌如生，因共奸之；发晋幽公冢，而尸纵横。及衣服皆如生人，中并有云母壅之故也。

《积德堂方》：妇人难产经日，用生云母粉半两，温酒调服，入口即产，不顺者即顺，万不失一。曾救三、五十人，无不应验[3]。

【注】

[1] 皛皛（pò pò，音破破）：洁白明亮貌。

[2] 太华公主：唐玄宗女，贞顺皇后武惠妃所生。

[3] 讴（ōu，音欧）：歌唱。

玉　屑

生蓝田。采无时。颜色有绿、黑、赤、白、黄五般，其

① 露：原本作“云”，据《本草纲目》卷八“云母”条改。

② 玄：原本作“原”，改据同上。

③ “《抱朴子》曰：服五云之法……无不应验”：初刊本无此 287 字。

质温润而泽，其声清越以长。屑如麻豆。服饵用①白。按许慎《说文》云：玉乃石之美者。有五德：润泽以温，仁也；䚡理②自外可以知中，义也；其声舒扬远闻，智也；不挠而折，勇也；锐廉而不技③，洁也。其字象三玉连贯之形。

玉

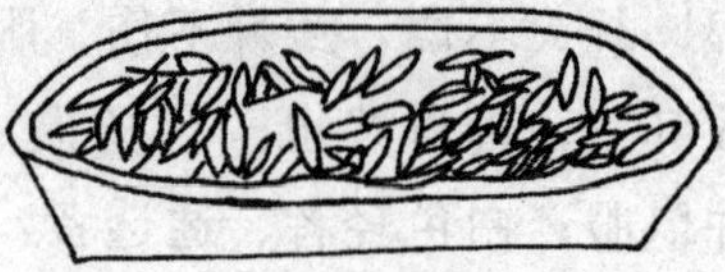

玉屑

【气味】甘平，无毒。

【主治】除胃中热，喘息烦满，止渴，屑如麻豆服之。久服轻身长年。〇润心肺，助声喉，滋毛发。〇滋养五脏，止烦燥，宜共金、银、麦门冬等同煎服，有益。

《异物志》云：玉出昆仑。《别宝经》云：凡石韫玉，但夜将石映灯看之，内有红光，明如初出日，便知有玉。楚记卞和三献玉不鉴，所以刖足。后有辨者，映灯验之，方知玉在石内。乃为玉玺，价可重连城也。[1]

《宝藏论》：玉，玄真者，饵之其命无极，令人举身轻飞，不但地仙而已。然其道迟成，服一二百斤乃可知也。玉可以乌米酒及地榆酒化之为水，亦可以葱浆水消之为饴，亦可饵以为丸，可烧为粉，服一年以上，入水中不濡。〇《天

① 用：原本作"口"，据初刊本改。
② 䚡理：原本作"精明"，据初刊本改。
③ 技：原本作"枝"，据初刊本改。

宝遗事》[2]：杨贵妃含玉咽津，以解肺渴。〇王莽遗孔休①玉曰：君面有疵，美玉可以灭瘢[3]。

《太平御览》云：交州出白玉，夫余出赤玉，挹娄出青玉，大秦出黄②玉，西蜀出黑玉。蓝田出美玉。色如蓝，故曰蓝田。〇《淮南子》云：钟山之玉，炊以炉炭，三日三夜，而色泽不变，得天地之精也。李时珍曰：观此诸说，则产玉之处亦多矣，而今不出者，地方恐为害也，故独以于阗玉为贵焉。晋鸿胪卿张匡邺出使于阗，作《行程记》，载其国采玉之地云：玉河，在于阗城外。其源出昆山，西流一千三百里，至于阗界牛头山，乃疏为三河：一曰白玉河，在城东三十里；二曰绿玉河，在城西三十里；三曰乌玉河，在绿玉河西七里。其源虽一，而其玉随地而变，故其色不同。每岁五、六月大水暴涨，则玉随流而至。玉之多寡，由水之大小。七、八月水退，乃可取，彼人谓之捞玉，其国中有禁，器用服食，往往用玉。中国所有，亦自彼来。又按：古礼有玄圭苍璧，黄琮赤璋，白琥玄璜，以象天地四时而立名尔。《礼记》云：石蕴玉则气如白虹，精神见于山川也。《博物志》云：山有谷者生玉。《尸子》云：水圆折者有珠，方折者有玉。《地镜图》云：二月山中草木生光下垂者有玉，玉之精如美女。《玉书》云：玉有山玄文，水苍文，生于山而木润，产于水而流芳，藏于璞而文采露于外。观此诸说，则玉有山产、水产二种。中国之玉多在山，于阗之玉则在河也。其石似玉者，珷玞、琨、珉、璁、璎也。北方有罐子

① 休：原本作“依”，据初刊本改。
② 黄：初刊本作“菜”。

玉，雪白有气眼，乃药烧成者，不可不辨，然皆无温润。《稗官》载火玉色赤，可烹鼎；暖玉可辟寒；寒玉可辟暑；香玉有香；软玉质柔；观日玉，洞见日中宫阙，此皆希世之宝也①。

【注】

[1] 楚记卞和三献玉不鉴……价可重连城也：卞和，春秋时楚国人。和氏璧的发现者。相传他在荆山得一璞玉，两次献给楚王，都被认为是石头，以欺君之罪被砍去双脚。楚文王即位后，他怀抱璞玉坐在荆山下痛哭。文王派人去问他为什么哭。他说："宝玉而名之曰石，贞士戮之而漫，此臣之所以悲也。"文王令工匠剖雕璞玉，果是宝玉，遂称此玉为"和氏之璧"。

[2]《天宝遗事》：五代后周王仁裕撰。该书根据社会传闻，列 146 个标题，分别记述唐朝开元、天宝年间的逸闻遗事，内容以记述奇异物品为多，任务事迹也以传说为主。

[3] 王莽遗孔休……美玉可以灭瘢：孔休，西汉官吏。字子泉，宛（今南阳）人。平帝时王莽专擅朝权，休离职归乡里。及王莽代汉，派使者请为国师，遂呕血托病，杜门自绝，不任新莽官职。

玉　泉

弘景曰：此当是玉之精华者。质色明澈，可消之为水，故名玉泉。又一名玉浆，一名璚浆。〇宗奭曰：《本经》言玉泉。陶氏言：玉为水，故名玉泉。如此则当言玉水，不当言玉泉。泉乃流布之义。今详泉字乃浆之误，去古既远，文字脱谬也。《道藏经》有金饭、玉浆之文，唐李商隐有"琼

① "《淮南子》云：钟山之……此皆希世之宝也"：初刊本无此 459 字。

浆未饮结成冰”之诗，是采玉为浆，断无疑矣[1]。

【气味】甘，平，无毒。畏款冬花、青竹。

【主治】五脏百病，柔筋强骨，安魂魄，长肌肉，益气，利血脉。久服耐寒暑，不饥渴，不老。人临死服五斤，三年色不变。疗妇人带下十二病，除气癃，明耳目。久服轻身长年。〇治血块。

【修治】青霞子曰：作玉浆法：玉屑一升，地榆草一升，稻米一升，取白露二升，铜器中煮米熟，绞汁。玉屑化为水，名曰玉液。以药纳杯中，所谓神仙玉浆也。

后魏李预得餐玉之法，乃采访蓝田，掘得若环璧杂器形者，大小百余枚，捶作屑，日食之，经年云有效验，而好酒损志。及疾笃，谓妻子曰：服玉当屏居[2]山林，排弃嗜欲，而吾酒色不绝，自致于死，非药之过也。尸体必当有异于人，勿使速殡，令后人知餐服之功。时七月中旬，长安毒热，停尸四日，而体色不变，口无秽气[3]。〇赤松子以玄虫血渍玉为水服之，故能乘烟霞上下。董君异常以玉醴与盲人服，旬日而目愈也[4]。

石钟乳

始生少室山谷及太山，今道州江华县及连、英、韶、

---

① “宗奭曰：《本经》言玉泉……断无疑矣”：初刊本无此 86 字。

② 居：原本作“去”，据《本草纲目》第八卷玉屑条改。

③ 口无秽气：原本作“尸无利气”，改据同上。

④ “后魏李预得餐玉之法……旬日而目愈也”：初刊本无此 157 字。

阶、峡州山中皆有之。生岩穴阴处，润山液而成。空中相通，长者六七寸，如鹅翎管状。碎之如爪甲、中无雁齿、光明者善，色白微红。采无时。入水不沉。系石之津气，钟聚成乳，滴溜成石，故名石钟乳。

【气味】甘，温，无毒。

【主治】咳逆上气，明目益精，安五脏，通百节，利九窍，下乳汁。〇益气，补虚损，疗脚弱疼冷。下焦伤竭，强阴。久服延年益寿，好颜色不老，令人有子。不炼服之，令人淋。〇主泄精，诸寒嗽，壮元气，益阳事，通声。〇补五劳七伤。〇补髓，治消渴引饮。

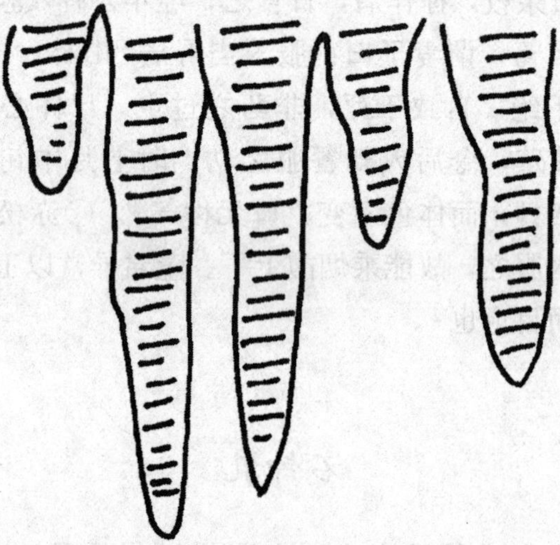

石钟乳　体轻白佳

石钟乳，《本经》上品。服忌参、术，犯者多死。蛇床为之使；恶牡丹、玄石、牡蒙；畏紫石英、蘘草；忌羊血①。

【修治】每乳八两，用甘草、紫背天葵各二两，以水煮一伏时，漉出拭干，缓火焙之，捣筛，水飞过，晒干入钵，复研万遍，贮磁器合备用②。

矾　石

生河西山谷及陇西武都、石门。今白矾则晋州、慈州、无为军，绿矾则隰州温泉县、池州铜陵县，并煎矾处出焉。初生皆石也，采得烧碎，煎炼乃成矾。凡有五种，其色各异：白矾、黄矾、绿矾、黑矾、绛矾也。白矾入药，及染人

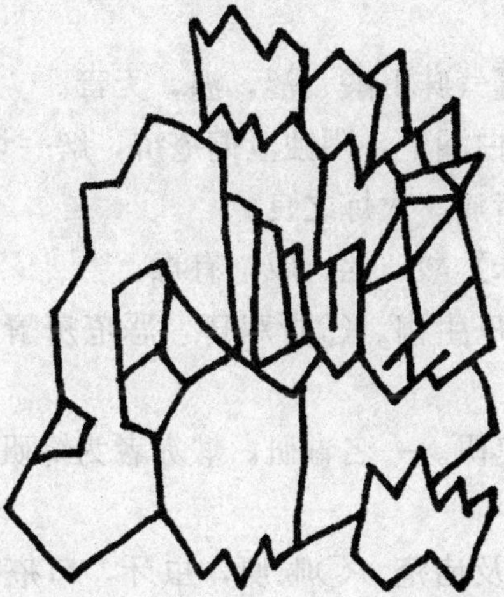

矾石

① 血：初刊本后有“《丹房镜源》：乳石可为冰匮”10字。

② “【修治】每乳八两，用甘草……贮磁器合备用”：初刊本无此49字。

所用甚多。煅枯者名巴石，俗呼枯矾。绿矾入咽喉、口齿药及染色。黄矾丹灶家所须，时亦入药。黑矾惟出西戎，亦谓之皂矾，染须鬓药或用之。绛矾烧之赤色，故有绛名。时珍曰：矾者，燔也，燔石而成也。

生矾【气味】酸，寒，无毒。使药也。

【主治】寒热，泻痢白沃，阴蚀恶疮，目痛，坚骨齿。炼饵服之轻身，不老增年。〇除痼热在骨髓，去鼻中息肉。〇除风去热，消痰止渴，暖水脏，治中风失音。和桃仁葱汤浴，可出汗。〇含之化津，治急喉痹。疗鼻衄、齆鼻，鼠漏瘰疬疥癣。枯矾贴嵌甲，牙缝中血出如衄。〇吐下痰涎饮澼，燥湿解毒，追涎止血定痛。食恶肉，好生肉。治痈疽疔肿恶疮，癫痫疸疾，通大小便，口齿眼目诸病，虎犬蛇蝎百虫伤。

波斯白矾【气味】酸、涩，温，无毒。

【主治】赤白漏下，阴蚀泄痢疮疥，解一切毒，蛇虫等。去目赤暴肿，齿痛。火炼之良。

黄矾【气味】酸、涩、咸，有毒。

【主治】疗疮生肉。〇野鸡痔，恶疮疥癣。〇治阳明风热牙疼。

绿矾一名皂矾。一名青矾。煅赤者为绛矾。【气味】酸，凉，无毒。

【主治】疳及诸疮。〇喉痹，虫牙，口疮疥癣。酿鲫鱼烧灰服，疗肠风泻血。〇消积滞，燥脾湿，化痰涎，除胀满黄肿疟利，风眼口疮诸病。

矾石，《本经》上品。今制煅干汁谓之枯矾，不煅者为生矾。甘草为之使；恶牡蛎；畏麻黄。

《千金方》：治妒精阴疮，黄矾、青矾、麝香各等分，为末傅之，不过三度。又治脚气冲心，白矾三两，以水一斗五升，煎三五沸，浸洗脚，良。又方：治初生小儿产下有皮膜如榴，或中膜裹舌，或遍舌根，可以指甲刺破令血出，枯矾傅之半绿豆许，若不摘[1]去，儿必哑[2]。

《陆氏积德堂》方：治重舌木[3]舌，绿矾二钱，铁上烧红，研末傅之。

戏术：纸上喷花：用白矾一块，研为粉，用滚汤泡，将净笔蘸矾汤随意画花在纸上，候干，摺在身畔，向人前展开，用水喷纸，其花显然。

朴　硝

生益州山谷，有咸水之阳。采无时。以水淋取汁，一煎而成，未经再炼，故曰朴硝。一名硝石。朴硝，即是本体之名；石者，乃坚白之号；朴者，即未化之义也。以其芒消、英消，皆从此出，故为消石朴也。其末消即今俗间呼为马牙消者是也。李时珍曰：此物见水即消。又能消化诸物，故谓之消。生于盐卤之地，状似末盐，故今有盐消之名。凡牛马诸皮，须此治熟，故俗有皮消之称。煎炼入盆凝结，在下粗朴者为朴消，在上有锋芒者为芒消。形大于芒消，与马牙无异者为马牙消。置之风中吹去水气，则轻白如粉，为风化

---

① 摘：原本作“滴”，据《本草纲目》卷十一“矾石”条改。
② “又方：治初生小儿产下有皮膜如榴……儿必哑”：初刊本无此47字。
③ 木：原本、初刊本均作“水”，据文义改。

消。用朴消十斤，水一桶，同入锅内溶化，掠去面上油腻，其水将细布滤去滓，用萝卜十斤，冬瓜五斤，豆腐三斤，俱切厚片，同消水入锅内煮六七沸，捞去萝卜等物，又掠去油腻，再滤过，令滓去净，放瓦盆内，置星月之下，自然生出消牙。取出放于桌上，任其风干，将原水又煎一沸，入瓦盆，令其再生消牙，如此数次，以水中勿生消牙为度。如前风干，用罐子装盛，按实泥裹，碎炭周围，不走火气，煎炼一昼夜。待冷取出，着净地上，以新瓦盆覆之，以去火毒。后研为末。每斤加生熟甘草面各一两，和匀，为玄明粉。

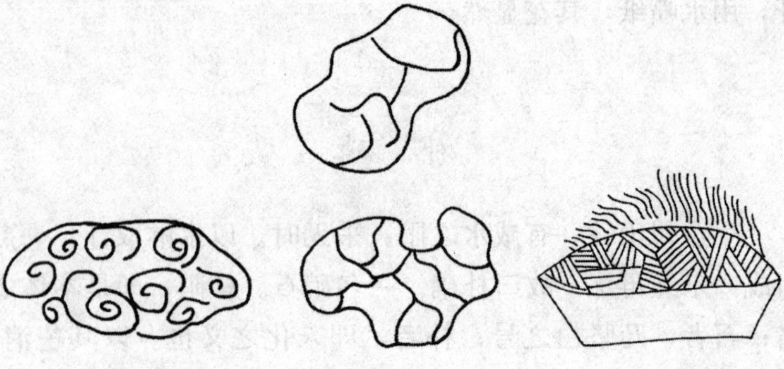

朴硝形　　　　芒硝形

朴消【气味】苦，寒，无毒。

【主治】百病，除寒热邪气，逐六腑积聚，结固留癖，能化七十二种石。炼饵服之，轻身神仙。○胃中饮食热结，破留血闭绝，停痰痞满，推陈致新。○疗热胀，养胃消谷。○治腹胀，大小便不通，女子月候不通。○通泄五脏百病及癥结，治天行热疾，头痛，消肿毒，排脓，润毛发。

芒消【气味】辛、苦，大寒，无毒。

【主治】五脏积聚，久热胃闭，除邪气，破留血，腹中痰实结搏，通经脉，利大小便及月水，破五淋，推陈致新。〇下瘰疬、黄疸病，时疾壅热，能散恶血，堕胎。傅漆疮。

马牙消【气味】甘，大寒，无毒。

【主治】除五脏积热伏气。〇末筛，点眼赤，去赤肿障翳涩泪痛，亦入点眼药中用。〇功同芒消。

风化消【主治】上焦风热，小儿惊热膈痰，清肺解暑。以人乳和涂，去眼睑赤肿，及头面暴热肿痛。煎黄连，点赤目。

生消类朴消而小坚，不经煮炼而成。生茂州西山岩石间，其形块大小不一，色青白，采无时。恶麦句姜。【气味】苦[①]，大寒，无毒。

【主治】风热癫痫，小儿惊邪瘛疭，风眩头痛，肺壅耳聋，口疮喉痹咽塞，牙颔肿痛，目[②]赤热痛，多眵泪。

玄明粉【气味】辛、甘，冷，无毒。【主治】心热燥烦，并五脏宿滞癥结。〇明目，退膈上虚热，消肿毒。

治风眼赤烂：明净皮硝一盏。水一碗煎化，露一夜，滤净澄清。朝夕洗目。三日其红即消，虽经数十年者亦愈也。

朴消君药也。《别录》曰：苦、辛，大寒，炼白如银，能寒能热，能滑能涩，能辛、能咸、能酸。入地千年不变。权曰：有小毒，降也，阴也。

之才曰：石韦为之使；恶麦句姜；畏三棱。

芒消　权曰：有小毒。元素曰：气薄味厚，沉而降，阴也。一去实热，二涤肠中宿垢，三破坚积。孕妇惟三、四月

---

① 苦：初刊本无此字。

② 目：原本作“用”，据初刊本改。

及七、八月不可用，余用无妨。

骨蒸热病，芒消末，水服方寸匕，日二服，良。

《千金方》：治漆疮，用芒消浓涂之，干即再涂，二三次效。

《梅师方》：治火月毒，水调芒消涂之。《子母秘录》：治小儿赤游行于身体上下，延至心胸即死。以芒消内汤中，取浓汁以拭丹上，大效①。

治食物过多不消，遂成痞膈，用马牙消一两碎之，吴茱萸陈者半升，煎汁投消，乘热服。良久未转，更进一服，立愈。

风化消　时珍曰：甘缓轻浮，故治上焦心肺痰热而不泄利。〇玄明粉沉也，阴也。忌苦参。脾胃虚冷及阴虚火动者服之，是速其咎矣。

《伤寒蕴要》：治伤寒发狂者，用玄明粉二钱，朱砂二钱，为末，冷水调服。

消　石

始生益州山谷及武都陇西、西羌。采无时。今所在山泽有之，此即地霜也。冬月地上有霜，扫取，以水淋汁，煎炼而成。盖以能消化诸石，故名消石。非与朴消、芒消同类，而有消名也。一名芒消者，以其煎炼时有细芒而状若消，故亦有芒消之号，与前芒消全别。今丹炉家用制五金八石，银匠家用化金银，兵家用作烽隧火药，得火即焰起，故《土宿

---

① “《千金方》：治漆疮……大效”：初刊本无此 69 字。

本草》名焰消，俗呼火消。

【气味】苦，寒，无毒。君药也。李时珍曰：辛、苦、微咸，有小毒。阴中阳也。得陈皮性疏爽。之才曰：火为之使；恶苦参、苦菜；畏女菀、杏仁、竹叶。

【主治】五脏积热，胃胀闭，涤去蓄结饮食，推陈致新，除邪气。炼之如膏，久服轻身。〇疗五脏、十二经脉中百二十疾，暴伤寒，腹中大热。止烦满消渴，利小便，及瘘蚀疮。天地至神之物，能化七十二种石。〇破积散坚，治腹胀，破血，下瘰疬，泻得根出。〇含咽治喉闭。〇治伏暑伤冷，霍乱吐利，五肿淋疾，女劳黑疸，心腹绞痛①，赤眼，头痛牙痛②。

时珍曰：诸③消，自晋唐以来，诸家皆执名而猜，都无定见，惟马志《开宝本草》以消石为地霜炼成，而芒消、马牙消是朴消炼出者，此言足以破诸家之说矣。诸家因消石一名朴消，朴消一名消石朴，其名相混，遂致费辨不决。不知消有水火二种，形质虽同，性气迥别也。惟《神农本草》朴消、消石二条为正。其《别录》芒消、《嘉祐》马牙消，《开宝》生消，俱系多出，今并归并之。《神农》所列朴消，即水消也，今俗呼皮消。有二种，煎炼结出细消，有细芒者为芒消，结出如马牙者为牙消，俗呼马牙消。其凝底成块者，通为朴消，其色青，其气味皆咸而寒，置风中则化而为风化消，用萝卜等煮制而为玄明粉。《神农》所列消石即火消也，

---

① 心腹绞痛：初刊本作“心肠疞痛”。

② 痛：初刊本后有“《炮炙论》：治头痛欲死，消石末吹鼻内即愈”16字。

③ 诸：原本作“许”，据初刊本改。

亦有二种，煎炼结出细芒者亦名芒消，结出马牙者，亦名牙消，其凝底成块者为消石，其色白，其气味皆辛、苦而大温，风不能化，亦不能为玄明粉。二消皆有芒消、牙消之称，故市家混卖，医家混用。今凡用芒消、牙消者，当用朴消中芒消、牙消。用消石者，用火消为是，以凝水石、猪胆煎成者为消石则误矣。

《圣惠方》治眼赤痛，用消石研令极细，每夜临卧以铜箸头取如黍米大，点目眦头，至明旦以盐浆水洗之。

《外台秘要》：治恶寒啬啬，似欲发背或已生疮肿。用消石三两，以暖水一升，和令消待冷，取故青布揲三重，可似赤处方圆，湿布搨之，热即换，频易，立瘥①。

滑　石

生赭阳山谷及太山之阴，或掖北白山，或卷山。采无

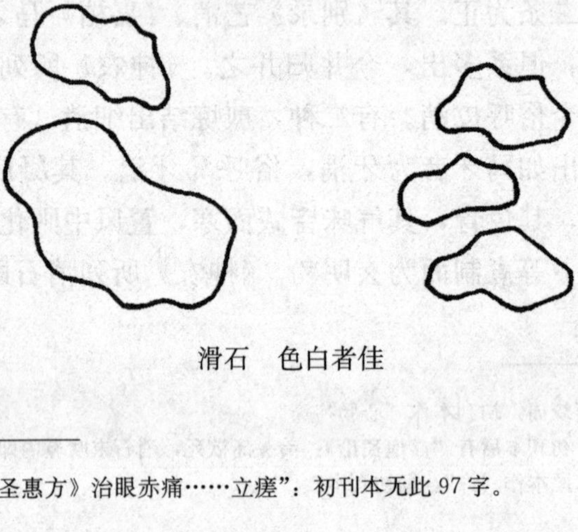

滑石　色白者佳

① “《圣惠方》治眼赤痛……立瘥”：初刊本无此 97 字。

时。今所在皆有。岭南始安出者，白如凝脂，极细软滑，宜入药。时珍曰：性滑利窍，其质又滑腻，故名滑石。

滑石【气味】甘，寒，无毒。臣药也。入足太阳经。石韦为之使；恶曾青；制雄黄。

【主治】身热泄僻，女子乳难，癃闭，利小便，荡胃中积聚寒热，益精气。久服轻身，耐饥长年。○通九窍六腑津液，去留结，止渴，令人利中。○燥湿，分水道，实大肠，化食毒，行积滞，逐凝血，解燥渴，补脾胃，降心火，偏主石淋为要药。○疗黄疸水肿脚气，吐血衄血，金疮血出，诸疮肿毒。

【修治】滑石择色白滑腻，以刀刮去黄色，用东流水淘过，晒干用。

《外台秘要》：疗妇人妊娠不得小便，滑石末水和涂脐下二寸，即通①。

滑石，《本经》上品。

滑石有白、绿、黑、黄等色。惟白者入药，其余俱有毒，勿用②。

益元散，又名天水散、太白散、六一散。解中暑、伤寒、疫病、饥饱劳损，忧愁思虑，惊恐悲怒，传染并汗后遗热，劳复诸疾，兼两感伤寒，百药酒食邪热毒。治五劳七伤，一切虚损，内伤阴痿，惊悸健忘，痫瘛烦满，短气痰嗽，肌肉疼痛，腹胀闷痛，淋闭涩痛，服石石淋。疗身热呕吐泄泻，肠澼下痢赤白。除烦热，胸中积聚寒热，止渴，消

---

① “《外台秘要》：疗妇人妊娠不得小便……即通”：初刊本无此 25 字。

② “滑石有白、绿、黑、黄等色……勿用”：初刊本无此 21 字。

畜水。妇人产后损液，血虚阴虚热甚，催生下乳。治吹乳乳痈，牙疮齿疳。此药大养脾肾之气，通九窍六腑，去留结，益精气，壮筋骨，和气，通经脉，消水谷，保真元，明耳目，安魂定魄，强志轻身，驻颜益寿，耐劳役饥渴，乃神验之仙药也。白滑石飞过六两，粉甘草一两为末，每服三钱，蜜少许，温水调下。实热用新汲水下，解利用葱豉汤，通乳用猪蹄汤下，催生用香油浆下。凡难产或死胎不下，皆由风热燥涩，结滞紧敛，不能舒缓故也。此药力至，则结滞顿开而瘥矣。出刘河间《伤寒直格》。

石　胆

生羌道山谷，羌里句青山，今惟信州铅山县有之。二月庚子辛丑日采。又著其说云：石胆最上出蒲州，大者如

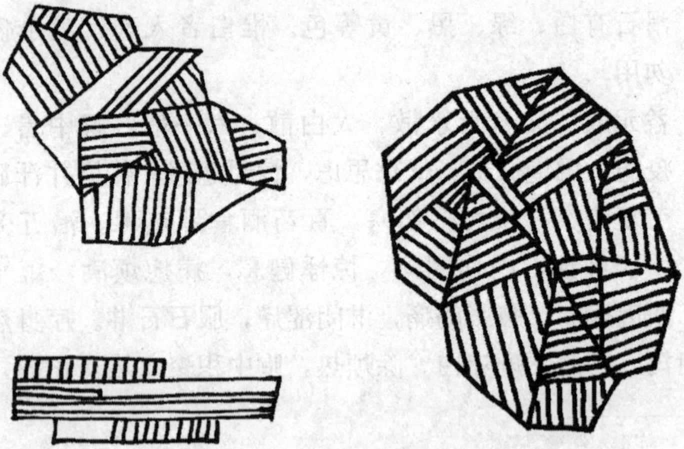

石胆　　　　色青绿，状如琉璃有白文易折

拳，小者如桃、栗。击之纵横解，皆成叠文，色青，见风久则绿，击破其中亦青也。其次出上饶、曲江铜坑间者，粒细有廉棱，如钗股米粒。时珍曰：胆以色味命名，俗因其似矾，呼为胆矾。

【气味】酸、辛，寒，有毒。君药也。入少阳胆经。水英为之使；畏牡桂、菌桂、芫花、辛夷、白微。

【主治】明目，目痛，金疮，诸痛痉。女子阴蚀痛，石淋寒热，崩中下血，诸邪毒气。令人有子。炼饵服之，不老；久服，增寿神仙。〇散癥积，咳逆上气，及鼠瘘恶疮。〇治虫牙，鼻内息肉。〇带下赤白，面黄，女子脏急。〇入吐风痰药最快。

石胆，《本经》上品。色青，丝状如硫璃，有白文，易折①。

周密《齐东野语》[1]云：密过南浦，有老医授喉痹极速垂死方，用鸭嘴胆矾末，醋调灌之，大吐胶痰数升，即瘥。临汀一老兵妻苦此，绝水粒三日矣，如法用之，即瘥。屡用无不立验，神方也。

《胜金方》治口疮众疗不效：胆矾半两，入银锅内火煅通赤，置于地上一宵以去火毒。细研。每取少许敷疮上，吐酸水清涎，二、三次瘥。

沈存中《笔谈》：信州铅山有苦泉，挹其水熬之则成胆矾，烹胆矾即成铜。熬胆矾铁釜，久之亦化为铜②。

---

① 折：初刊本后有“时珍曰：气寒、味酸而辛。”9字。

② “《胜金方》治口疮众疗不效……久之亦化为铜”：初刊本无此88字。

【注】

[1] 周密《齐东野语》：周密，字公谨，自号草窗，又号弁阳啸翁、萧斋、泗水潜夫、华不注山人、弁阳老人等，祖籍济南。《齐东野语》20卷，是书用《齐东野语》之名，乃作者不忘祖籍之意。书中所记，多宋元之交的朝廷大事，很多可补史籍之不足。

空　青

生益州山谷及越嶲山有铜处。铜精熏则生空青。今信州亦时有之。状若杨梅，故别名杨梅青。其腹中空，破之有浆者绝难得。亦有大者如鸡子，小者如豆子。三月中旬采，亦无时。《本草纲目》云：空，言其质也；青，言其色也。

空青

中空有浆

【气味】甘、酸，寒，无毒。

【主治】青盲耳聋，明目，利九窍，通血脉，养精神，益肝气。久服轻身延年。◎疗目赤痛，去肤翳，止泪出。利

图书在版编目(CIP)数据

本草真诠/〔明〕杨崇魁辑；张瑞贤等校注. —北京：学苑出版社，2011.8

ISBN 978-7-5077-3838-4

Ⅰ.①本… Ⅱ.①杨… ②张… Ⅲ.①本草-汇编-中国-古代 Ⅳ.①R281.3

中国版本图书馆CIP数据核字(2011)第167471号

责任编辑：马红治
出版发行：学苑出版社
社　　址：北京市丰台区南方庄2号院1号楼
邮政编码：100079
网　　址：www.book001.com
电子信箱：xueyuan@public.bta.net.cn
销售电话：010-67675512、67678944、67601101（邮购）
经　　销：新华书店
印 刷 厂：河北三河灵山红旗印刷厂
开本尺寸：890×1240　1/32
印　　张：8.125
字　　数：164千字
印　　数：0001—3000册
版　　次：2011年9月第1版
印　　次：2011年9月第1次印刷
定　　价：20.00元

水道，下乳汁，通关节，破坚积。令人不忘，志高神仙。○治头风，镇肝。瞳人破者，得再见物。○钻孔取浆，点多年青盲内障翳膜，养精神。其壳摩翳。○中风口㖞，以豆许含咽甚效。

《千金方》治眼睆睆不明，以空青少许渍露一宿，以水点之，豁然而愈。

《肘后方》治卒中风，手臂不仁，口㖞斜，取空青末豆许，着口中，渐入咽即愈①。

空青，《本经》上品，畏菟丝子。诸药惟此最贵，能化铜、铁、铅、锡作金。

《造化指南》[1]云：铜得紫阳之气而生绿，绿二百年而生石绿，铜始生其中焉。曾、空二青，则石绿之得道者，均谓之矿。又二百年得青阳之气，化为鍮[2]石。观此空青有金坑、铜坑二种，或大如拳卵，小如豆粒，或成片块，或若杨梅，虽有精粗之异，皆以有浆为上，不空无浆者为下也。方家以药涂铜物生青，刮下伪作空青者，终是铜青，非石绿之得道者也。

【注】

[1]《造化指南》：土宿真君撰，道教炼丹著作。

[2] 鍮（tōu，音偷）：黄铜矿石。

曾青

生蜀中山谷及越巂。采无时。形累累如黄连相缀，色理

① “治眼睆睆不明……渐入咽即愈”：初刻本无此56字。

相类空青。李时珍曰：曾，音层，其青层层而生，故名。

【气味】酸，微寒，无毒。

【主治】目痛，止泪出，风痹，利关节，通九窍，破癥坚积聚。久服轻身不老。○养肝胆，除寒热，杀白虫，疗头风脑中寒，止烦渴，补不足，盛阴气。

曾青，《本经》上品。可合仙药。

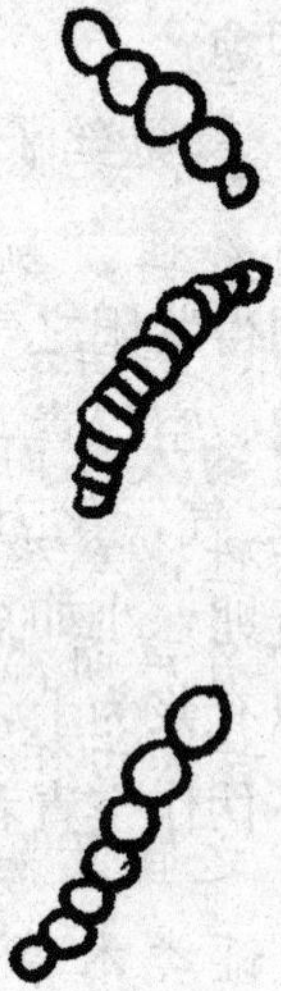

曾青

【修治】勿用夹石及铜青，每一两要紫背天葵、甘草、青芝草三件，干湿各一镒，细剉，放瓷锅内，安曾青于中，以东流水二镒，缓缓煮之五昼夜，勿令水火失时。取出，以东流水浴过，入乳钵研如粉用。○畏菟丝子。○独孤滔云：曾青住火成膏，可结汞，制丹砂，盖含金气所生也。葛洪曰：涂铁，色赤如铜。

治斑疮入目，曾青一钱，丹砂二钱，为末，蛴螬虫五枚，捣汁和点。

禹余粮

会稽山中出者甚多。形如鹅鸭卵，外壳重叠包裹，中有细粉如面，故曰余粮。一云：昔禹行山乏食，采以充粮，而弃其余，故名禹余粮。

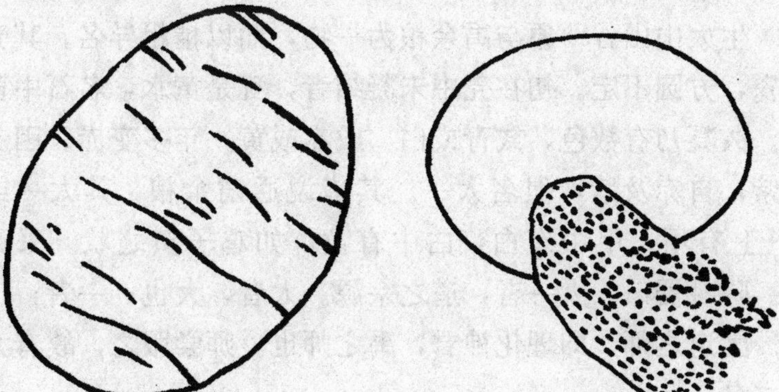

禹余粮

【气味】甘，寒，无毒。君药也。入手足阳明血分。牡丹为之使；伏五金；制三黄。

【主治】咳逆寒热烦满，下赤白，血闭癥瘕，大热。炼饵服之，不饥轻身延年。〇疗小腹痛结烦疼。〇主崩中。〇治邪气及骨节疼，四肢不仁，痔瘘等疾。久服耐寒暑。〇催生，固大肠。

《卫生简易方》：治妇人少腹痛，禹余粮为末，每米饮服二钱，日二服，极效。

《胜金方》治妇人赤白带下。白带，禹余粮、干姜各一两；赤带，禹余粮一两，干姜半两。右有禹余粮用醋淬，捣，研细为末，空心温酒调下两钱匕。

禹余粮，《本经》上品①。

【修治】细研，水洮汁，澄之，勿令有沙土也。

太一余粮

生太山山谷。原与禹余粮为一物，而以精粗异名。其壳若瓷，方圆不定。初在壳中未凝结者，犹是黄水，名石中黄子。久凝乃有数色，或青或白，或赤或黄，年多变赤。因赤渐紫，自赤及紫，俱名太一。其诸说通谓余粮。其太一或壳②上有甲，甲中有白，白中有黄，如鸡子黄之状。采无时。陈藏器曰：太一者，道之宗源。太者，大也；一者，道也。大道之师，即理化神君，禹之师也。师尝服之，故有太一之名。

【气味】甘，平，无毒。

【主治】咳逆上气，癥瘕血闭漏下，除邪气，肢节不利。久服耐寒暑，不饥轻身，飞行千里，神仙。〇治大饱绝力身重。〇益脾，安脏气。〇定五脏，镇六腑。

【修治】凡修事四两，用黑豆五合，黄精五合，水二斗，煮取五升，置瓷锅中，下余粮煮之，旋添，汁尽为度。其药

---

① “《胜金方》治妇人赤白带下……《本经》上品”：初刊本无此 60 字。

② “山谷。原与禹余粮为一物……其太一或壳”：初刊本无此 83 字。

气自然香如新米。捣了，又研一万杵方用。

杜仲为之使；畏贝母、菖蒲、铁落。

石中黄子

出余粮处即有之。其药如面剂，紫黑色。石皮内黄色者，谓之中黄。《本经》云：水已凝者为余粮，水未凝者为石中黄子也。宗奭曰：子，当作水。

【气味】甘平，无毒。

【主治】久服轻身，延年不老。

苏恭曰：此禹余粮壳中未成余粮，黄浊水也。○按《别录》言，禹余粮生东海池泽及山岛中，太一余粮生太山山谷，石中黄出余粮处有之，乃壳中未成余粮黄浊水也。据此，则三者一物也。生于池泽者为禹余粮，生于山谷者为太一余粮，其中有水黄浊者为石中黄水。

白石英

生华阴山谷及太山。大如指，长二三寸，六面如削，白澈有光。二月采，亦无时。徐锴云：英，亦作瑛，玉光也。英有白、黄、赤、青、黑五种，皆石之似玉而有光莹者，故得英名。

【气味】甘，微温，无毒。入手太阴、阳明气分药也。恶马目毒公。

【主治】消渴，阴痿不足，咳逆，胸膈间久寒，益气，

本草真诠序

古之医者，多出于博物好古[1]之士，是以研《素》《难》，精色脉，洞阴阳，晓方饵，故投剂若神，而声名烂[2]焉。若张、葛、陶、王、孙、刘、李、朱[3]，彰彰可睹矣。降而今也，谓医为小道，儒者薄而弗屑，彼委琐龌龊之流，缘习以为利。是故岐扁所议，耳所未闻；《图经》所载，目所未睹，妄以己意，按成方，徼幸奇中。间有识者，亦惟是窥其藩篱[4]，未涉阃奥[5]，粗知温凉寒热而已，[illegible]奇偶大小，制则缓急逆顺之宜，[illegible]经络，详阴阳[illegible]之说，如何能解悟焉？又其甚者，以贵品窥厚利，以妄诞猎虚名，珠犀冰麝[6]，无往弗投；奇方怪石，遇病杂施。此辈出，而脉因证治乖经离本[7]，病之危者什九[8]矣。寄死生之谓何？

---

① 古：原作“士”，据文义改。

② 烂：灿烂。这里指声名显赫。

③ 张、葛、陶、王、孙、刘、李、朱：即张仲景、葛洪、陶弘景、王叔和、孙思邈、刘完素、李东垣和朱震亨。

④ 藩篱：篱笆。比喻门户。

⑤ 阃（kǔn）奥：[illegible]内室。喻奥秘[illegible]。

⑥ 珠犀冰麝：珍珠、犀角、冰片、麝香。比喻贵重药材。

⑦ 本：原作“次”，据文义改。

⑧ 什九：[illegible]

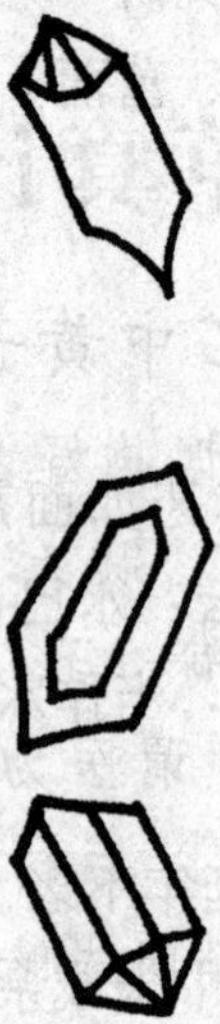

白石英　白色若水精

除风湿痹。久服轻身长年。〇疗肺痈吐脓，咳逆上气，疸黄。〇实大肠。

五色石英【主治】心腹邪气，女人心腹痛，镇心，胃中冷气，益毛发，悦颜色。治惊悸，安魂定魄，壮阳道，下乳。随脏而治，青治肝，赤治心，黄治脾，白治肺，黑治肾。

白石英，《本经》上品。

白色若水晶，长而白泽，明澈有光，六面如削者可用，五六寸者弥佳①。

---

① “白色若水晶……寸者弥佳”：初刊本无此26字。

紫石英

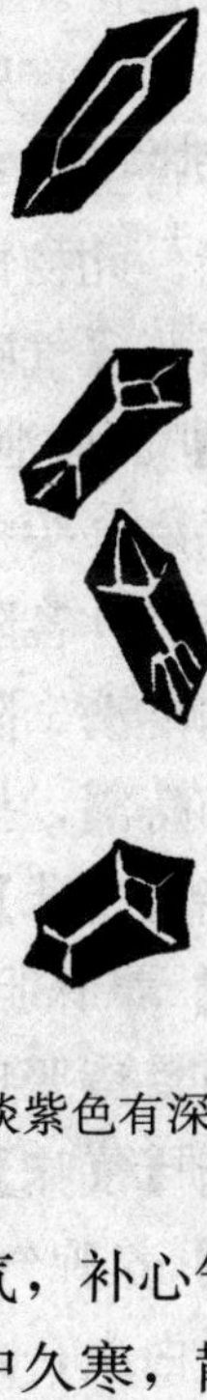

有淡紫色有深紫色

生太山山谷。采无时。其色紫，其质莹澈。随其大小、长短皆有五棱，两头如箭簇。煮水饮之，暖而无毒。比白者更胜①。

【气味】甘，温，无毒。入手少阴、足厥阴经。长石为之使；畏扁青、附子；恶鮀甲、黄连、麦句姜。得茯苓、人参，疗心中结气；得天雄、菖蒲，疗霍乱。

【主治】心腹咳逆邪气，补不足，女子风寒在子宫，绝孕十年无子。久服温中，轻身延年。〇疗上气，心腹痛，寒热邪气结气，补心气不足，定惊悸，安魂魄，填下焦，止消渴，除胃中久寒，散痈肿。令人悦泽。〇养肺气，治惊痫，蚀脓。

紫石英，《本经》上品。

【修治】火煅醋淬七次，研末水飞过，日中晒干，入丸散用。

治痈肿毒气，用紫石英火烧醋淬，为末，生姜、米醋煎，傅之，摩亦得。

① “比白者更胜”：初刊本无此5字。

五色石脂

一名五色符。普曰青符。生南山或海崖；黄符生高山，色如豚脑、雁雏；黑符生洛西山空地；白符生少室天娄山，或太山；赤符生少室或太山，色绛，滑如脂。李时珍曰：膏之凝者曰脂。此物性粘，固济炉鼎甚良，盖兼体用而名也。

五种石脂【气味】并甘，平，无毒。

【主治】黄疸泄痢，肠澼脓血，阴蚀下血赤白，邪气痈肿，疽痔恶疮，头疡疥瘙。久服补髓益气，肥健不饥，轻身延年。五石脂，各随五色补五脏；治泄痢，血崩带下，吐血衄血，涩精淋沥，除烦，疗惊悸，壮筋骨，补虚损。久服悦色。治疮疖痔漏，排脓。

青石脂【气味】酸，平，无毒。

【主治】养肝胆气，明目，疗黄疸，泄痢肠澼，女子带下百病，及疽痔恶疮。久服补髓益气，不饥延年。

黄石脂【气味】苦，平，无毒。

【主治】养脾气，安五脏，调中，大人小儿泄痢，肠澼下脓血，去白虫，除黄疸痈疽虫。久服轻身延年。

黑石脂【气味】咸，平，无毒。

【主治】养肾气，强阴，主阴蚀疮，止肠澼泄痢，疗口疮咽痛。久服益气，不饥延年。

白石脂【气味】甘、酸，平，无毒。

【主治】养肺气，厚肠，补骨髓，疗五脏惊悸不足，心下烦，止腹痛，下水，小肠澼热，溏便脓血，女子崩中漏下，赤白沃，排痈疽疮痔。久服安心不饥，轻身长年。涩大肠。

·2·

徐之才曰：白石脂得厚朴、米泔饮，止便脓。燕屎为之使；苏颂曰：恶松脂，畏①黄连、甘草、飞廉、马目毒公②、细辛治泄痢。

赤石脂【气味】甘、酸、辛，大温，无毒。君药也。徐之才曰：畏芫花，恶大黄、松脂。

【主治】养心气，明目益精，疗腹痛肠澼，下利赤白，小便利，及痈疽疮痔，女子崩中漏下，产难，胞衣不出。久服补髓，好颜色，益智，不饥，轻身延年。◎补五脏虚乏。补心血，生肌肉，厚肠胃，除水湿，收脱肛。

《斗门方》：治小儿疳泻，赤石脂为末，米饮调服半钱，立瘥。加京芎等分更妙。

寇宗奭曰：赤石脂今四方皆有，以舌试之粘着者为佳。有人病大肠寒滑，小便精出，诸热药服及一斗二升，未甚效。后人教服赤石脂、干姜各一两，胡椒半两同为末，醋糊丸如梧桐子大，空心及饭前米饮下五七十丸，终四剂愈③。

时珍曰：五色石脂，皆手足阳明药也。其味甘，其气温，其体重，其性涩；涩而重，故能收湿止血而固下；甘而温，故能益气生肌而调中。五种主疗，大抵相同；故《本经》不分条目，但云各随五色补五脏。《别录》虽分五种，而性味主治亦不甚相远，以五味配五色为异；亦是强分尔。赤白二种，一以入气分，一以入血分，故时用尚之。俱《本经》

① 畏：初刊本前有“畏黄芩”3字。
② “细辛、飞廉”：初刊本无此4字。
③ “寇宗奭曰……终四剂愈”：初刊本无此88字。

上品。

无名异

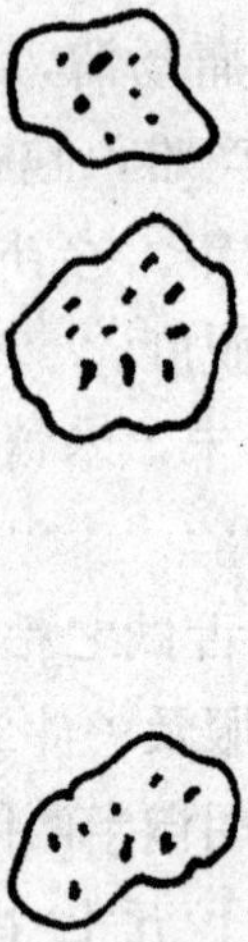

无名异　似蛇黄而色黑

始出大食国，生于石上。今广州山石中及宜州南八里龙济山中亦有之。黑褐色，大者如弹丸，小者如黑石子。采无时。名无名异者，言无可名其异也。

【气味】甘，平，无毒。

【主治】金疮折伤内损，止痛，生肌肉。〇消肿毒痈疽，醋摩傅之。〇收湿气。

无名异，宋《开宝》。

昔人见山鸡被网损其足，脱去，衔一石摩其疮遂愈。乃取其石，理伤折大效，人因傅之。

谈埜翁《试效方》：若人犯杖，临时用无名异末，温酒服三[1]钱，则杖不甚痛，亦不甚伤。

《简便方》：治赤瘤丹毒，用无名异末，葱汁调涂，立消。

---

① 三：初刊本后有“五”字。

雄　黄

重三五两一块，嗅之不闻臭气。赤如鸡冠、明澈者，价类黄金焉。有孕佩之，转女成男。仙家人点化黄金用，故一名黄金石。因生武都敦煌山阳，故名曰雄黄。

【气味】苦，平，有毒。君药也。

【主治】寒热，鼠瘘恶疮，疽痔死肌，杀精物恶鬼邪气，百虫毒，胜五兵。炼食之，轻身神仙。〇疗疥虫䘌疮，目痛，鼻中息肉，及绝筋破骨，百节中大风，积聚癖气，中恶腹痛鬼疰。杀诸蛇虺毒，解藜芦毒。悦泽人面者，饵服之者，皆飞入脑中，胜鬼神，延年益寿，保中不饥。得铜可作金。〇主疥癣风邪，癫痫岚瘴，一切虫兽伤。〇搜肝气，泻肝风，消涎积。治疟疾寒热，伏暑泄泻痢疾。酒饮成癖，惊痫，头风眩运，化腹中瘀血，杀劳虫疳虫。

【修治】雄黄，捣如粉，水飞，澄去黑者，晒干，再研用。〇颂曰：形块如丹砂，明澈，不夹石，其色如鸡冠者真。有青黑色而坚者，名熏黄；有形色似真，而气臭者，为臭黄。并不入服食，只可疗疮疥。其臭以醋洗之便去，足以乱真，不可不辨。

土宿真君曰：南星、地黄、莴苣、五加皮、紫河车、地榆、五叶藤、黄芩、白芷、当归、地锦、鹅肠草、鸡肠草、苦参、鹅不食草、圆桑、猬脂，皆可制雄黄。

《甲志[1]》观音治痢：昔虞丞相自渠州被召，途中冒暑得泄痢，连月梦观音，壁间有韵语一纸，读之数遍，其词

① 甲志：初刊本作夷坚志。

曰：暑毒在脾，湿气连脚，不泄则痢，不痢则疟。独炼雄黄，蒸饼和药，甘草作汤，服之安乐。别作治疗，医家大错。如方服之遂愈。

《明皇杂录》：有黄门奉使交广回，周顾谓曰：此人腹中有蛟龙。上惊问黄门曰：卿有疾否？曰：臣驰马大庾岭，当大热，困且渴，遂饮涧水，觉腹中坚痞如石。周遂以消石及雄黄煮服之，立吐一物，长数寸，大如指，视之鳞甲具，投之水中，俄顷长数尺，复以苦酒沃之如故，以器覆之，明日已生一龙矣。上甚讶之。

《唐书》：甄立言究习方书，仕唐为太常丞，有道人心腹满烦，弥二岁，甄立言诊曰：腹有虫，误食发而然。令饵雄黄一剂，少顷吐一蛇如小指，惟无目，烧之有发气，乃愈。

雌　黄

生武都山谷，与雄黄同山。其阴山有金，金精熏则生雌黄。今出阶州，以其色如金，又似云母，甲错可析者为佳。其夹石及黑如铁色者，不可用。或云：一块重四两者，析之可得千重，此尤奇好也。采无时。李时珍曰：生山之阴，故曰雌黄。《土宿本草》云：阳石气未足者为雌，已足者为雄，相距五百年而结为石，造化有夫妇之道，故曰雌雄。

【气味】辛，平，有毒。君药也。

【主治】恶疮头秃痂疥，杀毒虫虱，身痒邪气诸毒。炼之，久服轻身，增年不老。◎蚀鼻中息肉，下部䘌疮，身面白驳，散皮肤死肌，及恍惚邪气，杀蜂蛇毒人。久服之脑满。治冷痰劳嗽，血气虫积，心腹痛，癫痫，解毒。

【修治】勿令妇人、鸡、犬、新犯淫人、有患人、不男人、非形人，及曾是刑狱臭秽之地犯之。雌黄黑如铁色，不堪用也，反损人寿。凡用，捣、筛，以水飞过，晒干，研如尘用。◯《别录》云：大寒，不入汤用。

土[①]宿真君曰：芎䓖、地黄、独帚、益母、羊不食草、地榆、五加皮、瓦松、冬瓜汁，皆可制伏。又雌黄见铅及胡粉则黑。

试法：但于指甲上磨之，土色者好。又烧熨斗底，以雌画之，如赤黄线一道者好。舶上来如噀血者上，湘南者次之，青色尤佳。叶子者为上，造化黄金非此不成。亦能柔五金、干汞，转硫黄，伏粉霜。又云：雌黄可以变铁，亦可以变锡[②]。

《圣惠方》：治乌癞虫疮，雌黄粉、醋和鸡子黄，涂之。

石硫黄

生东海牧羊山及太山河西山，矾石液也。今惟出南海诸蕃，岭外州郡或有而不甚佳。以色如鸡子初出壳者为真，谓之昆仑黄。其赤色者名石亭脂，青色者号冬结石，半白半黑者名神惊石，并不堪入药。李时珍曰：硫黄秉纯阳火石之精气而结成，性质流通，色赋中黄，故名硫黄。含其猛毒，为七十二石之将，故药品中号为将军。外家谓之阳侯，亦曰黄牙，又曰黄硇砂。

---

① 土：初刊本前有“雌黄，《本经》中品”6字。

② “雌黄可以变铁，亦可以变锡”：初刊本作“雄黄变铁，雌黄变锡”。

【气味】酸，温，有毒。君药也。

【主治】妇人阴蚀，疽痔恶血，坚筋骨，除头秃。能化金、银、铜、铁奇物。○疗心腹积聚，邪气冷痛在胁，咳逆上气，脚冷疼弱无力，及鼻衄，恶疮，下部䘌疮，止血，杀疥虫。○治妇人血结。○下气，治腰肾久冷，除冷风顽痹，寒热。生用，治疥癣。炼服，主虚损泄精。○壮阳道，补筋骨劳损，风劳气，止嗽，杀脏虫邪魅。○长肌肤，益气力，老人风秘，并宜炼服。○主虚寒久痢，滑泄霍乱，补命门不足，阳气暴绝，阴毒伤寒，小儿慢惊。

石硫黄，《本经》中品。

【修治】李时珍曰：以萝卜剜空，入硫黄在内合定，稻糠火煨熟，去其臭气，以紫背浮萍同煮过，消其火毒，以皂荚汤淘之，去其黑浆。一法：打碎，以绢袋盛，无灰酒煮三伏时用。○权曰：硫黄，有大毒，以黑锡煎汤解之，及食冷猪血。○之才曰：曾青为之使；畏细辛、飞廉、朴消、铁、醋。

葛洪曰：四黄惟阳侯为尊。金石煅炼者，不可用，惟草木制伏者堪入药用。桑灰、益母、紫河、菠棱、天盐、桑白皮、地骨皮、车前、马鞭草、黄蘖、何首乌、石韦、荞麦、独帚、地榆①、蛇床、菟丝、蓖麻、蚕砂，或灰或汁，皆可伏之。

《医方摘要》：治咳逆打呃，硫黄烧烟嗅之，立止。

《圣惠方》治诸疮胬肉如蛇出数寸，用硫黄一两细研，

① 地榆：初刊本无此2字。

于肉上薄涂之即缩①。

食　盐

有东海盐，北海盐，南海盐，河东盐池，梁益盐井，西羌山盐，胡地木盐。色类不同，以河东者为胜。五味之中，惟此不可缺，乃人所常食者，故《别录》名食盐。俗呼大盐。许慎《说文》云：盐，咸也。李时珍曰：盐字象器中煎卤之形也。

【气味】甘、咸，寒，无毒。臣药也。

【主治】肠胃结热，喘逆胸中病，令人吐。〇伤寒寒热，吐胸中痰癖，止心腹卒痛，杀鬼蛊、邪疰毒气，下部䘌疮，坚肌骨。〇除风邪，吐下恶物，杀虫，去皮肤风毒，调和脏腑，消宿物，令人壮健。〇助水脏，及霍乱心痛，金疮，明目，止风泪邪气，一切虫伤疮肿，火灼疮，长肉补皮肤，通大小便，疗疝气，滋五味。〇空心揩齿，吐水；洗目，夜见小字。〇解毒凉血，润燥定痛止痒，吐一切时气热，痰饮、关格诸病。多食令人失色，肤黑，损筋力②。

【修治】须以水化，澄去脚滓，煎炼白色，入药乃良。之才曰：漏芦为之使。

唐柳宗元纂“救三死方”云：元和十一年十月，得霍乱，上不得吐，下不可利，出冷汗三大斗许，气即绝。河南

① “《圣惠方》治诸疮胬肉如……薄涂之即缩”：初刊本无此28字。

② 力：初刊本后有“食盐，《别录》中品。”6字。

房伟传此方，入口即吐，绝气复通。一法：用盐一大匙，炒①令黄，童子小便一升，合和温服，少顷吐下即愈。

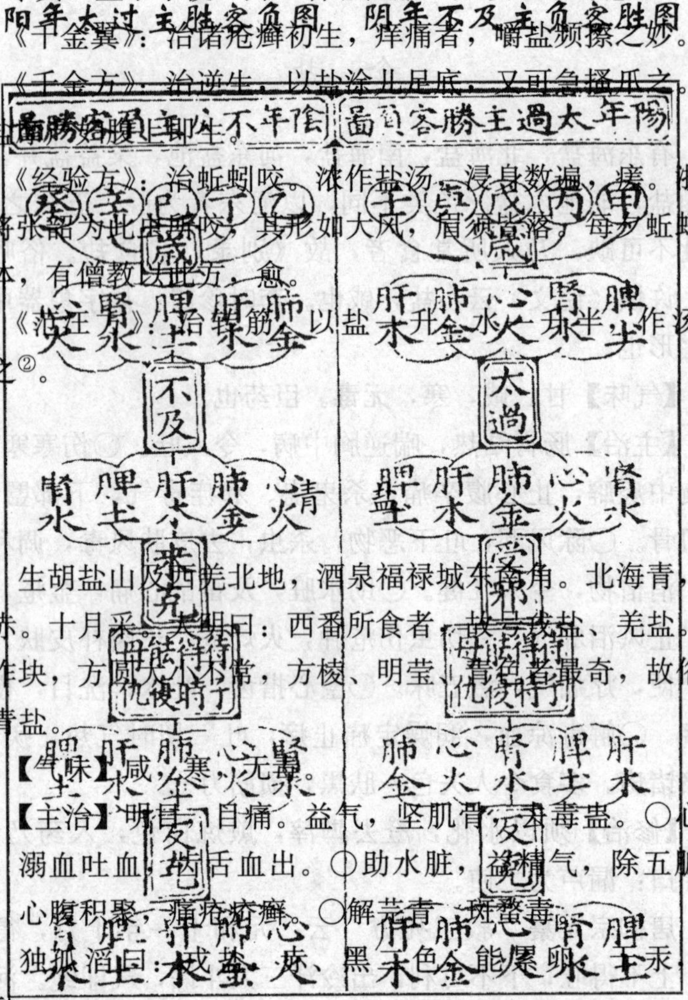

《千金翼》：治诸疮癣初生，痒痛者，嚼盐频擦之妙。

《千金方》：治逆生，以盐涂儿足底，又可急搔爪之。并以盐摩产妇腹上，即生。

《经验方》：治蚯蚓咬，浓作盐汤，浸身数遍，瘥。浙西军将张韶为此虫所咬，其形如大风，眉须皆落。每夕蚯蚓鸣于体，有僧教以此方，愈。

《范汪方》：治转筋，以盐一升半，作汤洗渍之②。

生胡盐山及西羌北地，酒泉福禄城东南角。北海青，南海赤。十月采。大明曰：西番所食者，故号戎盐、羌盐。其形作块，方圆大小不常，方棱、明莹、青色者最奇，故俗通呼青盐。

【气味】咸，寒，无毒。

【主治】明目，目痛。益气，坚肌骨，去毒蛊。○心腹痛，溺血吐血，齿舌血出。○助水脏，益精气，除五脏癥结，心腹积聚，痛疮疥癣。○解芫青、斑蝥毒。

独孤滔曰：戎盐赤、黑二色，能累卵，干汞，制丹砂。

---

① 炒：初刊本作“熬”。

② “《千金方》：治逆生……作汤洗渍之”：初刊本无此 97 字。

[illegible]

《经》曰：至而不至，此谓不及，则所胜妄行，而所生受病，所不胜而薄之，命曰气迫是也。然有胜必有复，其复必待时也，行复于所胜则己不可前，故待得时则子当旺，然后为母复仇，故经云胜复同者，此也。然六气有正化对化之司，若正司化令之实，甚则胜而不复，对司化令之虚，微则胜而有复，胜甚则复甚，胜微则复微，所谓邪气化日也。如是气不相得，则邪气中人而疾病矣，然天地之气亦行胜复，故《经》曰：初气终三气，天气主之，胜之常也；四气尽终气，地气主之，复之常也。盖胜至而复，复已而胜，故无常气乃比，复而不胜，则是生气已绝，故曰伤生也。

卤　碱

机曰：即卤水也，卤水之下，凝结如石者，即卤鹹也。所谓石碱是已。时珍曰：鹹，音咸，润下之味。碱，音减。盐土之名。许慎《说文》云：卤，西方鹹地也，故字从西，省文象盐形。东方谓之斥，西方谓之卤，河东谓之鹹。《传》云：兑为泽，其于地也为刚卤，亦西方之义。今人不复呼卤鹹，并呼为碱为鹻。

【气味】苦，寒，无毒。《本经》下品。

【主治】大热消渴狂烦，除邪及下蛊毒，柔肌肤。○去五脏肠胃留热结气，心下坚，食已呕逆喘满，明目目痛①。

独孤滔曰：制四黄，作焊药，同硇砂。罨铁，一时即软。洗衣去垢极妙。

玄精石

出解州解池及通、泰州。积盐仓中亦有之。其色青白，龟背者佳。采无时。此石乃鹹卤至阴之精，凝结而成，故名玄精石，又名太乙玄精石。

---

① 痛：初刊本后有“卤硷，《本经》下品”6字。

【气味】咸，温，无毒。

【主治】除风冷邪气湿痹，益精气，妇人痼冷漏下，心腹积聚冷气，止头痛，解肌。〇主阴证伤寒，指甲面色青黑，心下胀满结硬，烦渴，虚汗不止，或时狂言，四肢逆冷，咽喉不利肿痛，脉沉细而疾，宜佐他药服之。又合他[①]药，涂大[②]风疮。

独孤滔曰：玄精石，制硫黄、丹砂。

石　膏

生齐山山谷及齐、庐山、鲁蒙山。采无时。有红、白二色，红者不可服，白者洁净，细文短密如束针，正如凝成白腊状，松软易碎，烧之即白烂如粉，俗呼软石膏。震亨曰：

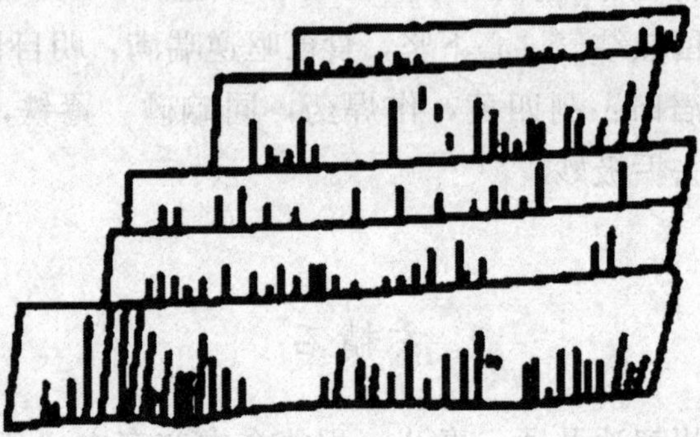

石膏

① 他：原本作“大”，据初刊本改。
② 大：原本作“天”，据初刊本改。

药之命名，多有意义，或以色，或以形，或以气，或以质，或以味，或以能，或以地，或以时。石膏火煅细研，醋调封丹灶，其固密甚于脂膏，此盖兼质与能而得名，正如石脂同意。时珍曰：其性大寒如水，故一名寒水石。

【气味】辛，微寒，无毒。气味俱薄，体重而沉，降也，阴也，乃阳明经大寒之药。

【主治】中风寒热，心下逆气惊喘，口干舌焦不能息，腹中坚痛，除邪鬼，产乳金疮。〇除时气头痛身热，三焦大热，皮肤热，肠胃中结气，解肌发汗，止消渴烦逆，腹胀，暴气喘，咽热，亦可作浴汤。〇治伤寒头痛如裂，壮热皮如火燥。和葱煎茶，去头痛。〇治天行热狂，头风旋，下乳，揩齿益齿。〇除胃热肺热，散阴邪，缓脾益气。〇止阳明经头痛，发热恶寒，日晡潮热，大渴引饮，中暑，潮热，牙痛。

石膏，《本经》中品。臣药也。一名寒水石；凝水石，一名寒水石，同名异物。

【修治】石膏：敩曰：凡使，石臼中捣成粉，罗过，生甘草水飞过，澄晒，筛研用。时珍曰：古法惟打碎如豆大，绢包入汤煮之。近时因其性寒，火煅过研用，或糖拌炒过，不妨脾胃。鸡子为使；畏铁。

《保寿堂方》：治胃火牙疼，软石膏一两，火煅，淡酒淬过，为末，入防风、荆芥、细辛、白芷各五分为末，日用揩牙，甚效。

《和剂局方》：治疮口不敛，生肌肉，止疼痛，去恶水，用软石膏火煅二两，黄丹半两，为末，掺之，名红玉散。

治热油汤及火烧，痛不可忍：取石膏捣末细研用傅疮，愈[1]。

子午年司天客气加主气图

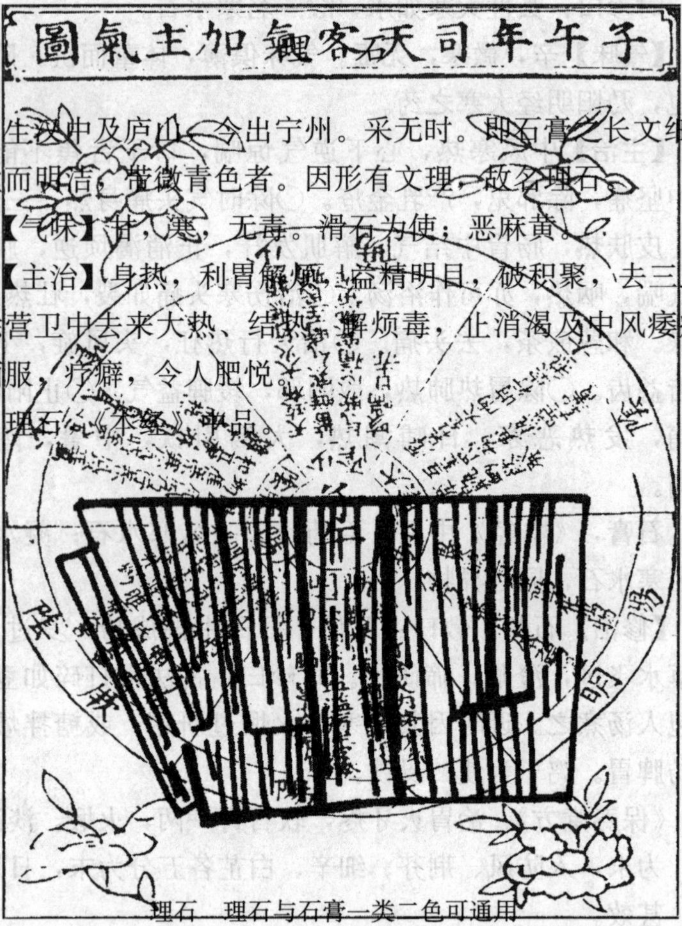

生汶中及庐山。今出宁州。采无时。即石膏之长文细直如丝而明洁，带微青色者。因形有文理，故名理石。

【气味】甘，寒，无毒。滑石为使；恶麻黄。

【主治】身热，利胃解烦，益精明目，破积聚，去三虫。○除营卫中去来大热、结热，解烦毒，止消渴及中风痿痹。渍酒服，疗癖，令人肥悦。

理石《本经》中品。

理石　理石与石膏一类二色可通用

① “治热油汤及火烧……用傅疮，愈”：初刊本无此22字。

《衍义》曰：理石如长石，[illegible]理石如石膏，顺理而细。其[illegible]为长石，[illegible]治疗相近。

长　石

生长子山谷，故名长石。大者如升，小者如拳，性坚硬洁白，理粗起齿棱，击之则片片横碎，光莹如云母、白石英，亦有墙壁，但不似方解石，破之作方块尔。烧之即散，不得如软石膏成粉，故俗呼硬石膏。

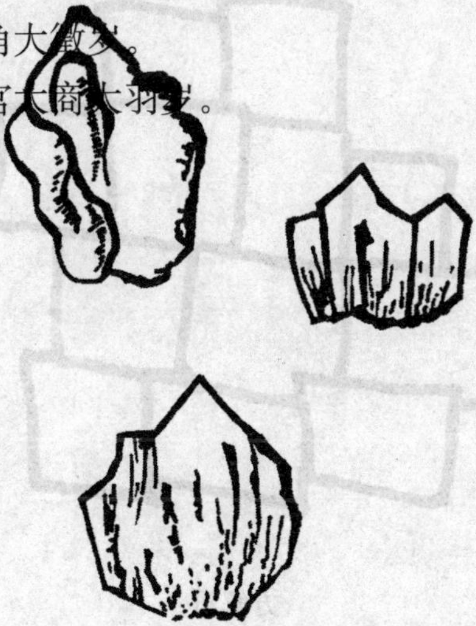

长石　硬石膏

【气味】辛、苦，寒，无毒。

【主治】身热，胃中结气，四肢寒厥，利小便，通血脉，明目去翳眇，下三虫，杀蛊毒。⊙止消渴，下

[illegible]乃行，时雨乃降，金火合德，上应荧惑太白。其政明，其令切，水火寒热持于气交而为病始也。热病生于上，清病生于下，寒热凌犯而争于中。民病咳喘，血溢血泄，鼽嚏，目赤眦疡，寒厥入胃，心痛腰痛，腹大，嗌干肿上。岁宜咸以软之，而调其上，甚则以苦发之，以酸收之，而安其下，甚则以苦泄之。适气同异而多少①之，同天气者以寒清化，同地气者以温热化，用热远热，用凉远凉，用温远温，用寒远寒，食宜同法。有假则反，此其道也。

同天气大角大徵岁。

同地气大宫大商大羽岁。

气，除胁肋肺间邪气。

长石，《本经》中品[①]。

长石、方解，乃一类二种，气力功效相同，通用无妨。

方解石

生方山。采无时。此石与长石相似，敲破块块方解，故名方解石。

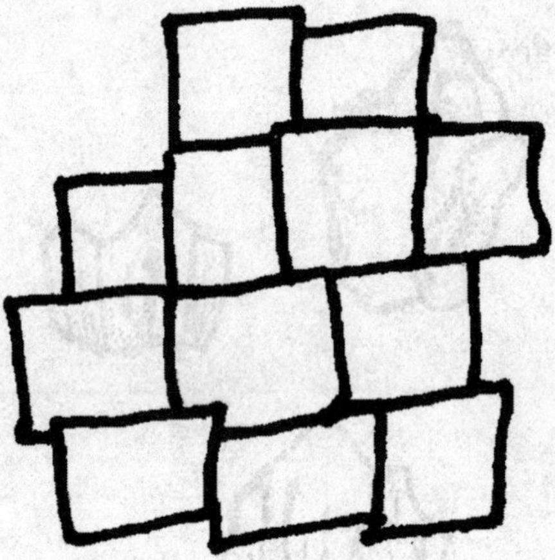

方解石

【气味】苦、辛，大寒，无毒。

【主治】胸中留热结气，黄疸，通血脉，去蛊毒。

① 品：初刊本后有“一名方石”4字。

《别录》下品。

长石、方解石，唐宋诸方皆以为石膏，今人又以为寒水石，虽俱不是，其性寒治热之功大抵不相远，惟解肌发汗不能如软石膏耳。

沙州大鸟山出者佳。敲之段段片碎者为硬石膏，块块方棱者为方解石。

金　屑

始生益州。采无时。有山金、沙金二种。其色七青、八黄、九紫、十赤，以赤为足色。《宝货辨疑》云：马蹄金象马蹄，难得。橄榄金出荆湖、岭南。胯子金象带胯，出湖南

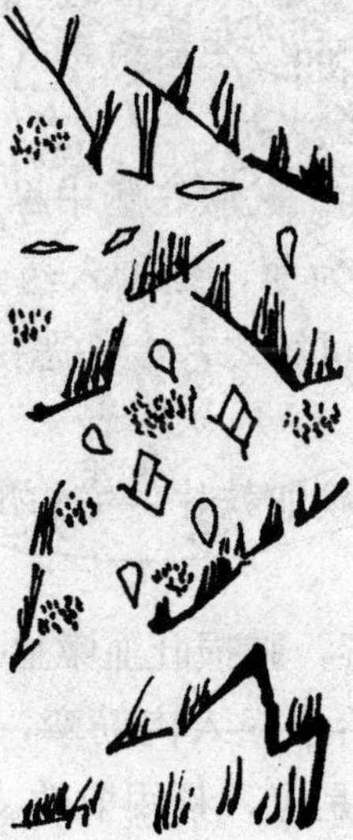

金屑

北。瓜子金大如瓜子，麸皮金如麸片，出湖南及高丽。沙金细如沙屑，出蜀中。叶子金出云南。出处不一，采亦多端。按许慎《说文》曰：五金黄为之长，久埋不生衣，百炼不轻，从革不违。生于土，故字左右注，象金在土中之形。《尔雅》云：黄金谓之璗，美者谓之镠。饼金谓之钣，绝泽谓之铣。独孤滔云：天生牙谓之黄牙。梵书谓之苏代罗。弘景云：仙方名金为太真。宗奭曰：不曰金而更加屑字者，是已经磨屑可用之义。

寅申年司天客气加主气图

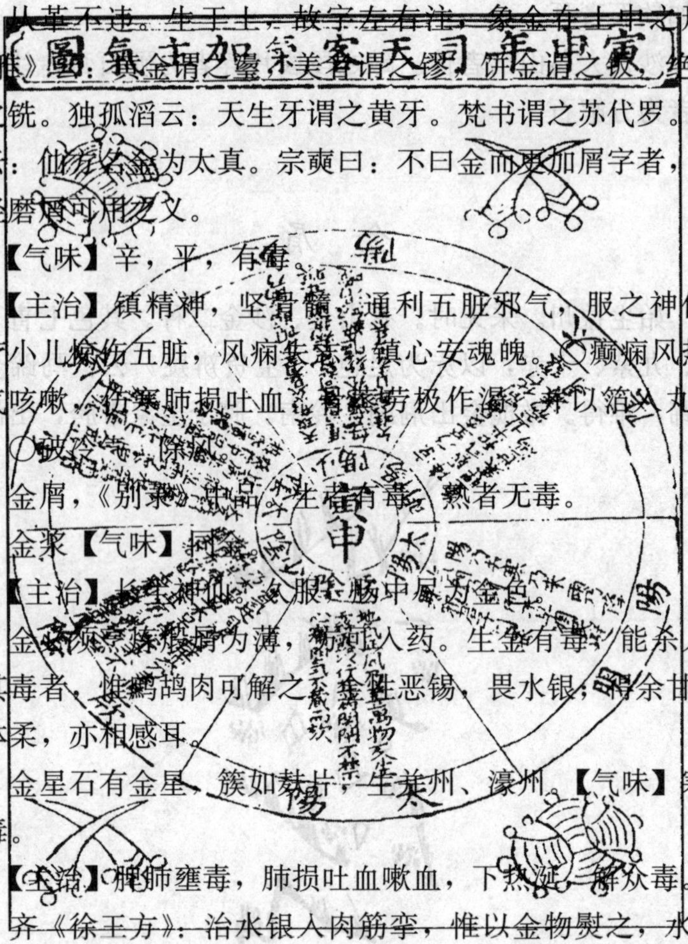

【气味】辛，平，有毒。

【主治】镇精神，坚骨髓，通利五脏邪气，服之神仙。◎疗小儿惊伤五脏，风痫失志，镇心安魂魄。◎癫痫风热，上气咳嗽，伤寒肺损吐血，骨蒸劳极作渴，并以箔入丸散服。◎破冷气，除风。

金屑，《别录》中品。生者有毒，熟者无毒。

金浆【气味】同金。

【主治】长生神仙。久服，肠中尽为金色。

金箔须烹炼锻屑为薄，方可入药。生金有毒，能杀人，中其毒者，惟鹧鸪肉可解之。金性恶锡，畏水银，得余甘子则体柔，亦相感耳。

金星石有金星，簇如麸片，生并州、濠州。【气味】寒，无毒。

【主治】脾肺壅毒，肺损吐血嗽血，下热涎，解众毒。

齐《徐王方》：治水银入肉筋挛，惟以金物熨之，水银当出蚀金，候金白色是也，频用取效。

银屑

出永昌。采无时。李时珍曰：闽、浙、荆、湖、饶、信、广、滇、贵州、交趾，诸处山中皆产银。有矿中炼出者，有沙土中炼出者。其生银俗呼银笋、银牙，亦曰出山银。许慎《说文》曰：鋈，白金也。

【气味】辛，平，有毒。

【主治】安五脏，定心神，止惊悸，除邪气。久服轻身长年。○定志，去惊痫，小儿癫疾狂走。○破冷除风。○银薄：坚骨，镇心，明目，去风热癫痫，入丸散用。

生银【气味】辛，寒，无毒。

【主治】热狂惊悸，发痫恍惚，夜卧不安，谵语，邪气鬼祟。服之明目，镇心安神定志。小儿诸热丹毒，并以水磨服之，功胜紫雪。○小儿中恶，热毒烦闷，水磨服之。煮水入葱白、粳米作粥食，治胎动不安，漏血。银屑君。银星石主疗与金星石大体相似。

银，《别录》中品。

【修治】入药只用银薄，易细。

保昇曰：畏黄连、甘草、飞廉、石亭脂、砒石；恶羊血，马目毒公。

大明曰：冷，微毒。畏磁石；恶锡；忌生血。时珍曰：荷叶、蕈灰[1]能粉银，羚羊角、乌贼骨、鼠尾、龟壳、生姜、地黄、慈石俱能瘦银；羊脂、紫苏子油皆能柔银。

今人用银器饮食，遇毒则变黑；中毒死者亦以银物探试

① 灰：原本作“火”，据初刊本改。

之，则银之无毒可徵矣。其入药亦是平肝镇怯之义。

雷公曰：凡使金银铜铁，只可浑安在药中，借气生药力而已，勿入药服，能消人脂。

《衍义》曰：银屑，金条中已解屑义。银本出于矿，须煎炼而成，故名熟银。所以别立生银条也，其用与熟银大同。世有术士，能以朱砂而成者，有铅汞而成者，有焦铜而成者，何复更有造化之气，岂可更入药？既有此类，不可不区别其出。银即是不自矿中出而特然自生者，又谓之老翁须，亦取像而言之。然银屑，经言有毒；生银，经言无毒。释者漏略不言。盖生银已发于外，无蕴郁之气，故无毒。矿银尚蕴蓄于石中，郁结之气全未敷畅，故言有毒。

慈　石[1]

生泰山山谷及慈山山阴，有铁处则生其阳。今慈州、徐州及南海傍山中皆有之。慈州者岁贡最佳，能吸铁，虚连数十针，或一二斤刀器，回转不落者尤真。采无时。其石中有孔，孔中黄赤色。其上有细毛，性温，功用更胜。藏器曰：慈石取铁，如慈母之招子，故名。

【气味】辛，寒，无毒。

【主治】周痹风痒，肢节中痛不可持物，洗洗酸消，除大热烦满及耳聋。○养肾脏，强骨气，益精除烦，通关节，消痈肿鼠瘘，颈核喉痛，小儿惊痫。炼水饮之，亦令人有子。○补男子肾虚。身强，腰中不利，加而用之。○治筋骨

[1] 慈石：通“磁石”。

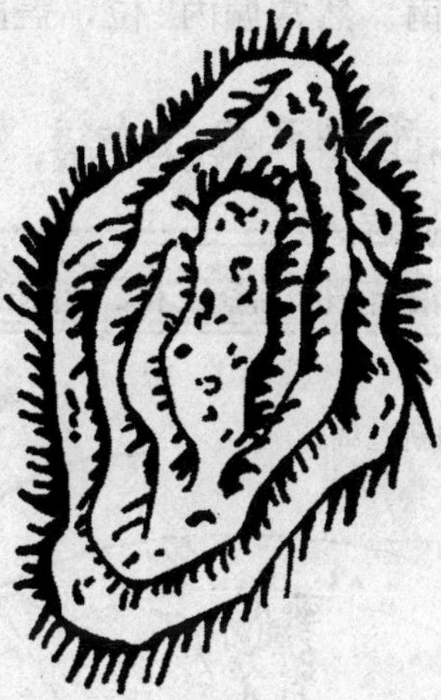

慈石

羸弱，补五劳七伤，眼昏，除烦燥，小儿误吞针铁等，筋肉莫令断，与末同吞下之。〇明目聪耳，止金疮血。

慈石，《本经》中品。俗呼吸铁石。吸铁者佳。

之才曰：柴胡为之使；杀铁毒，消金；恶牡丹、莽草；畏黄石脂。独孤滔曰：伏丹砂，养汞，去铜晕。

【修治】慈石，须火烧醋淬，碾如尘，水飞过用。或以醋煮三日夜，研细用。

《衍义》曰：慈石，其毛轻紫，石上颇涩，可吸连铁，俗谓之熁铁石。其玄石即慈石之黑色者。慈磨铁锋则能指南，然常偏东，不全南也。其法：取新纩[1]中独缕，以半芥子许，蜡缀于铁腰，无风处垂①之，则铁常指南。以针横贯

① 垂：原本作“熏”，据文义改。

灯心，浮水上亦指南。然常偏丙①位，盖丙为大火，庚辛受其制，物理相感耳。

《直指方》：治耳卒聋，熁铁石半钱，入病耳内，铁砂末入不病耳内，自然通透。

《外台秘要》：治疔肿，慈石末，醋和封之，拔根立出。

【注】

[1]纩：絮衣服的新丝绵。

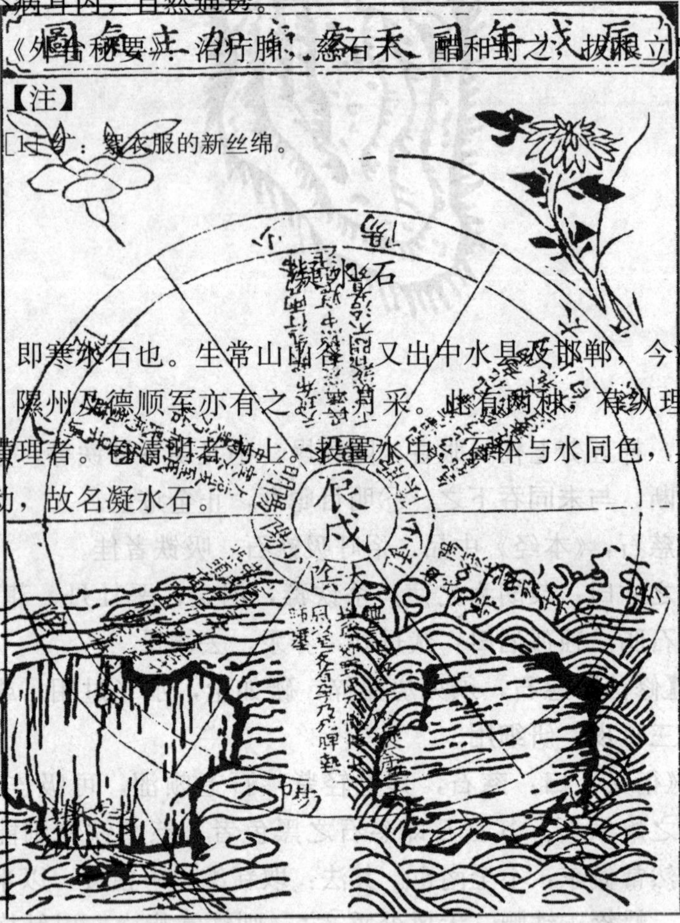

即寒水石也。生常山山谷，又出中水县及邯郸，今河东汾、隰州及德顺军亦有之。[illegible]月采。此有两种，有纵理者，有横理者。色清明者为上。投置水中，与水同色，其水凝动，故名凝水石。

凝水石

① 丙：原本作“西”，据初刊本改。

【气味】辛，寒，无毒。

【主治】身热，腹中积聚邪气，皮中如火烧，烦满，水饮之。久服不饥。除时气热盛，五脏伏热，胃中热，止渴，水肿，小腹痹。◎压丹石毒风，解伤寒劳复。◎治小便白，内痹，凉血降火，止牙疼，坚牙明目。

凝水石，《本经》中品。盐之精也。故一名白水石，一名凌水石。

凝水石，生于卤地积盐之下，精液渗入土中，年久至泉，结而成石。大块有齿棱，如马牙消，清莹如水晶。亦有带青黑色者，皆至暑月回润，入水浸久亦化。

李时珍曰：寒水石有二：一是软石膏，一是凝水石。惟陶弘景所注是凝水之寒水石，与本文相合。苏恭、苏颂、寇宗奭、阎孝忠四家所说，皆是软石膏之寒水石。王隐君所说则是方解石。诸家不详本文盐精之说，遂以石膏、方解石指为寒水石。唐宋以来，相承其误，通以二石为用，而盐精之寒水，绝不知用，此千载之误也。石膏之误近千载，朱震亨氏始明凝水之误，非时珍深察，恐终于绝响矣。

【修治】每寒水石十两，用生姜自然汁一碗①，煮干研粉用。

之才曰：解巴豆毒；畏地榆。独孤滔曰：制丹砂，伏玄精。

《经验方》：治小儿丹毒，皮肤热赤：用寒水石半两，白土一分。捣罗为末，用米醋调傅之。立愈②。

---

① 碗：初刊本作“溢”。

② “《经验方》：治小儿丹毒……立愈”：初刊本无此 34 字。

阳起石

生齐山山谷及琅琊，或云山及阳起山。今惟出齐州，他处不复有。齐州一土山，石出其中，彼人谓之阳石山。其山常有温暖气，虽盛冬大雪遍境，独此山无积白，盖石气熏蒸使然也。山惟一穴，官府常禁闭。至初冬则州发丁夫，遣官监取。岁月积久，其穴益深，镵凿他石，得之甚艰。以色白、肌理莹白若狼牙者为上。时珍曰：阳起石，以能命名。

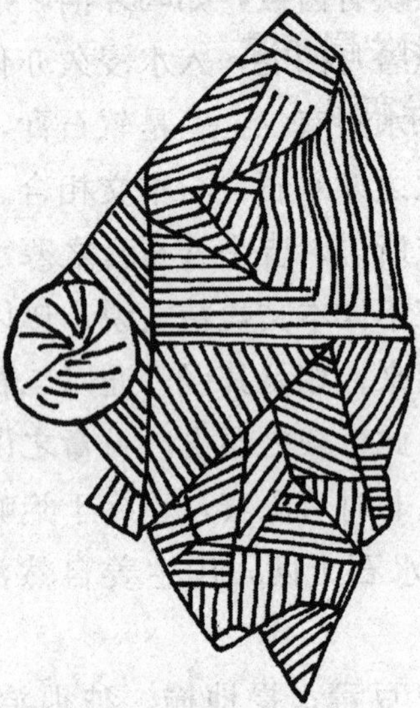

阳起石

【气味】咸，微温，无毒。臣药也。

【主治】崩中漏下，破子脏中血，癥瘕结气，寒热腹痛，无子，阴痿不起，补不足。〇疗男子茎头寒，阴下湿痒，去臭汗，消水肿。久服不饥，令人有子。〇补肾气精乏，腰疼膝冷，湿痹，子宫久冷，冷癥寒瘕，止月水不定。〇治带下，温疫冷气，补五劳七伤。补命门不足。〇散诸热肿。

阳起石，《本经》中品。桑螵蛸为之使；恶泽泻、菌桂、雷丸、石葵、蛇蜕；畏菟丝子；忌羊血。

【修治】阳起石，择色凝白，云头雨脚，鹭鹚毛者，火煅酒淬七次，研细水飞过，日干任用。

《普济方》：治阴痿阴汗，阳起石火煅为末，每服二钱，盐汤送下。

密陀僧

始出波斯国，今各处银铜冶中有之，是银铅脚。形似黄龙齿，坚重者妙。击碎有金色者佳。一名没多僧。密陀、没多，并胡语也。

【气味】咸[①]、平，有小毒。

【主治】久痢，五痔金疮，面上瘢䵟，面膏药用之。〇镇心，补五脏，治惊痫，咳嗽呕逆吐痰。〇疗反胃消渴，疟疾，下痢止血。杀虫，消积。治诸疮，消肿毒，除胡臭，染髭发[②]。

【修治】凡使捣细，安瓷锅中，重纸袋盛柳蛀末焙之，次下东流水浸满，火煮一伏时，去柳末及纸袋用。

《圣惠方》：治鼻皶赤疱，密陀僧二两，细研，人乳调，夜涂旦洗。

---

① 咸：初刊本后有“辛”。
② 发：初刊本后有“密陀僧，《唐本草》”6字。

铁

出牧羊平泽及祊[1]城，或析城。采无时。李时珍曰：铁，截也，刚可截物也。于五金属水，故一名黑金，一名乌金。

【气味】辛，平，有小毒[2]。

【主治】坚肌耐痛。〇劳铁疗贼风，烧赤投酒中饮。〇此熟铁也。

生铁【气味】辛，微寒，微毒。

【主治】下部及脱肛。〇镇心安五脏，治痫疾。黑须发。治癣及恶疮疥，蜘蛛咬，蒜磨，生油调傅。〇散瘀血，消丹毒。

钢铁【气味】甘，平，无毒。

【主治】金疮，烦满热中，胸膈气塞，食不化。

铁华粉：取钢煅作叶，如笏，或团，平面磨错令光净，以盐水洒之，于醋瓮中，阴处埋之一百日，铁上衣生，铁华成矣。刮研成霜，此铁之精华，功用强于铁粉也。

【气味】咸，平，无毒。

【主治】安心神，坚骨髓，除百病，变黑，润肌肤，令人不老，体健能食，久服令人身重肥黑。合和诸药，各有所主。〇化痰镇心，抑肝邪特异。〇止惊悸虚痫，镇五脏，去邪气，治健忘，冷气心痛，痃癖癥结，脱肛痔瘘，宿食等，及傅竹木刺入肉。

---

① 祊：原本作“枋”，据初刊本改。

② 有小毒：初刊本作“有毒”。

铁落是煅家烧铁赤沸，砧上煅之，皮甲落者。

【气味】辛，平，无毒。

【主治】风热恶疮，疡疽疮痂，疥气在皮肤中。除胸膈中热气，食不下，止烦，去黑子，可以染皂。〇治惊邪癫痫，小儿客忤，消食及冷气，并煎服之。〇主鬼打、鬼疰邪气，水渍沫出，澄清暖饮一二杯。〇炒热投酒中饮，疗贼风痉。又裹以熨腋下，疗胡臭有验。〇平肝去怯，治善怒发狂。

铁锈：此铁上赤衣也。

【主治】恶疮疥癣，和油涂之。蜘蛛虫咬，蒜磨涂之。〇平肝坠热，消疮肿，口舌疮。醋磨涂蜈蚣咬。

铁秤锤【气味】辛，温，无毒。

【主治】贼风，止产后血瘕腹痛，及喉痹热塞，烧赤淬酒热饮。〇治男子疝痛，女子心腹妊娠胀满，胎卒下血。

珊　瑚

生南海。又从波斯国及师子国来。今广州亦有。云生海底，作枝柯状，明润如红玉，中多有孔，亦有无孔者。枝柯多者更难得。采无时。梵书谓之钵摆娑福罗。

【气味】甘，平，无毒。

【主治】去目中翳，消宿血。为末吹鼻，止鼻衄。〇明目，镇心，止惊痫。点眼去飞丝①。

汉积翠池中，有珊瑚高一丈二尺，一本三柯，上有四百

① 丝：初刊本后有“《唐本草》”3字。

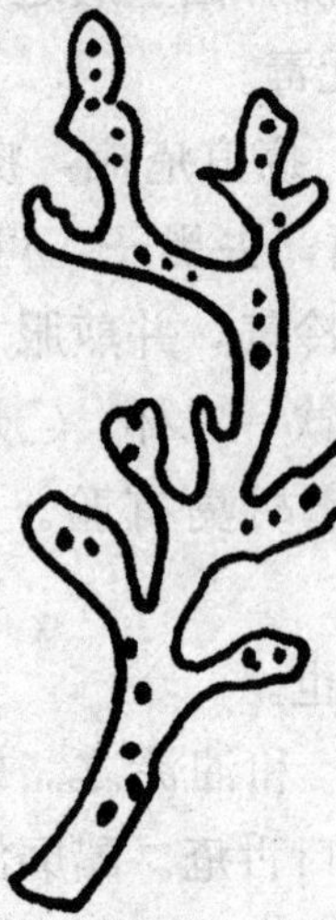

珊瑚　入药用红油色者为良

六十三条，云是南越王赵佗所献，夜有光景。

晋石崇[1]家有珊瑚，高六七尺。今绝不闻有此高大者。

陈藏器曰：珊瑚生石岩下。以刀刻之，汁流如血；以金投之，为金浆；以玉投之，为玉髓。久服令人长生①。

《钱相公箧中方》：治小儿麸②翳未坚，不可胡乱与药，宜以珊瑚研为粉，每日少少点之，三日愈。

【注】

［1］石崇：西晋文学家。字季伦。家中非常富有，曾与贵戚晋武帝的舅父王恺以奢靡相比。

① “陈藏器曰……久服令人长生”：初刊本无此 46 字。

② 麸：原本作“肤”，据初刊本改。

石　蟹

生南海，今岭南近海州郡皆有之。体质石也，而都与蟹相似。或云是海蟹，多年水沫相著，化而为石。每遇海潮即飘出。又一般入洞穴年深者亦然。采无时。

【气味】咸，寒，无毒。

【主治】青盲目淫，肤翳及丁翳，漆疮。〇解一切药毒，天行热疾，催生落胎，疗血运，并热水磨服。〇醋磨，傅痈肿；熟水磨服，解金石毒。

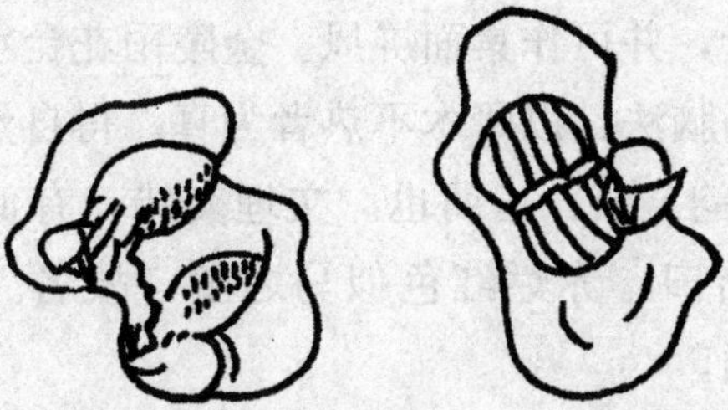

石蟹

石蟹，宋《开宝》。入药细研，水飞过用①。

崖州榆林港内，土极细腻，最寒，但蟹入则不能运动，须臾成石矣。人获之名石蟹，置之几案，云能明目也。

马　脑

生西南诸国。曹昭《格古论》云：多出北地、南番、西

① "入药细研，水飞过用"：初刊本无此8字。

番，非石非玉，坚而且脆，刀刮不动，其中有人物、鸟兽形者最贵。顾荐《负暄录》云：马脑品类甚多，出产有南北。大者如斗，其质坚硬，碾造费工。南马脑产大食等国，色正红，无瑕，可作杯斝。西北者色青黑，宁夏瓜沙羌地砂碛中得者尤奇。有柏枝马脑，花如柏枝；有夹胎马脑，正视莹白，侧视若凝血，一物二[①]色也；截子马脑黑白相间；合子马脑漆黑中有一白线间之；锦红马脑其色如锦；缠丝马脑红白如丝；此皆贵品。浆水马脑有淡水花；酱斑马脑有紫红花；曲蟮马脑粉红花；皆价低。又紫云马脑出和州，土马脑出山东沂州，亦有红色云头缠丝胡桃花者。竹叶马脑出淮右，花如竹叶，并可作桌面屏风。金陵雨花台小马脑，止可充玩耳。试马脑法：以研木不热者为真。得自然灰即软可刻也[②]。按《增韵》云：玉属也。文理交错，有似马脑，故以名之。陈藏器曰：赤烂红色似马之脑，故名。亦云：马脑珠，俗呼玛瑙。

【气味】辛，寒，无毒。

【主治】辟恶，熨目赤烂。○主目生障翳，为末，日点之。

伏龙肝

弘景曰：此灶中对釜月下黄土也。以灶有神，故号为伏龙肝，并以迂隐其名而。李时珍曰：按《广济历》作灶忌日

① 二：原本作“三”，据初刊本改。

② “得自然灰即软可刻也”：初刊本无此9字。

云：伏龙在，不可移作。则伏龙者，乃灶神也。《后汉书》言：阴子方腊日晨炊，而灶神见形。注云：宜市买猪肝泥灶，令妇孝，而伏龙之名义，又取此也。临安陈舆言：砌灶时，纳猪肝一具于土，俟其日久，与土为一，乃用之。始与名符，盖本于此。

【气味】辛，微温，无毒。

【主治】妇人崩中吐血，止咳逆血。醋调涂痈肿毒气。〇止鼻洪，肠风带下，尿血泄精，催生下胞，及小儿夜啼。〇治心疼狂颠，风邪蛊毒，妊娠护胎，小儿脐疮，重舌风噤，反胃，中恶卒魇，诸疮[①]。

《圣惠方》：治小儿脐疮久不瘥，用伏龙肝末傅之，良。

《外台秘要》：治急心痛用伏龙末煮水服方寸匕，效。

《千金方》：治腋下狐臭：伏龙肝烧作泥傅之，立瘥。〇又方治鬼魇不悟：取伏龙肝末吹鼻中。〇又方治发背欲死：伏龙用末，以酒调厚傅其上，疮口干即易，不日平复。〇又方治小儿忽然舌下又生一舌，名为重舌：酒调伏龙涂舌下。

《千金翼》：治狂颠不识人，以水服伏龙肝方寸匕，日进三。

《十全博救方》：治子死腹中不出，母亦将绝：伏龙肝三钱匕，以水调下，其土当儿头上戴出，甚妙。

《产宝》：治胞衣不出：伏龙肝一寸为末，用好醋调令相得，内于脐中。续取甘草汤三四合服之，即出。

《贾相公牛经》：牛粪血者，取灶中黄土二两，酒一升，

---

① 疮：初刊本后有"伏龙肝，《别录》下品"7字。

煎候冷进之，立瘥[①]。

石 灰

生中山川谷。颂曰：所在近山处皆有之。烧青石为灰也。又名石锻。有风化、水化二种：风化者，取锻了石置风中自解，此为有力。水化者，以水沃之，热蒸而解，其力差劣。弘景名石垩。《本经》名垩灰。《别录》名希灰。《日华子》名锻石。俗呼白虎，又呼矿灰。

【气味】辛，温，有毒。大明曰：甘，无毒。独孤滔曰：伏雄黄、硫黄、硇砂；去锡晕。

【主治】疽疡疥瘙，热气恶疮，癞疾，死肌堕眉，杀痔虫，去黑子息肉。〇疗髓骨疽。〇治瘑疥，蚀恶肉，止金疮血甚良。〇生肌长肉，吐血，白癜疬疡，瘢疵痔瘘，瘿赘疣子。妇人粉刺，产后阴不能合。解酒酸，治酒毒，暖水脏，治气。〇堕胎。〇散血定痛，止水泻血痢，白带白淫，收脱阴挺，消积聚结核，贴口㖞，黑须发[②]。

古墓中石灰名地龙骨。

【主治】顽疮痔瘘疮，脓水淋漓，敛诸疮口。棺下者尤佳。

舱船油石灰名水龙骨。

---

① "《外台秘要》：治急心痛用伏龙末煮水服方寸匕……立瘥"：初刊本无此223字。

② 发：初刊本后有"石灰，《本经》下品"7字。

【主治】金疮跌扑伤损，破皮出血，及诸疮漏[1]，止血杀虫。

《集玄方》：去黡子，取石灰炭上熬令热，插糯米于灰上，候米化，以针刺，点少许于上，二日而愈。

《千金方》：治眉、发、髭堕落不生：石灰二升，水拌令匀，焰火炒令焦，以绢袋盛之。用好酒一斗，浸渍密封，冬十四日，春秋七日，夏三日取服一合，常令酒气相接。服之百日即生。

《肘后方》治产后阴道不闭：石灰一斗熬之，以水二斗投灰中，适寒温，令产妇入水中坐须臾，更作。

《经验方》治蚰蚓咬，一名曲蟮，其形[2]如大风，眉须皆落：以石灰水浸身，良[3]。

砒　石

今近铜山处亦有之，惟信州者佳。其块有甚大者，色如鹅子黄，明澈不杂。此生砒者，谓之砒黄，必得此类，乃可入药。砒性猛如貔，故名砒。出信州，故名信，而又隐信字为人言。生砒置火上，以器覆之，令烟上飞着器凝结，累然下垂如乳尖者，名砒霜。

【气味】苦、酸，暖，有毒。色红者良。大明曰：畏绿豆、冷水、醋。入药醋煮，杀毒用。

① 漏：初刊本作“瘘”。
② 一名曲蟮，其形：初刊本无此 6 字。
③ “《千金方》：治眉、发、髭堕落不生……浸身，良”：初刊本无此 127 字。

【主治】疟疾，肾气，带之辟蚤虱。○冷水磨服，解热毒。治痰壅。○磨服治癖积气。除齁喘积痢，烂肉，蚀瘀腐瘰疬。

砒霜白色者佳。疗诸疟风痰在胸膈，可作吐药。不可久服，伤人。○治妇人血气冲心痛，落胎。蚀痈疽，败肉枯痔，杀虫、杀人及禽兽①。

李时珍曰：砒乃大热大毒之药，砒霜之毒更烈。鼠雀食少许即死，猫犬食鼠雀亦死，人服一钱许亦死。虽钩吻、射罔之毒不过如此。而宋人著本草不甚言其毒，何哉？此亦古者矾石之一种也。若得酒及烧酒，则腐烂肠胃，顷刻杀人，虽绿豆、冷水亦难解矣。今之收瓶酒者，往往以砒烟熏瓶，则酒不坏，其亦嗜利不仁者哉！饮酒潜受其毒者，徒归咎于酒耳。此物不入汤饮，惟入丹丸。凡痰疟及齁喘，用此真有劫病立地之效，但须冷水吞之，不可饮食杯勺之物，静卧一日或一夜，亦不作吐，少物引发即吐也。其燥烈纯热之性，与烧酒、焰硝同气，寒疾湿痰被其劫而怫郁顿开故也。今烟火家用少许，则爆声更大，急烈之性可知矣。用者宜审。

硇砂

出西戎，今西凉夏国，及河东、陕西近边州郡亦有之。然西戎来者颗块光明，大者有如拳，重三五两；小者如指面。入药用状如消石、明净者良。李时珍曰：硇砂性毒，服之使人硇乱，故曰硇砂。炳曰：出北庭者为上，故《四声本

① 兽：初刊本后有“砒石，宋《开宝》”5字。

草》名北庭砂。《土宿本草》云：硇性透物，五金藉之以为先锋，故号为透骨将军。

【气味】咸、苦、辛，温，有毒。使药也。

【主治】积聚，破结血，止痛下气。疗咳嗽宿冷，去恶肉，生好肌，烂胎。亦入驴马药用。○主妇人丈夫羸瘦积病，血气不调，肠鸣，饮食不消，腰脚痛冷，痃癖痰饮，喉中结气，反胃吐水，令人能食肥健。○除冷病，大益阳事。○补水脏，暖子宫，消瘀血，宿食不消，食肉饱胀，多小便。丈夫腰胯酸重，四肢不任；妇人血气疼，气块痃癖，及血崩带下。恶疮息肉，傅金疮生肉。○去目翳努肉。○消肉积。○治噎膈癥瘕，积痢骨鲠，除痣黡疣[①]赘[②]。

硇砂，色白明亮连石者，俗呼番硇，又呼夹石硇，最优。又一种白色或红色者，状类硼砂块，俗呼气硇，次之。又一种色青底黑，形如盐块，俗呼盐硇，此其下也。硇砂能变铁，又能制钢，为大青大绿。

【修治】寇宗奭曰：凡用硇砂须水飞过，去尘秽，入瓷器中，连[③]汤煮干，则杀其毒。时珍曰：今人多用水飞净，醋煮干如霜，刮下用。权曰：硇砂，酸、咸，有大毒。能消五金八石，腐坏肠胃，生食之，化人心为血。中其毒者，生绿豆研汁，一二升解之。畏浆水，忌羊血。元素曰：硇砂破坚癖，不可独用，须入群队药中用之，庶无害也。

《普济方》：治目生瘀肉努出，杏仁一百个蒸熟，去皮

① 疣：初刊本无此字。
② 赘：初刊本后有“硇砂，《唐本草》”5字。
③ 连：初刊本作“重”。

尖，研滤，取净汁，入硇砂末一钱，水煮化，日点一二次，凸肉自消。

铅

生蜀郡平泽，今有银坑处有之。李时珍曰：锡为白锡，此为黑锡。许慎《说文》曰青金，而神仙家拆其字为金公，隐其名为水中金。铅易沿流，故谓之铅，俗名铅。

【气味】甘，寒，无毒。

【主治】镇心安神，治伤寒毒气，反胃呕哕。蛇蜴所咬，炙熨之。〇疗瘿瘤，鬼气疰忤。错为末，和青木香傅疮肿恶毒。〇消瘰疬痈肿，明目固齿，乌须发，治实女。杀虫坠痰，治噎膈，消渴，风痫。解金石药毒。

铅性能入肉，故女子以铅珠纴[1]耳，即自穿孔。〇实女无窍者，以铅作铤，逐日纴之，久久自开。此皆昔人所未知者也。

黑锡灰【主治】积聚，杀虫。同槟榔末等分，五更米饮服。

【注】

［1］纴：穿、引。

粉　锡

弘景曰：此即化铅所作胡粉也。释名曰：胡者，糊也，和脂以糊面也。名定粉、瓦粉，言其形；名光粉、水粉、白粉，言其色。俗呼吴越者为官粉，韶州者为韶粉，辰州者为辰粉，桂林者为桂粉。今妇女用之涂面，通呼官粉。

【气味】辛，寒，无毒。使药也。

【主治】伏尸，毒螫，杀三虫。〇去鳖瘕，疗恶疮，止小便利，堕胎。〇治积聚不消。炒焦，止小儿疳痢。〇治痈肿瘘烂，呕逆。疗癥瘕，小儿疳气。〇止泄痢，久积痢。〇治食复劳复，坠痰消胀。治疥癣狐臭，黑须发[①]。

《肘后方》：治笃[②]病新起，早劳复食复欲死者，水服胡粉少许。

又方：治跌扑重[③]，面青短气欲死：胡粉一钱，和水服之即安。

铅　丹

生于铅，出蜀郡平泽。陶弘景曰：即今熬铅所作黄丹也。

【气味】辛，微寒，无毒。

【主治】吐逆胃反，惊癫痫疾，除热下气。炼化还成九光，久服通神明。〇止小便。除毒热脐挛，金疮血溢。〇惊悸狂走，消渴。煎膏，止痛生肌。〇镇心安神，止吐血及嗽。傅疮长肉，及汤火疮。染须。〇治疟及久积。〇坠痰杀

① 发：初刊本后有“粉锡，《本经》下品”6字。
② 笃：原本作“马”，据初刊本改。
③ 跌扑重：初刊本作“卒从高落下几，瘀血抢心”。

虫，去怯除忤恶，止痢，明目[①]。

《三因方》：治妊娠下痢，用乌鸡蛋一个，开孔去白留黄，入铅丹五钱，搅匀，泥裹煨干，研末，每服二钱，一服愈是男，二服愈是女。

《外台秘要》：治产逆难生：用好黄丹少许涂儿足下。

《肘后方》：治客忤中恶之类，多于道间门外得之，令人心腹疼痛胀满，气冲心胸，不即治亦害人。用真丹方寸匕，蜜三合和服之。口噤者，拆齿灌之[②]。

海　石

《日华子》名浮石。乃海间细沙水沫凝聚日久结成者。状如石出海中，故名海石。

【气味】咸，平，无毒。

【主治】煮汁饮，止渴治淋。杀野兽毒。〇止咳。〇去目翳。〇清金降火，消积块，化老痰。〇消瘿瘤结核，疝气下气，消疮肿。

震亨曰：海石治老痰积块，咸能软坚也。李时珍曰：浮石，乃水沫结成，色白而体轻，其质玲珑，肺之象也。气味咸寒，润下之用也。故入肺除上焦痰热，止咳嗽而软坚。消瘿瘤而散核[③]，清其上源，故又治诸淋。

① 目：初刊本后有“铅丹，《本经》下品”6字。

② “《外台秘要》：治产逆难生……拆齿灌之”：初刊本无此74字。

③ “消瘿瘤而散核”：初刊本无此6字。

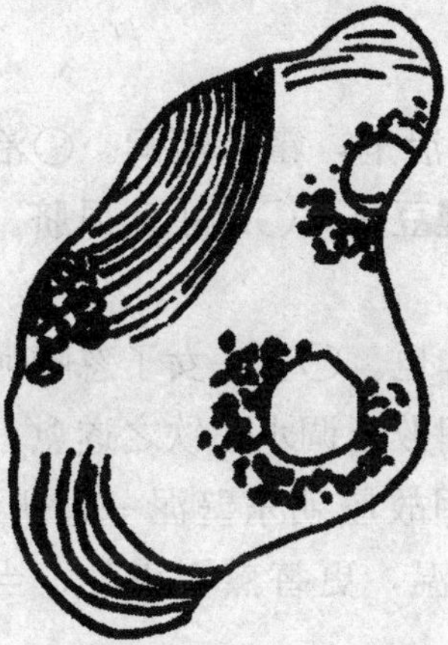

海石　体轻色褐而光，有孔如蛀窠。海人呼为海槟榔，又呼为海石。色白玲珑市者通呼海石

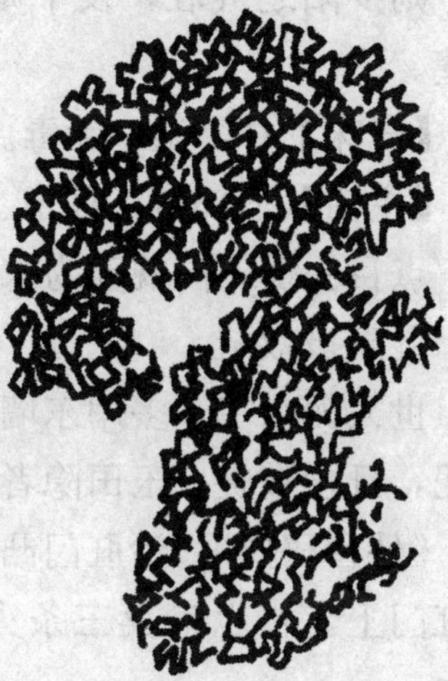

二色海石功用大同小异

水精

生倭国。亦石类也。其质莹澈晶光，如水之精英，故名水精。一名水晶。

【气味】寒，无毒。色似水，明亮。

【主治】熨目除热泪。亦入点目药。穿串吞咽中，排引诸哽物出。

东壁土

此屋之西壁向东土也。盖谓西壁东面，得太阳真火烘炙，则少阳之气壮，及午则壮阳之气衰，故不用南壁而用东壁。

【气味】甘，温，无毒。

【主治】下部疮，脱肛。〇止泄痢，霍乱烦闷。〇治温疟。点目去翳。同蚬壳为末，傅豌豆疮。〇疗小儿风脐。〇摩干湿癣极效①。

世人泥东字，多用东墙土，非也。〇昔一女子忽嗜河中污泥，日食数碗。玉田隐者以壁间败土调水，饮之遂愈。

《外台秘要》：治肛门凸出：用故屋朝东壁泥一升研细，掺肛门上。再以皂荚三条火上烘温，更替熏熨患处，当即愈也。

《肘后方》：治服药过剂及中毒烦闷欲死，刮东壁土以水三升调饮之②。

赤铜屑

即打红铜落下末也，或以红铜火煅水淬，亦自落下。以水淘净，用好酒拌入砂锅炒见火星，取研末用，俗呼铜末。时珍曰：铜与金同，故字从金同也。

【气味】苦，平，无毒。

【主治】贼风反折，熬使极热，投酒中，服五合，日三。或以五斤烧赤，纳二斗酒中百遍，如上服之。又治腋臭，以醋和如麦饭，袋盛，先刺腋下脉，去血，封之，神效。〇明

---

① 效：初刊本后有“东壁土，《别录》下品”7字。

② “《外台秘要》：治肛门凸出……三升调饮之”：初刊本无此70字。

目，治风眼，接骨焊齿，疗女人血气及心痛。○同五倍子能染须发。

慎微曰：《朝野佥载》云：定州崔务坠马折足，医者取铜末和酒，服之遂差。及亡后十年改葬，视其胫骨折处，犹有铜束之也。

自然铜

生邕州山岩中出铜处，今信州、火山军皆有之。于铜坑中及石间采之，方圆不定，其色青黄如铜。不从矿炼，故号自然铜。

【气味】辛，平，无毒。

【主治】折伤，散血止痛，破积聚。○消瘀血，排脓，续筋骨。治产后血邪，安心，止惊悸，以酒摩服。

自然铜，宋《开宝》。坚明有棱者佳。

【修治】自然铜，以火煅醋淬七次，研为极细末，水飞过用。

寇宗奭曰：有人以自然铜饲折翅胡雁，后遂飞去。今人打扑损伤，研细水飞过，同当归、没药各半钱，以酒调服之，仍以手摩病处。

古　镜

一名鉴。李时珍曰：镜者，景也，有光景也。鉴者，监也，监于前也。《轩辕内传》言：帝会王母，铸镜十二，随日用之，此镜之始也。或云：始于尧臣尹寿。

【气味】辛，无毒。

【主治】惊痫邪气，小儿诸恶，煮汁和诸药煮服，文字弥古者佳。○辟一切邪魅，女人鬼交，飞尸蛊毒。催生，及治暴心痛，并火烧淬酒服。百虫入耳鼻中，将镜就敲之，即出。○小儿疝气肿硬，煮汁服。

李时珍曰：镜乃金水之精，内明外暗。古镜如古剑，若有神明，故能辟邪魅忤恶。凡人家宜悬大镜，可辟邪魅。《刘根传》云：人思形状，可以长生。用九寸明镜照面，熟视令自识己身形，久则身神不散，疾患不入。葛洪《抱朴子》云：万物之老者，其精悉能托人形惑人，唯不能易镜中真形。故道士入山，以明镜径九寸以上者背之，则邪魅不敢近，自见其形，必反却走。转镜对之，视有踵者山神，无踵者老魅也。群书所载，古镜灵异，条录于下方[①]。

《龙江录》云：汉宣帝有宝镜，如八铢钱，能见妖魅，帝常佩之。

《异闻记》云：隋时王度有一镜，岁疫令持镜诣[②]里中，有疾者，照之即愈[③]。

《樵牧闲谈》云：孟昶时张敌得一古镜，径尺余，光照寝室如烛，举家无疾，号无疾镜。

《西京杂记》云：汉高祖得始皇方镜，广四尺，高五尺，表里有明，照之则影倒见，以手捧心，可见肠胃五脏；人疾

① “李时珍曰：镜乃金水之精……条录于下方”：初刊本无此165字。
② 诣：原本作“诸”，据《本草纲目》卷八“古镜”条改。
③ “《异闻记》云：隋时王度有一镜……即愈”：初刊本无此26字。

病照之，则知病之所在；女子有邪心，则胆张心动。

《酉阳杂俎》云：无劳县舞溪石窟有方镜，径丈，照人五脏，云是始皇照骨镜。

《松窗录》云：叶法善有一铁镜，照物如水。人有疾病，照见脏腑[①]。

《宋史》云：秦宁县耕夫得镜，厚三寸，径尺二，照见水底，与日争辉，病热者照之，心骨生寒。

《云仙录》云：京师王氏有镜，六鼻，常有云烟，照之则左右前三方事皆见。黄巢将至，照之，兵甲如在目前。

《笔谈》云：吴僧一镜，照之知未来吉凶出处。又有火镜取火，水镜取水，皆镜之异者也。

《圣惠方》：治小儿夜啼：明鉴挂床脚上[②]。

古文钱

时珍曰：但得五百年之外者，即可用。唐高祖所铸开元通宝，得轻重大小之中，尤为古今所重。綦母氏《钱神论》云：黄金为父，白银为母，铅为长男，锡为嫡妇。其性坚刚，须水终结。体圆应天，孔方效地。此乃铸钱之法也。《管子》言：禹以历山之金铸币，以救人困，此钱之始也。至周太公立九府泉法，泉体圆含方，轻重以铢，周流四方，有泉之象，故名曰泉。后转为钱。

---

① “《酉阳杂俎》云：无劳县舞溪石窟有方镜……照见脏腑”：初刊本无此51字。

② “《圣惠方》：治小儿夜啼：明鉴挂床脚上”：初刊本无此14字。

【气味】辛，平，有毒。

【主治】翳障明目，疗风赤眼，盐卤浸用。妇人生产横逆，心腹痛，月隔五淋，烧，以醋淬用。大青钱煮汁服，通五淋。磨，入目，主盲障肤赤。和薏苡仁根煮服，止心腹痛。

寇宗奭曰：予少时常患赤目肿痛，数日不能开者。客有教以生姜一块，洗净去皮，以古青钱刮汁点之。初甚苦，热泪蔑面，然终无损。后有患者，教之，往往疑惑；信士点之，无不一点遂愈。但作疮者，不可用也[1]。

治狐臭：古钱十文，铁线串烧，醋淬十次，入麝香研末，调涂。

治赤白带下：铜钱四十文。酒四升，煮取二升，分三服，大效[2]。

代赭石

生齐国山谷，今河东、京东山中亦有之。以赤红、青色如鸡冠有泽，染爪甲不渝者良。《别录》曰：出代郡者名代赭。李时珍曰：赭，赤色也；代，即雁门也。今俗呼为土朱铁。

---

① 也：初刊本后有“古钱同胡桃嚼食即碎，性相制也。往往以此方食一二枚治便毒，有效。戏术：用开元钱一般厚大十个，八个一面贴成金的，一个二面贴成金的，一个本色的，做与人看时，将九个本色的摆开，但压盖住二面金钱一个，看着都是本色钱，释在手中，偷转下面过，喝声‘变金钱’，将金面大个摅开，后一钱复压住本色钱一个，则惟见金钱。名曰‘大变金钱’。”133字。

② “治狐臭：古钱十文……大效”：初刊本无此44字。

【气味】苦，寒，无毒。

【主治】鬼疰贼风蛊毒，杀精物恶鬼，腹中毒邪气，女子赤沃漏下。○带下百病，产难，胞不出，堕胎，养血气，除五脏，血脉中热，血痹血瘀，大人小儿惊气，入腹及阴痿不起。○安胎健脾，止反胃，吐血鼻衄，月经不止，肠风痔瘘，泻痢脱精，遗溺夜多小便。小儿惊痫疳疾，金疮长肉，辟鬼魅。

【修治】煅赤，以醋淬三次或七次，研，水飞过用。○代赭入手少阴、足厥阴经。时珍曰：乃肝与包络二经血分药也。干姜为之使；畏天雄、附子。○《相感志》云：代赭以酒醋煮之，插铁钉于内，扇之成汁。

昔有小儿泻后，三日不乳，目黄如金，气将绝。有名医曰：此慢肝惊风也，宜治肝。用水飞代赭石末，每服半钱，冬瓜仁煎汤调下，果愈。

石　燕

出零陵郡，今永州祈阳县江傍沙滩上有之。状类燕而有

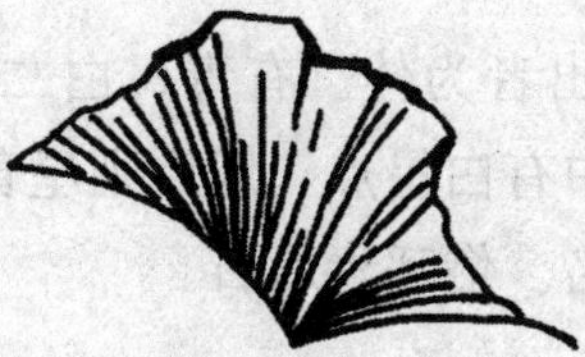

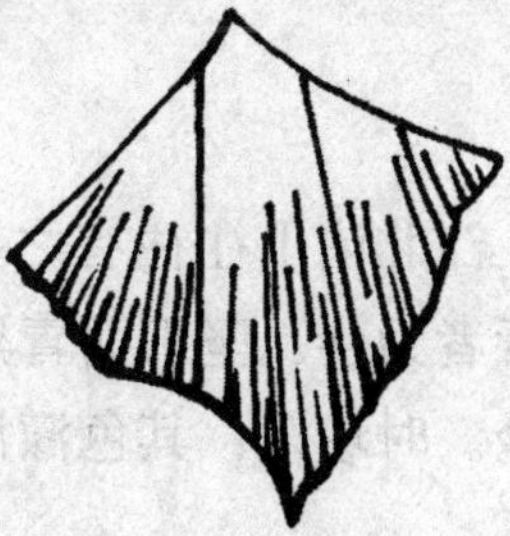

石燕　雌　雄

文，乃石类也，故名石燕。

【气味】甘，凉，无毒。

【主治】淋疾，煮汁饮之。妇人难产，两手各把一枚，立验。◎疗眼目障翳，诸般淋沥，久患消渴，脏腑频泻，肠风痔瘘，年久不瘥，面色虚黄，饮食无味，妇人月水湛浊，赤白带下多年者，每日磨汁饮之。一枚用三日，以此为准。亦可为末，水飞过，每日服半钱至一钱，米饮服，至一月，诸疾悉平。

石燕，《唐本草》。

《徐氏家传方》：治妇人赤白带下多年不止，用石燕一枚，磨水服之，立效。

《圣惠方》治伤寒小腹胀，小便不通：用石燕捣罗为末，不拘时候。葱白汤调半钱，得通为度。

《简要济众》治小便滴沥涩痛，是谓之淋疾。用石燕七个捣如黍米粒大，新桑根白皮三两剉如豆粒，同拌令匀，分作七帖。用水一盏，煎七分，去滓。每日空心、午前各一服①。

礞　石②

江北诸山往往有之，以盱山出者为佳。有青、白二种，以青者为佳。坚细而青黑，打开中有白星点，煅后则星黄如麸金。时珍曰：其色濛濛然，故名。俗呼青礞石。

---

① “《圣惠方》治伤寒小腹胀……午前各一服”：初刊本无此 99 字。

② 礞石：初刊本从该药到“姜石”8 味药排在“半天河”后。

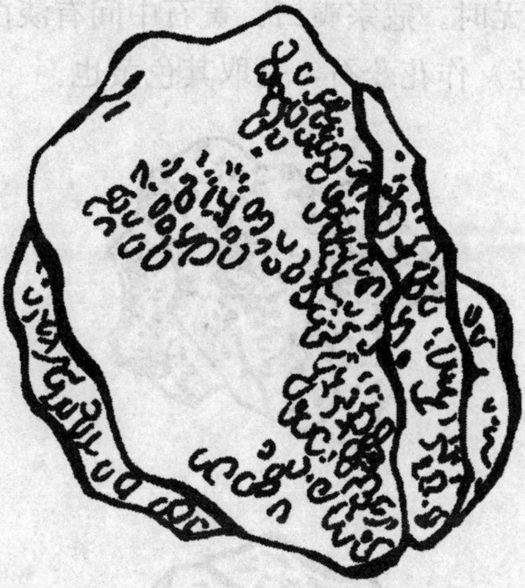

礞石

【气味】甘、咸、平，无毒。

【主治】食积不消，留滞脏腑，宿食、癥块久不瘥，小儿食积羸瘦，妇人积年食癥，攻刺心腹。得硇砂、巴豆、大黄、荆三棱，作丸服良。〇治积痰惊痫，咳嗽喘急。

礞石，宋《嘉祐》。

修治：礞石，用大坩锅一个，以礞石四两打碎，入消石四两，拌匀，炭火十五斤簇定，煅至消尽，其石色如金为度。取出研末，水飞去消毒，晒干用。

《卫生方》：治小儿急惊风，青礞石磨水服。

花乳石

出陕州阌乡县，体至坚重，色如硫黄。形块有极大者，入用琢器。采无时。寇宗奭曰：黄石中间有淡白点，以此得花之名。《图经》作花蕊石，是取其色黄也。

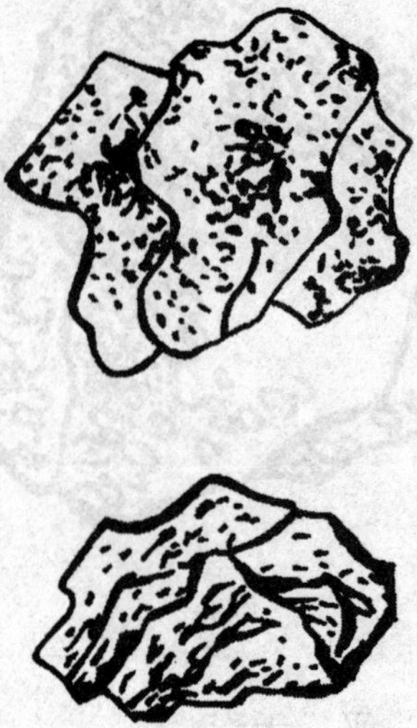

花乳石

【气味】酸、涩，平，无毒。

【主治】一切失血伤损内漏，金①疮出血，刮末傅之即合，仍不作脓。又疗妇人血运恶血。

花蕊石，宋《嘉祐》。今市者通是白石黄点。

【修治】以罐固济，火煅过，出火毒，研细水飞，晒干用。〇颂曰：花蕊石，古方未有用者，近世以合硫黄同煅，研末傅金疮，其效如神。又人仓卒中金刃，不及煅合，但刮末傅之亦效。

① 金：初刊本前有“目中翳”3字。

不灰木

出上党，今泽、潞山中皆有之。盖石类也。其色青白如烂木，烧之不燃，以此得名。

【气味】甘，大寒，无毒。

【主治】热痱疮，和枣叶、石灰为粉傅之。〇除烦热阳厥。

炉甘石

川蜀、湘东最多，太原、泽州、阳城、高平、灵丘、融县及云南者为胜。金银之苗也。其块大小不一，状类滑石，松如石脂，亦粘舌，其色微黄者为上。产于银坑者，其色白，或带青，或带绿，或粉红。赤铜得之，即变为黄。今

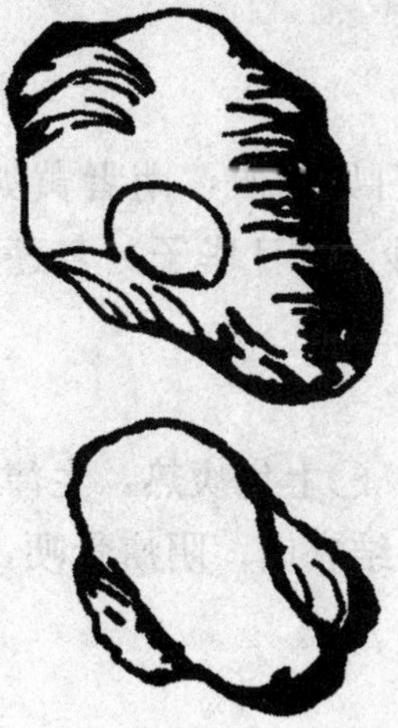

炉甘石　俗呼片子炉甘石

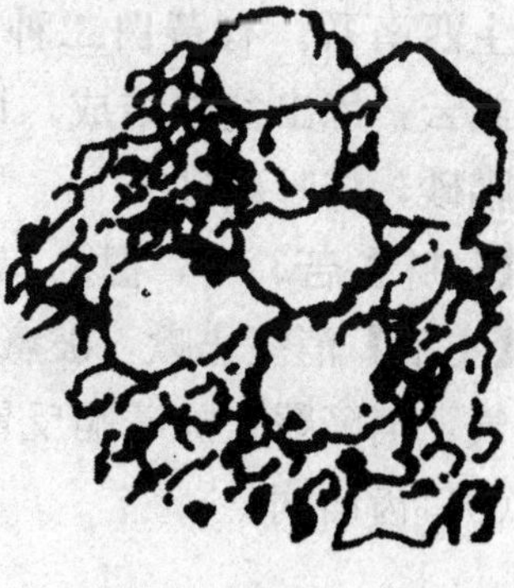

俗呼羊脑炉甘石

之黄铜，皆此物点化也。九天三清俱尊之曰炉先生，非小药也。时珍曰：炉火所重，其味甘，故名炉甘石。

【气味】甘，温，无毒。

【主治】止血，消肿毒，生肌明目，去翳退赤，收湿除烂。同龙脑点治目病。

炉甘石新增。

【修治】以炭火煅红，童便内淬七次，水洗净，研粉水飞过，晒用。凡用，以片子者为胜。

李时珍曰：炉甘石，阳明经药也。受金银之气，故治目病为必用之药。

通妙邵真人方：治下泔阴疮，用炉甘石火煅醋淬五次一两，孩儿茶三钱，共为极细末，芝麻油调傅之，立愈。

《集玄方》：治齿疏陷物，炉甘石煅，寒水石等分为末，每用少许擦牙，忌用刷牙，久久自密。

蓬　砂

生西南番。有黄白二种。西者白如明矾，南者黄如桃胶。或云：炼出盆中结成，谓之盆砂。《日华子》名蓬砂。又名鹏砂，俗呼硼砂。

【气味】苦、辛，温[①]，无毒。

【主治】消痰止嗽，破癥结喉痹。〇上焦痰热，生津液，去口气，消障翳，除噎膈反胃，积块结瘀肉，阴㿉骨哽，恶疮。〇口齿诸病。

---

① 温：初刊本作“暖”。

独孤滔曰：制汞，哑铜，结砂子。〇土宿真君曰：知母、鹅不食草、芸薹、紫苏、甑带、何首乌，皆能伏蓬砂。同砒石煅有变化。

鄱阳汪友良，因食辣蹄，误吞一骨如小指大，哽于咽喉间，隐然见于肤革。引手揣摩，百计不下，累日咳嗽作痛，仅能通汤饮。家人忧之。于昏睡次，睹一人著朱衣来告曰：汝为骨所苦，吾有一药，唯南硼砂最妙。恍忽惊悟，谓非梦也，殆神明阴授以方，欲全其命。索药笥得砂小块，汲水涤洗，取而含化，才食顷，脱然而失。出《壬志》。

鹅管石

此石色白，形如鹅管，故名。

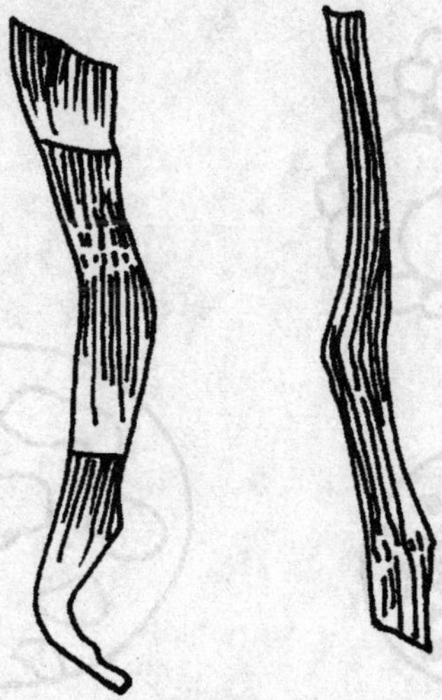

鹅管石

【气味】甘，平，无毒。

【主治】肺寒久嗽，痰气壅膈，兼治疳疮。

鹅管石新增。

状如鹅管，中有空心，色纯白，根上多纹，稍上光净。入药火煅细研。

蛇含石

出岭南，今越州、信州亦有之。本经云是蛇腹中得之，圆重如锡，黄黑青杂色。注云：多赤色，有吐出者，野人或得之。今医家用者，大如弹丸，坚如石，外黄、内黑色。二月采。《唐本草》载名曰蛇黄。

【气味】冷，无毒。

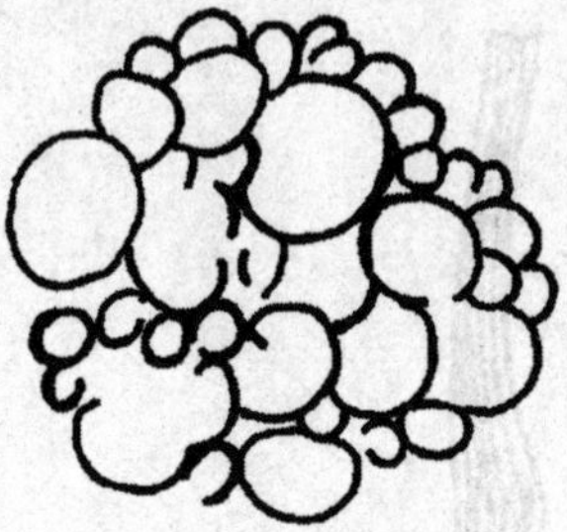

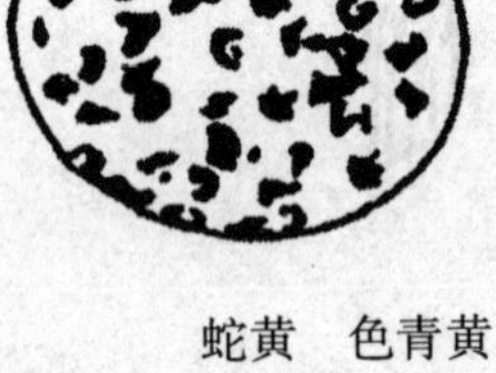

蛇黄　色青黄

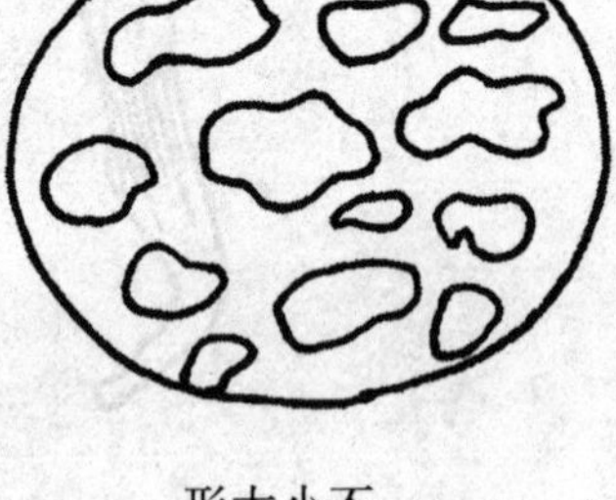

形大小不一

【主治】心痛疰忤，石淋，小儿惊痫，妇人产难，以水煮，研服汁。〇镇心。〇磨汁涂肿毒。

蛇黄，《唐本草》。

【修治】大明曰：凡用蛇黄，入药烧赤，醋内淬三四次，研末，水飞过用①。

时珍曰：蛇黄，生蛇腹中，正如牛黄之意。世人因其难得，遂以蛇含石代之。

《庚辛玉册》云：蛇含自是一种石，云蛇入蛰时含土一块，启蛰时化作黄石。不稽之言也。

姜　石

所在有之。生土石间，状如姜。有五种，以色白而烂、不碜[1]者良。齐州历城东者佳。时珍曰：姜石，以形名。

【气味】咸，寒，无毒。

【主治】热豌豆疮，丁毒等肿。

姜石，《唐本草》。收采不拘时。

宗奭曰：所在皆有，须不见日色，旋取微白者佳。治疔肿殊效②。

【修治】猛烈火烧，醋淬，暴干，研为细末用。

《崔氏方》：治疔毒肿痛，白姜石末，和鸡子清傅之，干

---

① 用：初刊本后有"《危氏得效方》：治暗风痛疾，忽然仆地，不知人事，良久方醒，蛇黄火煅醋淬七次，为末，每酒调服二钱，数服愈，年深者亦效"46字。

② "治疔肿殊效"：初刊本无此5字。

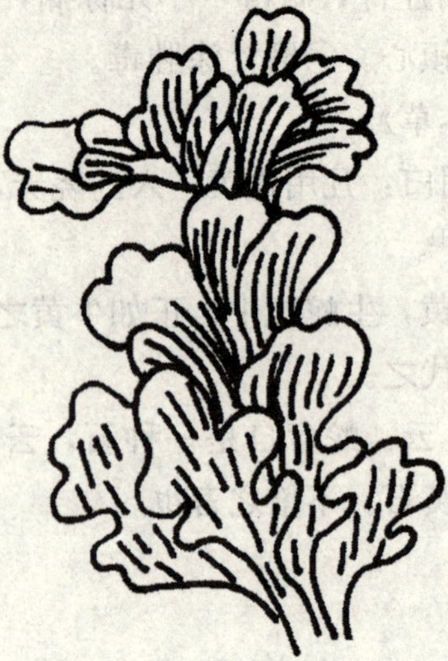

姜石

即易，丁自出，神验。

【注】

［1］碜（chěn）：东西里夹杂着沙子。

雨　水

时珍曰：地气升为云，天气降为雨。

【气味】咸，平，无毒。

立春雨水【主治】夫妇各饮一杯，还房，当获时有子，神效。〇宜煎发散及补中益气药。

露 水

李时珍曰：露者，阴气之液也。夜气润泽而沾布于万物者也。

【气味】甘，平，无毒。

【主治】秋露繁时，以盘收取，煎如饴，食之，令人延年不饥。〇禀阴杀之气，宜煎润肺杀祟之药，及调疥癣虫癞诸散。

五月五日取露草一百种，阴干，烧为灰，和井华水重炼令白，醋和为饼。腋下挟之，干即易，去腋下狐臭。司农邓沼，八月朝入华山，见一童子以五彩囊取柏叶下露，露皆如珠，云赤松先生取以明目。令人八月朔旦取露，磨墨涂身，亦此意也。

汉武帝时，有吉云国，国中有吉云草，食之不死，日照草木有露，着皆五色，东方朔得玄露、青黄二露，各盛五合以献帝，赐群臣，老者皆少，病者皆除。朔曰：日初出处，露皆如糖可食。汉武帝《洞冥记》所载：今时人煎露亦如糖，久服不饥。

甘露水缘是感应天降祐兆民也。【味】甘美，无毒。食之润五脏，长年不饥，神仙。

甘露蜜生巴西绝域中，如饧。【味】甘平，无毒。【主治】胸膈诸热，明目止渴。

汉武帝立金茎，作仙人掌承露盘，取云表之露，服食以求仙[①]。

---

① “五月五日取露草一百种，阴干……服食以求仙”：初刊本无此258字。

腊　雪

按刘熙《释名》曰：雪，洗也。洗除瘴疠虫蝗也。凡花五出，雪花六出，阴之成数也。冬至后第三戊为腊。腊前三雪，大宜菜麦，又杀虫蝗。腊雪密封阴处，数十年亦不坏；用水浸五谷种，则耐旱不生虫；洒几席间，则蝇自去；淹藏一切果食，不蛀蠹。岂非除虫蝗之验乎？

【气味】甘，冷，无毒。

【主治】解一切毒，治天行时气温疫，小儿热痫狂啼，大人丹石发动，酒后暴热，黄疸，仍小温服之。〇洗目退赤。煎茶煮粥，解热止渴。〇宜煎伤寒火暍之药，抹痱亦良。

陈藏器曰：春雪有虫，水亦易败，所以不收。

夏　冰

李时珍曰：冰者，太阴之精，水极似火[①]，变柔为刚，所谓物极反兼化也，故字从水从仌。

【气味】甘，冷，无毒。

【主治】去热烦，熨人乳石发热肿。〇解烦渴，消暑毒。〇伤寒阳毒，热盛昏迷者，以冰一块，置于膻中良。亦解热酒毒。

宋徽宗食冰太过，病脾疾，国医不效，召杨介诊之。介用大理中丸。上曰：服之屡矣。介曰：疾因食冰，臣因以冰

① 火：初刊本作“土”。

煎此药，是治其原。服之果愈。

千里水、东流水、甘烂水

一名劳水。以水扬之万遍，是名甘烂[1]。

【气味】甘，平，无毒。

【主治】病后虚弱，煮药禁神最效。○治五劳七伤，肾虚脾虚，阳盛阴虚，目不能瞑，及霍乱吐利，伤寒后欲作奔豚。

陈藏器曰：千里、东流二水皆堪荡涤邪秽。煎煮汤药，禁咒神鬼。潢污行潦，尚可荐之王公，况其灵长者哉。○李时珍曰：劳水即扬泛水，张仲景谓之甘烂水。用流水二斗，置大盆中，以杓高扬之千万遍，有沸珠相逐，乃取煎药。盖水性本咸而体重，劳之则甘而轻，取其不助肾气而益脾胃也[2]。

逆流水回旋倒注曰逆流水

【主治】中风卒厥，头风疟疾，咽喉诸病，宣吐痰饮。

虞抟《医学正传》云：甘烂水，甘温而性柔，故烹伤寒阴证等药用之。顺流水，性顺而下流，故治下焦腰膝之证，及通利大小便之药用之。急流水，湍上峻急之水，其性急速

① “以水扬之万遍，是名甘烂”：初刊本无此 10 字。

② “陈藏器曰：千里、东流二水……而益脾胃也”：此 109 字初刊本录于“逆流水”药物中。

而下达，故通二便、风痹之药用之。逆流水，洄澜之水，其性逆而倒上，故发吐痰饮之药用之。〇寇宗奭曰：东流水，取其性顺疾速通膈下关也；倒流水，取其回旋流止，上达而不下行也。

井华水

平旦首汲，曰井华水。

【气味】甘，平，无毒。

【主治】酒后热痢，洗目中肤翳，治人大惊，九窍四肢指歧皆出血，以水噀面。和朱砂服，令人好颜色，镇心安神。治口臭，堪炼诸药石。投酒、醋令不腐。〇宜煎补阴之药。〇宜煎一切痰火气血药。〇治口臭，元旦含之，吐弃厕下，数度即差[①]。

新汲水

无时初出，曰新汲水。

【主治】消渴反胃，热痢热淋，小便赤涩，却邪调中，下热气，并宜饮之。射痈肿令散，洗漆疮，治坠损肠出，冷喷其身面，则肠自入也。又解闭口椒毒，下鱼骨鲠。〇解马刀毒。解砒石、乌喙、烧酒、煤炭毒，治热闷昏瞀烦渴。

刘禹锡曰：凡饮水疗疾，皆取新汲清泉，不用停污浊

① “治口臭，元旦含之……数度即差”：初刊本无此 15 字。

液[①]。非直无效，亦且损人。〇虞抟曰：新汲井华水，取天一真气，浮于水面，用以煎补阴之剂，及炼丹煮茗，性味同于雪水也。

《济急方》：治中蒙汗毒，饮冷水即安。〇《南史》云：将军房伯玉，服五石散十剂许，更患冷疾，夏月常复衣。徐嗣伯诊之曰：乃伏热也，须以水发之，非冬月不可。十一月冰雪大盛时，令伯玉解衣坐石上，取新汲冷水从头浇之，尽二十斛，口噤气绝，家人啼哭请止，嗣伯执挞谏者。又尽水百斛，伯玉始能动，背上彭彭有气，俄而起坐，云热不可忍，乞冷饮。嗣伯以水一升饮之，疾遂愈。自尔常发热，冬月犹单衫，体更肥壮。

地　浆

陶弘景曰：此掘黄土地作坎，深三尺，以新汲水沃入搅浊，澄清少顷用之，故曰地浆，亦曰土浆。

【气味】甘，寒，无毒。

【主治】解中毒烦闷。〇解一切鱼肉果菜药物诸菌毒，疗霍乱及中暍卒死者，饮一升即活。

热　汤

乃百沸汤也。一名麻沸汤，一名太和汤。

---

① 液：初刊本作“暖”。

【气味】甘，平，无毒。

【主治】助阳气，行经络。〇熨霍乱转筋入腹，及客忤死。

汪颖云：热汤须百沸者佳。若半沸者，饮之反伤元气，作膨胀。或云热汤漱口损齿。病目人勿以热汤洗浴。冻僵人勿以热汤浸濯，反逼冷气入内[1]。铜瓶煎汤服，损人之声。

浆　水

嘉谟曰：浆，酢也。炊粟米乘热，投冷水中浸五、六日，味酢，生白花，色类浆，故名浆水。俗呼酸浆。

【气味】甘、酸，微温，无毒。

【主治】调中引气，宣和强力，通关开胃，止渴，治霍乱泄利，消宿食。宜作粥，薄暮啜之，解烦去睡，调理脏腑。煎令酸，止呕哕，白人肤体如缯帛。〇利小便为其常用，故人不齿其功。惟浸至败者害人。〇冰浆至冷，妇人怀妊不可食之，食谱所忌也[2]。

无根水

土凹积蓄，不见源流也。

【气味】甘，平，无毒。

【主治】脾胃虚损。

---

① “冻僵人勿以热汤浸濯，反逼冷气入内”：初刊本无此 15 字。

② “冰浆至冷……食谱所忌也”：初刊本无此 17 字。

半天河

一名上池水。弘景曰：此竹篱头水，及空树穴中水也。《战国策》云：长桑君饮扁鹊以上池之水，能洞见脏腑。注云：上池水，半天河也。

【气味】甘，微寒，无毒。

【主治】鬼疰，狂，邪气，恶毒。○洗诸疮。○主蛊毒。杀鬼精，恍惚妄语，与饮之，勿令知之。○槐树间者主诸风及恶疮，风瘙疥痒。

寇宗奭曰：半天河，水在上，天泽之水也。故治心病，鬼疰，狂，邪气，恶毒。○《外台秘要》治身体白驳，用树孔中水洗之①。

梁上尘②

凡使须去烟火大远，高堂殿上倒挂者。取下筛末用之。俗呼乌龙尾，形似也。

【气味】辛、苦，微寒，无毒。

【主治】腹痛噎膈，中恶，鼻衄，小儿软疮。○消积食，止金疮出血，齿龈出血，鼻中息肉，吹之。

《外台秘要》治小便不通及转胞，取梁上尘三指撮，水服之。

又方：自缢死：梁上尘如大豆，各纳一筒中，四人各一

① “《外台秘要》治身体白驳，用树孔中水洗之”：初刊本无此16字。

② 梁上尘：从该药到“墨”，此3味药初刊本排在“礞石”药物后。

筒，同时极力吹两耳及鼻两孔中，即活。此乃千金妙法也。

《子母秘录》：治横生不出，梁上尘酒服方寸匕，亦治倒生[①]。

百草霜

此乃灶额及烟筒中墨烟也。其质轻细，故谓之霜。

【气味】辛，温、平[②]，无毒。

【主治】消积滞，止上下诸血，妇人崩中带下，胎前产后诸病，伤寒，阳毒发狂，黄疸疟疾，噎膈因喉口舌，一切诸疮。〇一名铛墨。主蛊毒中恶，血晕吐血。以酒或水细研温服之。亦涂金疮，生肌止血。疮在面，慎勿涂之，黑入肉如印。此铛下墨是也。

《千金方》治舌卒肿如猪胞状，满口，不治须臾死。以百草霜和酒涂舌下，立瘥。

又方：治心痛欲死，用铛底墨以热小便调下二钱匕，即安。

又方：治逆生。以手中指取釜下墨，交画儿足下，即时顺生。

《肘后方》治转筋入腹者及霍乱不止者。釜底墨和酒服之瘥[③]。

---

① "《外台秘要》治小便不通及转胞……亦治倒生"：初刊本无此 85 字。

② 平：初刊本无此字。

③ "又方：治心痛欲死……酒服之瘥"：初刊本无此 67 字。

墨

古者以黑土为墨，故字从黑土。许慎《说文》曰：墨，烟煤所成，土之类也，故从黑土。〇松烟墨方可入药。

【气味】辛，温，无毒。

【主治】止血，生肌肤，合金疮，治产后血运，崩中卒下血，醋磨服之。又止血痢，及小儿客忤，捣筛，温水服之。又眯目，物芒入目，点摩瞳子上。〇利小便，通月经，治痈肿。

《千金方》：治飞丝入目，磨浓墨点之即出。

本草原始卷之九

雍丘李中立正宇甫纂辑
吴郡葛鼒端调甫校订

兽　部

虎

生山林。《格物论》云：虎，山兽之君也。状如猫而大如牛，黄质黑章，锯牙钩爪，须健而尖；舌大如掌，生倒刺。项短鼻齆。夜视一目放光，一目看物。声吼如雷，风从而生，百兽震恐。大寒之日始交，七月而生。性至猛烈，虽遭逐，犹复徘徊顾步。其伤重者，辄咆哮作声而去，听其声之多少，以知其去之远近。率鸣一声者为一里。靠岩坐，倚木而死，终不僵仆。其搏物不过三跃，不中则舍之。其食物值耳辄止，以为触其名，名耳故也。尝伤人者，耳辄有缺。人死于虎，则为伥鬼，导虎而行。《类从》曰：虎行以爪拆地，观奇偶而行。今人画地观奇偶者，谓之虎卜。杨雄《方言》云：陈魏之间，谓之李父；江淮南楚之间，谓之李耳，或谓之䶂䶃；自关东西谓之伯都。李时珍曰：虎，象其声也。魏子才云：其文从虍从儿，象其蹲踞之形。《字说》曰：

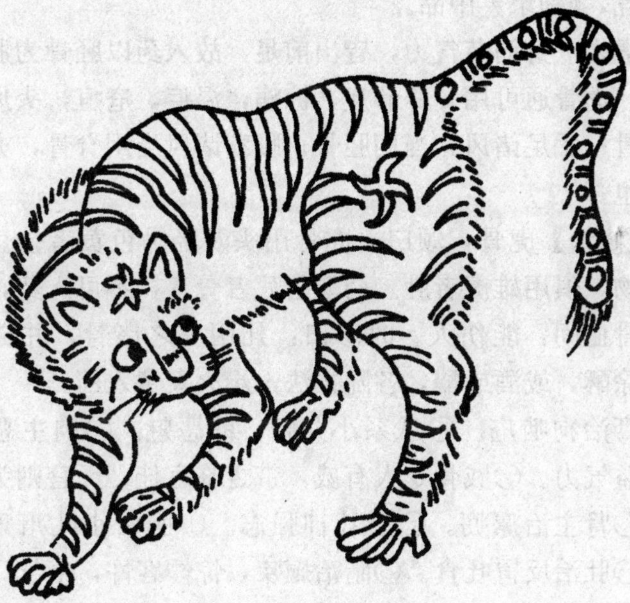

虎

虎，西方之兽，俗呼大虫。

虎骨【气味】辛，微热[1]，无毒。之才曰：平。臣药也。

【主治】邪恶气，杀鬼疰毒，止惊悸，治恶疮鼠瘘。头骨尤良。〇治筋骨毒风，挛急屈伸不得，走注疼痛。治尸疰腹痛，伤寒温气，温疟，杀犬咬毒。〇杂朱画符疗邪；头骨作枕，辟恶梦魇；置户上辟鬼。〇煮汁浴之，去骨节风毒肿；和醋浸膝，止脚痛肿，胫骨尤良。初生小儿煎汤浴之，辟恶气，去疮疥、惊痫、鬼疰，长大无病。〇追风定痛健骨，止久痢，脱肛，兽骨哽咽。

① 热：初刊本作“温”。

虎，《别录》中品。

虎之一身筋节气力，皆出前足，故入药以胫骨为胜。时珍曰：虎骨通可用。辟邪疰，惊痫，温疟，疮疽，头风，当用头骨；手足诸风，当用胫骨；腰背诸风当用脊骨，亦各从其类也。

【修治】虎骨，颂曰：虎骨用头及胫骨色黄者佳。凡虎身数物，俱用雄虎者胜。药箭射死者骨青，不可入药，其毒浸渍骨血间，能伤人。时珍曰：凡用虎之诸骨，并槌碎去髓，涂酥，或酒或醋，各随方法，炭火炙黄入药。

膏治狗啮疮。〇爪系小儿臂，辟恶魅。〇肉主恶心欲吐，益气力。〇威骨令人有威，带之临官佳；无官则为人所憎。〇肾主治瘰疬。〇心壮神强志。〇胆治小儿疳痢、惊痫。〇肚治反胃吐食。〇睛治癫疾，惊悸客忤，疳气。〇牙主治丈夫阴疮及疽瘘。〇须治齿痛。〇皮辟邪魅。〇鼻悬户上，令生男。〇屎中骨为屑，治火疮。

《起居杂记》云：虎、豹皮上睡，令人神惊。其毛入疮，有大毒。

段成式《酉阳杂俎》云：仙人郑思远常骑虎，故人许隐齿痛求治，远拔虎须，令插之，痛即止。

《胜金方》：治痔漏脱肛，虎胫骨两节，以蜜二两，炙赤色，捣为细末，蒸饼为丸梧桐子大，每日早晨黄酒下二十丸，取效。

麝

出中台山谷，及益州、雍州山中。今陕西、益州、河东诸路山中皆有之，而秦州、文州诸蛮中尤多。形似獐而小，其香正在阴前皮内，别有膜裹之。春分取之，生者益良。一说香有三种：第一生香，麝于夏食蛇虫多，至寒则香满，入春急痛，自以爪子剔出之，落处草木皆焦黄，此极难得。今人带真香过园中，瓜果皆不实，此其验也。其次脐香，乃捕得杀取者。又其次心结香，麝被大兽捕逐惊畏，失心狂走，颠坠崖谷而毙。人有得之，破心，见血流出作块者是也，不堪入药。又一种水麝，其香更奇好。脐中皆水，沥一滴于斗水中，用洒[①]衣物，其香不歇。唐天宝初，虞人尝获一水麝，诏养于囿中，每取以针刺其脐，捻以真雄黄，则其创复

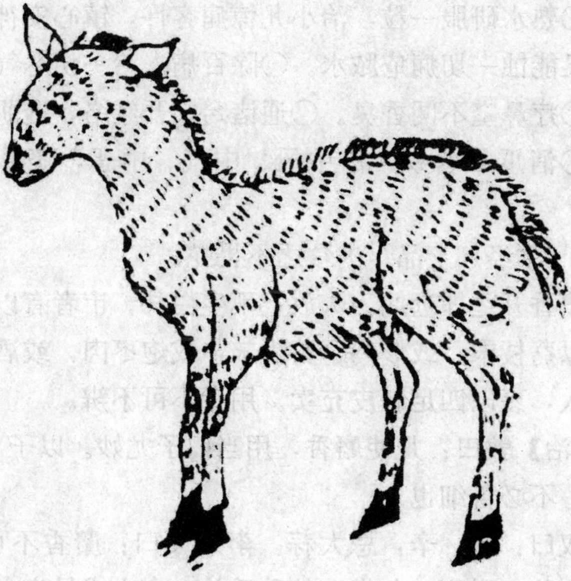

① 洒：初刊本作“晒”。

合。其香气倍于肉麝。近世不复闻有之。《尔雅》谓麝为麝父。释兽云：麝父，麕足。麝如小鹿，有香，故其文从鹿从射。或云：麝父之香来射，故名麝。时珍曰：麝之香气远射，故谓之麝。其形似獐，故俗呼香獐。

麝脐香【气味】辛，温，无毒。

【主治】辟恶气，杀鬼精物，去三虫蛊毒，温疟惊痫。久服除邪，不梦寤魇魅。〇疗诸凶邪鬼气，中恶，心腹暴痛，胀急痞满，风毒，去面䵟，目中肤翳。妇人产难，堕胎。通神仙。〇佩服及置枕间，辟恶梦，及尸疰鬼气。又疗蛇毒。〇治蛇蚕咬，沙虫、溪瘴毒，辟蛊气，杀脏腑虫。治疟[1]疾，吐风痰，疗一切虚损恶病。纳子宫，暖水脏，止冷带下。〇熟水研服一粒，治小儿惊痫客忤，镇心安神，止小便利。又能蚀一切痈疮脓水。〇除百病。治一切恶气及惊怖恍惚。〇疗鼻窒不闻香臭。〇通诸窍，开经络，透肌骨，解酒毒。〇消瓜果食积，治中风、中气、中恶，痰厥，积聚癥瘕。

麝，《本经》上品。肉食之不畏蛇。

真麝香开之即远闻，久放且不生白朴。市者有以真香些须，杂以荔枝末，或炒鸡子黄为末，或炮枣肉，或酒制大黄等物搀入，裹以四足膝皮充卖。用者不可不辨。

【修治】敩曰：凡使麝香，用当门子尤妙。以子日开之，微研用，不必苦细也。

甄权曰：苦、辛，忌大蒜。李廷飞曰：麝香不可近鼻，有白虫入脑，患癞。久带，其香透关，令人成异疾。

① 疟：初刊本作“疮”。

《经验方》：治小儿邪疟，以麝香研墨，画“去邪辟魔”四字于额上，愈。

夏子益《奇疾方》：治口内肉球，有根如线五寸余，如钗股，吐出乃能食物，捻之则痛彻心者，麝香一钱，研水服之，日三，自消。〇治鼠咬人，麝香封之，用帛子系之妙[①]。

牛

时珍曰：有犊牛、水牛二种，犊牛小而水牛大；犊牛有黄、黑、赤、白、驳、杂数色；水牛色青苍，大腹锐头，其状类猪，角若担矛，能与虎斗；亦有白色者。牛耳聋，其听以鼻。牛瞳竖而不横。牛齿有下无上。其声曰牟。牛在畜属

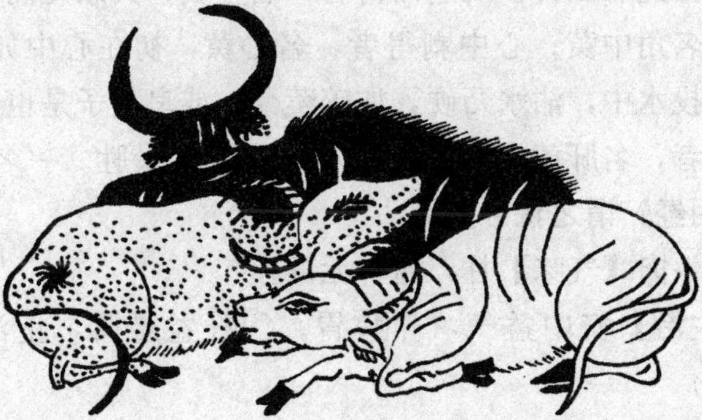

牛 牛黄 水牛 犊牛

① 妙：初刊本后有“麝常食柏叶，又啖蛇。五月得香，往往有蛇皮骨。故麝香疗蛇毒。今以蛇蜕皮裹麝香弥香，则是相使也”39字。

上，在卦属坤，其性顺也。许慎曰：牛，件也。牛为大牲，可以件事分理也。其文象角头三封及尾之形。《周礼》谓之大牢。《内则》谓之一元大武。《史记》称牛为四蹄，今人称牛为一头。梵书谓之瞿摩帝。牛之牡[1]者曰牯，曰特，曰犅，曰犓。牝曰牶，曰牸。南牛曰犑，北牛曰犊。纯色曰牺，黑曰犏，白曰㸢，赤曰牸，驳曰犁。去势曰犍，又曰犗。无角曰牤，子曰犊。生二岁曰犋，三岁曰犙，四岁曰牭，五岁曰犌，六岁曰犕。

牛黄出晋地平泽，今出登、莱州，它处或有，不甚佳。凡牛有黄者，毛皮光泽，眼如血色，时复鸣吼，又好照水。人以盆水承之，伺其吐出，乃喝迫，即堕落水中。既得之，阴干百日。一子如鸡子黄大，其重叠可揭折，轻虚而气香者佳。然此物多伪，今人试之者，揩摩手甲上，以透甲黄者为真。又云此有四种：喝迫而得者，名生黄；其杀死而在角中得者，名角中黄；心中剥得者，名心黄，初在心中如浆汁，取得便投水中，沾水乃硬，如碎蒺藜，或皂荚子是也；肝胆中得之者，名肝黄。大抵皆不及喝迫得者最胜。一名丑宝，《金光明经》谓之瞿卢折娜。

黄牛肉【气味】甘，温，无毒。

【主治】安中益气，养脾胃。○补益腰脚，止消渴及唾涎。

水牛肉【气味】甘，平，无毒。

【主治】消渴，止啘、泄，安中益气，养脾胃。○补虚壮健，强筋骨，消水肿，除湿气。牛，《本经》中品。牛黄，

---

① 牡：初刊本作“壮”。

《本经》上品。

《造化权舆》[1]云：坤阴为牛，故牛蹄坼，牛疾则立，阴胜也。牛起先后足，卧先前足，从阴也。

鼻【主治】消渴，同石燕煮汁服。治妇人无乳，作羹食之，不过两日，乳下无限，气壮人尤效。〇疗口眼㖞斜，不拘干湿，以火炙热，于不患处熨之，渐止。

皮【主治】水气浮肿，小便涩少，以皮蒸熟，切入豉汁食之。〇熬胶尤良。

乳【主治】补虚羸，止渴。〇养心肺，解热毒，润皮肤。〇冷补下热气，和蒜煎沸食，去冷气痃癖。〇患热风人宜食之。〇老人煮食有益。入姜葱，止小儿吐乳，补劳。〇治反胃，气痢，疸黄，通润大肠。

血【主治】解毒利肠，治金疮折伤垂死。又下水蛭，煮拌醋食。治血痢便血。

脂【主治】诸疮疥癣、白秃。亦入面脂。

髓【主治】补中，填骨髓，久服增年。〇安五①脏，平三焦，续绝伤，益气力，止泄利，去消渴，皆以清酒暖服之。〇平胃气，通十二经脉。治瘦病，以黑牛髓、地黄汁、白蜜等分，煎服。〇润肺补肾，泽肌悦面，理折伤，擦损痛，甚效。

脑【主治】治风眩，消渴。〇脾积痞气，润皴裂，入面脂用。

心【主治】虚忘，补心。

脾【主治】补脾。〇腊月煮，日食一度，治痔瘘。和朴

① 五：原本作“大”，据初刊本改。

消作脯食，消痞块。

肺【主治】补肺。

肝【主治】补肝明目。〇治疟及痢，醋煮食之。〇妇人阴䘌，纳之引虫。

胃【主治】消渴，风眩，补五脏，醋煮食之。〇补中益气，解毒，养脾胃。

䏶一名百叶。【主治】热气水气，治痢，解酒毒、药毒、丹石毒发热，同肝作生，以姜醋食之。

肾【主治】补肾气，益精。〇治湿痹。

胆【气味】苦、大寒，无毒。

【主治】可丸药。〇除心腹热渴，止下痢及口焦燥，益目精。〇腊月酿槐子服，明目，治疳湿弥佳。〇酿黑豆百日后取出，每夜吞一粒，镇肝明目。〇除黄杀虫，治痈疾。〇酿南星末阴干，治惊风有奇功。

齿【主治】小儿牛痫。

牛角䚡此即角尖中坚骨也。【主治】下闭血，瘀血疼痛，女人带下血，燔之酒服。〇烧灰主赤白痢。〇水牛者烧之，止妇人血崩，赤白带下，冷痢泻血水泄。〇治水肿。

角【主治】水牛者燔之，治时气寒热头痛。〇煎汁治热毒风及壮热。牸[①]牛者，治喉痹肿塞欲死，烧灰，酒服一钱。小儿饮乳不快、似喉痹者，取灰涂乳上，咽下即瘥。〇治淋破血。

骨【主治】烧灰治吐血鼻洪，崩中带下，肠风泻血，水泻。〇治邪疟。烧灰同猪脂涂疳疮蚀人口鼻，有效。

① 牸：原本作“娑”，据初刊本改。

蹄甲【主治】妇人崩中，漏下赤白。〇烧灰水服，治[①]牛痫。和油涂臁疮。研末贴脐，止小儿夜啼。〇悬蹄【主治】热风，赤白漏下。

阴茎【主治】妇人漏下赤白，无子。〇耳中垢主治：蛇伤，恶截毒。

牯牛卵囊【主治】疝气，一具煮烂，入小茴香、盐少许，拌食。

脐毛【主治】小儿久不行。〇口涎【主治】反胃呕吐。

溺【主治】水肿腹胀脚满，利小便。〇屎【主治】水肿恶气。干者燔之，傅鼠瘘恶疮。〇烧灰，敷灸疮不瘥。

黄犊子脐屎【主治】九窍四肢指歧间血出，乃暴怒所为。烧此末水服方寸匕，日四五服良[②]。

酥油沙牛者【主治】补五脏，利大小肠，治口疮。〇除胸中客热，益心肺。〇除心热肺痿，止渴，止嗽，止吐血，润毛发。〇益虚劳，润脏腑，泽肌肤，和血脉，止急痛，治诸疮，温酒化服良。

牦牛酥【主治】去诸风湿[③]痹，除热，利大便，去宿食。〇合诸膏摩风肿，踠跌血瘀。

乳饼【主治】润五脏，利大小便，益十二经脉，微动气。〇治赤白痢。切如豆大，面拌酸浆，水煮二十沸，顿服。小儿服之弥良。

牛黄《本经》曰：气味苦平，有小毒。《日华子》曰：

---

① 治：原本作“泻”，据初刊本改。

② “黄犊子脐屎……日四五服良”：初刊本无此34字。

③ 湿：初刊本作“风”。

甘，凉。普曰：无毒。君药也。

牛黄【主治】惊痫寒热，热盛狂痓，除邪逐鬼。〇疗小儿百病，诸痫热，口不开，大人狂颠。又堕胎。久服轻身增年，令人不忘。〇主中风失音，口噤惊悸，天行时疾，健忘虚乏。〇安魂定魄，辟邪魅，卒中恶，小儿夜啼。〇益肝胆，定精神，除热，止惊痢，辟恶气，除百病。〇清心化热，利痰凉惊。〇痘疮紫色，发狂谵语者可用。

【修治】牛黄细研如粉用。

之才曰：牛黄，人参为之使；得牡丹、菖蒲利耳目；恶龙骨、龙胆、地黄、常山、蜚蠊；畏牛膝、干漆。

用牛黄宜择一子如鸡子黄大，重叠可揭折，轻虚，气香色赤黄有光，摩指甲上透甲黄者为真。牦牛黄坚而不香。又有骆驼黄，极易得，亦能相乱，不可不审。〇时珍曰：牛黄，牛之病也，故有黄之牛多病而易死。诸兽皆有黄，人之病黄者亦然。因其病在心及肝胆之间，凝结成黄，故还能治心及肝胆之病。正如人之淋石，复能治淋也。

《圣惠方》：治小儿腹痛，夜啼，用牛黄如小豆大，乳汁化服。又脐下画“田”字，瘥。

【注】

[1]《造化权舆》：唐赵自勉撰。

熊

出雍州山谷，今雍、洛、河东及怀、卫山中皆有之。形类豕，人足、黑色，坚中，山居冬蛰，当心有白脂如玉，味甚美，俗呼熊白。其胆春在首，夏在腹，秋在左足，冬在右足。好举木而引气，谓之熊经。《庄子》所谓"熊经、鸟伸"是也。冬蛰不食，饥则舐其掌，故其美在掌。《孟子》曰：熊掌亦我所欲也。盖熊于山中行数十里，必有跧伏之所，在石岩枯木中，山人谓之熊馆。时珍曰：熊，雄也。篆文象形。俗[1]呼为猪熊。《述异记》云：在陆曰熊，在水曰能，即鲧所化者。故熊字从能。

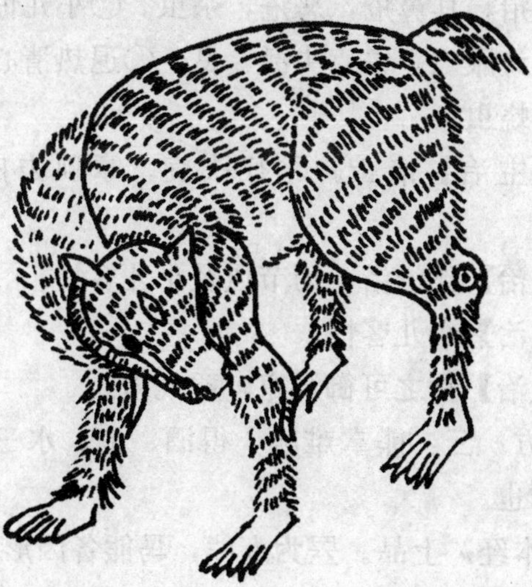

熊

熊脂【气味】甘，微寒，无毒。君药也。

【主治】风痹不仁筋急，五脏腹中积聚，寒热羸瘦，头疡头秃，面上皯疱。久服强志不饥，轻身长年。○饮食呕

① 俗：初刊本作"欲"。

吐。○治风补虚[①]，杀劳虫，酒炼服之。○长发令黑，悦泽人面，治面上皯黯及疮。

肉【气味】甘，平，无毒。

【主治】风痹，不仁，功与脂同。○补虚羸。

胆【气味】苦，寒，无毒。恶防己、地黄。臣药也。

【主治】时气热盛，变为黄疸。暑月久痢疳䘌，心痛疰忤。○治诸疳，耳鼻疮，恶疮，杀虫。○小儿惊痫瘈疭。以竹沥化两豆许服之，去心中涎，良。○退热清心，平肝明目去翳，杀蛔蛲虫。

脑髓【主治】诸聋。○疗头旋。摩顶去白秃、风屑，生发。

骨【主治】作汤浴，历节风及小儿客忤。

血【主治】小儿客忤。

掌【主治】食之可御风寒，益气力。

《圣惠方》云：熊掌难胹，得酒、醋、水三件同煮，熟即大如皮球也。

熊，《本经》上品。罴为人熊，马熊各因形似以为别也。熊形乃犬[②]豕，足[③]黑色。

【修治】颂曰：熊胆，阴干用。然多伪者，但取一粒，滴水中，一道若线不散者为真。

钱乙曰：熊胆佳者通明，每以米粒点水中，运转如飞者良。余胆亦转，但缓尔。

---

① 虚：原本作“山损”，据初刊本改。
② 犬：初刊本作“大”。
③ 足：原本前有“人”字，据文义删。

周密《齐东野语》云：熊胆善辟尘，试之以净水一器，尘幕其上，投胆米许，则凝尘豁然而开也。

《外台秘药》：治蛔，心痛，熊胆一大豆，和水服之，大效。〇又方：治五①十年痔疮不差，涂熊胆，取差乃止。

象

《尔雅》云：南方之美者，有梁山之犀、象焉。时珍曰：象出交、广、云南及西域诸国。有灰、白二色，形体拥肿，头目丑陋。大者身长丈余，高称之，肉倍数牛。目若豕，四足无指而有爪甲。行则先移左足，卧则以臂着地。其头不能俯，其颈不能回，其耳下軃[1]，其鼻大于臂，下垂至地，鼻端有小爪，可以拾针，食物、饮水皆以鼻卷入口。一身之力

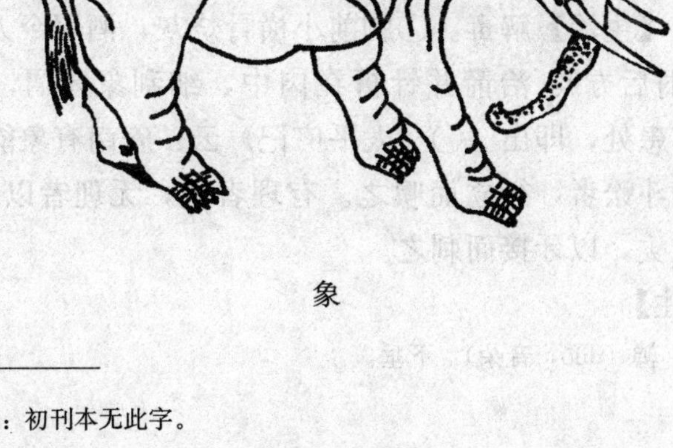

象

① 五：初刊本无此字。

皆在于鼻，故伤之则死耳。口内有食齿，两吻出两牙夹鼻。雄者长六七尺，雌者才尺余耳。交牝则在水中，以胸相贴，与诸兽不同。三年一乳，五岁始产。六十年骨方足。又胆不附肝，随月在诸肉间，春在前左足，夏在前右足，秋后左足，冬后右足也。王安石《字说》云：象牙感雷而文生，天象感气而文生，故天象亦用此字。许慎《说文》曰：象字篆文，象耳、牙、鼻、足之形。

牙【气味】甘，寒，无毒。

【主治】诸铁及杂物入肉，刮牙屑和水敷之立出。治痫病，刮齿屑炒黄，研末饮服。〇诸物刺咽中，磨水服之亦出。旧梳屑尤佳。〇风痫惊悸，一切邪魅精物，热疾骨蒸，及诸疮，并宜生屑入药。

皮【主治】下疳，烧灰和油敷之。又治金疮不合。

胆【主治】明目，治疳。〇治疮肿，以水化涂之。治口臭，以绵裹少许，贴齿根，平旦漱去，数度即瘥。

肉【主治】烧灰和油涂秃疮。多食令人体重。〇生煮汁服，治小便不通。烧灰饮服，治小便多。〇睛【主治】目疾，和人乳滴目中。

骨【主治】解毒。〇胸前小横骨烧灰，酒服令人能浮。

《肘后方》：治箭并针折在肉中，细刮象牙屑，以水和之，傅患处，即出。〇《太平广记》云：安南有象能知人曲直，有斗讼者，行立而嗅之。有理者过，无理者以鼻卷之，掷空数丈，以牙接而刺之。

【注】

[1] 亸（duǒ，音朵）：下垂。

马

出云中。毛色多般，以纯白者为胜。马应月，故十二月而生。其年以齿别之。牡马曰骘，曰儿。牝马曰骆，曰騍。去势曰骟。一岁曰馵，二岁曰驹，四岁曰駣。许[1]慎云：马，武也。其字象头、髦、尾、足之形。

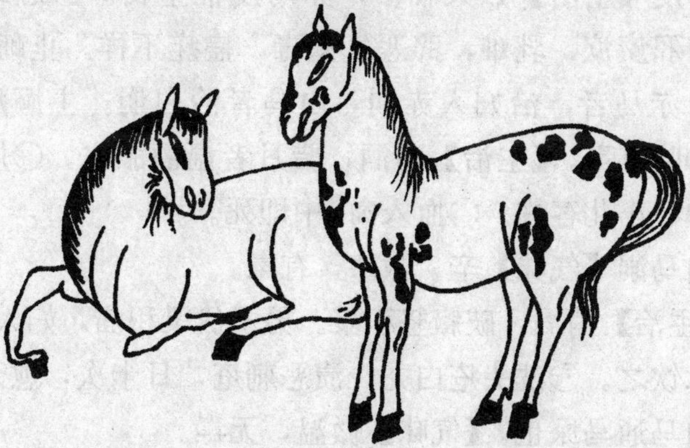

马

白马阴茎【气味】甘、咸，平，无毒。

【主治】伤中绝脉，阴不起，强志益气，长肌肉肥健，生子。〇小儿惊痫。〇益丈夫阴气。

肉【气味】辛、苦，冷，有毒。

【主治】伤中，除热下气，长筋骨，强脊，壮健，强志轻身，不饥。作脯治寒热痿痹。〇煮汁，洗头疮白秃。

乳【气味】甘，冷，无毒。

---

① 许：初刊本前有“八岁曰馴”4字。

【主治】止渴治热。作酪性温，饮之消肉。

鬐膏【主治】生发。〇心【主治】喜忘。〇肺【主治】寒热，痉、痿。〇肝有大毒。〇鬃烧灰，敷疮毒。〇眼治惊痫，腹满，疟疾。〇牙治小儿马[1]痫。烧灰，涂丁肿效。〇骨烧灰，和醋敷小儿头疮及身上疮。〇头骨【主治】喜眠，令人不睡。〇胫骨【主治】煅存性，降阴火，中气不足者用之。〇皮【主治】妇人临产，赤马皮催生良。〇悬蹄【主治】惊邪瘈疭，乳难，辟恶气鬼毒，蛊疰不祥。止衄内漏，龋齿。赤马者，治妇人赤崩，白马者治白崩。主癫痫，齿痛。〇脑有毒。【主治】断酒，腊月者温酒服之。〇尾治妇人崩中，小儿客忤。〇血入肉[2]中即死。

白马溺【气味】辛，微寒，有毒。

【主治】消渴，破癥坚积聚。男子伏梁积疝，妇人瘕积，铜器承饮之。〇洗头疮白秃，渍恶刺疮，日十次，愈乃止。

白马通马屎也。【气味】微温，无毒。

【主治】止渴，止吐血、下血、鼻衄，金疮出血，妇人崩中。〇敷顶止衄。〇绞汁服，治产后诸血气，伤寒时疾，当吐下者。治时行病起、合阴阳垂死者，绞汁三合，日夜各二服。又治杖疮打损伤疮，中风作痛者，炒热包熨五十遍，极效。

马，《本经》中品。《千金方》：治冻指欲堕，马粪煮水渍半日，即愈。〇马齿以僵蚕、乌梅拭不食，得桑叶解。

《造化权舆》云：乾阳为马，故马蹄圆，马疾则卧，阳

---

① 马：初刊本作“惊”。
② 入肉：初刊本作“有大毒”。

胜也。马起先前足，卧先后足，从阳也。

鹿

处处山林中有之。马身羊尾，头侧而长，高脚而行速。牡者有角，夏至则解，大如小马，黄质白斑，俗称马鹿。牝者无角，小而无斑毛，杂黄白色，俗称麀鹿。孕六月而生子。鹿性淫，一牡常交数牝，谓之聚麀。性喜食龟，能别良草。食则相呼，行则同旅，居则环角外向以防害，卧则口朝尾间以通督[①]脉。《尔雅》云：鹿牡曰麚，牝曰麀，其子曰

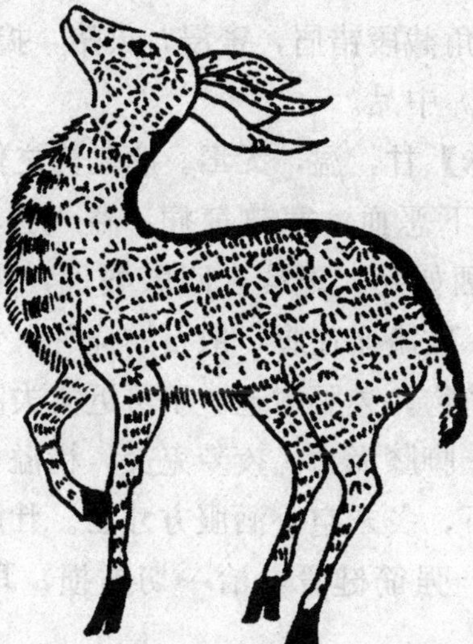

鹿

① 督：原本作“肾”，据初刊本改。

麚，绝有力曰麛。《乾宁记》云：鹿与游龙相戏，必生异角。故鹿得称斑龙。梵书谓之密利迦罗。时珍曰：鹿字篆文，象其头、角、身、足之形。

鹿角【气味】咸，温，无毒。

【主治】恶疮痈肿，逐邪恶气，留血在阴中，除少腹胀血痛，腰脊痛，折伤恶血，益气。〇猫鬼中恶，心腹疼痛。〇水磨汁服，治脱精尿血，夜梦鬼交。〇醋磨汁，涂疮疡痈肿热毒。〇火炙热熨小儿重舌，鹅口疮。〇蜜炙研末，酒服，轻身，强骨髓，补阳道绝伤。又治妇人梦与鬼交者，清酒服一撮，即出鬼精。〇烧灰治女子胞中余血不尽欲死，以酒服方寸匕，日三服甚妙。

【修治】鹿角截段错屑，蜜浸，火焙，捣筛为末用。

鹿，《本经》中品。

鹿茸【气味】甘，温，无毒。麻勃为之使。君药也。

【主治】漏下恶血，寒热惊痫，益气强志，生齿不老。〇疗虚劳，洒洒如疟，羸瘦，四肢酸疼，腰脊痛，小便数利，泄精溺血，破瘀血在腹，散石淋痈肿，骨中热疽痒，安胎下气，杀鬼精物。久服耐老。不可近丈夫阴，令痿。〇补男子腰肾虚冷，脚膝无力，夜梦鬼交，精溢自出。女人崩中漏血，赤白带下，炙末空心酒服方寸匕。壮筋骨。〇生精补髓，养血益阳，强筋健骨，治一切虚损，耳聋目暗，眩运虚痢。

【修治】鹿茸，《日华子》曰：鹿茸，只用酥炙炒研。宗奭曰：茸上毛先以酥薄涂匀，于烈焰中灼之，候毛尽，微炙。不以酥，则火焰伤茸矣。

宗奭曰：茸最难得不破及不出却血者，盖其力尽在血中故也。世以如紫茄者为上，名茄子茸，取其难得耳。然此太嫩，血气未具，其实少力。坚者又太老，惟长四五寸，形如分歧马鞍，茸端如玛瑙红玉，破之肌如朽木者最善。人亦将麋茸伪为之，不可不察。孟诜曰：鹿茸不可以鼻嗅之，中有小白虫，视之不见，入人鼻必虫颡，药不及也。

鹿角胶粉名鹿角霜。【气味】甘，平，无毒。得火良；畏大黄。

【主治】伤中劳绝，腰痛羸瘦，补中益气，妇人血闭无子，止痛安胎。久服轻身延年。〇疗吐血下血，崩中不止，四肢作痛，多汗淋露，折跌伤损。〇男子损脏气气弱，劳损吐血。妇人服之令有子，安胎去冷，治漏下赤白。〇炙捣酒服，补虚劳，长肌益髓，令人肥健，悦颜色。又治劳嗽，遗精尿血，疮疡肿毒。

【修治】时珍曰：今人呼煮烂成粉者为鹿角霜，取粉熬成胶。或只以浓汁熬成胶者为鹿角胶。

鹿肉【气味】甘，温，无毒。

【主治】补中益气力，强五脏。生者疗中风口僻，割片傅之。〇补瘦弱，调血脉。〇养血生容，治[1]风虚邪僻。

鹿血【主治】阴痿，补虚，止腰痛，鼻衄，折伤，狂犬伤。〇和酒服，治肺痿吐血，及崩中带下。〇诸气痛欲危者，饮之立愈。〇大补虚损，益精血，解痘毒、药毒。

鹿皮【主治】一切漏疮，烧灰和猪脂纳之，日五、六易，愈乃止。

---

① 治：初刊本后有“产后”2字。

鹿骨【主治】安胎下[1]气，杀鬼精物，久服耐老，可浸酒服之。

齿【主治】鼠瘘留血，心腹痛。不可近丈夫阴。

髓【主治】丈夫女子伤中绝脉，筋急痛，咳逆，以酒和服之良。治筋骨弱，呕吐。地黄汁煎作膏，填骨髓。蜜煮壮阳，令有子。

脑【主治】入面脂，令人悦泽。刺入肉内，以脑敷之，燥即易，半日当出。

脂【主治】痈肿死肌，温中，四肢不随，头风，通腠理。不可近阴。

头肉【主治】消渴，夜梦鬼物，煎汁服，作胶弥善。

蹄肉【主治】诸风，腰膝骨中疼痛，不能践地，同豉汁、五味煮食。

肾【主治】补肾气。〇补中安五脏，壮阳气，作酒及煮粥食之。

羊

出河西川谷，今河东、陕西及近都州郡皆有之。种类甚多，入药以青色羖羊为胜。《说文》云：羊字，象头、角、足、尾之形。孔子曰：牛、羊之字，以形似也。董子云：羊，祥也，故吉礼用之。牡羊曰羖，曰羝；牝羊曰羜，曰牂。白曰粉，黑曰羭。多毛曰羖䍽；胡羊曰羱羺。无角曰羶，曰羫。去势曰羯，羊子曰羔，羔五月曰羜，六月曰鏊，

① 下：初刊本作“上”。

七月曰羍，未卒岁曰䍬。《内则》谓之柔毛，又曰少牢。《古今注》谓之长髯主簿云。

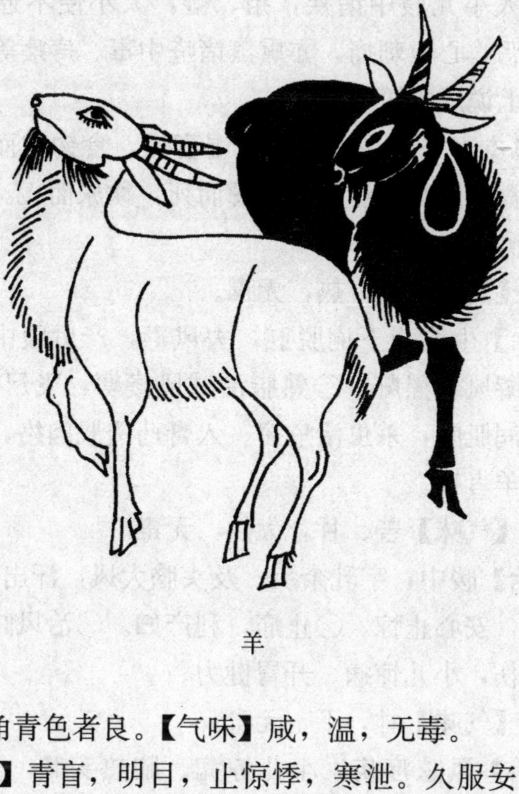

羊

羖羊角青色者良。【气味】咸，温，无毒。

【主治】青盲，明目，止惊悸，寒泄。久服安心，益气轻身。杀疥虫。入山烧之，辟恶鬼虎狼。〇疗百节中结气，风头痛，及蛊毒吐血。妇人产后余痛。〇烧之辟蛇。灰治漏下，退热。主山瘴溪毒。〇齿治小儿羊痫寒热。头骨治风眩瘦疾，小儿惊痫。脊骨治虚劳寒中，羸瘦。〇补肾虚，通督脉，治腹痛下痢。胫骨治虚冷劳。〇尾骨益肾明目，补下焦虚冷。〇毛治转筋，醋煮裹脚。〇须治小儿口疮，蠼螋尿疮，烧灰和油敷。〇屎，燔之，治小儿泄痢，肠鸣，惊痫疾。烧灰，理聤耳，并罯竹刺入肉，治箭镞不出。烧灰淋汁沐头，不过十度即生发长黑。和雁肪涂头亦良。煮汤灌下部，治大人小儿腹中诸疾，疳、湿，大小便不通。烧烟熏鼻，治中恶，心腹刺痛，亦熏蒸诸疮中毒、痔瘘等。治骨蒸弥良。已上说用青羖羊者佳。

羊，《本经》中品。羊性恶湿喜燥，食钩吻而肥，食仙茅而肪，食仙灵脾而淫，食踯躅而死，饮尿而亡。物理之宜忌，不可测也。

羊脂【气味】甘，热，无毒。

【主治】生脂止下痢脱肛，去风毒，产后腹中绞痛。治鬼疰，去游风及黑皯。〇熟脂治贼风痿痹，飞尸，辟瘟气，止劳痢，润肌肤，杀虫治疮癣。入膏药透肌肉络，彻风热毒气。〇青羊者良。

羊肉【气味】苦、甘，大热，无毒。

【主治】暖中，字乳余疾，及头脑大风，汗出虚劳寒冷，补中益气，安心止惊。〇止痛，利产妇。〇治风眩瘦病，丈夫五劳七伤，小儿惊痫。开胃健力。

头蹄【气味】甘，平，无毒。

【主治】风眩瘦疾，小儿惊痫。脑热头眩。安心止惊，缓中止汗，补胃。止丈夫五劳骨蒸，热病后宜食之。冷病人勿多食。疗肾虚精竭。〇白羊者良。

皮【主治】一切风及脚中虚风，补劳虚，去毛作羹臛食。湿皮卧之，散打伤青肿；干皮烧服，治蛊毒下血。

血【气味】咸，平，无毒。

【主治】女人血虚中风，及产后血闭[1]欲绝者，热饮一升者即活。〇热血一升，治产后血攻，下胎衣。治卒惊九窍出血。解莽草毒，胡蔓草毒。又解一切丹石毒发。〇白羊者良。

乳【气味】甘，温，无毒。

【主治】补寒冷虚乏。〇润心肺，治消渴。〇疗虚劳，益精气，补肺肾气，和[2]小肠气。合脂作羹，补肾虚，及男女中风。利大肠，治小儿惊痫。含之治口疮。主心卒痛，可温服之。〇蚰蜒入耳，灌之即化成水。治大人干呕及反胃，小儿哕啘及舌肿，并时时温饮之。〇解蜘蛛咬毒。〇白羜者佳。

脑有毒。【主治】入面脂手膏，润皮肤，去皯䵟，涂损伤、丹瘤、肉刺。

髓【气味】甘，温，无毒。

【主治】男子女人伤中，阴阳气不足，利血脉，益经气，以酒服之。〇却风热，止毒。久服不损人。〇和酒服补血，主女人血虚风闷。润肺气，泽皮毛，灭瘢痕。

心【气味】甘，温，无毒。

【主治】止忧恚膈气。〇补心。〇有孔者杀人。

肺【主治】补肺，止咳嗽。〇伤中，补不足，去风邪。治渴，止小便数，同小豆叶煮食之。〇通肺气，利小便，行水解蛊。〇自三月至五月，其中有虫，状如马尾，长二三寸。须去之，不去令人下痢。

---

① 闭：原本作“闷”，据初刊本改。
② 和：原本作“如”，据初刊本改。

肾【主治】补肾气虚弱，益精髓。补肾虚耳聋阴弱，壮阳益胃，止小便，治虚损盗汗。〇合脂作羹，治劳痢效。蒜、薤食之一升，疗癥瘕。〇治肾虚消渴。

羊石子羊外肾也。【主治】肾虚精滑。〇心至外肾，用白羝羊者良。

肝【气味】苦，寒，无毒。

【主治】补肝，治肝风虚热，目赤暗痛，热病后失明，并用子肝七枚，作生食，神效。亦切片水浸，贴之。〇解蛊毒。〇合猪肉及梅子、小豆食，伤人心。〇合生椒食，伤人五脏，最损小儿。合苦笋食，病青盲。妊妇食之，令子多厄。〇青羊者良。

胆【气味】苦，寒，无毒。

【主治】青盲明目。〇点赤障白翳风泪眼，解蛊毒。〇疗疳湿时行热熛疮，和醋服之良。〇治诸疮，能生人身血脉。〇同蜜蒸九次，点赤风眼有效。〇青羯羊者良。

胃一名羊膍胵。【气味】甘，温，无毒。

【主治】胃反，止虚汗，治虚羸，小便数，作羹食三五瘥。

脬【主治】下虚遗溺，以水盛入炙熟，空腹食之，四五次愈。

胰【主治】润肺燥，诸疮疡，入面脂去皯黷，泽肌肤，灭瘢痕。

舌【主治】补中益气。

靥【主治】气瘿。

睛【主治】目赤及翳膜，曝干为末，点之。

筋【主治】治尘物入目，熟嚼纳眦中，仰卧即出。

时珍曰：生江南者为吴羊，头身相等而毛短。生秦晋者为夏羊，头小身大而毛长。土人二岁而剪其毛，以为毡物，谓之绵羊。广南英州一种乳羊，食仙茅，极肥，无复血肉之分，食之甚补人。诸羊皆孕四月而生。其目无神，其肠薄而萦曲。其皮极薄，南番以书字，吴人画采为灯。〇又曰：热病及天行病疟疾后食之，必发热致危。妊妇食之，令子多热。白羊黑头，黑羊白头独角，并有毒，不可食。或云：煮羊以杏仁或瓦片则易糜，以胡桃则不臊，以竹鼦则助味。中羊毒者，饮甘草汤则解。铜器煮食之，男子损阳，女子暴下。物性之异如此，不可不知。

汪机曰：反半夏、菖蒲；同荞、面、豆酱食，发痼疾。同醋食，伤心。

宗奭曰：仲景治寒疝，羊肉汤服之，无不验者。一妇冬月生产，寒入子户，腹下痛不可按，此寒疝也。医欲投抵当[①]汤。予曰：非其治也，以仲景羊肉汤减水，二[②]服即愈。

狗

处处有之。狗类甚多：田犬长喙善猎，吠犬短喙善守，食犬体肥供馔。凡本草所用，皆食犬也。《尔雅》云：狗，家兽也。时珍曰：狗，叩也，吠声有节，如叩物也。或云：为物苟且，故谓之狗。韩非云：蝇营狗苟是已。卷尾有悬蹄者为犬。犬字象形，故孔子曰：视犬字如画狗。齐人名地羊。

① 当：原本脱，据初刊本补。
② 二：初刊本作“一”。

俗又讳之以龙，称狗有乌龙、白龙之号。许氏《说文》曰：多毛曰尨，长喙曰猃，短[1]喙曰猲，去势曰猗，高四尺曰獒，狂犬曰猘。生一子曰獴、曰玂，二子曰狮，三子曰猔。

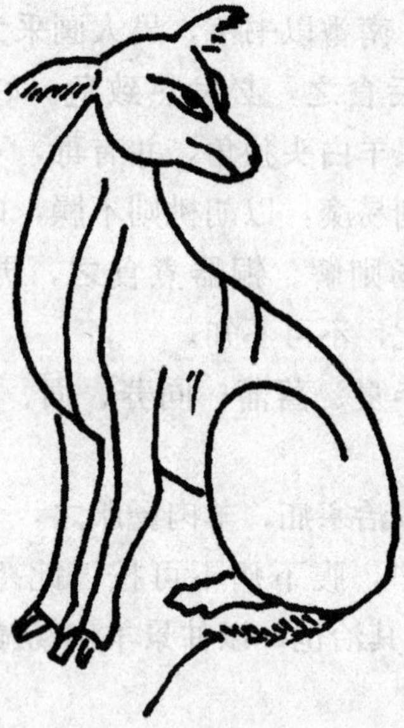

狗

狗肉【气味】咸、酸，温，无毒。

【主治】安五脏，补绝伤，轻身益气。〇宜肾。〇补胃气，壮阳道，暖腰膝，益气力。〇补五劳七伤，益阳气，补血脉，厚肠胃，实下焦，填精髓，和五味煮，空心食之。

凡食犬不可去血，则力少不益人。黄犬为上，黑犬、白犬次之。反商陆；畏杏仁。同蒜食损人，同菱食生痫。

① 短：原本作“长”，据初刊本补。

思邈曰：白犬合海鲉食，必生恶疾。时珍曰：凡犬不可炙食，令人消渴。妊妇食之，令子无声。热病后食之，杀人。九月食之，伤神。瘦犬有病，猘犬发狂，自死犬有毒，悬蹄犬伤人，赤股而躁者气臊，犬目赤者，并不可食。

狗，《本经》中品。

蹄肉【气味】酸，平。

【主治】煮汁，能下乳汁。

血【气味】咸，温，无毒。白犬者良。

【主治】癫疾发作，补安五脏。〇热饮，治虚劳吐血。又解射罔毒。点眼，治痘疮入目。又治伤寒，热病发狂，见鬼及鬼击病，辟诸邪鬼。〇乌狗血治产难横生，血上抢心，和酒服之。

乳汁白犬者良。【主治】十年青盲，取白犬生子目未开时乳，频点之，狗子目开即瘥。赤秃发落，频涂甚妙。

脂并胰，白犬者良。【主治】手足皴皱。入面脂，去皯黯。柔五金。

脑【主治】头风痹，鼻中息肉，下部䘌疮。猘犬咬伤，取本犬大脑敷之，后不复发。

心【主治】忧恚气，除邪。〇治风痹，鼻衄及下部疮，狂犬咬。

肾【气味】平，微毒。

【主治】妇人产后肾劳如疟者，妇人体热用猪肾，冷用犬肾。

肝【主治】肝同心肾，捣涂狂犬咬。又治脚气攻心，切，生以姜醋进之，取泄。先泄者勿用。

胆【气味】苦，平，有小毒。青犬、白犬者良。

【主治】明目。〇敷痂疮[1]恶疮，疗鼻齆，鼻中息肉。〇主鼻衄，聤耳，止消渴，杀虫除积，能破血。凡血气痛，及伤损者，热酒服半个，瘀血尽下。〇治刀箭疮。〇去肠中脓水。又和通草、桂为丸服，令人隐形。

牡狗阴茎【气味】咸，平，无毒。六月上伏日取，阴干百日。

【主治】伤中，阴痿不起，令强热大，生子。除女子带下十二疾。〇治绝伤及妇人阴瘘[2]。补精髓。

阴卵【主治】妇人十二疾，烧灰服。

皮【主治】腰痛，炙热，黄狗皮裹之，频用取瘥。烧灰治诸风。

《淮南万毕术》云：黑犬皮毛烧灰，扬之，止天风。

毛【主治】产难。〇颈下毛主小儿夜啼，绛袋盛，着儿背上。

齿【主治】癫痫寒热，卒风痱，伏日取之。同人齿烧灰汤服，治痘疮倒陷，有效。

头骨黄狗者良。【主治】金疮止血。〇烧灰，治久痢、劳痢，和干姜、莨菪炒见烟，为丸梧子大，空心白饮十丸，极效。〇壮阳，止疟，治痈疽恶疮，解颅，女子崩中带下。〇颔骨主小儿诸痫、诸瘘，烧灰酒服。

骨白狗者良。【主治】烧灰，生肌。敷马疮。〇烧灰，疗诸疮瘘及妒乳痈肿。烧灰，补虚。理小儿惊痫客忤。煎汁，同米煮粥，补妇人令有子。烧灰，米饮日服，治休息久

---

① 疮：初刊本作“疡”。

② 瘘：初刊本作“痿”。

痢。猪脂调敷鼻中疮。

屎【气味】热，有小毒。白狗者良。

【主治】疔疮。水绞汁服，治诸毒不可入口者。〇瘰疬，彻骨痒者，烧灰涂疮，勿令病者知。又和腊猪脂傅瘘疮肿毒，疔肿出根。

《华佗别传》云：琅琊有女子，右股疮痒而不痛，愈而复作。佗取稻糠色犬一只系马，马走五十里，乃断头，合痒处，须臾一虫如蛇在皮中动，以钩引出，长三尺许，七日而愈。此亦怪证，取狗之血腥，以引其虫耳。

羚[1] 羊

出石城及华阴山谷，今秦、陇、龙、蜀、金、商州山中皆有之，戎人多捕得来货。其形似羊，色青而大角，甚多节，蹙蹙圆绕。按王安石《字说》云：鹿则比类，而环角外向以自防；麢则独栖，悬角木上以远害，可谓灵也。故字从鹿，从麢省文。俗呼羚羊。

羚羊角【气味】咸，寒，无毒。臣药也。

【主治】明目，益气起阴，去恶血注下，辟蛊毒恶鬼不祥，常不魇寐。除邪气，惊梦狂越，僻谬。疗伤寒，时气寒热，热在肌肤；湿风注毒，伏在骨间，及食噎不通。久服强筋骨，轻身，起阴，益气，利丈夫。〇治中风筋挛，附骨疼痛。作末蜜服，治卒热闷，及热毒痢血，疝气。摩水，肿

① 羚：原本或作“羚”或作“麢”，其义同。本文中除“《字说》”一段二处“麢”字碍于文义不作改动外，其余处均改为“羚”字。

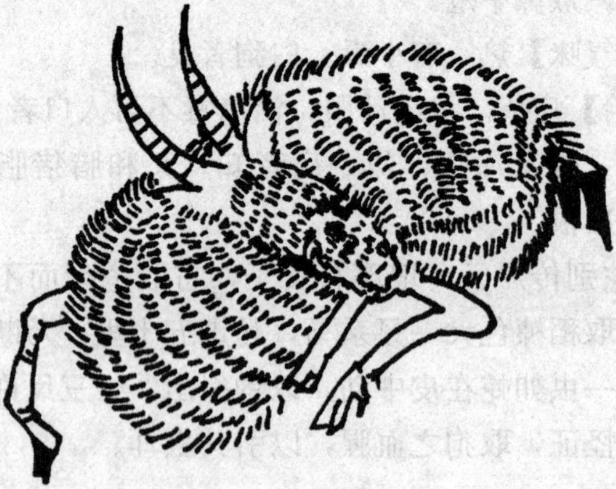

羚羊

毒。○治一切热毒风攻注，中恶毒风卒死，昏乱不识人。散产后恶血冲心烦闷，烧研为末，酒服之。治小儿惊痫，治山瘴及噎塞。○治惊悸烦闷，心胸恶气，瘰疬恶疮溪毒。○平肝舒筋，定风安魂，散血下气，辟恶解毒，治子痫痉疾。

【修治】羚羊角：敩曰：凡用，有神羊角甚长，有二十四节，内有天生木胎，此角有神力，抵千牛。凡使不可单用，须要不折元对，绳缚，铁锉锉细，重重密裹避风，以旋旋取用，捣筛极细，更研万匝了，用之更妙，免刮人肠也。

《别录》曰羚羊多两角，一角者为胜。角多节，蹙蹙圆绕。别有山羊，角极长，惟一边有节，节亦疏大，不入药用，乃《尔雅》名羱羊者。

世用羚羊角，当择角弯中深锐紧小，有挂痕，及角尖内有血色者为真。

时珍曰：羚羊似羊而青色，毛粗，两角短小；羱羊似吴羊，两角长大；山驴，驴之身，而羚之角，但稍大而节疏慢耳。陶氏言羚羊有一角者，而陈氏非之。按《寰宇志》云：安南高石山出羚羊，一角极坚，能碎金刚石，则羚固有一角者矣。金刚石出西域，状如紫石英，百炼不消，物莫能击，惟羚羊扣之，则自然冰泮也。又貘骨伪充佛牙，物亦不能破，用此角击之即碎，皆相畏耳。

《外台方》：治遍身赤丹，羚羊角烧灰，鸡子清和涂之，神效。

犀

出永昌山谷及益州。今出南海者为上，黔、蜀者次之。犀似牛，猪首，大腹，卑①脚[1]，脚有三蹄，色黑。好食棘。其皮每一孔皆生三毛。顶一角，或云两角，或云三角。谨按郭璞《尔雅注》云：犀三角，一在顶上，一在额上，一在鼻上。鼻上者，即食角也，小而不椭。亦有一角者。《岭表录异》曰：犀有二角，一在额上，为兕犀；一在鼻上，为胡帽犀。牯犀亦有二角，皆为毛犀。而今人独传一角之说。此数种，俱有粟文。以文之粗细为贵贱。角之贵者，有通天花文，犀有此角，必自恶其影，常饮浊水，不欲照见也。绝品者，有百物之形。其类极多。唐医吴士皋言：海人取犀，先于山路多植木，如猪羊栈，其犀前脚直，常依木而息，木烂忽折，犀倒久不能起，因格杀而取其角。又云：犀每岁退角，必自埋于山中。海人潜作木角易之，再三不离其处。若

① 卑：原本作“黑”，据初刊本改。

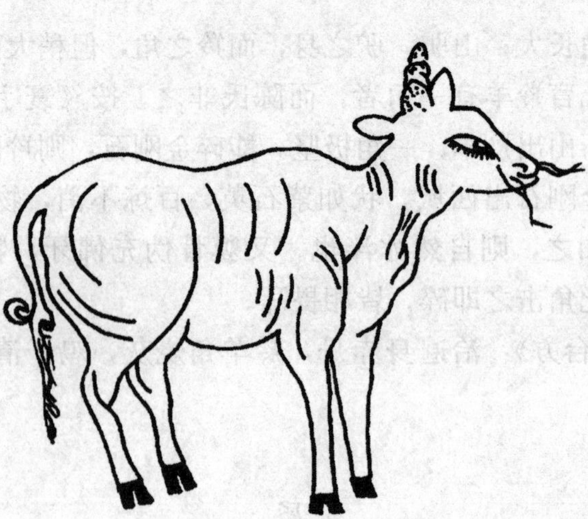

犀牛

直取之，则后藏于别处，不可寻矣。入药杀取者为上，蜕角者次之。李时珍曰：犀字篆文象形，其牸[2]名兕，亦曰沙犀。大抵犀兕是一物，古人多言兕，后人多言犀；北音多言兕，南音多言犀，为不同耳。梵书谓犀曰朅伽。

犀角【气味】苦、酸、咸，寒，无毒①。君药也。

【主治】百毒蛊疰，邪鬼瘴气，杀钩吻、鸩羽、蛇毒。除邪，不迷惑魔寐。久服轻身。〇辟中恶，镇心神，解大热，散风毒，治发背，痈疽疮，化脓作水。时疾热如火，烦，毒入心，狂言妄语。〇治心烦，止惊，镇肝明目，安五脏，补虚劳，退热消痰，解山瘴溪毒。〇风毒攻心，毷氉[3]热闷，赤痢，小儿麸豆，风热惊痫。〇烧灰水服，治卒中恶心痛，饮食中毒，药毒，热毒，筋骨中风，心风烦闷，中风

① 毒：原本作"寒"，据初刊本改。

失音。水磨服，治小儿惊热。〇磨汁，治吐血、衄血、下血，及伤寒畜血，发狂谵语，发黄发斑，痘疮稠密，内热黑陷，或不结痂，泻肝凉心，清胃解毒。

犀角，《本经》中品。洪武初，九真曾贡独角犀。〇通天犀可以破水，骇鸡。夜然照水，水族见形。

戏术：角箸分水：犀角箸一枝，用獭胆涂之，以箸分盆中水，其水自分二面。

【修治】陶弘景曰：入药惟雄犀角，生者为佳。若犀片及见成器物皆被蒸煮，不堪用。〇颂曰：犀入药，有黑白二种，以黑者为胜，角尖又胜。李珣曰：凡犀角锯成小块，当以薄纸裹于怀中蒸燥，乘热捣之，应手如粉，故《归田录》云：翡翠屑金，人气粉犀。

张元素曰：苦、酸，寒，阳中之阴也。入阳明经。〇之才曰：松脂为之使；恶雷丸、雚菌。〇敩曰：忌盐，及妊妇勿服，能消胎气。

《北户录》云：凡中毒箭，以犀角刺疮中，立愈。

【注】

［1］卑脚：短脚。

［2］牸（zì，音字）：雌性牲畜。

［3］眊氉（mào sào，音冒臊）：烦恼。

兔

处处有之。按《事类合璧》云：兔大如狸而毛褐，形如鼠而尾短，耳大而锐，上唇缺而无脾，长须而前足短，尻有九孔，趺居，矫捷善走。舐雄毫而孕，五月而吐子。按魏子才《六书精要》云：兔字篆文象形。一云吐而生子，故曰兔。《礼记》谓之明视，言其目不瞬而了然也。《说文》兔子曰娩，狡兔曰䨲。梵书谓兔为舍迦。

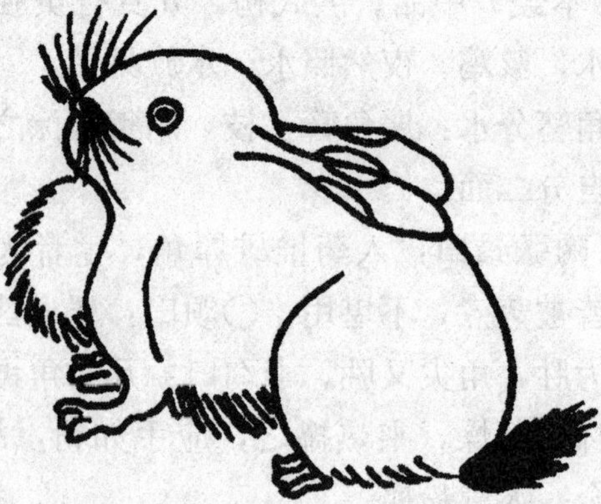

兔

兔肉【气味】辛，平，无毒。

【主治】补中益气。热气湿痹，止渴健脾。炙食压丹石毒。腊月作酱食，去小儿豌豆疮。〇凉血，解热毒，利大肠。

脑【主治】涂冻疮。〇催生滑胎。同髓治耳聋。

头骨【主治】头眩痛，癫疾。〇连皮毛烧存性，米饮服方寸匕，治天行呕吐不止，以瘥为度。〇连毛烧灰，酒服治产难下胎，及产后余血不下。

肝【主治】目暗。〇明目补劳，头旋及眼眩。切洗生食如羊肝法，治丹石毒发上冲，目暗不见物。

皮毛【主治】烧灰，酒服方寸匕，治产难及胞衣不出，余血抢心，胀刺欲死者，极验。〇煎汤，洗豌豆疮。〇头皮灰，主鼠瘘及鬼疰毒气，在皮中如针刺者。毛灰，治灸疮不瘥。〇皮灰，治妇人带下。毛灰，治小便不利。〇皮毛宜腊月收。

兔，《别录》中品。兔毫作笔良。

屎一名明月沙，一名玩月沙。【主治】目中浮翳，劳瘵五疳，疳疮[①]痔瘘，杀虫解毒。〇屎宜腊月收。

按沈存中《良方》云：江阴万融病劳，四体如焚，寒热烦躁。夜梦一人腹拥一月光明，使人心骨皆寒，及寤而孙元规使人遗药，服之遂平。扣之，则明月丹也，乃悟所梦。

明月丹载《本草纲目》附方。

猫

捕鼠小兽也，处处有之。有黄、黑、白、驳数色。狸身而虎面，柔毛而利齿。以尾长腰短，目如金银，及上颚多棱

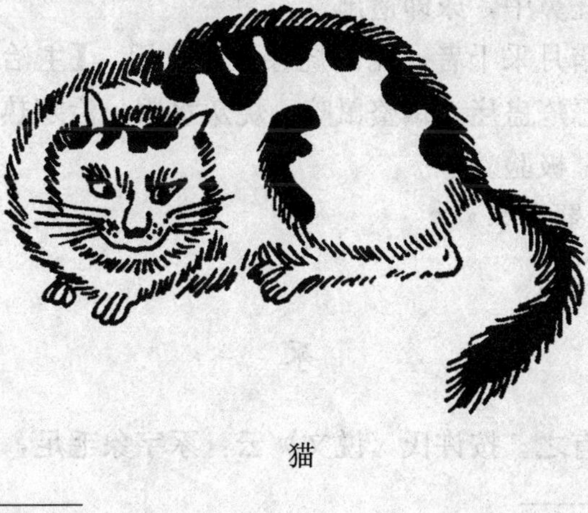

猫

① 疮：初刊本作“毒”。

者为良。时珍曰：猫，苗、茅二音，其名自呼。陆佃云：鼠害苗，而猫捕之，故字从苗。《礼记》所谓迎猫，为其食田鼠也。因形似狸，一名家狸。

猫肉【气味】甘、酸，温，无毒。

【主治】劳疰，鼠瘘蛊毒。

头骨【气味】甘，温，无毒。

【主治】鬼疰蛊毒，心腹[①]痛，杀虫治疳，及痘疮变黑，瘰疬鼠瘘恶疮。

脑【主治】瘰疬鼠瘘溃烂，取脑纸上，阴干，同莽草等分为末，纳孔中。

牙【主治】小儿痘疮倒靥欲死，同人牙、猪牙、犬牙烧灰，等分研末，蜜水服一字，即发起。

胞衣【主治】反胃吐食，烧灰，入朱砂末少许，压舌下甚效。

尿【主治】蚰蜒诸虫入耳，滴入即出。〇以姜或蒜擦牙鼻，或葱纴鼻中，尿即遗出。

猫屎腊月采干者，泥固烧存性，收用。【主治】痘疮倒陷，瘰疬恶疮蛊疰，蝎螫鼠咬。烧灰水服，治寒热鬼疟，发无期度者，极验。

猫，《蜀本草》。

豕

处处有之。按许氏《说文》云：豕字象毛足，而后有尾

① 腹：初刊本作“胙”。

形。《林氏小说》云：豕食不洁，故谓之豕。坎为豕，水畜而性趋下，喜秽也。牡曰豭，曰牙；牝曰彘，曰豝。牡去势曰豮，四蹄白曰豥。猪高五尺曰豟。豕之子曰猪，曰豚，曰豰。一子曰特，二子曰师，三子曰豵，末子曰么。生三月曰豯，六月曰䝋。何承天《纂文》云：梁州曰䝂，河南曰彘，吴楚曰豨，渔阳以大猪为豝，齐徐以小猪为䝁。《礼记》谓之刚鬣。崔豹《古今注》谓之参军。

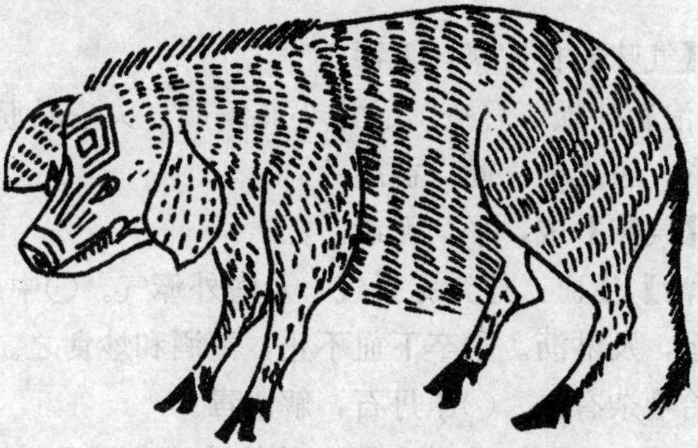

豕

豭猪肉【气味】酸，冷，无毒。〇凡猪肉：苦，微寒，有小毒。江猪肉：酸，平，有小毒。豚肉：辛，平，有小毒。

【主治】疗狂病久不愈。〇压丹石，解热毒，宜肥热人食之。〇补肾气虚竭。〇疗水银风，并中土坑恶气。

豭猪头肉有毒。【主治】寒热五癃鬼毒。同五味煮食，补虚乏气力，去惊痫五痔，下丹石，亦发风气。〇腊猪头烧灰，治鱼脐疮。

脂膏【气味】甘，微寒，无毒。腊月炼净收用。反乌梅、梅子。

【主治】煎膏药，解斑蝥、芫青毒。○解地胆、亭长、野葛、硫黄、诸肝毒，利肠胃，通小便，除五疸水肿，生毛发。○破冷结，散宿血。利血脉，散风热，润肺。入膏药主诸疮，杀虫，治皮肤风，涂恶疮。脂膏治痈疽。○悦皮肤。作手膏，不皲裂。胎产衣不下，以酒多服佳。○鬐膏生发悦面。

髓【气味】甘，寒，无毒。

【主治】扑损、恶疮。○涂小儿解颅，头疮及脐肿、眉疮、病疥。服之补骨髓，益虚劳。

血【气味】咸，平，无毒。

【主治】生血：疗奔豚暴气，及海外瘴气。○中风绝伤，头风眩运，及淋沥。○卒下血不止，清酒和炒食之。○清油炒食，治嘈杂有虫。○压丹石，解诸毒。

心血【主治】调朱砂末服，治惊痫癫疾。○治卒恶死，及痘疮倒靥。

尾血【主治】痘疮倒靥，用一匙，调龙脑少许，新汲水服。又治卒中恶死。

心【气味】甘、咸，平，无毒。

【主治】惊邪忧恚。○虚悸气逆，妇人产后中风，血气惊恐。补血不足，虚劣。○五脏主小儿惊痫，出汗。

肝【气味】苦，温，无毒。

【主治】小儿惊痫。○切作生，以姜、醋食，主脚气，当微泄；若先利，即勿服。治冷劳脏虚，冷泄久滑，赤白带下，以一叶薄批，揾着诃子末炙之，再揾再炙，尽末半两，空腹细嚼，陈米饮送下。〇补肝明目，疗肝虚浮肿。

脾【气味】涩，平，无毒。

【主治】脾胃虚热，同陈皮、人参、生姜、葱白、陈米煮羹食之。〇孙思邈曰：凡六畜脾，人一生莫食之。

肺【气味】甘，微寒，无毒。

【主治】补肺。〇疗肺虚咳嗽，以一具，竹刀切片，麻油炒熟，同粥食。又治肺虚嗽血，煮蘸薏苡仁末食之，良。〇颂曰：得大麻仁良。不与白花菜合食，令人气滞，发霍乱。八月和饴食，至冬发疽。

肾【气味】咸，冷，无毒。

【主治】理肾气，通膀胱。〇补膀胱水脏，暖腰膝，治耳聋。〇补虚壮气，消积滞。〇除冷利。止消渴，治产劳虚汗，下痢崩中。〇诜曰：久服令人伤肾。

豕，《本经》下品。入药用纯黑豭猪。白猪、花猪、豥猪、牝猪、病猪、黄膘猪、米猪，并不可食。

胆俗呼胰。【气味】甘，平，微毒。

【主治】肺痿咳嗽，和枣肉浸酒服。亦治痃癖羸瘦。〇疗肺气干胀喘急，润五脏，去皴疱皯黵。杀斑蝥、地胆毒。治冷痢成虚。一切肺病，咳嗽脓血不止，以薄竹筒盛，于煻塘火中煨熟，食上啖之，良。通乳汁。

肚【气味】甘，微温，无毒。

【主治】补中益气，止渴，断暴痢虚弱。〇补虚损，杀劳虫。酿黄糯米蒸捣为丸，治劳气，并小儿疳蛔黄瘦病。〇主骨蒸热劳，血脉不行，补羸助气，四季宜食。〇消积聚癥瘕，治恶疮。

肠【气味】甘，微寒，无毒。

【主治】虚渴，小便数，补下焦虚竭。〇止小便。〇去大小肠风热。润肠治燥，调血痢脏毒。〇洞肠：治人洞肠挺出，血多。

脬亦作胞。【气味】甘、咸，寒，无毒。

【主治】梦中遗溺，疝气坠痛，阴囊湿痒，玉茎生疮。

胆【气味】苦，寒，无毒。

【主治】伤寒热渴。骨蒸劳极，消渴，小儿五疳，杀虫。〇敷小儿头疮，治大便不通，以苇筒纳入下部三寸，灌之立下。〇通小便。敷恶疮，杀疳䘌，治目赤目翳，明目，清心脏，凉肝脾。入汤沐发，去腻光泽。

肤【气味】甘寒，无毒。

【主治】少阴下利，咽痛。

耳垢【主治】蛇伤狗咬，涂之。

鼻唇【气味】甘、咸，微寒，无毒。

【主治】上唇治冻疮痛痒。〇煎汁，同蜀椒目末半钱服，治盗汗。〇治目中风翳，烧灰，水服方寸匕，日二服。

舌【主治】健脾补不足，令人能食，和五味煮汁食。

齿【气味】甘，平。

【主治】小儿惊痫，五月五日取，烧灰服。〇又治蛇咬。治痘[1]疮倒陷，烧灰，水服一钱。

豚卵【气味】甘，温，无毒。

【主治】惊痫癫疾，鬼疰蛊毒。除寒热，贲豚五癃，邪气挛缩。〇除阴茎中痛。〇治阴阳易病，少腹急痛，用热酒吞二枚，即瘥。

---

① 痘：初刊本后有“苗”。

蹄【气味】甘、咸，小寒，无毒。

【主治】煮汁服，下乳汁，解百药毒，洗伤挞，诸败疮。滑肌肤，去寒热。〇煮羹通乳脉，托痈疽，压丹石。煮清汁，洗痈疽，渍热毒，消毒气，去恶肉，有效。

悬蹄甲【气味】咸，平，无毒。

【主治】五痔，伏热在腹中，肠痈内蚀。〇同赤木烧烟熏，辟一切恶疮。〇蹄宜用母猪者。

毛烧灰，麻油调涂汤火伤，留窍出毒，则无痕。

屎【气味】寒，无毒。

【主治】寒热黄疸，湿痹。主蛊毒，天行热病，并取一升，浸汁顿服。〇烧灰，发痘疮，治惊痫，除热解毒，治疮。〇血溜出血不止，取新屎压之。

猪窠中草，治小儿夜啼，密安席下，勿令母知。

《马氏家藏》：治冷阴效方：母猪粪，不拘多少，以旧铁掀上炒焦黄色，每用二三钱，加兔儿酸尖七个，黄酒煎服，勿用罗滤，虽牙关紧急，灌之汗出即回生。

驴

长颊广额，大耳修尾，夜鸣应更，性善驮负。有褐、黑、白三色，入药以黑者为良。处处养育，河南最多。时珍曰：驴，胪也，胪，腹前也。马力在膊，驴力在胪也。

乌驴肉【气味】甘，凉，无毒。

【主治】解心烦，止风狂。酿酒，治一切风。〇主风狂，忧愁不乐，能安心气，同五味煮食，或以汁作粥食之。〇补血气，治远年劳损，煮汁空心饮。疗痔引虫。

头肉【主治】煮汁服二三升，治多年消渴，无不瘥者。又以渍曲酿酒服，去大风动摇不伏者。○亦洗头风，风屑。○同姜、齑煮汁日服，治黄疸百药不治者。

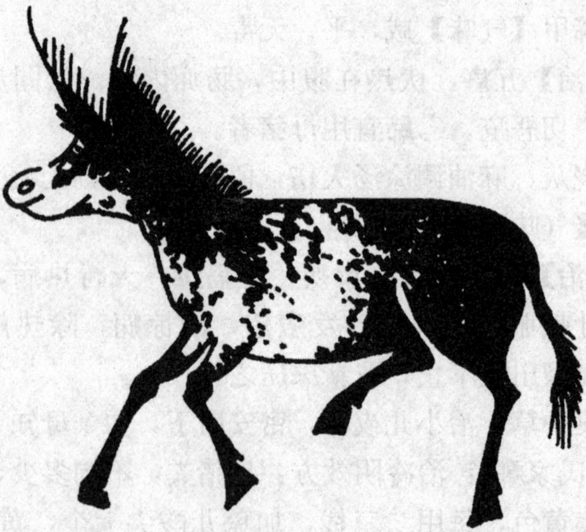

驴

驴，《唐本草》[1]。

脂【主治】敷恶疮疥癣及风肿。○和酒服三升，治狂癫[2]不能语，不识人。○和乌梅为丸治多年疟，未发时服二十丸。又生脂和生椒捣熟，绵裹塞耳，治积年聋疾。

乳【气味】甘，冷利。无毒。

【主治】小儿热急黄。多服使利。○疗大热，止消渴。

① “驴，《唐本草》”：初刊本无此4字。

② 癫：初刊本作“痫”。

○小儿热，急惊邪，赤痢。○小儿痫疾、客忤，天吊风疾[①]。○卒心痛、连腰脐者，热服三升。蜘蛛咬疮，器盛浸之。蚰蜒及飞虫入耳，滴之，当化为水。

阴茎【气味】温，无毒。

【主治】强阴壮筋。

驹衣【主治】断酒。煅研，酒服方寸匕。

头骨【主治】烧灰，和油涂小儿颅解。○悬蹄烧灰，敷痈疽，散脓水。○骨煮汤，浴历节风。

屎【主治】熬之，熨风肿漏疮。绞汁，主心痛诸诸疰忤癥癖，反胃不止。牙齿痛，治水肿，每服五合良。○溺，浸蜘蛛咬疮良。

阿　胶

《图经》曰：出东平郡，煮牛皮作之。出东阿，故名阿胶。今郓州皆能作之，以阿县城北井水作煮为真。其井官禁，真胶极难得，货者多伪。其胶以乌驴皮，得阿井水煎成乃佳耳。《本经》一名傅致胶。

阿胶【气味】甘，平，无毒。君药也。

【主治】心腹内崩，劳极洒洒如疟状，腰腹痛，四肢酸痛，女子下血，安胎。久服轻身益气。○丈夫小腹痛，虚劳羸瘦，阴气不足，脚酸不能久立，养肝气。○坚筋骨，益气，止痢。○疗吐血、衄血、血淋、尿血，肠风下痢。女人血病血枯，经水不调，无子，崩中带下，胎前产后诸疾。男

① “小儿痫疾、客忤，天吊风疾”：初刊本无此10字。

阿胶

女一切风病，骨节疼痛，水气浮肿，虚劳咳嗽喘急，肺痿唾脓血，及痈疽肿毒。和血滋阴，除风润燥，化痰清肺，利小便，通大肠圣药。

阿胶，《本经》上品。

【修治】阿胶或炒成珠，或以面炒，或以酥炙，或以蛤粉炒，或以草灰炒，或酒化成膏，或水化膏，当各从本方也。○古方所用，多是牛皮，后世乃贵驴皮。伪[1]者皆杂以马、骡、驼皮，旧革、鞍、靴之类，其气浊臭，不堪入药。当以黄透如琥珀色，或光黑如瑿漆，击之易碎者为真。真者不作皮臭，夏月亦不湿软。

张元素曰：性平味淡，气味俱薄，浮而升[2]，阳也。入

① 伪：原本作“马”，据初刊本改。

② 升：原本作“沉”，据初刊本改。

手少阴、足少阴、厥阴经。◎得火良。薯蓣为之使；畏大黄。

《梅师方》：治妊娠下血，真阿胶三两，炙为末，酒一升半，煎化服之，即愈。

狐

南北皆有之，北方最多。形似狸而鼻尖尾大，善为魅。有黄、黑、白三种，白色者尤稀，尾有白钱文者亦佳。日伏于穴，夜出窃食。声如婴儿，气极臊烈。毛皮可为裘。其腋毛纯白，谓之狐白。《埤雅》云：狐，孤也。狐性疑，疑则不可以合类，故其字从孤省文。

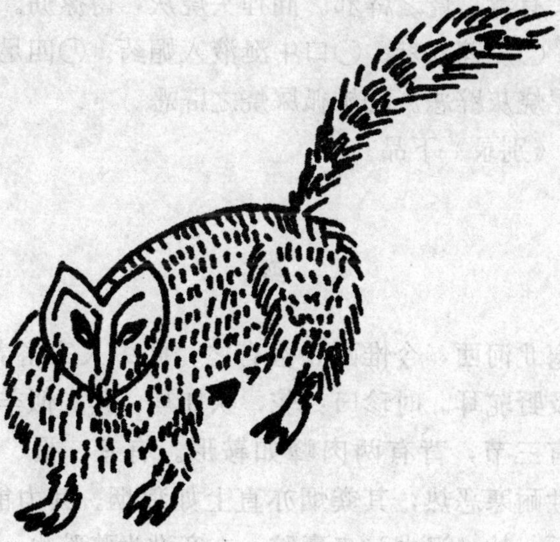

狐

肉【气味】甘，温，无毒。

【主治】同肠作臛食，治疮疥久不瘥。〇煮炙食，补虚损，及五脏邪气，患蛊毒寒热者，宜多服之。〇作脍生食，暖中去风，补虚劳。

五脏及肠肚【气味】苦，微寒，有毒。

【主治】蛊毒寒热，〇小儿惊痫。〇补虚劳五脏，治恶疮疥。生食治狐魅。〇作羹臛，治大人见鬼。

肝【主治】烧灰治风痫及破伤风，口紧搐强。

胆【主治】人卒暴亡，即取雄狐胆，温水研灌，入喉即活，移时无及矣。

狐阴茎【气味】甘，微寒，有毒。

【主治】女子绝产，阴中痒，小儿阴癞卵肿。〇妇人阴脱。

狐头有毒，烧之辟邪。同狸头烧灰，傅瘰疬。〇目治破伤中风。〇皮辟邪魅。〇口中涎液入媚药。〇四足治痔漏下血。〇尾烧灰辟恶。〇雄狐屎烧之辟恶。

狐，《别录》下品。

驼

出塞北河西，今惟西北番有之。此中人家畜养生息者，入药不及野驼耳。时珍曰：驼，状如马，其头似羊，长项垂耳，脚有三节，背有两肉峰如鞍形。有苍、褐、黄、紫数色。其性耐寒恶热，其粪烟亦直上如狼烟。其力能负囊橐，可至千斤，故《汉书》名橐驼，方音讹为骆驼也。

肉【气味】甘，温，无毒。

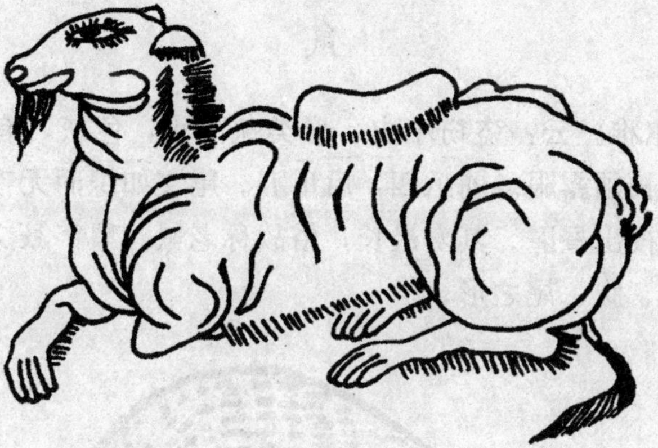

驼

【主治】诸风下气，壮筋骨，润肌肤。主恶疮。

乳【主治】补中益气，壮筋骨，令人不饥。

驼脂即驼峰。【气味】甘温，无毒。

【主治】顽痹，风瘙恶疮，毒肿死肌，筋皮挛缩，踠损筋骨，火炙摩之，取热气透肉。亦和米粉作煎饼食之，疗痔。治一切风疾，皮肤痹急，及恶疮肿漏烂，并和药傅之。〇主虚劳风有冷积者，以烧酒调服之。

驼黄【气味】苦，平，无毒。

【主治】风热惊疾。其黄似牛黄而不香，人每以乱牛黄，而功不及之。

毛【主治】妇人赤白带下最良。

屎【主治】干研嗃鼻，止衄。烧烟杀蚊虱。

鼠

《尔雅》云：盗窃小虫，形类兔而小，色灰，有四齿而无牙，长须露眼。前爪四，后爪五。尾文如织而无毛，长与身等。夜出昼匿。其寿最长，俗故称老鼠。鼠字篆文，象其头、齿、腹、尾之形。

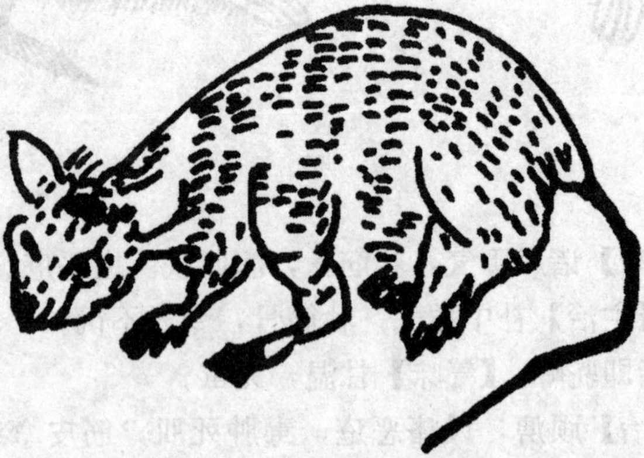

鼠

牡鼠【气味】甘，微温，无毒。

【主治】疗踒折，续筋骨，生捣傅之，三日一易。〇猪脂煎膏，治打扑折伤，冻疮、汤火伤。〇煎油治小儿惊痫，五月五日同石灰捣收，傅金疮神效。〇煎膏治诸疮瘘。腊月烧之，辟恶气。

鼠肉【气味】甘，热，无毒。

【主治】小儿哺露大腹，炙食之。〇小儿疳疾，腹大贪食者，黄泥裹，烧熟，去骨取肉，和五味豉汁作羹食之。勿食骨，甚[1]瘦人。主骨蒸劳极，四肢羸瘦，杀虫，及小儿疳瘦，酒熬入药。〇炙食，治小儿寒热，诸疳。

肝【主治】箭头不出，捣涂之。聤耳出汁，每用枣核大，乘热塞之，能引虫出。

胆【主治】目暗。〇点目治青盲、雀目不见物。滴耳治聋。

鼠印即外肾也。【主治】令人媚悦。〇脂【主治】汤火伤。〇耳聋。

头【主治】瘘疮，鼻齄，汤火伤疮。〇目【主治】明目，能夜读书，术家用之。〇涎有毒，坠落食中，食之令人生鼠瘘，或发黄如金。

脊骨【主治】齿折多年不生者，研末，日日揩之甚效。

皮【主治】烧灰，封痈疽口冷不合者。生剥贴附骨疽疮，即追脓出。〇四足及尾治妇人堕胎易出。〇烧服催生。

牡鼠粪两头尖者便是。【气味】甘，微寒，无毒。

【主治】小儿疳疾，大腹。葱、豉同煎服，治时行劳复。治痫疾，明目。〇煮服，治伤寒劳复发热，男子阴易[2]腹痛，通女子月经，下死胎。研末服，治吹乳，解马肝毒，涂鼠瘘疮。烧存性，傅折伤，疔肿，诸疮。

鼠，《别录》下品。有白色者。旧在虫鱼部，今移此。

戏术：鼠自咬鼠：捉牡鼠一个，用小刀割去卵，却放去。所割鼠入穴中，咬杀鼠甚于猫捕鼠也。

---

① 甚：初刊本作“其”。

② 易：原本作“阳”，据初刊本改。

獭

《衍义》曰：四足俱短，头与身尾皆褊，毛色若故紫帛。大者身与尾长三尺余。食鱼，居水中，亦休于大木上，世谓之水獭。尝縻置大水瓮中，在内旋转如风，水皆成旋涡。西戎以其皮饰毳服领袖，云垢不着染。如风霾翳目，但就拭之即去也。王氏《字说》云：正月、十月，獭两祭鱼，知报本反始，兽之多赖者。其形似狗，故字从犬、从赖。又一名水狗。

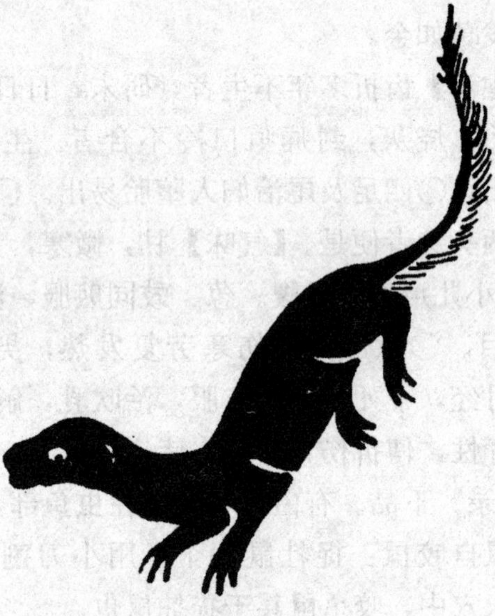

獭

獭肉【气味】甘、咸，寒，无毒。

【主治】煮汁服，疗疫气温病，及牛马时行病。○水气胀满，热毒风。〇骨蒸热劳，血脉不行，荣卫虚满，及女子经络不通，血热，大小肠秘。消男子阴气，不宜多食。

獭肝【气味】甘，温，有毒。

【主治】鬼疰蛊毒，止久嗽，除鱼鲠，并烧灰酒服之。〇治上气咳嗽，虚劳嗽病。〇传尸劳极，虚汗客热，四肢寒疟及产劳。〇杀虫。

颂曰：诸畜肝叶皆有定数，惟獭肝一月一叶，十二月十二叶，其间又有退叶，用之须见形查验，不尔多伪也。

胆【气味】苦，寒，无毒。

【主治】眼翳黑花，飞蝇上下，视物不明，入点药。

宗奭曰：古语云"獭胆分杯"，谓以胆涂竹刀，或犀角篦上，画酒中即分也。尝试之不验，盖妄传耳。但涂杯唇，使酒稍高于杯面耳。

肾【主治】益男子。〇髓【主治】去瘢痕。〇骨【主治】含之，下鱼骨鲠。〇皮毛【主治】煮汁服，治水癖病。亦作褥及履屧着之。〇产母带之易产。

足【主治】手足皴裂。〇煮汁服，治鱼鲠，并以爪爬喉下。

獭，《别录》下品。

腽肭脐

出西戎。今东海傍亦有之。云是新罗国海狗肾。旧说是骨肭兽，似狐而大，长尾，其皮上有肉黄毛，三茎共一穴。今沧州所图，乃是鱼类而家首两足，其脐红紫色，上有紫斑点，全不相类。医家亦兼用之。云欲验其真，取置睡犬傍，其犬忽惊跳若狂者为佳。兼耐收蓄，置密器中，常湿润如新。采无时。《异鱼图》云：试腽肭脐者，于腊月冲风处，置盂水浸之，不冰者为真也。时珍曰：《唐韵》腽肭，肥貌。或作骨貀，讹为骨肭，皆番语也。

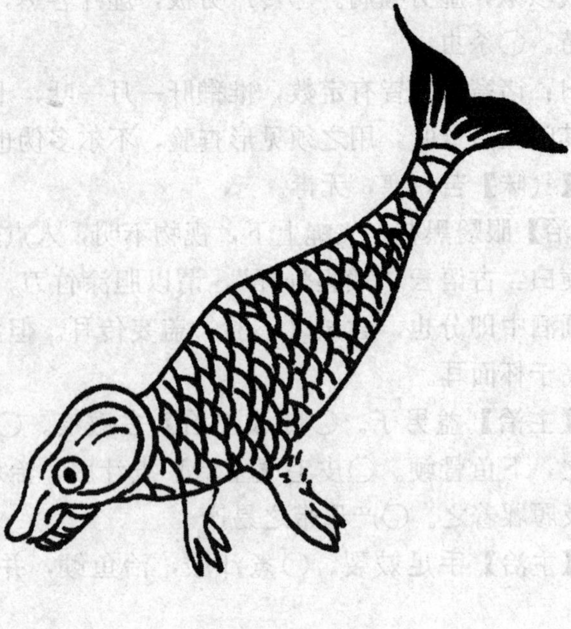

腽肭脐　豕首两足

腽肭脐一名海狗肾。【气味】咸，大热，无毒。

【主治】鬼气尸疰，梦与鬼交，鬼魅狐魅，心腹痛，中恶邪气，宿血结块，痃癖羸瘦。〇治男子宿癥气块，积冷劳气，肾精衰损，多色成劳，瘦瘁。〇补中，益肾气，暖腰膝，助阳气，破癥结，疗惊狂痫。〇治五劳七伤，阴痿少力，肾虚，背膊劳闷，面黑精不足，最良。

【修治】敩曰：用酒浸一日，纸裹炙香，剉捣，或于银器中以酒煎熟，合药。〇以汉椒、樟脑同收之，则不坏。

李时珍曰：《和剂局方》治诸虚损，有腽肭脐丸，今之滋补丸药中多用之。精不足者补之以味也。大抵与苁蓉、琐阳之功相近。亦可与糯米酿酒。

腽肭脐，宋《开宝》附。

猬

一名彙，一名蝟鼠。生楚山川谷田野，今处处野中有之。大者如貓，小者如瓜，脚短，尾长寸余。苍白色，亦有纯白色者。李时珍曰：按《说文》，彙字，篆文象形，头足似鼠，故有鼠名。宗奭曰：〇皮治胃逆，开胃气有功。其字从虫、从胃，深有理焉。

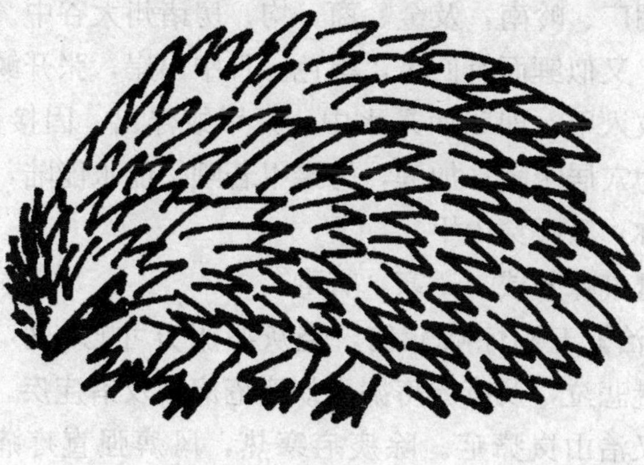

猬

蝟皮【气味】苦，平，无毒。

【主治】五痔阴蚀，下血赤白，五色血汁不止，阴肿痛引腰背，酒煮杀之。○治肠风泻血，痔痛有头，炙末饮服方寸匕。烧灰吹鼻，止衄血，解药力。

肉【气味】甘，平，无毒。【主治】反胃，炙黄食之；亦煮汁饮。又主瘘。○炙食，肥下焦，理胃气，令人能食。勿食骨。

脂【主治】肠风泻血。溶滴耳中，治聋。脑治狼瘘。

胆【主治】点目止泪。化水涂痔疮。治鹰食病。

《本经》中品。自虫部移此。

【修治】猬皮，细剉，炒黑入药。○得酒良；畏桔梗、麦门冬。

鲮　鲤

生湖广、岭南，及金、商、均、房诸州大谷中。形似鼍而短小，又似鲤而有四足，黑色。日中出岸，张开鳞甲如死状，诱蚁入甲，即闭而入水中，开甲蚁浮出，因接而食之。从鲮，为穴居于陵；加鲤，为鳞甲若鲤，能水能陆，故俗以川山甲称，又呼穿山甲。

甲【气味】咸，微寒，有毒。

【主治】五邪惊啼悲伤，烧灰酒服方寸匕。小儿惊邪，妇人鬼魅悲泣，及疥癣痔漏。蚁瘘疮癞，及诸疰疾。烧灰傅恶疮。又治山岚瘴疟。除痰疟寒热，风痹强直疼痛，通经脉，下乳汁，消痈肿，排脓血，通窍，杀虫。入药尾甲力胜。

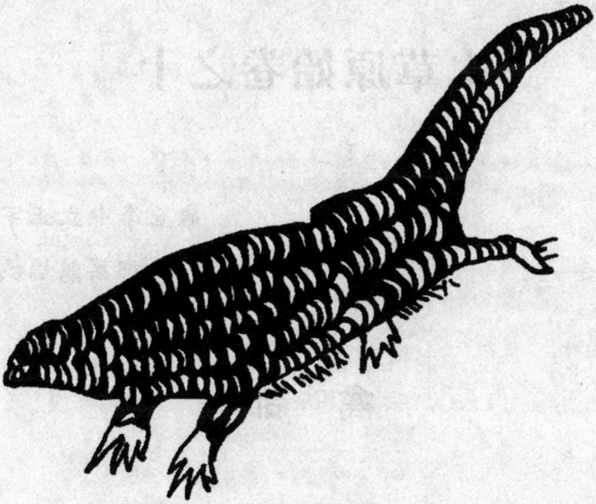

穿山甲

【修治】甲或炮，或烧，或酥炙、醋炙、童便炙，油煎，土炒，蛤粉炒，各随本方。

治乳岩、乳痈，乳汁不通，用川山甲炮研末，酒服方寸匕，日二服，仍以油梳梳乳即通。

川山甲，虫部下品移此。

本草原始卷之十

雍丘李中立正宇甫纂辑
吴郡葛鼒端调甫校订

禽　部

鸡

在处[①]畜养，大小形色不同。古称鸡之德五：戴冠者，

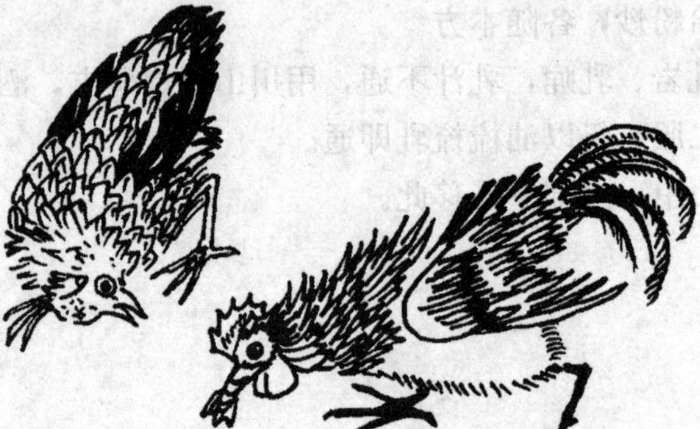

鸡

① 处：原本作“在”，据初刊本改。

文也；足傅距者，武也；敌在前敢斗者，勇也；见食相告者，仁也；鸣不失时者，信也。故俗呼为五德禽。《广志》云：大者曰蜀，小者曰荆。崔豹《古今注》：鸡为烛夜。《尔雅翼》云：司时之畜。徐铉云：鸡者，稽也，能稽时也。《易》曰：巽为鸡。《风俗通》[1]曰：呼鸡为朱朱者，俗说鸡乃朱翁所化。《礼记》宗庙之鸡，名曰翰音。

丹雄鸡肉【气味】甘，微温，无毒。

【主治】女人崩中，漏下赤白沃，通神。杀恶毒，辟不祥。〇补虚温中，止血。能愈久伤乏、疮不差者。〇补肺。

白雄鸡肉【气味】酸，微温，无毒。

【主治】下气，疗狂邪，安五脏，伤中消渴。〇调中除邪，利小便，去丹毒风。

乌雄鸡肉【气味】甘，微温，无毒。

【主治】补中止痛。〇止肚痛，心腹恶气，除风湿麻痹，诸虚羸，安胎，治折伤并痈疽。生捣，涂竹木刺入肉。

黑雌鸡肉【气味】甘、酸，温、平，无毒。

【主治】作羹食治风寒湿痹，五缓六急，安胎。〇安心定志，除邪辟恶气，治血邪，破心中宿血。治痈疽排脓，补新血，及产后虚羸，益血助气。〇治反胃及腹痛，踒折骨痛，乳痈。又新产妇，以一只，治净，和五味炒香，投二升酒中，封一宿，取饮之，令人肥白。又和乌油麻二升，熬香，入酒中极效。

黄雌鸡肉【气味】甘、酸、咸，平，无毒。

【主治】伤中消渴，小便数而不禁，肠澼泄痢，补益五脏绝伤，疗五劳，益气力。〇治劳劣，添髓补精，助阳气，暖小肠，止泄精，补水气。〇补丈夫阳气，治冷气疾着床者，渐渐食之良。以光粉、诸石末和饭饲鸡，煮食其补益。治产后虚羸，煮汁煎药服佳。

《日华子》曰：黄雌鸡肉性温，患骨热人勿食。

乌骨鸡【气味】甘，平，无毒。

【主治】补虚羸弱，治消渴，中恶鬼击心腹痛。益产妇，治女人崩中带下。一切虚损诸病。大人、小儿下痢禁口，并煮食饮汁，亦可捣和丸药。

乌骨鸡有白毛乌骨，黑毛乌骨，黄毛乌骨，斑毛乌骨。有骨肉俱乌，肉白骨乌者，俱看鸡舌黑者，则肉骨俱乌，入药更良。乃肝肾血分之药。男用雌，女用雄。〇按《太平御览》云：夏候弘行江陵，逢一大魁引小鬼数百行。弘潜捉末后一小鬼问之曰：此广州大杀也，持弓戟往荆、扬二州杀人。若中心腹者死，余处犹可救。弘曰：治之有方乎？曰：但杀白乌骨鸡，薄心即瘥。时荆、扬病心腹者甚众。弘用此治之，十愈八九。中恶用乌鸡，自弘始也。此说虽涉迂怪，然其方则神妙，谓非神传不可也。鬼击卒死，用其血涂心下亦效。

反毛鸡【主治】反胃，以一只煮烂，去骨，入人参、当归、食盐各半两，再同煮烂，食之至尽。

鸡头丹白雄鸡者良。【主治】杀鬼，东门上者良。

鸡冠血【气味】咸，平，无毒。三年雄鸡者良。

【主治】乌鸡者主乳难。〇治目泪不止，日点三四次良。〇丹鸡者治白癜风。并疗经络间风热。涂颊，治口㖞不正；涂面治中恶。卒饮之，治缢死欲绝，及小儿卒惊客忤。涂诸疮癣，蜈蚣、蜘蛛毒，马啮疮，百虫入耳。

鸡血【气味】咸，平，无毒。乌鸡、白鸡者良。

【主治】踒折骨痛及痿痹，中恶腹痛，乳难。〇治剥驴、马被伤，及马咬人，以热血浸之，主小儿下血及惊风，解丹毒、蛊毒，鬼排阴毒，安神定志，热血服之。白癜风、疬疡风，以雄鸡翅下血涂之。

脑白雄鸡者良。【主治】小儿惊痫。烧灰酒服，治难产。

肪乌雄鸡者良。【主治】耳聋。〇头秃发落。〇心【主治】五邪。

肝雄鸡者良。【主治】起阴。〇补肾。治心腹痛，安漏胎下血，以一具，切和酒五合服之。

胆乌雄鸡者良。【主治】目不明，肌疮。月蚀疮绕耳根，日三涂之。灯心蘸，点胎赤眼甚良。水化，搽痔疮亦效。

肾雄鸡者良。【主治】齆鼻作臭，用一对，与脖前肉等分，入豉七粒，新瓦上焙研，以鸡子清和作饼，安鼻前引虫出，忌阴人、鸡、犬见。

嗉[2]【主治】小便不禁，及气噎，食不消。

肠男用雌，女用雄。【主治】遗溺，小便数不禁，烧存性，每服三指，酒下。

肋骨乌骨鸡者良。【主治】小儿羸瘦，食不生肌。

膍胵[3]里黄皮一名鸡内金。男用雌，女用雄。【气味】甘，平，无毒。

【主治】泄痢，小便频遗，除热止烦。〇止泄精并尿血，崩中带下，肠风泻血。〇治小儿食疟，疗大人淋浊，反胃，消酒积，主喉闭，乳蛾，一切口疮、牙疳，诸疮。

距白雄鸡者良。【主治】产难，烧研酒服。〇下骨哽，以鸡足一双，烧灰水服。

翮翎白雄鸡者良。【主治】下血闭。左翅毛能起阴，治妇人小便不禁，消阴癞，疗骨哽，蚀痈疽。止小儿夜啼，安席下，勿令母知。

《感应志》云：五酉日，以白鸡左翅烧灰，扬之，风立至，以黑犬皮毛烧灰扬之，风立止。

尾毛【主治】刺入肉中，以二毛根和男子乳封之，当出。

屎白雄鸡屎乃有白，腊月收之。白鸡乌骨者更良。【气味】微寒，无毒。

【主治】消渴，伤寒寒热，破石淋及转筋，利小便，止遗尿，灭瘢痕。〇治中风失音，痰迷。炒服，治小儿客忤蛊毒。治白虎风，贴风痛。〇治贼风风痹，破血，和黑豆炒，酒浸服之。亦治虫咬毒。〇下气，通利大小便，治心腹鼓胀，消癥瘕，疗破伤中风，小儿惊啼。以水淋汁服，解金银毒。以醋和，涂蜈蚣、蚯蚓咬毒。

鸡子即鸡卵也，俗呼鸡蛋。黄雌者上，乌者次之。【气味】甘，平，无毒。

【主治】除热火灼烂疮，痫痓，可作虎魄神物，镇心安五脏，止惊安胎，治妊娠天行热疾狂走，男子阴囊湿痒，及开喉声失音。醋煮食之，治赤白久痢，及产后虚痢。光粉同炒干，止疳痢及妇人阴疮。和豆淋酒服，治贼风麻痹。醋浸令坏，傅疵皯。作酒，止产后血运，暖水脏，缩小便，止耳鸣。和蜡炒，治耳鸣、聋及疳痢。〇益气。以浊水煮一枚，连水服之，主产后痢。和蜡煎之，止小儿痢①。〇小儿发热，以白蜜一合，和三颗，搅服立瘥。

① “益气。以浊水煮一枚……止小儿痢”：初刊本无此 24 字。

《太平御览》云：正旦吞乌鸡子一枚，可以练形。〇《岣嵝神书》云：八月晦日夜半，面北吞乌鸡子一枚，有事可隐形。〇鼎曰：鸡卵多食，令人腹中有声，动风气。和葱、蒜食之气短。同韭子食，成风痛。共鳖肉食损人。共獭肉食，成遁尸。同兔肉食，成泄痢。妊妇以鸡子、鲤鱼同食，令儿生疮。同糯[①]米食，令儿生虫。小儿患痘疹，忌食鸡子，及闻煎食之气，令生翳膜。

卵白【气味】甘、咸，寒，无毒。

【主治】目热赤痛，除心下伏热，止烦满咳逆，小儿下泄，妇人产难，胞衣不出，并生吞之。醋浸一宿，疗黄疸，破大烦热。〇产后血闭不下，取白一枚，入醋一半搅服。和赤小豆末涂一切热毒、丹肿、腮痛，神效。冬月以新生者，酒渍之，密封七日，取出，每夜涂面，去䵟䵳、皻疱，令人悦色。

戏术：布线缚火：用布线一条，鸡子白涂之，向日正午能缚火，火烧不断。

卵黄【气味】甘，温，无毒。

【主治】醋煮，治产后痢，小儿发热。煎食，除烦热。炼过，治呕逆。和常山末为丸，竹叶汤服，治久疟。〇炒取油，和粉傅头疮。〇卒干呕者，生吞数枚良。小便不通者，亦生吞之，数次效。补阴血，解热毒，治下痢甚验。

唐瑶《经验方》：治杖疮破损，鸡子黄熬油，搽之甚效。

抱出卵壳俗名混沌池、凤凰蜕。【主治】研末，磨障翳。伤寒劳复，熬令黄黑，为末，热汤和一合服，取汗出，

① 糯：原本作“儒”，据初刊本改。

即愈。

卵壳中白皮【主治】久咳气结，得麻黄、紫苑服，立效。

窠中草【主治】小儿夜啼，安席下，勿令母知。

《本草纲目》云：鸡类甚多。朝鲜一种尾长三四尺；辽阳一种角鸡，味俱肥美，大胜诸鸡；南越一种长鸣鸡，昼夜啼鸣；南海一种石鸡，潮至即鸣；蜀中一种鹍鸡，楚中一种伧鸡，并高三四尺；广东一种矮鸡，脚才二寸许也。凡人家无故群鸡夜鸣，谓之荒鸡，主凶；黄昏独啼，主有天恩，谓之盗啼。老鸡作人言，牝鸡雄鸣，雄鸡生卵，并宜杀之。

鸡《本经》上品。养鸡法：鸡勿喂湿饭，食湿饭则脐内生脓而死。近柳柴烟则伤。有病灌香油便活。生鸡以稍热水洗足，放之自不走，且免争斗。

诸鸡肉食忌〇诜曰：鸡有五色者，玄鸡白首者①，六指者，四距者，鸡死足不伸者，并不可食，害人。〇《延寿书》云：阉鸡能啼者有毒。四月勿食抱鸡肉，令人作痈成漏，男女虚乏。〇弘景曰：小儿五岁以下食鸡，生蛔虫。鸡肉不可合葫、蒜、芥、李食，不可合犬肝、犬肾食，并令人泄痢。同兔食成痢，同鱼汁食成心瘕，同鲤鱼食成痈疖，同獭肉食成遁尸，同生葱食成虫痔，同糯米食生蛔虫。

【注】

[1]《风俗通》：即《风俗通义》，东汉人应劭著。

[2] 嗉：鸟类喉咙下装食物的地方。

[3] 膍胵（pí zhì，音皮至）：鸟类的胃。

---

① 玄鸡白首者：初刊本无此5字。

鹅

江淮以南多畜之。有苍、白二色，绿眼，黄喙，红掌。其夜鸣应更，舍中养，能辟虫蛇。时珍曰：鹅鸣自呼。江东谓之舒雁，似雁而舒迟也。

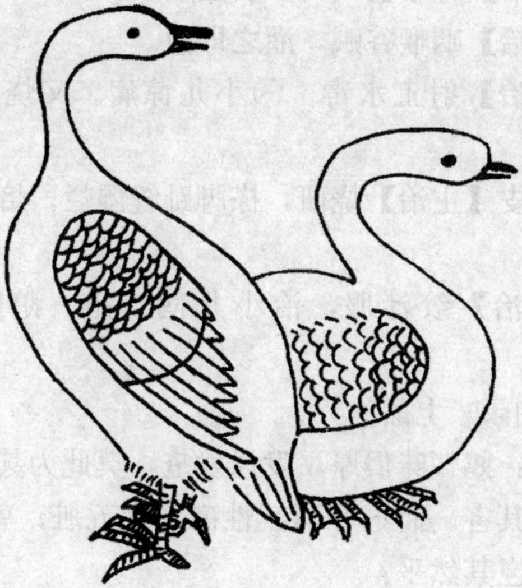

鹅

白鹅膏【气味】甘，微寒，无毒。【主治】灌耳，治卒聋。〇润皮肤，可合面脂。

肉【气味】甘，平，无毒。【主治】利五脏。解五脏热。服丹石人宜之。煮汁止消渴。

日华子曰：白者辛凉，无毒。苍者冷，有毒。发疮肿。诜曰：鹅肉性冷，多食令人霍乱，发痼疾。李廷飞曰：嫩鹅毒，老鹅良。

臎尾肉也。【主治】涂手足皴裂。纳耳中治聋及聤耳。

血【气味】咸，平，无毒。【主治】中射工毒者饮之，并涂其身。○解药毒。

时珍曰：鹅血，祈祷家多用之。

胆【主治】解热毒及痔疮初起，频涂之自消。

卵【主治】补中益气。多食发痼疾。

涎【主治】咽喉谷贼，灌之即愈。

毛【主治】射工水毒。○小儿惊痫。又烧灰酒服，治噎疾。

掌上黄皮【主治】烧研，搽脚趾缝湿烂。焙研油调，涂冻疮良。

屎【主治】绞汁服，治小儿鹅口疮。鹅屎，傅虫蛇咬毒。

鹅，《别录》上品。

时珍曰：鹅气味俱厚，发风发疮，莫此为甚。火熏者尤毒。曾目击其害。而本草谓其性凉，利五脏；韩懋《医通》谓其疏风，岂其然乎？

鹜

弘景曰：鹜即是鸭。然有家鸭，有野鸭。藏器曰：《尸子》云：野鸭为凫，家鸭为鹜。时珍曰：鹜音木。鹜性质木，而无他心，故庶人以为贽。《曲礼》云：庶人执匹。匹，双鹜也。匹夫卑末，故《广雅》谓鸭为鴐䳺。《禽经》曰：鸭鸣呷呷，其名自呼。凫能高飞，而鸭舒缓不能飞，故《尔雅》谓鸭为舒凫。

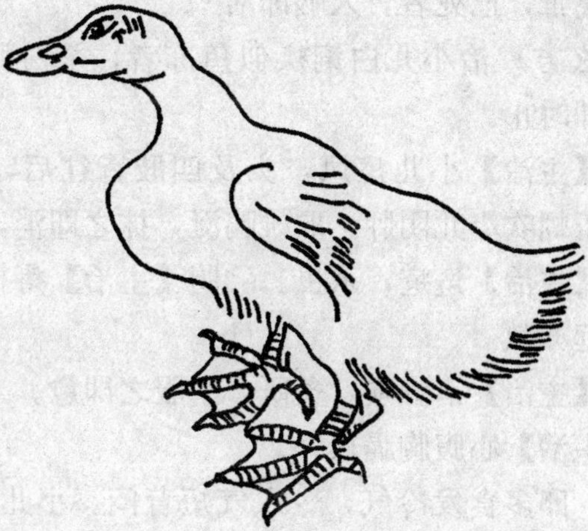

鹜

鹜肪【气味】甘，大寒，无毒。【主治】风虚，寒热水肿。

肉【气味】甘，冷，微毒。【主治】精虚，除客热，和脏腑及水道，疗小儿惊痫。解丹毒，止热痢。头生疮肿，和葱豉煮汁饮之。去卒然烦热。

时珍曰：鸭，水禽也。利小便宜用。青头雄鸭，取水木生发之象，治虚劳热毒宜用。乌骨白鸭，取金水寒肃之象也。又曰：嫩者毒，老者良。尾臎不可食。〇诜曰：白鸭肉最良。黑鸭肉有毒，滑中发冷利，脚气者不可食。〇瑞曰：肠风下血，不可食。〇弘景曰：黄雌鸭。为补最胜。

头雄鸭者良。【主治】煮服，治水肿，通利小便。

脑【主治】冻疮，取涂之良。

血【气味】咸，冷，无毒。白鸭者良。【主治】解诸毒。

热饮解野葛毒，已死者，入咽即活①。

《摘②玄方》治小儿白痢疾似鱼冻者，杀白鸭取血，滚酒泡服，即时止。

鸭涎【主治】小儿痓风，头及四肢皆往后，以鸭涎滴之。又治蚯蚓吹小儿阴肿，取雄鸭涎，抹之即消，

鸭舌【主治】痔疮，杀虫。〇胆【主治】痔核，良。又点赤目初起亦效。

肫衣【主治】诸骨哽，炙研，水服之即愈。

卵【主治】心腹胸膈热。

诜曰：卵多食发冷气，令人气短背闷。小儿多食脚软。盐藏食之即益人。〇士良曰：卵生疮毒者食之，令恶肉突出。〇弘景曰：卵不可合鳖、李子食，害人。合椹食，令人生子不顺。

白鸭屎【主治】杀石药毒，解结缚，散畜热。〇治热毒毒痢。又和鸡子白涂热疮肿毒，及蚯蚓咬，即消。

鹜，《别录》上品。

按《格物论》云：鸭，雄者绿头文翅，雌者黄斑色。又有纯黑、纯白者。有白而乌骨者，药食更佳。鸭皆雄喑、雌鸣。重阳后乃肥腯味美。清明后生卵，则内陷不满。伏卵闻砻磨[1]之声，则毈[2]而不成。无雌抱伏[3]，则以牛屎抠而出之。此皆物理之不可晓者也。

【注】

[1] 砻磨：碾稻去壳的农具。

---

① 即活：原本脱，据初刊本补。

② 摘：初刊本前有“热血，解中生金、生银、丹石、砒霜诸毒，射工毒。又治中恶及溺水死者，灌之即活。蚯蚓咬疮，涂之即愈”38字。

[2] 毈（duàn，音段）：蛋内坏散，孵不成小鸟。

[3] 抱伏：禽鸟孵卵。

雀

处处有之。羽毛斑褐，颔嘴皆黑，头如颗蒜，目如擘椒，短尾距爪，跃而不步，俯而啄，仰而四顾。其卵有斑，其性最淫。故师旷《禽经》云：雀交不一，每栖宿檐瓦之间。故《诗》曰“瓦雀”。《说文》云：雀，依人小鸟也。故字从小，俗呼小虫。《尔雅翼》云：雀入淮为蛤，雉入于淮则为蜃，盖二物皆化于淮水中。故江以鸿止，而鸿从之；淮以雀化，而雀从焉。此雀所以为佳也。

雀肉【气味】甘，温，无毒。【主治】冬三月食之，起阳，令人有子。○壮阳益气，暖腰膝，缩小便，治血崩带下。○益精髓，续五脏不足气。宜常食之，不可停辍。

头血【主治】雀盲。○脑【主治】绵裹塞耳，治聋。又涂冻疮。

喙及脚胫骨【主治】小儿乳癖，每用一具，煮汁服。或烧灰，米饮调服。

雄雀屎一名白丁香。【气味】苦，温，无毒。【主治】疗目痛，决痈疽。女子带下，溺不利，除疝瘕。○疗龋齿。○和首生男乳点目中胬肉，赤脉贯瞳子者，即消，神效。和蜜丸服，治癥瘕久痼诸病。和少干姜服之，大肥悦人。○痈疖不溃者，点涂即溃。急黄欲死者，汤化服之立苏。腹中痃癖诸块伏梁者，和干姜、桂心、艾叶为丸服之，能令消烂。○和天雄、干姜丸服，能强阴。○消积除胀，通咽塞口噤，女人乳肿疮疡，中风，风虫牙痛。

【修治】雄雀屎，其底坐尖在上是雄，两头圆者是雌。腊月采得雄雀屎，去两畔附着者，钵中研细，以甘草水浸一宿，去水焙干用。〇《日华子》曰：凡鸟左翼掩右者是雄，其屎头尖挺直。〇《直指方》：治瘰疮作痛，用雄雀屎，燕窠土研傅之。

雀，《别录》中品。又有白雀，《纬书》以为瑞应所感。

燕

生高山平谷。有两种：紫胸轻小者是越燕；胸斑黑，声

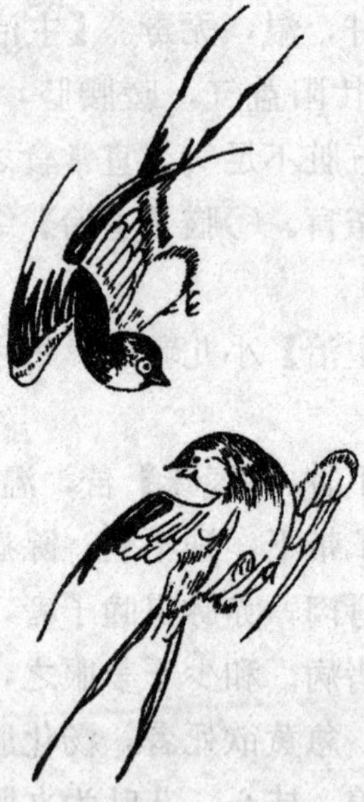

胡燕

大者是胡燕。作窠长能容一疋[1]绢者，令人家富也。时珍曰：燕字篆文象形。《说文》谓之乙鸟。乙者，其鸣自呼也。《礼记》谓之玄鸟。玄，言其色也。鹰、鹞食之则死。能制海东青鹘，故《古今注》有鸷鸟之称。能兴波祈雨，故《炮炙论》有游波之号。又有白燕。京房[2]曰：人见白燕，主生贵女。故《易占》名天女。

燕肉【气味】酸，平，有毒。

【主治】出痔虫、疮虫。

卵黄【主治】卒水浮肿，每吞十枚。○毛【主治】解诸药毒，取二七枚，烧灰水服。

屎【气味】辛，平，有毒。

【主治】虫毒鬼疰，逐不祥邪气，破五癃，利小便。熬香用之，疗痔，杀虫，去目翳，治口疮，疟疾。○作①汤，浴小儿惊痫。

弘景曰：燕肉不可食，损人神气。入水为蛟龙所吞。亦不宜杀之。○《贾相公牛经》：治牛有非时吃杂虫腹胀满，取燕子屎一合，以水浆二升相和，灌之效。胡燕大如雀而身长，籋[3]口丰颔，布翅歧尾。春社来，秋社去，食飞小虫。

【注】

[1] 疋（yǎ，音哑）：匹。

[2] 京房：西汉学者，本姓李，字君明。

[3] 籋（niè，音镊）：像镊子样。

① 作，初刊本前有“屎”字。

伏　翼

生太山川谷及人家屋间。形似鼠，灰黑色，有薄翅连合四足及尾。亦有白者。夏出冬蛰，日伏夜飞。食蚊蚋。自能生育。一名天鼠，一名仙鼠，一名飞鼠，一名夜燕。《图经》曰：蝙蝠也。《唐本》注云“伏翼”，以其昼伏有翼尔。

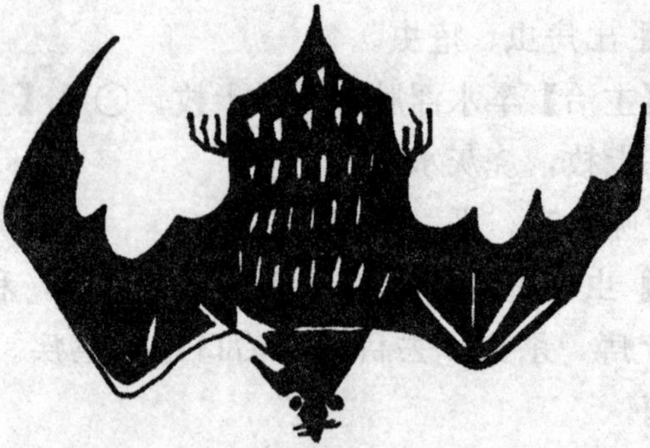

伏翼

伏翼[①]【气味】咸，平，无毒。一云：微热，有毒。苋实为之使。

【主治】目瞑痒痛，明目，夜视有精光。久服令人喜乐，媚好无忧。〇疗五淋，利水道。〇主女人生子余疾，带下病，无子。〇治久咳上气，久疟瘰疬，金疮内漏，小儿魃病惊风。

脑【主治】涂面，去女子面疱。服之令人不忘。

---

① 翼：初刊本后有“肉”字。

血及胆【主治】滴目令人不睡，夜中见物。

天鼠屎即伏翼屎也。俗呼夜明砂。【气味】辛，寒，无毒。

【主治】面痈肿，皮肤洗洗时痛，腹中血气，破寒热积聚，除惊悸。去面黑皯。〇烧灰酒服方寸匕，下死胎。炒服，治瘰疬。捣熬为末，拌饭，与三岁小儿食之，治无辜病甚验。〇治疳有效。〇治目盲障翳，明目，除疟。〇治马扑损痛，以三枚投热酒一升，取清，服数服瘥。

【修治】伏翼要重一斤者，先拭去肉上毛及去爪肠，留肉翅并嘴脚，以好酒浸一宿，取出以黄精自然汁五两，涂炙至尽，炙干用。近世用者，多煅存性耳。

【修治】夜明砂：以水淘去灰土、恶气，取细砂晒干焙用。其砂乃蚊蚋眼也。〇恶白敛、白微。

《生生编》：治干血气，蝙蝠一个，烧存性，每酒服一钱，即愈。

《圣惠方》：治五疟不止，用夜明砂末，每冷茶服一钱，立效。

伏翼《本经》中品。在山孔中或古屋檐下，头并倒悬，其脑重也。〇性能泻人，治病则可，服食不可。按李石《续博物志》[1]云：唐陈子真得白蝙蝠，大如鸦，服之，一夕大泄而死。宋刘亮得白蝙蝠，服之立死。观此，白者尤不可服。

【注】

[1]《续博物志》：晋李石撰，该书以补张华《博物志》所未备。

鹰

出辽海者上，北地及东北胡者次之。北人多取雏养之，南人以媒取之。雌则体大，雄则形小。有雉鹰、兔鹰，其顶有毛角，俗呼角鹰。时珍曰：鹰，以膺击，故谓之鹰。

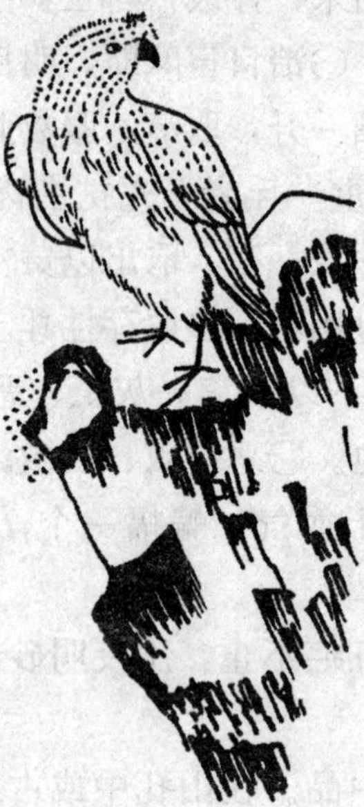

鹰

鹰肉【主治】食之治野狐邪魅。

头【主治】五痔，烧灰饮服。〇治痔瘘，烧灰，入麝香少许，酥、酒服之。治头风眩运，一枚烧灰，酒服。

嘴及爪【主治】五痔狐魅，烧灰水服。

睛【主治】和乳汁研之，日三注眼中，三日见碧霄中物。忌烟熏。

骨【主治】伤损接骨，烧灰，每二钱酒服，食前食后，随病上下[①]。

毛【主治】断酒，水煮汁饮，即止酒也。

屎白【气味】微寒，有小毒。臣药也。

【主治】伤挞灭痕。烧灰酒服，治中恶。烧灰，酒服方寸匕，主邪恶，勿令本人知。消虚积，杀劳虫，去面上疱皯黯。

《千金方》：灭痕，用鹰屎白，和人精傅之，日三良。

《本经》中品。

雉

南北皆有之。形大如鸡，而斑色绣翼。雄者文彩而尾长，雌者文暗而尾短。其交不再，其卵褐色。将卵，雌避雄

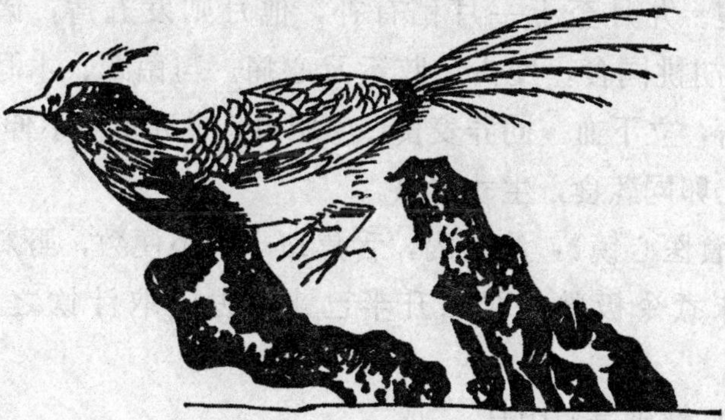

雉

① 上下：原本脱，据初刊本补。

而潜伏之，否则雄食其卵也。《月令》仲冬雉始雊[1]，谓阳动则雉鸣，而勾其颈也。孟冬雉入大水为蜃。大蛤也。宗奭曰：雉飞若矢，一往而堕，故字从矢。今人取其尾置舟车上，欲其快速也。汉吕太后[2]名雉，高祖改雉为野鸡，其实鸡类也。黄氏《韵会》云：雉，理也。雉有文理也。故《尚书》谓之华虫。《曲礼》谓之疏趾。雉类甚多，亦各以其形色为辨耳。《禽经》云：雉，介鸟也。素质五采备曰翚雉，青质五采备曰①鹞雉，朱黄曰鷩雉，白曰鵫雉，玄曰海雉。梵书谓雉曰迦海②阁罗。

雉肉【气味】酸，微寒，无毒。

【主治】补中益气力，止泄痢，除蚁瘘。

恭曰：温。《日华》曰：平，微毒。秋冬益，春夏毒。有痢疾人不宜食。颂曰：《周礼》庖人供六禽，雉是其一，亦食品之贵。然有小毒，不可常食，损多益少。诜曰：久食令人瘦。九月至十一月稍有补，他月则发五痔，诸疮疥。不③与胡桃同食，发头风眩运及心痛。与菌蕈、木耳同食，发五痔，立下血。同荞麦食，生肥虫。自死爪甲不伸者，杀人。〇卵同葱食，生寸白虫。

《食医心镜》：治消渴，舌焦口干，小便数，野鸡一只，以五味煮令极熟，取二升半已来，去肉取汁饮之，肉亦可食。

雉，《别录》中品。

---

① “翚雉，青质五采备曰”：原本脱，据初刊本补。

② 海：初刊本作“频”。

③ 不：初刊本无此字。

雉脑【主治】涂冻疮。〇嘴【主治】蚁疮。〇尾【主治】烧灰，和麻油傅天火丹毒。〇屎【主治】久疟不止，与熊胆、五灵脂、常山等分为末，醋糊丸黑豆大，正发时冷水下。

【注】

［1］雊（gòu，音够）：雉鸡叫。

［2］吕后：名雉，字娥姁，汉高祖刘邦之妻。

鹊

在处有之。鸟属也。大如鸦而长尾，尖嘴黑爪，绿背白腹，尾翮[1]黑白驳杂。上下飞鸣，以音感而孕，以视而抱。季冬始巢。开户背太岁，向太乙。知来岁风多，巢必卑下。故一名乾鹊，知来知往。段成式云：鹊有隐巢，木如梁，令

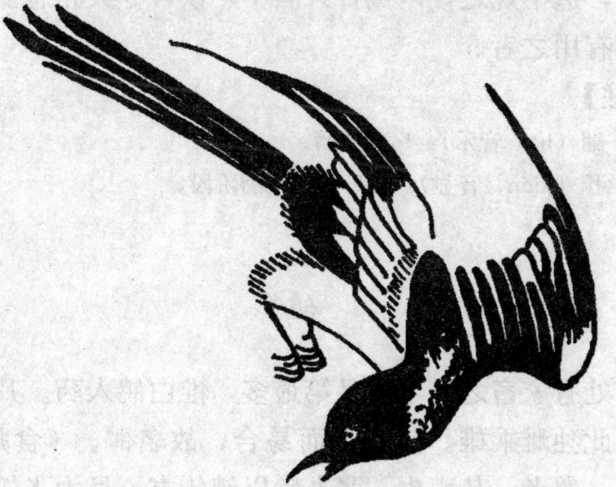

鹊

鸷鸟不见。人若见之，主富贵也。鹊至秋则毛毨[2]头秃。《淮南子》云：鹊矢中猬，猬即反而受啄，火胜金也。时珍曰：鹊，古文作舄，象形。鹊鸣唶唶，故谓之鹊。其色驳杂，故一名飞驳鸟。灵能报喜，故《禽经》曰喜鹊。佛经谓之刍尼。小说谓之神女。

雄鹊肉【气味】甘，寒，无毒。

【主治】石淋，消结热。可烧作灰，以石投中，解散者是雄也。治消渴疾，去风及大小肠涩，并四肢烦热，胸膈痰结。妇人不可食。〇冬至埋鹊于圊前，辟时疫温气。

雄鹊《别录》中品。

陶隐居云：鸟之雌雄难别者，其翼左覆右是雄，右覆左是雌。又烧毛作屑，内水中，沉者是雄，浮者是雌。今云投石，恐止是鹊也，余鸟未必尔。

弘景曰：五月五日鹊脑，人术家用。高诱注云：鹊脑雌雄各一，道中烧之，丙寅日入酒中，饮，令人相思。又媚药方中亦有用之者。

【注】

[1] 翮（hé，音禾）：鸟的翅膀。

[2] 毨（xiǎn，音显）：指鸟兽换毛羽阶段。

鸽

处处有家畜之。毛色品第最多，惟白鸽入药。凡鸟皆雄乘雌，此独雌乘雄。其性淫而易合，故名鸽。《食疗本草》名鹁鸽。鹁者，其声也。张九龄以鸽传书，目为飞奴。[1]

白鸽肉【气味】咸，平，无毒。

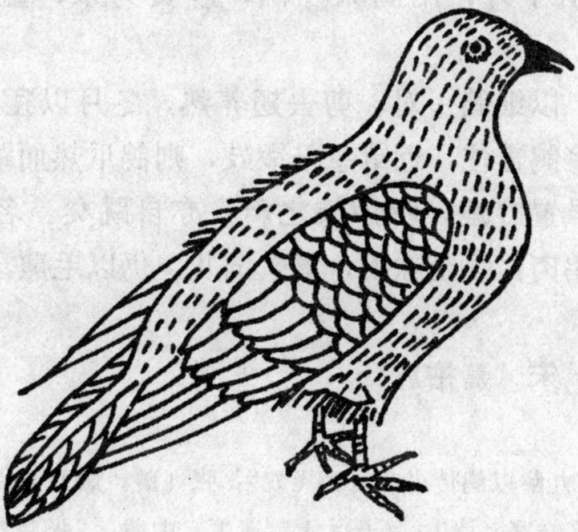

鸽

【主治】解诸药毒，及人马久患疥，食之立愈。调精益气[①]，治恶疮疥癣，风疮白癜疬疡风，炒熟酒服。虽益人，食多恐减药力。

血【主治】解诸药、百蛊毒。○卵【主治】解疮痘毒。

屎【气味】辛，温，微毒。【主治】人、马疥疮，炒研傅之。驴马和草饲之。○消肿及腹中痞块。○消瘰疬诸疮。疗破伤风及阴毒垂死者，杀虫。

屎，左盘，故《宣明方》名左盘龙。治阴症腹痛，面青甚者，用鸽屎一大抄，研末，极热酒一钟，和匀澄清，顿服即愈。

《圣惠方》：治反花疮初生，恶肉如米粒，破之血出，肉

① 气：原本作"治"，据初刊本改。

随生，反出于外，用鸽屎三两，炒黄为末，温浆水洗后傅之。

戏术：以细鸽一对，剪去翅养熟，冬月以猛火烧地热，去火用罩将鸽盖住，近罩急敲锣鼓，则鸽爪热而跳跃，如此三四次，虽置冷地，听锣鼓之声，亦自跳矣。名曰飞奴交舞。〇白鸽肉，每至除夜，煮炙饲儿，仍以毛煎汤浴之，则出痘稀少。

白鸽，宋《嘉祐》。

【注】

[1]“张九龄以鸽传书，目为飞奴”：张九龄，唐开元尚书丞相，著名政治家、文学家、诗人。《开元天宝遗事》中载：“张九龄少年时，家养群鸽。每与亲知书信往来，只以书系鸽足上，依所教之处，飞往投之。九龄目为飞奴，时人无不爱讶。”

五灵脂

出北地。寒号虫粪也。今五台山甚多。其状如小鸡，四足，有肉翅，夏月毛盛，冬月裸体，昼夜鸣叫，故曰寒号。郭璞云：鹖鴠，夜鸣求旦之鸟。《月令》云：仲冬曷旦[1]不鸣，盖冬至阳生渐暖故也。其屎名五灵脂者，谓状如凝脂，而受五行之灵气也。

五灵脂【气味】甘，温，无毒。

【主治】心腹小儿五疳，辟疫，治肠风，通利气脉，女子血闭。〇疗伤冷积。〇凡血崩过多者，半炒半生，酒服能行血止血。治血气刺痛甚效。〇止妇人经水过多，赤带不绝，胎前产后血气诸痛，男女一切心腹、胁肋、少腹诸痛，

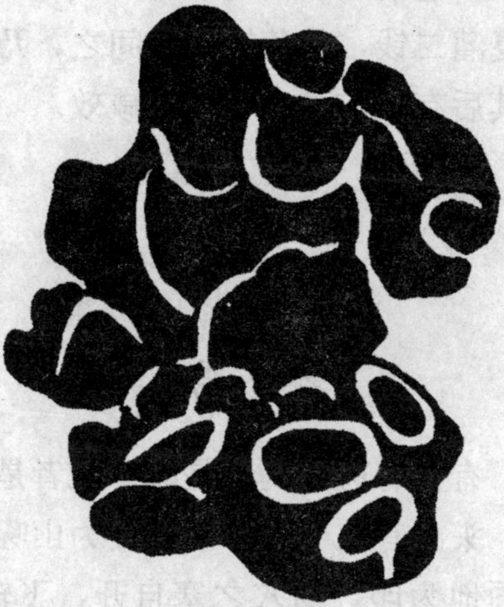

五灵脂

疝痛，血痢肠风腹痛，身体血痹刺痛，肝疟发寒热，反胃消渴，及痰涎挟血成窠，血贯瞳子，血凝齿痛，重舌，小儿惊风，五痫癫疾，杀虫，解药毒及蛇、蝎、蜈蚣伤。

五灵脂，宋《开宝》。

【修治】五灵脂系寒号虫屎，恒集一处，气甚臊恶，粒大如豆。采之有如糊者，有粘块如糖者，其色如铁。凡用以糖心润泽者为上。去砂石，研为细末，以酒飞过，晒干用。

失笑散：治男女老少心痛腹痛，小肠疝气，诸药不效者，能行能止；妇人妊娠心痛，及产后心痛、少腹痛、血气痛尤妙。用五灵脂、蒲黄等分，研末，先以醋二杯调末，熬成膏，入水一盏，煎至七分，连药热服，未止再服。一方以酒代醋。一方以醋糊和丸，童尿、酒服。昔有人被毒蛇所伤，良久昏馈。一老僧以酒调药灌之二钱许，遂苏，仍以滓傅咬处，少顷复灌二钱，其苦皆去。间之，乃五灵脂、雄黄等分为末耳。其后有中蛇毒者，用之咸效。

【注】

［1］曷旦：即鹖鴠。

啄木鸟

有大有小，有褐有斑，褐者是雌，斑者是雄。又一种大如鹊，青黑色，头上有红毛者，土人呼为山啄木，此鸟善为禁法，能曲爪画地为印，则穴之塞自开，飞辄以翼墁[1]之。旧云：斫木取蠹于深，以舌铦之。舌长于咮[2]，杪[3]有针刺。郭璞云：口如锥，长数寸，常斫木食虫，因名斫木。

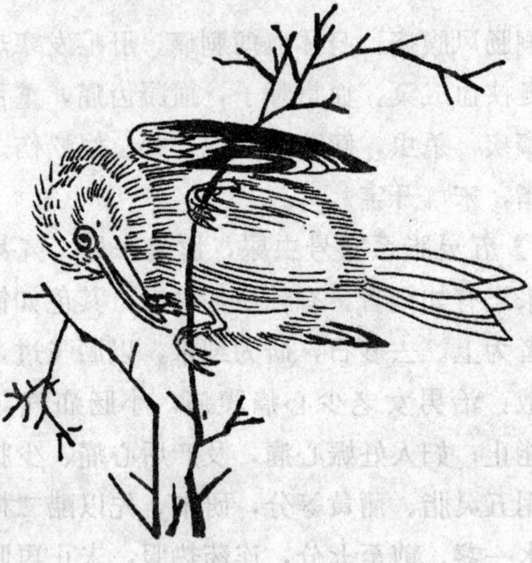

啄木鸟

肉【气味】甘、酸，平，无毒。【主治】痔瘘，及牙齿疳䘌虫牙，烧存性，研末，纳孔中，不过三次。追劳虫，治风痫。〇舌【主治】龋齿作痛，以绵裹尖咬之。〇血【主治】庚日向西热饮，令人面色如朱，光彩射人。

脑鲁至刚《俊灵机要》云：三月三日取啄木，以丹砂、大青拌肉饲之一年，取脑，和雄黄半钱，作十丸，每日向东水服一丸。久能变形，怒则如神鬼，喜则常人也。

啄①木鸟一名鴷。《禽经》云：鴷志在木，即此也。

【注】

[1] 翼墁：铺饰。

[2] 咮（zhòu，音昼）：鸟嘴。

[3] 杪：末端。

鹑

大如鸡雏，头细而无尾，毛有斑点。雄者足高，雌者足卑。其性畏寒，在田野中夜则群飞，昼则草伏。人能以声呼取之，畜令斗抟。《万毕术》云：虾蟆得瓜化为鹑。禹锡曰：鹑，虾蟆所化也。盖鹑始化成，终以卵生，故四时常有之。时珍曰：鹑，性醇，窜伏浅草，无常居而有常匹，随地而安，故俗呼鹌鹑。庄子所谓圣人鹑居是矣。其行遇小草，即旋避之，亦可谓醇矣。宗奭曰：其卵初生，谓之罗鹑，至初秋谓之早秋，中秋已后谓之白唐，一物四名也。又有锦毛者，谓之锦鹑。

鹑肉【气味】甘，平，无毒。

---

① 啄：初刊本前有“啄木鸟，宋《嘉祐》”6字。

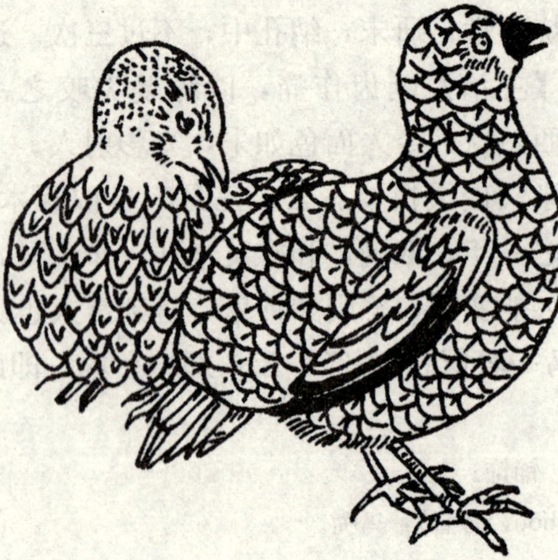

鹑

【主治】补五脏，益中续气，实筋骨，耐寒暑，消热结。和小豆、生姜煮食，止泄痢。酥煎，令人下焦肥。小儿患疳，及下痢五色，旦旦食之，有效。

禹锡曰：鹑，四月以前未堪食。不可合猪肝食，令人生黑子。合菌子食，令人发痔。

杨文公《谈苑》云：至道二年夏秋间，京师鬻鹑者，车载积市，皆蛙所化，犹有未全变者，《列子》所谓蛙声为鹑也。〇《交州记》云：南海有黄鱼，九月变为鹑。《月令》云：田鼠化为鴽[1]。《素问》曰：鴽，鹑也[2]。

李时珍曰：按董炳《集验方》云：魏秀才妻，病腹大如

① 鴽：初刊本作“鸳”。

② “《素问》曰：鴽，鹑也”：初刊本无此6字。

鼓，四肢骨立，不能贴席，惟衣被悬卧，谷食不下者数日矣。忽思鹑食，如法进之，遂运剧，少顷雨汗，莫能言。但有更衣状，扶而圊，小便突出白液，凝如鹅脂，如此数次，下尽逐起。此盖中焦湿热积久所致也。详本草鹑解热结，疗小儿疳，亦理固然也。董氏所说如此。时珍谨按：鹑乃蛙化，气性相同，蛙与虾蟆皆解热治疳，利水消肿，则鹑之消鼓胀，盖亦同功云。

本草原始卷之十一

雍丘李中立正宇甫纂辑
吴郡葛鼐端调甫校订

虫鱼部

白僵蚕

时珍曰：蚕，孕丝虫也。有大、小、白、乌斑色之异。其虫属阳，喜燥恶湿，食而不饮，三眠三起，二十七日而老，自卵出而为𧏽，自𧏽蜕而为蚕，蚕而茧，茧而蛹，蛹而蛾，蛾而卵，卵而复𧏽。亦有胎生者，与母同老，盖神虫也。南粤有三眠、四眠、两生、七出、八出者，其茧有黄、白二色。蠶从朁，象其头身之形。从䖵，以其繁也。俗作蚕字者，非矣。蚕音腆，蚯蚓之名也。蚕病风死，其色自白，故曰白僵蚕。死而不朽曰僵。再养者曰原蚕，蚕之屎曰沙，皮曰蜕，瓮曰茧，蛹曰螝，蛾曰罗，卵曰蜕，蚕初出曰𧏽，蚕纸曰连也。

白僵蚕【气味】咸、辛，平，无毒。

【主治】小儿惊痫夜啼。去三虫，灭黑黯，令人面色好，男子阴痒病。〇女人崩中赤白，产后腹痛，灭诸疮瘢痕。为末，封丁肿拔根，极效。○治口噤发汗，同白鱼、鹰屎白等分，治疮灭痕。以七枚为末酒服，治中风失音，并一切风疰，小儿客忤，男子阴痒痛，女子带下。焙研，姜汁调灌，治中风喉痹欲绝，下喉立愈。○散风痰，结核瘰疬，头风，

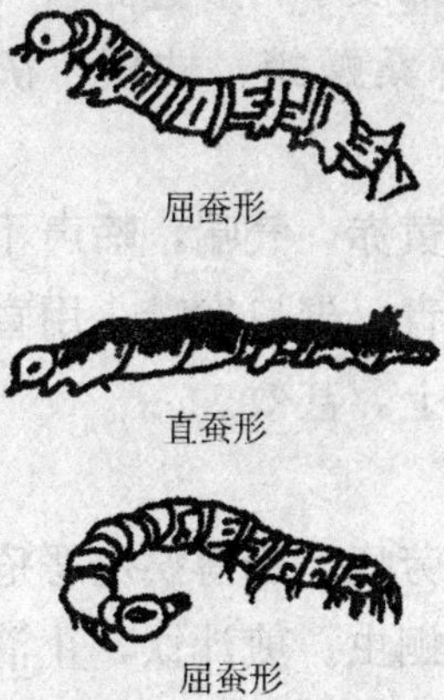

蚕

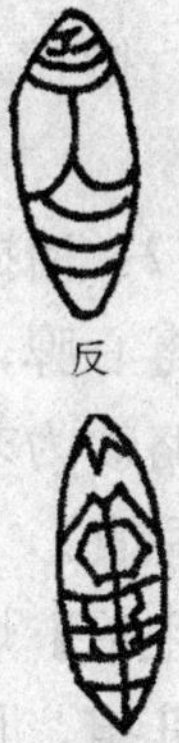

蚕蛹

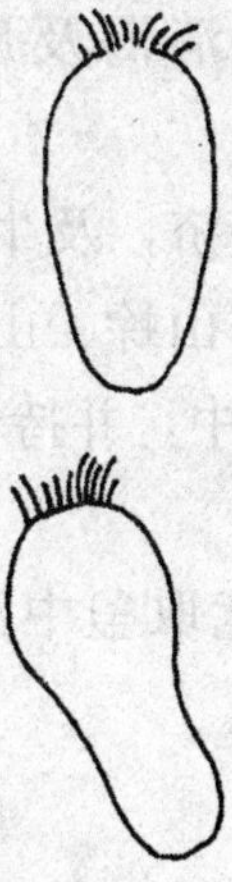

出蚕茧形　有黄白色者

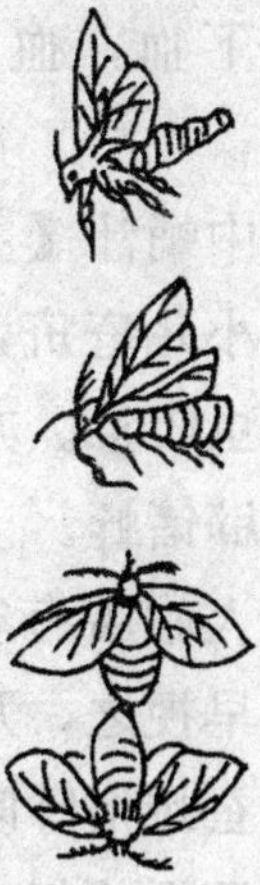

原蚕蛾，俗呼晚蚕蛾 雄腹小，雌腹大。雌雄相媾之形

风虫齿痛，皮肤风疹、丹毒作痒，痰疟癥结，妇人乳汁不通，崩中下血，小儿疳蚀鳞体，一切金疮疔肿，风痔。

蚕，《本经》中品。

【修治】颂曰：所在养蚕处有之。不拘早晚，但用白色而条直，食桑叶者佳。用时去丝绵及子，炒过。

甄权曰：微温，有小毒。恶桑螵蛸、桔梗、茯苓、茯神、萆薢。

《圣惠方》：治撮口噤风，面黄赤，气喘，啼声不出，由胎气挟热流毒心脾，故令舌强唇青，聚口发噤。用直僵蚕二枚，去嘴，略炒为末，蜜调傅唇上，甚效。

猘犬咬忌食。

蚕蛹【主治】炒食，治风及劳瘦。研傅病疮恶疮。为末饮服，治小儿疳，长肌退热，除蛔虫。煎汁饮，止消渴。

蚕茧【气味】甘，温，无毒。

【主治】烧灰酒服，治痈肿无头，次日即破。又疗诸疳疮，及下血，血淋，血崩。煮汁饮，止消渴及反胃，除蛔虫。

茧中蛹汁【主治】百虫入肉，䘌蚀瘙疥，及牛马虫疮。为汤浴小儿疮疥，杀虫。以竹筒盛之，浸山蜍、山蛭入肉，蚊子诸虫咬毒。亦可预带一筒，取一蛭入中，并持干海苔一片，亦辟诸蛭。

昔人旅店有客消渴，夜求水不得，竟取釜中汤饮之而愈。次早视之，乃缫丝汤也。丹溪方本此。

原蚕蛾俗呼晚蚕蛾。

雄原蚕【气味】咸，有小毒。

【主治】益精气，强阴道，交精不倦，止精。壮阳事，止泄精、尿血，暖水脏，治暴风、金疮、冻疮、汤火疮，灭瘢痕。

【修治】入药炒去翅足用。

郑玄注《周礼》云：原，再也，谓再养者。宗奭曰：原者，有原复敏速之义，此是第二番蚕也。时珍曰：蚕蛾性淫，出茧即媾，至于枯槁乃已，故强阴益精用之。

蚕蜕【气味】甘，平，无毒。

【主治】血病，益妇人。〇妇人血风。〇治目中翳障及疳疮。

蚕连【主治】吐血鼻洪，肠风泻血，崩中带下，赤白痢。傅疔肿疮。治妇人血露[①]。

原蚕沙俗呼晚蚕沙[②]。【气味】甘、辛，温，无毒。

【主治】肠鸣，热中消渴，风痹瘾疹。〇炒黄袋盛浸酒，去风缓，诸节不随，皮肤顽痹，腹内宿冷，冷血瘀血，腰脚冷疼。炒热袋盛，熨偏风，筋骨瘫缓，手足不随，腰脚软，皮肤顽痹。〇消渴癥结，妇人血崩，头风，风赤眼，去风除湿。

宗奭：蚕屎饲牛，可以代谷[③]。

螳螂、桑螵蛸

在处有之。乃螳螂卵也。一名蟷螂。两臂如斧，当则不

① 露：原本脱，据初刊本补。

② 沙：初刊本后有“晒干淘净，再晒，可久收不坏”11字。

③ “宗奭：蚕屎饲牛，可以代谷”：初刊本无此10字。

避，故得当郎之名，俗呼为刀螂。兖[1]人谓之拒斧，逢树便产，以桑上者为好。其子房名螵蛸者，因其状轻飘如绡也。《酉阳杂俎》谓之野狐鼻涕，象形也。

螳螂【主治】小儿急惊风，搐搦。生者能食疣目。〇箭簇入肉不可拔者，用螳螂一个，巴豆半个，同研，傅伤处。微痒且忍，极痒乃撼拔之，以黄连贯仲汤洗拭，石灰傅之。

桑螵蛸【气味】咸、甘，平，无毒。

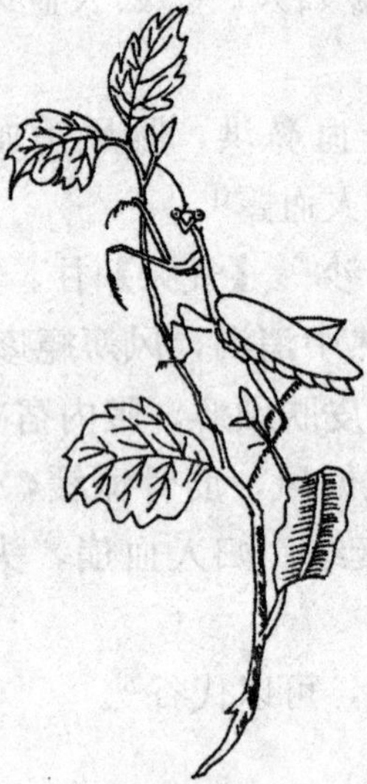

螳螂螵蛸

【主治】伤中，疝瘕阴痿，益精生子，女子血闭腰痛，通五淋，利小便水道。〇疗男子虚损，五脏气微，梦寐失精，遗溺。久服益气养神。〇炮熟，空心食之，止小便利。

① 兖：初刊本作“下”。

螳螂骧首奋臂，修颈大腹，二手四足，善缘而捷，以须代鼻，喜食人发，能翳叶捕蝉。深秋乳子作房，粘着枝上，即螵蛸也。房长寸许，大如拇指，其内重重有隔房，每房有子如蛆卵，至芒种节后一齐出。故《月令》云：仲夏螳螂生。

【修治】《别录》曰：桑螵蛸生桑枝上，螳螂子也。二月、三月采，蒸过，火炙用，不尔令人泄。

之才曰：桑螵蛸得龙骨疗泄精。畏旋覆花。

《经验方》：治耳底疼痛，有脓，先缴净，用真桑枝上螵蛸一个，烧存性，同麝香半匕①，研末，掺入，神效。

蜂　蜜

生山石间，有经一二年者，气味醇厚。人②家作窠槛养者，一岁二取，气味不足，且久收易酸也。凡用以山石者为胜，故《本经》称石蜜，又呼岩蜜。时珍曰：蜂尾垂锋，故谓之蜂；蜜以密成，故谓之蜜。

蜜蜡乃蜜脾底也。取蜜后炼过，滤入水中候凝取之。色黄者为黄蜡；煎炼极净，色白者为白蜡；非新则白而久则黄也。弘景曰：生于蜜中，故曰蜜蜡。蜡，猎也，蜂猎百花酿蜜，故查为蜡也。

虫白蜡以川、滇、衡、永产者为胜。蜡树枝叶状类冬青。其虫大如虮虱，芒种后则延缘树枝，食汁吐涎，粘于嫩

① 半匕：初刊本作“一字”。
② 人：初刊本作“有”。

茎，化为白脂。至秋刮取，以水煮溶，滤置冷水中，凝聚成块，碎之文理如白石膏而莹澈。自元以来，人始知浇烛入药，俗通呼白蜡。

蜜蜡【气味】甘，微温，无毒。

【主治】下痢脓血，补中，续绝伤金疮，益气，不饥耐老。

白蜡疗人泄澼后重，见白脓，补绝伤，利小儿。久服轻身不饥。孕妇胎动，下血不绝欲死，以鸡子大，煎五六[①]沸，投美酒半升服，立瘥。又主白发，镊去，消蜡点孔中，即生黑者。

之才曰：恶芫花、齐蛤。系白色蜜蜡。

虫白蜡【气味】甘，温，无毒。

【主治】生肌止血定痛，补虚，续筋接骨。○入丸散服，杀瘵虫。

其虫嫩时白色作蜡，及老则赤黑色，乃结苞于树枝。初若黍米大，入春渐长大如鸡头子，紫赤色，累累抱枝，宛若树之结实也。俗呼蜡种，亦曰蜡子。子内白卵如细虮，一包数百，次年立夏日摘下[②]，以箬叶包之，系卵树上。芒种后苞拆卵化，虫乃延出叶底，复上树作蜡也。

虫白蜡为外科要药，同合欢皮入长肌肉膏中用之，最为神效。

---

① 五六：初刊本作“三五”。

② 摘下：原本脱，据初刊本补。

露蜂房

宗奭曰：有二种，一种蜂小而色淡黄，窠长六七寸，如蜜脾下垂一边，多在丛木深林之中，谓之牛舌蜂；一种多在高木之上，或屋之下，外面如三四斗许，或一二斗，中有窠如瓠状，由此得名玄瓠蜂。其色赤黄，大如诸蜂。今人兼用之，谓之露蜂房。系悬树上，得风露者。

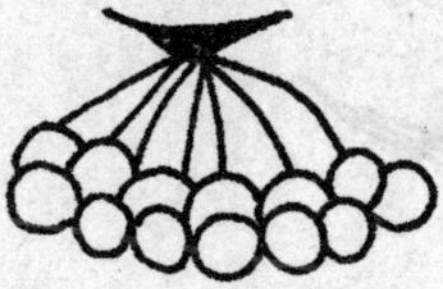

如瓠蜂房

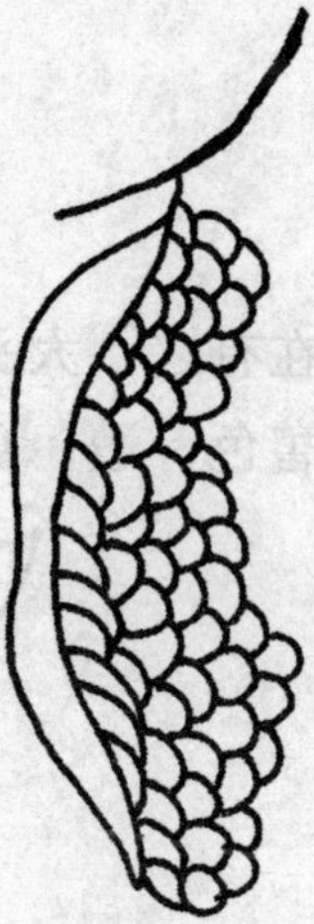

如密脾下垂，蜂房

露蜂房

【气味】苦，平，有毒。

【主治】惊痫瘈疭，寒热邪气，癫疾，鬼精蛊毒，肠痔。火熬之良。〇疗蜂毒、毒肿。合乱发、蛇皮烧灰，以酒日服二方寸匕，治恶疽、附骨痈，根在脏腑，历节肿出，丁肿恶脉诸毒，皆瘥。〇疗上气，赤白痢，遗尿失禁。烧灰酒服，主阴瘘。水煮，洗狐尿刺疮。服汁，下乳石毒。〇煎水，洗热后毒气冲目。炙研，和猪脂涂瘰疬成瘘。煎水漱牙齿，止风虫疼痛。又洗乳痈、蜂疔恶疮。

露蜂房，《本经》中品。

【修治】露蜂房十一二月采之，入药并炙用。〇之才曰：恶干姜、丹参、黄芩、芍药、牡蛎。

《子母秘录》：治脐风湿肿久不瘥者，露蜂房烧灰，研末，傅之效。

蜻　蛉

所在有之。大头露目，短颈长腰，六足四翼。雄绿色，雌腰间碧色一遭。食蚊虻，饮露水，好飞水际。时珍曰：一

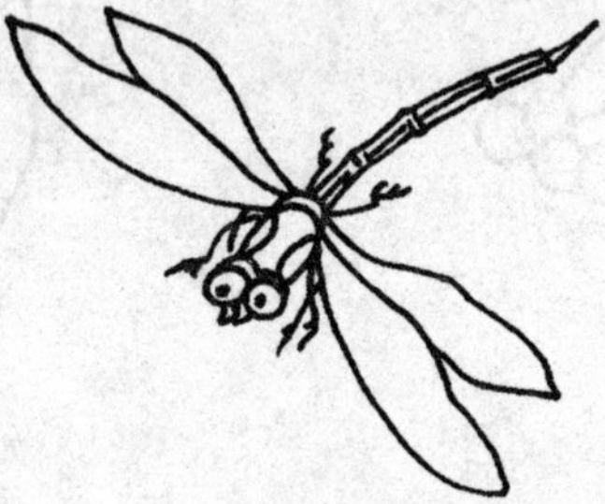

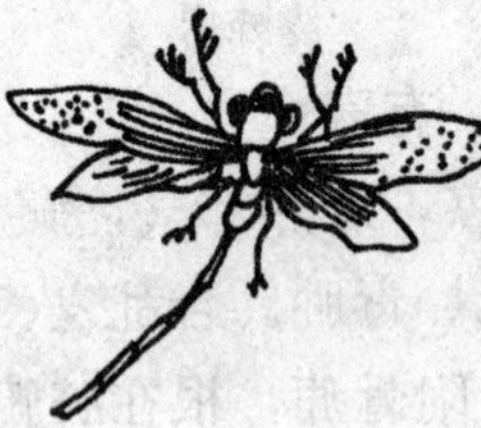

蜻蛉

名蜻蟌，言其色青葱也。名蜻蛉，又名蜻虰，言其状伶仃也。其尾好亭而挺，故一名蜻婷。其翅如纱，故俗呼纱羊。汴人呼为马大头。

【气味】微寒，无毒。

【主治】强阴止精。〇壮阳，暖水脏。房术多用。

蜻蛉，《别录》下品。俗呼老蝶。小而赤者，房中术亦之。

【修治】蜻蛉入药去翼足，炒用良。

樗 鸡

生河内川谷樗树上。其鸣以时，故名樗鸡。头方而扁，尖喙向下，六足重翼，飞而振羽索索有声。其羽文彩，故俗呼红娘子。

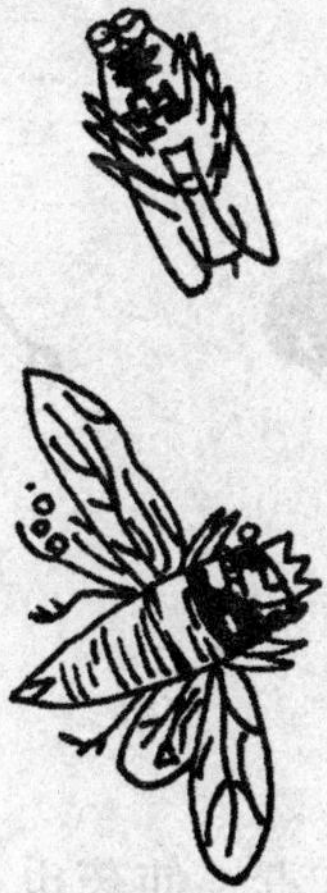

樗鸡　头斑眼黄翅黑腹红

樗鸡【气味】苦，平，有小毒。不可近目。

【主治】心腹邪气，阴痿，益精强志，生子好色，补中轻身。〇腰痛下气，强阴多精。〇通血闭，行瘀血。〇主瘰疬，散目中结翳，辟邪气，疗猘犬伤。

樗鸡，《本经》中品。

【修治】樗鸡，七月采收。去翅足，以糯米或面炒黄色，去米面用。

红娘子厥阴经药，能行血活血药也。

斑　蝥

生河内山谷，今所在有之。甲虫也。七、八月在大豆叶上。长五六分，黄黑斑文，乌腹尖喙。就叶上采取，阴干。时珍曰：斑，言其色；蝥，言其毒如矛也。俗讹为斑猫。

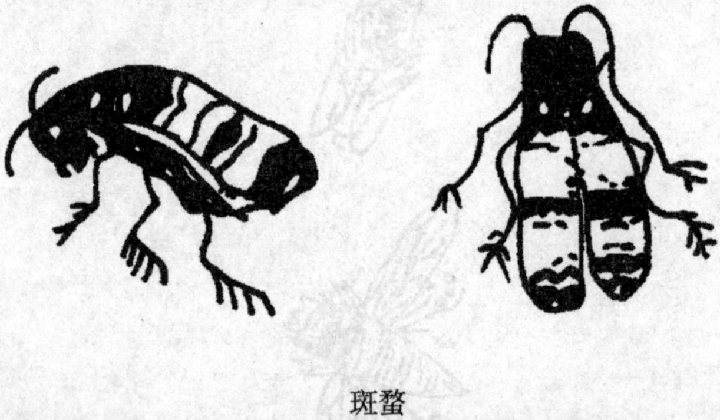

斑蝥

【气味】辛，寒，有毒。使药也。

【主治】寒热，鬼疰蛊毒，鼠瘘疮疽，蚀死肌，破石癃。

〇血积伤肌，治疥癣，堕胎。〇治瘰疬，通利水道。〇疗淋疾，傅恶疮瘘烂。〇治疝瘕，解疔毒、猘犬毒、沙虱毒、蛊毒、轻粉毒。

【修治】大明曰：斑蝥入药，须去翅足，糯米炒熟，不可生用，即吐泻人。妊身人不可服，为能溃人肉。

斑蝥，《本经》下品。入炮药多用。

斑蝥，马刀为之使；畏巴豆、丹参、空青；恶肤青、甘草、豆花。

中其毒者，靛汁、黄连、黑豆、葱、茶皆能解之。

《广利方》：治妊娠胎死腹中，斑蝥一枚，烧灰研末，水服即下。

地　胆

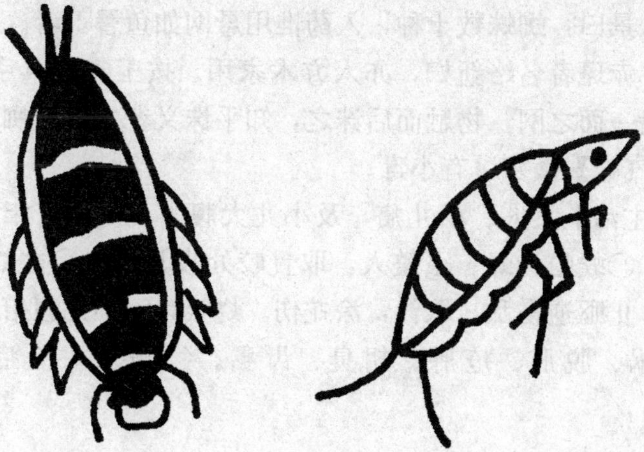

地胆

生汶山山谷。是芫青所化，故一①名蚖青。状类斑蝥，黑头赤尾。二三月、八九月取之。因居地中，其色如胆，故名地胆。

【气味】辛，寒，有毒。

【主治】鬼疰寒热，鼠瘘恶疮死肌，破癥瘕，堕胎。〇蚀疮中恶肉，鼻中瘜肉，散结气石淋。去子，服一刀圭，即下。〇宣拔瘰疬根从小便出，上亦吐出。又治鼻齆。〇治疝积疼痛。除功同斑蝥。

《本经》下品。状如斑蝥。

【修治】地胆，以糯米同炒黄色，去米用。恶甘草。

地胆，生在地中或墙石内。〇盖芫青青绿色，斑蝥黄斑色，亭长黑身赤头，地胆黑头赤尾。色虽不同，功亦相近。

蜘　蛛

弘景曰：蜘蛛数十种，入药惟用悬网如鱼罾[1]者。亦名蝴蟱。赤斑者名络新妇，亦入方术家用。按王安石《字说》云：设一面之网，物触而后诛之，知乎诛义者，故曰蜘蛛。

【气味】微寒，有小毒。

【主治】大人、小儿㿗，及小儿大腹丁奚[2]，三年不能行者。〇蜈蚣、蜂、虿螫人，取置咬处吸其毒。〇主蛇毒，温疟，止呕逆霍乱。取汁，涂蛇伤。烧啖，治小儿腹疳。〇主口㖞、脱肛、疮肿、胡臭、齿䘌。〇斑者，治疟疾，疔肿。

---

① 一：初刊本作“生”。

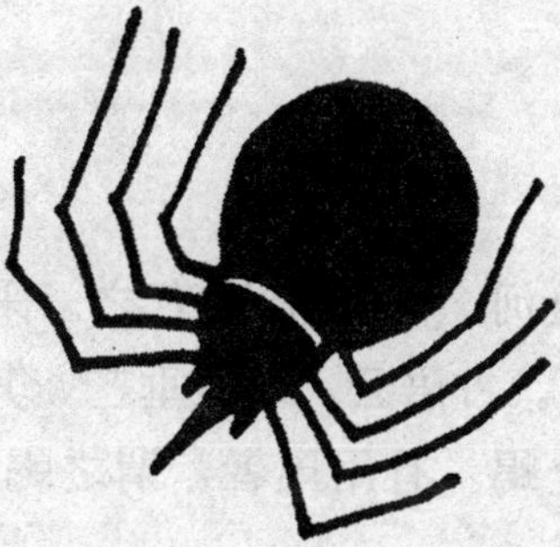

蜘蛛　入方术家，花蜘蛛形。

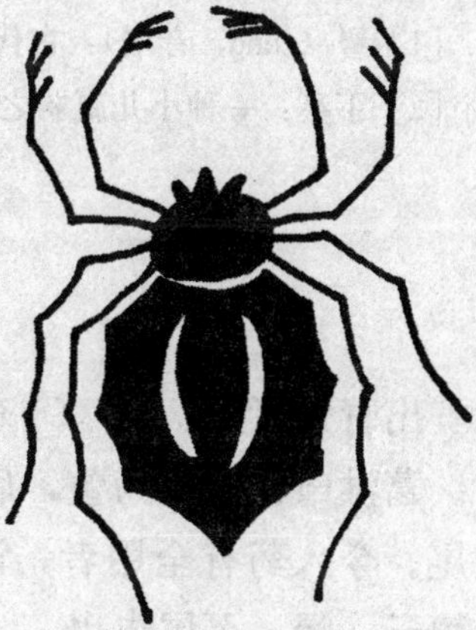

入药腹大色灰蜘蛛形

蜘蛛，《别录》下品。

【修治】蜘蛛去头足，研膏用。

大明曰：畏蔓菁、雄黄。○时珍曰：蜘蛛入饮食，不可食。

刘义庆《幽明录》云：张甲与司徒蔡谟有亲，谟昼寝梦甲曰：忽暴病，心腹胀满不得吐下，名干霍乱，惟用蜘蛛生断脚，吞之则愈。但人不知甲某时死矣。谟觉，使人验之，甲果死矣。后用此治干霍乱辄验也。此说与《前唐注》治呕逆霍乱之文正合。

壁钱其虫似蛛，作白幕如钱，贴墙壁间。

【气味】无毒。

【主治】鼻衄及金疮出血不止，捺取虫汁，注鼻中及点疮上。亦疗五野鸡病下血。○治大人小儿急疳，牙蚀腐臭，以壁虫同人中白等分，烧研贴之。又主喉痹。

【注】

[1] 罾（zēng，音增）：古代一种用木棍或竹竿做支架的方形鱼网。

[2] 丁奚：一种小儿羸弱之病。

蝎

出青州者良。今京①东西及河、陕州郡皆有之。采无时。葛洪曰：蝎前为螫，后为虿。古语云：蜂虿垂芒，其毒在尾。今入药有全用者，谓之全蝎。有用尾者，谓之蝎稍。许慎云：蝎，虿尾虫也。

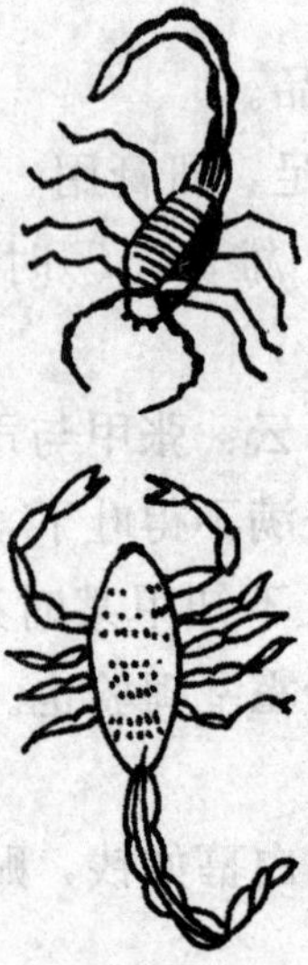

蝎　上雄蝎，下雌蝎

① 京：初刊本作“亦”。

蝎气味：甘、辛，平，有毒。

【主治】诸风瘾疹，及中风半身不遂，口眼喎斜，语涩，手足抽掣。〇小儿惊痫风搐，大人痎疟，耳聋疝气，诸风疮，女人带下阴脱。

宋《开宝》。

【修治】蝎去足并土，焙用。收蝎，以盐水煮二三沸，晾干不坏。

陶隐居《集验方》言蝎：雄者螫人，痛止在一处，用井泥傅之；雌者螫人，痛牵诸处，用瓦沟下泥傅之。皆可画地作十字取土，水服方寸匕，或在手足以冷水渍之，微暖即易；在身以冷水浸布搨之，皆验。又有咒禁法亦验。翰林禁科具矣。

《杜壬方》：治肾虚耳聋十年者，二服可愈，小蝎四十九个，生姜如蝎大四十九片，同炒，姜干为度，研末，温酒服之，至一二更时，更进一服，至醉不妨，次日耳中如笙簧声，即效。

水 蛭

生雷泽池泽，今处处池泽有之。食血之虫也。蛭有数种，以水中小者为良。两头尖，腰粗色微赤。性最难死，虽以火炙，经年尤活也。腹黄者，俗呼马蟥；形大者俗呼马鳖。

水蛭【气味】咸、苦，平，有毒。

【主治】逐恶血瘀血月闭，破血癥积聚无子，利水道。〇堕胎。〇治女子月闭欲成血劳。〇咂赤白游疹，及痈肿毒

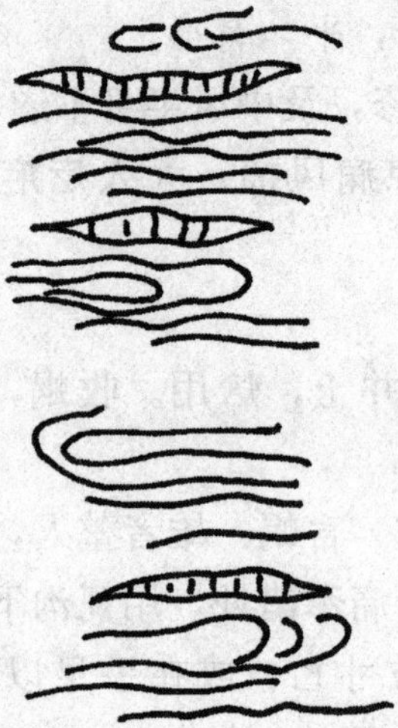

水蛭

肿。○治折伤坠蹼畜血有功。

【修治】水蛭，保昇曰：以篁竹筒盛，待干，用米泔浸一夜，暴干，以冬猪脂煎令焦黄，然后用之。畏石灰、食盐。

水蛭，《本经》下品。一名蜞。

昔有途行饮水，及食水菜误吞水蛭入腹，生子为害，啖咂脏血，肠痛黄瘦者，惟以田泥及擂黄土水饮数升，则蛭尽下出也。盖蛭在人腹，忽得土气而下耳。或以牛羊热血，饮一二升同猪脂，亦下也。

蛴　螬

生河内平泽，及人家积粪草中。取无时。反行者良。时珍曰：蛴螬，《方言》作蠀螬，象其蠹物之声。或谓齐人曹氏之子所化，盖谬说也。《本经》名蟦蛴。《别录》名蜰蛴，言其状肥也。弘景名乳蛴，言其通乳也。郭璞名地蚕，言其形似也。

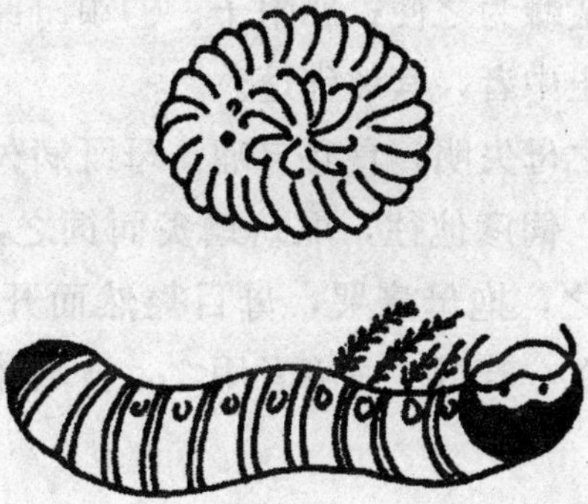

蛴螬

【气味】咸，微温，有毒。

【主治】恶血血瘀，痹气破折，血在胁下坚满痛，月闭，目中淫肤，青翳白膜。〇疗吐血在胸腹不去，及破骨踒折血结，金疮内塞，产后中寒，下乳。

汁滴目中去翳障。主血止痛。〇傅恶疮。〇汁主赤白游疹，擦破涂之。〇取汁点喉痹，得下即开。〇主唇紧口疮，丹疹，破伤风疮，竹木入肉，芒物眯目。

蛴螬，《本经》中品。时珍曰：状如蚕而大，身短节促，足长有毛，生树根下及粪土中者，外黄内黑[1]；生旧茅屋上者，外白内黯，皆湿热之气熏蒸而化。宋齐丘所谓“燥湿相

① 黑：原本脱，据初刊本补。

育，不母而生”是已，久则羽化而去。

【修治】敩曰：凡收得后阴干，与糯米同炒至米焦黑，取出去米及身上口畔肉毛并黑尘了，作三四截，研粉用之。时珍曰：诸方有干研及生取汁者，又不拘此例也。

之才曰：蜚蠊为之使；恶附子。〇颂曰：今医家与蓐妇下乳药，用粪土中者，其效殊速。

晋·盛彦之母失明，食必自哺。母既病久，婢仆数见捶挞，心怀忿焉。伺彦他往，取蛴螬炙而饲之，母食以为美，以示彦。彦见之，抱母痛哭，母目豁然而开[1]，若有神者。盖蛴螬能攻恶血，若目中血障者用之，自然神良。

蚱蝉[2]

在处有之。皆自蛴螬、腹蛸变而为蝉。亦有蜣螂转丸化成者。夜出升高处，折背壳而出，方首广额，两翼六足，色黑而光，以胁而鸣。吸风饮露，溺而不粪。多在杨柳上。五月采，蒸干之，勿食蠹。王充《论衡》云：蝉者，变化相禅也。《玉篇》云：蚱者，蝉声也。

蚱蝉【气味】咸、甘，寒，无毒。使药也。

【主治】小儿惊痫夜啼，癫病寒热。惊悸，妇人乳难，胞衣不出，又堕胎[3]。〇治小儿惊哭不[4]止，杀疳虫，去壮

① 而开：原本脱，据初刊本补。

② 蚱蝉：初刊本该条后有“蜣螂”条。

③ 胎：初刊本后有“小儿痫绝不能言”7字。

④ 不：初刊本作“而”。

热。治肠中幽幽作声。又云蝉蜕使主治小儿浑身壮热，惊痫，兼能止渴。〇治头风目眩，蝉蜕末熟汤下，愈[1]。

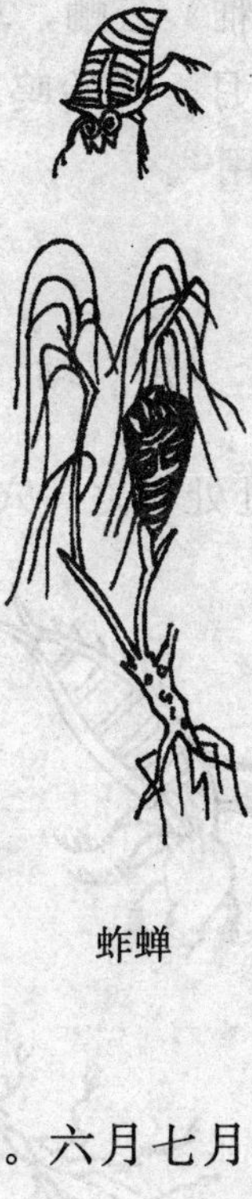

蚱蝉

《本经》中品[2]。

禹锡云：此鸣蝉也。六月七月收，蒸干之。陶云是哑

① “又云蝉蜕使主治小儿浑身壮热……汤下，愈”：初刊本无此31字。

② 品：初刊本后有“蝉蜕俗呼蝉退。气味：咸、甘，寒，无毒。主治：小儿惊痫，妇人生子不下。烧灰水服，治久痢。小儿壮热惊痫，止渴。研末一钱，井华水服，治哑病。〇除目昏障翳。以水煎汁服，治小儿疮疹出不快，甚良。〇治头风眩运，皮肤风热，痘疹作痒，破伤风及丁肿毒疮，大人失暗，小儿噤风天吊，惊哭夜啼，阴肿。修治：蚱蝉去翅足，炙用。修治：蝉退，用沸汤洗去泥土、翅足、浆水，煮过晒干用。普济蝉花散：治小儿夜啼不止，状若鬼祟，用蝉退下半截为末一字，薄荷汤入酒少许调下。或者不信，将上半截为末，用前汤调下，即复啼也。古人立方，莫知其妙。蚱蝉使”205字。

蝉，不能鸣者，雌[①]蝉也。二说既相矛盾。今据《玉篇》云：蚱者，蝉声也。如此则非哑蝉明矣。且蝉类甚多，有蟪蛄、寒螿之名。又《尔雅》云蚰，马蜩，蜺，寒蜩皆蝉也。按《礼记》云：仲夏之月，蝉始鸣。《本经》云：五月采，即是此也，其余不入药用[②]。

蝼　蛄

生[③]东城平泽，今处处有之。穴地粪壤中而生，夜则出

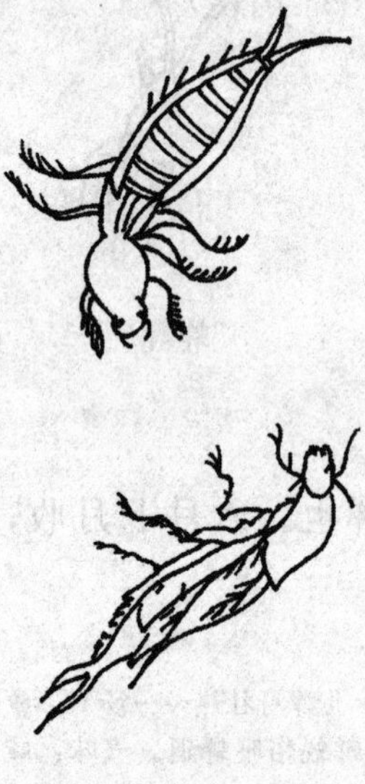

蝼蛄

① 雌：原本作“鸣”，据《本草纲目》卷四十一“蚱蝉”条改。
② “禹锡云：此鸣蝉也……其余不入药用”：初刊本无此 103 字。
③ 生：初刊本前有“即蟪蛄也，应阴之虫”8 字。

求食。（删除）人[①]夜行忽见多打杀之，言其为鬼所使也。夏至后取暴干，以夜出者良。《广雅》云：一名硕鼠，《易》晋如硕鼠。孔颖达《正义》云：有五能而不能成技之虫也。又蔡邕《劝学篇》云：硕鼠五能不成一技术。注云：能飞不能过屋；能缘不能穷木；能游不能度谷；能穴不能掩身；能走不能免人。《荀子》云：梧鼠五技而穷。并为此蝼蛄也。

蝼蛄【气味】咸，寒，无毒。

【主治】产难，出肉中刺，溃痈肿，下哽噎，解毒，除恶疮。○水肿，头面肿。○利大小便，通石淋，治瘰疬，骨哽。○治口疮甚效。

蝼蛄，《本经》下品。或云：火烧地赤，置蝼蛄于上，任其跳死，覆者雄，仰者雌也。

【修治】去翅足，炒用。

弘景曰：自腰以前甚涩，能止大小便；自腰以后，能利能下大小便。若出拔刺，多用其脑。

震亨曰：治水甚效，但其性急，虚人戒之。○《圣惠方》：治小便不通者，用蝼蛄下半截，研，水服半钱，须臾即通。

䗪虫

生河东川泽及沙中，人家墙壁下土中湿处。背有横纹蹙

① 人：初刊本前有“短翅六足。雄者善鸣而飞，雌者腹大羽小，不能飞翔。吸风食土，喜就灯光。入药用雄，《月令》“蝼蝈鸣者”是矣。《周礼》注云：蝼，臭也。此虫气臭，故得蝼名。蛄，姑也，称虫之名。俗呼土狗，象形也”69字。

起，其形扁扁如鳖，故《别录》名土鳖。《本经》名地鳖。宗奭曰：今人呼为簸箕虫，亦象形也。陆农师云：䗪逢申日则过街，故一名过街。《袖珍方》名蚵蚾虫。《鲍氏方》名地蜱虫。

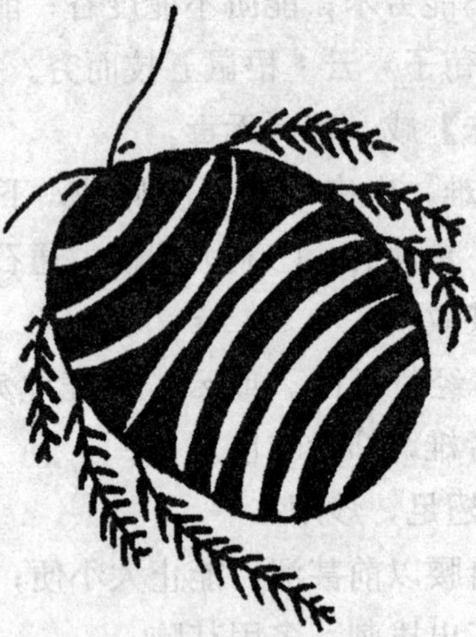

䗪虫

【气味】咸，寒，有毒。

【主治】心腹寒热洗洗，血积癥瘕，破坚，下血闭，生子大良。〇月水不通，破留血积聚。〇通乳汁，用一枚，擂水半合，滤服，勿令知之。〇行产后血积，折伤瘀血，治重舌木舌口疮，小儿腹痛夜啼。

䗪虫，《本经》中品。俗呼土鳖。

之才曰：畏皂荚、菖蒲、屋游。

杨洪[①]《摘要方》：治折伤接骨，用土鳖焙存性，为末，每服二三钱，神效。

又方：土鳖六钱，隔纸，沙锅内焙干，自然铜二两、火煅醋淬七次，为末，每服二钱，温酒调下，接骨神效。

蟾　蜍

生江湖池泽。今处处有之，多在人家下湿处。形大，背上多痱磊，行极迟缓，不能跳跃，亦不解鸣。时珍曰：蟾蜍，《说文》作詹诸，云其声詹诸。其皮鼀鼀，其行鼁鼁。《诗》云：得此𩀨，鼀。韩注云：戚施，蟾蜍也。后世名苦蠪，其声也。蚵蚾，其皮礧砢也。俗呼癞虾蟆。

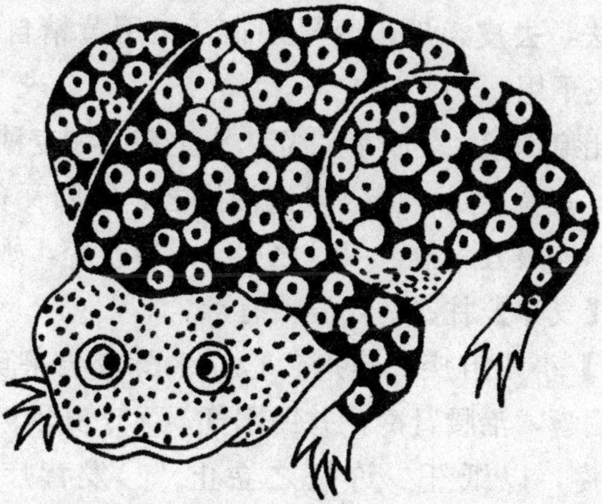

蟾蜍

① 洪：初刊本作“拱”。

【气味】辛，凉，微毒。

【主治】阴蚀，疽疠恶疮，猘犬伤疮，能合玉石。○火烧灰，傅疮立验，治温病发斑困笃者，去肠，生捣食一二枚即瘥。○杀疳虫，治鼠漏恶疮，烧灰傅一切有虫恶痒滋胤疮。○治疳气，小儿面黄癖气，破癥结。烧灰油调，傅恶疮。○主小儿劳瘦疳疾最良。○治一切五疳八痢，肿毒，破伤风病，脱肛。

蟾蜍，《别录》下品。陶隐居云：五月五日取东行者五枚，反缚着密室中闭之，明旦视自解者，取为术用，能使人缚自解。

《永类方》云：蟾目赤，腹无八字者不可用。有大如盘者。

【修治】蟾蜍，《蜀图经》曰：五月五日取得，日干或烘干用。一法：去皮、爪，酒浸一宿，又用黄精自然汁浸一宿，涂酥炙干用。

治小儿疳积腹大，黄瘦骨立，头生疮结如麦穗，用立秋后大虾蟆，去首、足、肠，以清油涂之，阴阳瓦炙熟食之，积秽自下。连服五六枚，一月之后，形容改变，妙不可言。

蟾酥【气味】甘、辛，温，有毒。

【主治】小儿疳疾，脑疳。○同牛酥或吴茱萸苗汁调，摩腰眼、阴囊，治腰肾冷，并助阳气。又疗虫牙。○治齿缝出血及牙疼，以纸纴少许按之立止。○发背疔疮，一切恶肿。

【采治】宗奭曰：眉间白汁，谓之蟾酥。以油单纸裹眉裂之，酥出纸上，阴干用。时珍曰：以手捏眉棱，取白汁于油纸上，及桑叶上，插背阴处，一宿即自干白，收用。或以蒜及胡椒等辣物纳口中，则蟾身白汁出，以竹篦刮下，面和成块，干之。其汁不可入目，令人赤肿盲，以紫草汁洗点即消。

今市卖者，皆系圆饼，以紫赤色，舔之，白汁出者为良。

《活人心统》：治喉痹、乳蛾，用癞虾蟆眉酥，和草乌尖末，猪牙皂角末等分，丸小豆大，每研一丸，点患处，神效。

虾　蟆

在陂泽中，背有黑点，身小，能跳接百虫，解作呷呷声，举动极急。按王荆公[1]《字说》云：俗言虾蟆怀土，取置远处，一夕复还其所。虽或遐之，常慕而返，故名虾蟆。或作虾蟆。虾，言其声；蟆，言其斑也。

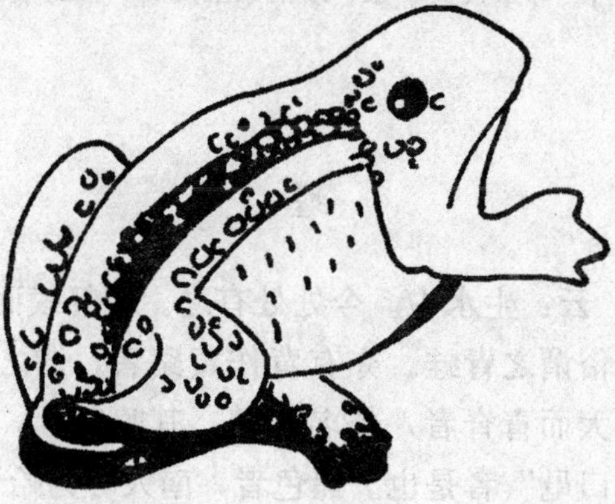

虾蟆

【气味】辛，寒，有毒。

【主治】邪气，破癥坚血，痈肿阴疮。服之不患热病。○主百邪鬼魅，涂痈肿及热结肿。○治热狂，贴恶疮，解烦热，○治犬咬。

《本经》下品。虾蟆身小，背有黑点，能跳。蟾蜍身大，背多痱磊，不能跳。颂曰：虾蟆、蟾蜍二物虽同一类，而其功用小别，亦当分而用之。

【修治】敩曰：凡使虾蟆，先去皮并肠及爪子，阴干，每个用真牛酥一分涂，炙干。若使黑虎，即连头尾皮爪并阴干，酒浸[①]三日，漉出焙用。

张杲云：有人患脚疮，冬月顿然无事，夏月臭烂，痛不可言。遇一道人云：尔因行草上惹蛇交遗沥，疮中有蛇儿，冬伏夏出故也。以生虾蟆捣破傅之，日三即换，凡三日，一小蛇自疮中出，以铁钳取之，病遂愈。

【注】

[1] 王荆公：即宋代文学家、政治家王安石，被封荆国公，故世人又称王荆公。

蛙

《别录》云：生水中。今处处有之。似虾蟆而背青绿色，尖嘴细腹，俗谓之青蛙。亦有背作黄路者，谓之金细线蛙。陶隐居云：大而青脊者，俗名土鸭，其鸣甚壮，即《尔雅》所谓“在水曰黾”者是也。黑色者，南人呼为蛤子，食之至

---

① 浸：原本脱，据初刊本补。

美，即今所谓之蛤，亦名水鸡是也。小形善鸣唤者，名蛙子，即药中所用蛙是也。宗奭曰：蛙后脚长，故善跃。大其声则曰蛙，小其声则曰蛤。《月令》所谓“雀入大水化为蛤”者也。唐·韩退之诗：“一夜青蛙啼到晓”是此。

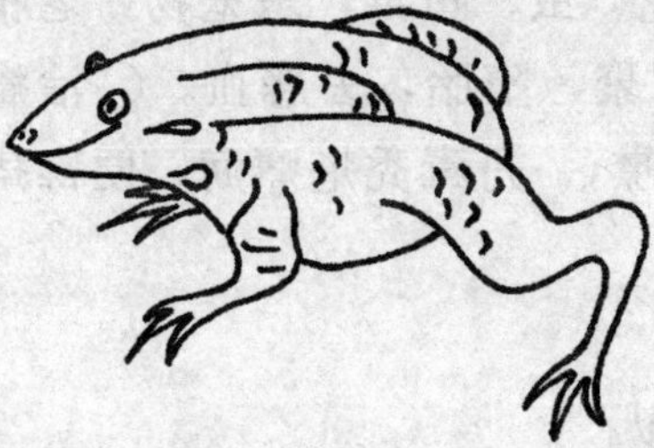

蛙 金线青蛙

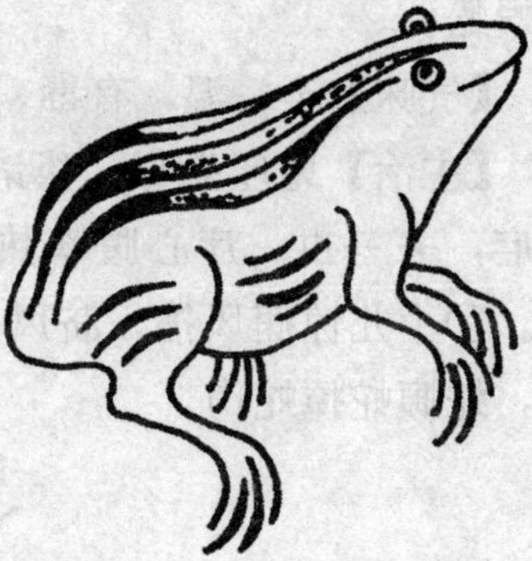

青蛙

【气味】甘，寒，无毒。

【主治】小儿赤气，肌疮脐伤，止痛，气不足。〇小儿热疮，杀尸疰病虫，去劳劣，解热毒。〇食之解劳热。〇利水消肿。〇烧灰，涂月蚀疮。〇馔食，调疳瘦，补虚损，尤宜产妇。捣汁服，治虾蟆瘟病。

蛙《别录》下品。一名石鸡，一名田鸡，一名长股。

金线蛙形，青蛙形。上下二蛙，今人多取其腿食之。

《外台方》：治虫蚀肾府，肛尽肠穿，用青蛙一枚，鸡骨一分，烧灰吹人，数用大效。

嘉谟曰：时有面赤项肿，名虾蟆瘟，以金线蛙捣汁，水调空腹顿饮，效，曾活数人。

蜈蚣

背光黑绿色，腹黄足赤。性能制蛇，见大蛇便缘上啖其脑。七、八月采，熏干。因生大吴川谷，入药宜用公者，故曰蜈蚣。

【气味】辛，温，有毒。

【主治】鬼疰蛊毒，啖诸蛇、虫、鱼毒，杀鬼物，老精温疟，去三虫。疗心腹寒热积聚，堕胎，去恶血。○治癥癖。○小儿惊痫风搐，脐风口噤,，丹毒秃疮瘰疬，便毒痔漏，蛇瘕蛇瘴蛇伤。

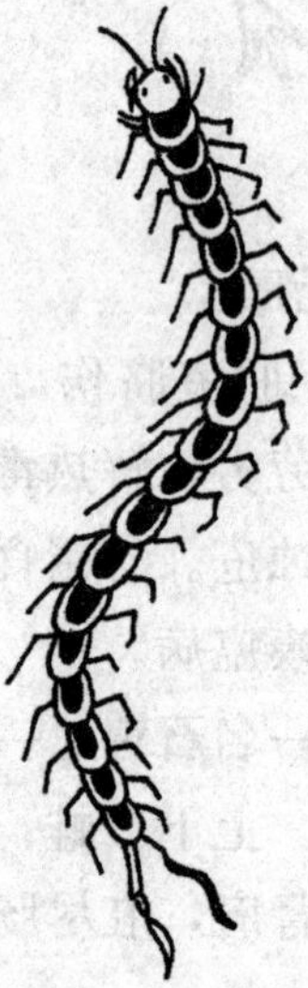

蜈蚣

【修治】蜈蚣身扁而长，黑绿色，头足赤者良。以火炙去头足用，或去尾、足，以薄荷叶火煨用之。

昔有村店妇人，因用火筒吹火，不知筒中有蜈蚣藏焉，用以吹火，蜈蚣惊逆窜于喉中，不觉下胸臆，妇人求救无措手。忽有人云：可讨小猪儿一个，切断喉取血，与妇人顿吃之，须臾生油一口灌，妇人遂恶心，其蜈蚣滚在血中吐出，继与雄黄细研，水调服，遂愈。

蜈蚣，《本经》下品。

蚯　蚓

生平土，今处处平泽膏壤地中有之。白颈是其老者。时珍曰：蚓之行也，引而后伸，其蝼如丘，故名蚯蚓。雨则先出，晴则夜鸣，故《别录》名土龙。《药性赋》名地龙。俗呼蛩蟺，又呼曲蟺，象其状也。

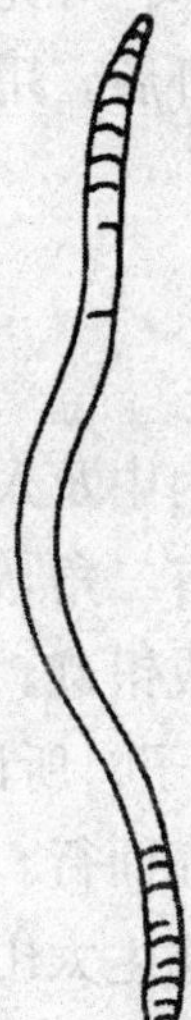

蚯蚓

【气味】咸，寒，无毒。

【主治】蛇瘕，去三虫伏尸，鬼疰蛊毒，杀长虫。〇化为水，疗伤寒伏热[1]，狂谬，大腹黄疸。〇温病大热狂言，饮汁皆瘥。炒作屑，去蛔虫。去泥盐化为水，天行诸热，小儿热病，癫痫。涂丹毒，傅漆疮。〇葱化为汁，疗耳聋。〇治中风痫疾喉痹，解射罔

① “伏热”：初刊本无此 2 字。

毒。〇炒为末，主蛇伤毒。〇治脚风。〇主伤寒疟疾，大热狂烦，及大人小儿小便不通，急慢惊风，历节风痛[①]，肾脏风注，头风齿痛，风热赤眼，木舌喉痹，鼻息聤耳，秃疮瘰疬，卵肿脱肛，解蜘蛛毒，疗蚰蜒入耳。

【修治】蚯蚓三月采取盐之，日暴，或为末，或化水，或烧灰，各随方法。权曰：有小毒。之才曰：畏葱、盐。

蚯蚓，《本经》下品。

《经验方》云：蚯蚓咬人，形如大风，眉须皆落，惟以石灰水浸之良。昔浙江将军张韶病此，每夕蚯蚓鸣于体中。有僧教以盐汤浸之，数遍遂愈。

戏术：灯光虹贯：以午上杨柳枝贯白颈蚯蚓浸香油内，过三七日后，用点灯，两虹相贯可爱。

蜗　牛

生山中及人家墙垣阴处。头形如蛞蝓，但背负壳耳。色白，头有二角，行则头出，惊则首尾俱缩入壳中。涎画屋壁，悉成银迹。弘景曰：山蜗也。形似瓜字，有角如牛，故名。《庄子》所谓“战于蜗角”是矣。《尔雅》谓之蚹蠃，以其负蠃壳而行。

蛞蝓生太山池泽，及阴地沙石垣下，似蜗牛，无壳，有二角。故许慎《说文》云：蚹蠃背负壳者曰蜗牛，无壳者曰蛞蝓，俗呼托胎虫。

田螺《别录》曰：田蠃，生水田中，状类蜗牛，圆大如

① 痛：初刊本无此字。

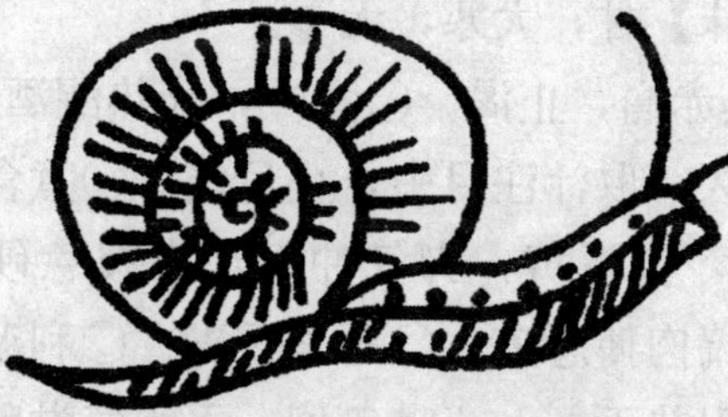

蜗牛

桃李。时珍曰：蚌属也。《证类本草》载名田中螺。

蜗牛【气味】咸，寒，有小毒。

【主治】贼风㖞僻，踠跌，大肠脱肛，筋急及惊痫。○生研汁饮，止消渴。○治小儿脐风撮口，利小便，消喉痹，止鼻衄，通耳聋，治诸肿毒痔漏，制蜈蚣、蝎虿毒，研烂涂之。

《简易方》：治小便不通，蜗牛去壳，捣贴脐下，以手摩之，加麝香少许更妙。

蜗牛，《别录》中品。蜗牛似蛞蝓，背上有壳。

蛞蝓，《本经》中品。蛞蝓似蜗牛，背无负壳。

田螺，《别录》下品。田螺似蜗牛，负壳而大。

三者功用不大相远。

蛞蝓【气味】咸，寒，无毒。

【主治】贼风㖞僻，轶筋及脱肛，惊痫挛缩。○蜈蚣、蝎毒。○肿毒焮热，热疮肿痛。

《救急方》：治脚胫烂疮，臭秽不可近，蛞蝓十个，瓦焙研末，油调傅之，立效。

田螺肉【气味】甘，大寒，无毒。

【主治】目热赤痛，止渴。○煮汁，疗热醒酒。用真珠、黄连末内入，良久，取汁注目中，止目痛。○煮食，利大小便，去腹中结热，目下黄，脚气冲上，小腹急硬，小便赤涩，手足浮肿。捣肉傅恶疮。○压丹石毒。○利湿热，治黄疸。捣，贴脐，引热下行，止噤口痢，下水气淋闭。取水搽痔疮、胡臭。烧研，治瘰疬癣疮。

田螺壳【主治】烧研，主尸疰心腹痛，失精止泄[①]。○烂者烧研水服，止反胃，去卒心痛。

《圣惠方》：治小儿头疮，田螺壳烧存性，清油调掺之。

龙

《别录》云：生晋地川谷，及太山岩水岸土穴中死龙处。弘景曰：今出梁、益、巴中。敩曰：剡州、沧州、太原者为上。颂曰：今河东州郡多有之。按罗愿《尔雅翼》云：龙者，鳞虫之长。王符言其形有九似：头似驼，角似鹿，眼似兔，耳似牛，项似蛇，腹似蜃，鳞似鲤，爪似鹰，掌似虎是也。其背有八十一鳞，具九九阳数。其声如戛铜盘，口旁有须，颔下有明珠，喉下有逆鳞；头上有博山，又名尺木。龙无尺木不能升天。呵气成云，既能变水，又能变火。陆佃《埤雅》云：龙火得湿则焰，得水则燔，以人火逐之即息，故人之相火似之。龙卵生思抱，雄鸣上风，雌鸣下风，因风

① 泄：初刊本无此字。

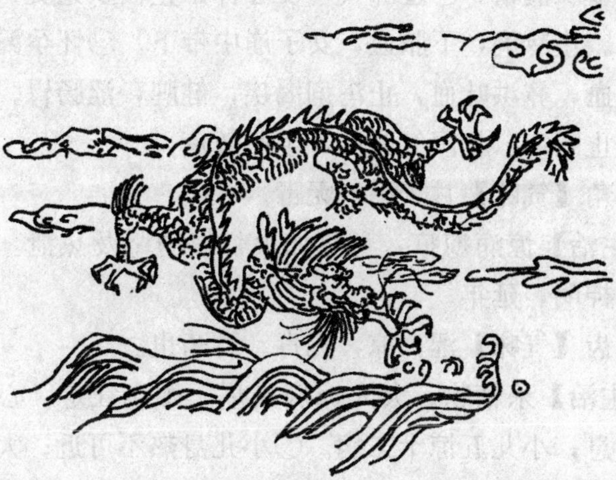

龙

而化。《释典》云：龙交则变为二小蛇。又小说载：龙性粗猛而爱美玉、空青，喜嗜燕肉，畏铁及莔草、蜈蚣、楝叶、五色丝。故食燕者忌渡水，祈雨者用燕，镇水患者用铁，激龙者用莔草，祭屈原者用楝叶、色丝裹粽投江。医家用龙骨，亦当知其性之爱恶如此。敩曰：其骨细文广者是雌，骨粗文狭者是雄。五色具者上，白色、黄色者中，黑色者下。按许慎《说文》：龙字篆文象形。《生肖论》云：龙耳亏聪，故谓之龙。

龙骨【气味】甘，平，无毒。君药也。

【主治】心腹鬼疰，精物老魅，咳逆，泄痢脓血，女子漏下，癥瘕坚结，小儿热气惊痫。心腹烦满，恚怒气伏在心下，不得喘息。肠痈，内疽阴蚀，四肢痿枯，夜卧自惊，汗出止汗，缩小便、溺血。养精神，定魂魄，安五脏。白龙骨：主多寐泄精。〇逐邪气，安心神，止夜梦鬼交，虚而多梦纷纭。止冷痢，下脓血，女子崩中带下。〇怀孕漏胎，止肠风下血，鼻洪吐血，止泻痢渴疾，健脾，涩肠胃。〇益肾镇惊，止阴疟。收湿气脱肛，生肌敛疮。

龙角【气味】甘，平，无毒。

【主治】惊痫瘛疭，身热如火，腹中坚及热泄。久服轻身，通神明，延年。

龙齿【气味】涩，凉，无毒。君药也。

【主治】杀精物。大人惊痫诸痉，癫疾狂走，心下结气不能喘息；小儿五惊十二痫。〇小儿身热不可近；大人骨间寒热。杀蛊毒。镇心，安魂魄。〇治烦闷热狂、鬼魅。

龙脑【主治】其形肥软，能断痢。

龙胎【主治】产后余疾，女人经闭。

【修治】龙骨煅赤为粉。亦有生用者。《事林广记》云：用酒浸一宿，焙干研粉，水飞三度用。如急用，以酒煮焙干。或云：凡入药，须水飞过，晒干，每斤用黑豆一斗，蒸一伏时，晒干用。齿、角法同。

权曰：龙骨有小毒，忌鱼及铁器。之才曰：得人参、牛黄良。畏石膏。许洪云：牛黄恶龙骨，而龙骨得牛黄更良，有以制伏也。其气收，阳中之阴。入手、足少阴、厥阴经。

之才曰：龙角畏干漆、蜀椒、理石。

昔有人衄血一斗[①]，众方不止，用龙骨末吹入鼻中即断。

---

① 斗：初刊本作“斛”。

龙，《本经》兽部，上品。今移入虫部[①]。骨具五色者，俗呼五花龙骨；白色者，俗呼粉龙骨。饵之着舌者良。恭曰：其青、黄、赤、白、黑，亦应随色与脏腑相合，如五芝、五石脂，而《本经》不论及。

时珍曰：龙骨，《本经》以为死龙。陶氏以为蛇骨。苏诸说，皆两疑之。窃谓龙神物也，似无自死之理。然观孙光宪《北梦琐言》云：五代时镇州斗杀一龙，乡豪曹宽取其双角。角前一物如蓝色，文如乱锦，人莫之识。则龙亦有死者矣。《左传》云：豢龙氏醢龙以食。《述异记》云：汉和帝时大雨，龙堕宫中，帝命作羹赐群臣。《博物志》云：张华得龙肉鲊，言得醋则生五色等说，是龙固有自死者矣，当以《本经》为正。

紫稍花

孙光宪云：海上人言：龙每生二卵，一为吉吊。多与鹿游，或于水边遗沥，值流槎则粘着木枝，如蒲槌状，其色微青黄，复似灰色，号紫稍花。

紫稍花【气味】甘，温，无毒。

【主治】益阳秘精，疗真元虚惫，阴痿遗精，余沥白浊如脂，小便不禁，囊下湿痒，女人阴寒冷带，入丸散及煎[②]汤用。

《本经》上品。房术多用。

① "今移入虫部"：初刊本无此5字。

② 煎：初刊本作"坐"。

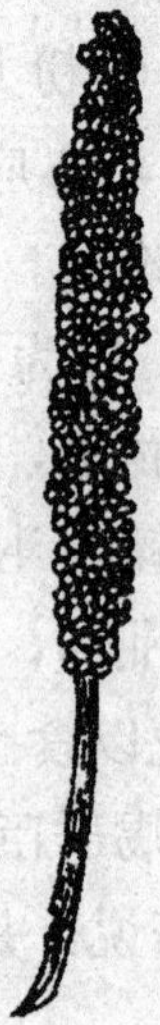

紫稍花　体轻色灰

《总微论》：治阴痒生疮，紫稍花一两，胡椒半两，煎汤温洗数次愈。

石龙子

即蜥蜴也。生平阳川谷，及荆州山石间。形细而长，尾与身类，似蛇有四足。以五色者为雄，入药良。昔有人见此物从石罅中出，饮水数次，石下有冰雹一二升，行未数里，雨雹大作。今人用之祈雨，故得龙子之名。蜥蜴本作析易。许慎云：易字篆文象形。陆佃云：蜴善变，易吐雹，有阴阳析易之义。《周易》之名，盖取乎此。

石龙子【气味】咸，寒，有小毒。

【主治】五癃邪结气，利小便水道，破石淋下血。〇消水饮阴㿉，滑窍破血。妊妇忌用。

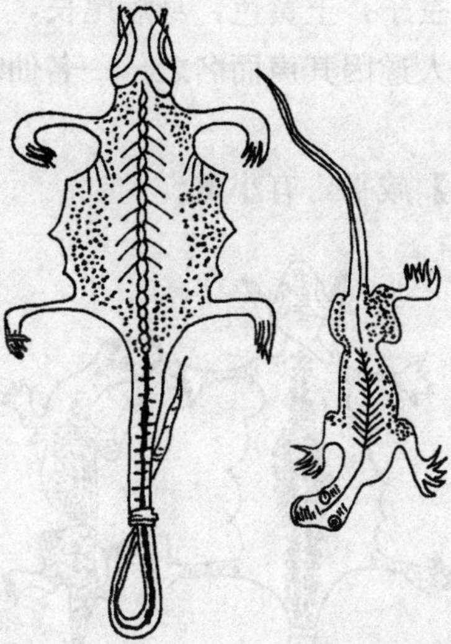

石龙子　市卖干石龙子形　爪尖长，腹有细鳞 脊露背，尾比身长

石龙子，《本经》中品。

【修治】石龙子三、四、八、九月采，去腹中物，以竹棒挣之，熏干入药。或酥炙，或酒炙。惟治传尸劳瘵天灵盖丸，以石蜥蜴连肠肚，以醋炙四十九遍用之。〇陆佃云：石龙子以朱饲之，其体尽赤，捣之万杵，以点妇人终身不灭如赤志，偶则落。

之才曰：恶硫黄、芜荑、斑蝥。〇《外台秘要》：治小儿阴㿉，用蜥蜴一枚烧灰为末，酒服之良。

蛤　蚧

生岭南山谷，及城墙或大树间，形如壁虎，首如虾蟆，背有细鳞，甲如蚕子，土黄色，身短尾长，一雄一雌，常自呼其名曰蛤蚧，人遂因其声而名之。一名仙蟾，乃因其形而名之也。

蛤蚧【气味】咸平，有小毒。

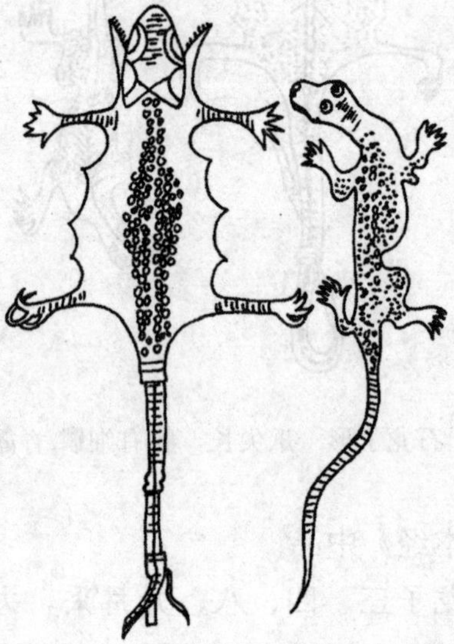

蛤蚧　背有细鳞仿佛沙鱼皮　干蛤蚧

【主治】久咳嗽，肺劳传尸，杀鬼物邪气，下气下淋沥，通水道。○下石淋，通月经，治肺气，疗咳血。○肺痿咯血，咳嗽上气，治折伤。○补肺气，益精血，定喘止嗽，疗肺痈消渴，助阳道。

蛤蚧，宋《开宝》。梅花爪，与石龙子大不同。

干蛤蚧形。药力在尾，尾不全不效。医兽劳损，痿弱喘嗽良。

雌皮、细嘴尖，身大尾小；雄皮粗嘴大，身小尾粗。雌雄交合捕之，用熟稿草细缠，蒸过晒干，入房术药甚妙。

【修治】蛤蚧，《日华》曰：凡用去头足，洗去鳞鬣内不净，以酥炙或用蜜炙。

蛇　蜕

生荆州山谷及田野。蛇蜕无时，但着不净即脱，或大饱亦脱。五月五日、十五日取之良。时珍曰：蛇字，古文象其宛转有盘曲之形。蜕音脱，退脱之义也。又名蛇退、蛇壳。俗呼蛇皮。

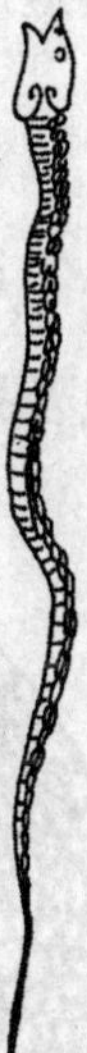

蛇蜕

蛇蜕【气味】咸、甘，平，无毒。火熬之良。

【主治】小儿百二十种惊痫，蛇痫癫疾，瘛疭弄舌摇头，寒热肠痔，蛊毒。〇大人五邪，言语僻越。止呕逆，明目。烧之疗诸恶疮。〇喉痹，百鬼魅。〇炙用，辟恶，止小儿惊悸客热。煎汁傅疬疡、白癜风，催生。安胎。止疟。辟恶去风，杀虫。烧末服，治妇人吹奶，大人喉风，退目翳，消木舌；傅小儿重舌重腭，唇紧解颅，面疮月蚀，天泡疮；大人丁肿，漏疮肿毒。煮汤，洗诸恶虫伤。

蛇蜕，《本经》下品。皮色白如银者良。青黄苍色者勿用。

【修治】以皂角水洗净，缠竹上，或酒、或醋、或蜜浸炙黄用。或烧存性，或盐泥固煅，各随方法。

权曰：蛇蜕有毒。畏磁石及酒。孕妇忌用。

周密《齐东野语》云：小儿痘后障翳，用蛇蜕一条，洗焙，天花粉五分，为末，以羊肝破开，夹药，米泔水煮食，效。此方治痘后目翳真奇方也。

白花蛇

生南地及蜀郡山中，今惟以蕲蛇擅名。其蛇龙头虎口，

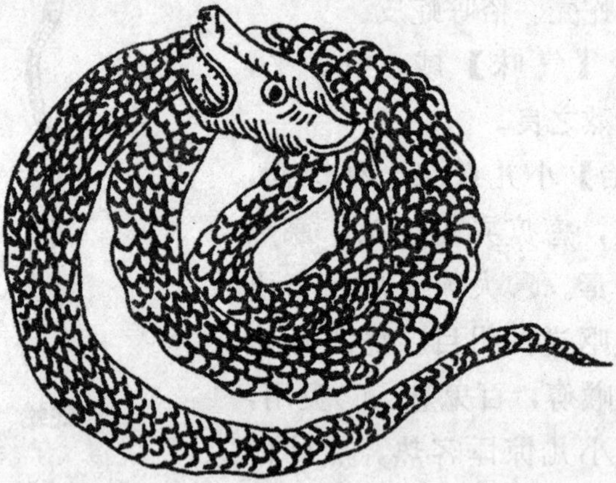

白花蛇

黑质白花，胁有二十四个方胜文，项有念珠斑，口有四长牙，尾上有一佛指甲，长一二分。肠形如连珠，鼻孔向上。九月、十月采捕，火干。出蕲地者，虽干枯而眼光不陷，背有方胜白花，故名白花蛇。

肉【气味】甘、咸，温，有毒。君药也。

【主治】中风，湿痹不仁，筋脉拘急，口面㖞斜，半身不遂，骨筋疼痛，脚弱不能久立，暴风瘙痒，大风疥癣。○治肺风鼻塞，浮风瘾疹，身上白癜风，疬疡斑点。○通治诸风，破伤风，小儿风热，急慢惊风搐搦，瘰疬漏疾，杨梅疮、痘疮倒陷。

《王氏手集方》：托痘[1]花蛇散：治痘疮黑陷，白花蛇连骨炙，勿令焦三钱，大丁香七枚为末，每服五分，以水和淡酒下，神效。移时身上发热，其疮顿出红活也。

【修治】宗奭曰：凡用去头尾，换酒浸三日，火炙，去尽皮骨。此物甚毒，不可不防也。

头[2]有角峰，口有齿，身有白花，尾有佛指甲。

乌蛇

志曰：生商洛山。颂曰：蕲州、黄州山中有之。背有三棱，世称剑脊，色黑如漆，头圆尾稍细长，能穿小钱一百文。眼有光，至枯死不陷如活者。称之重七钱及一两者为上，十两至一镒者次之，粗大者力弥减也。雄者，腹下白带

① 痘：初刊本作“疽”。
② 头：初刊本前有“白花蛇，宋《开宝》”6字。

子一条，长一寸，入药尤佳。今人多用他蛇熏黑以乱真者，但眼不光耳。时珍曰：其色乌，其行委佗，故名乌蛇。俗见尾稍异于他蛇，每呼为乌稍蛇。

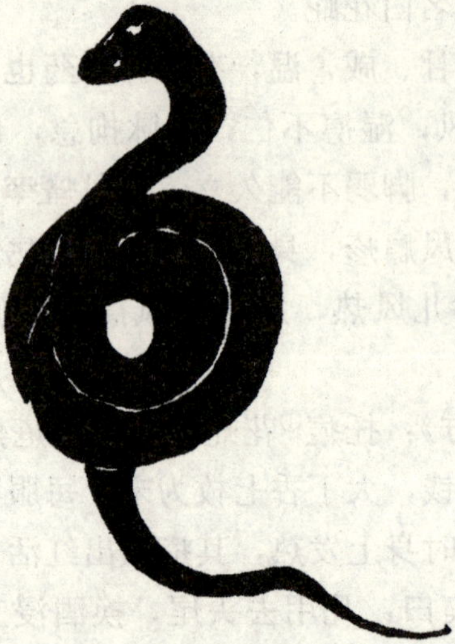

乌蛇

乌蛇肉【气味】甘平，无毒。君药也。

【主治】诸风顽痹，皮肤不仁，风瘙瘾疹，疥癣。○热毒风，皮肤生癞，眉髭脱落，瘑疥等疮。○功与白花蛇同，而性善，不嗜物，无毒。

膏【主治】耳聋，绵裹豆许，塞之，神效。

胆【主治】大风疠疾，木舌胀塞。

皮【主治】风毒气，眼生翳，唇紧唇疮。

卵【主治】大风癞[1]疾。与肉同功。

乌蛇，宋《开宝》。脊有棱，身黑腹白，尾尖细，眼不陷。捕者以快刀割去腹中秽污，竹棒挣起。日干。

【修治】乌蛇去头及皮鳞、带子，剉断，苦酒浸一宿，漉出，柳木炭火炙干，再酥炙。屋下巳地掘坑埋一夜，再炙用；或酒煮干用。

《朝野佥载》云：商州有人患大风，家大恶之，山中为起茅屋，有乌蛇坠酒罂中，病人不知，饮酒渐差。罂底见有蛇骨，始知其由也。

戏术：灯上见蛇影：小蛇一条，取血，染灯心数条，候干点灯，则见蛇影现于灯上。如将二蛇血染灯心，每将一条合点，则见二蛇影相绞定也。

鲤　鱼

生九江池泽，今处处有之。其胁鳞一道，从头至尾，无大小皆三十六鳞，每鳞上有小黑点。盖诸鱼中，此为最佳。又能神变，故多贵之。今人食品中以为上味。崔豹云：兖州人呼赤鲤为玄驹，白鲤为白骥，黄鲤为黄骓。时珍曰：鲤鳞有十字文理，故名之曰鲤。

肉【气味】甘，平，无毒。

【主治】煮食，治咳逆上气，黄疸，止渴，治水肿脚满，下气。〇治怀妊身肿及胎气不安。〇煮食，下水气，利小便。〇作鲙，温补，去冷气，痃癖气块，横关伏梁，结在心

① 癞：初刊本作“癞”。

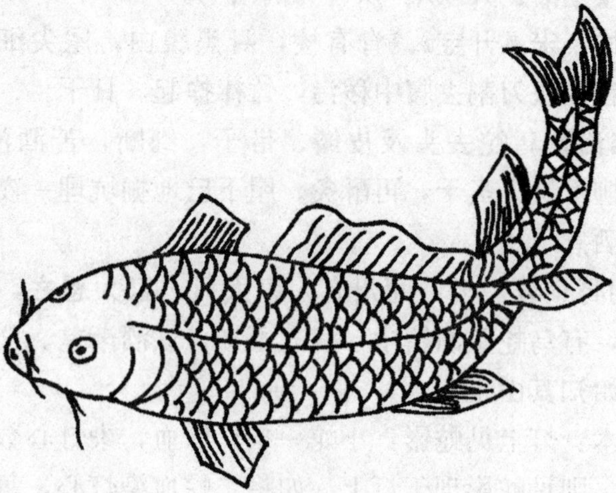

鲤鱼

腹。〇治上气咳嗽喘促。〇烧末，能发汗，定气喘、咳嗽，下乳汁，消肿。米饮调服，治大人小儿暴痢。用童便浸煨，止反胃及恶风入腹。〇勿合犬肉食。〇鲊，杀虫。

胆【气味】苦，寒，无毒。

【主治】目赤热痛，青盲，明目。久服强悍，益志气。〇点眼，治赤肿翳痛。涂小儿热肿。点雀目燥痛，即明。〇滴耳治聋。蜀漆为之使。

脂【主治】食之治小儿惊忤诸痫。

脑髓【主治】诸痫。煮粥食，治聋。

血【主治】小儿火疮，丹肿疮毒，涂之立瘥。

肠【主治】小儿肌疮。

目【主治】刺疮，伤风伤水作肿，烧灰傅之，汁出即愈。

齿【主治】石淋。

骨【主治】女子赤白带下。〇阴疮，鱼鲠不出。

皮【主治】瘾疹。〇烧灰水服，治鱼鲠六七日不出者，日二服。〇鳞【主治】产妇滞血腹痛，烧灰酒服。亦治血气。〇烧灰治吐血，崩中漏下，带下痔瘘，鱼鲠。

鲤鱼，《本经》上品。脑、脊两筋黑血勿食。炙鲤不可使烟入目，损目光。天行病后下痢、宿癥及服天门冬、朱砂勿食。

《笔峰杂兴》：治诸鱼鲤，胁鳞三十六，焙研，凉水服之，其刺自跳出，神妙。

青鱼

生江湖间，南方多有，北地时或有之。取无时。似鲩而背正青色，故名青鱼，亦作鲭。古人所谓五候鲭即此。

肉【气味】甘平，无毒。

【主治】脚气湿痹。〇同韭白煮食，治脚气脚弱，烦闷，益气力。〇枕中骨【主治】水磨服，主心腹卒气痛。〇治血气心痛，平水气。作饮器，解蛊毒。

青鱼鲊【气味】与服石人相反。

眼睛汁【主治】注目中能夜视。

胆腊月收取，阴干。【气味】苦寒，无毒。

【主治】点暗目，涂热疮，消赤目肿毒[1]，吐喉痹痰涎及鱼鲠，疗恶疮。

① 毒：初刊本作“痛”。

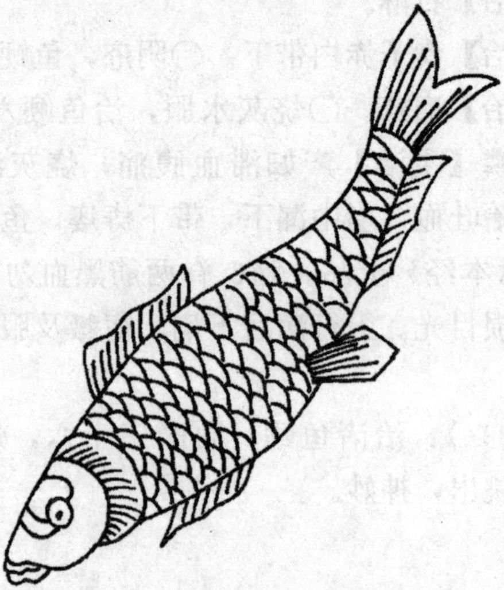

青鱼

青鱼，宋《开宝》。背青色。

龚氏《易简方》：用黄连切片，井水熬浓，去滓，待成膏，入大青鱼胆汁和匀，入片脑少许，瓶收密封，每日点赤目障翳疼痛，甚妙。

《日华》曰：肉微毒。服术人忌之。

鲫　鱼

所在池泽有之。形似小鲤鱼，色黑而体促，肚大而脊隆。亦有大者，至重二三斤。陆佃《埤雅》云：鲫鱼，旅行以相即也，故名鲫鱼；以相付也，一名鲋鱼。

肉【气味】甘，温，无毒。

【主治】合五味煮食，主虚羸，温中下气。〇止下痢，肠痔。合莼作羹，主胃弱，不下食，调中，益五脏。合茭首作羹，主丹石发热。○生捣，涂恶核肿毒不散，及瘑疮。同小豆捣，涂丹毒。烧灰，和酱汁，涂诸疮十年不瘥者。以猪脂煎灰服，治肠痈。○合小豆煮汁服，消水肿。炙油，涂妇人阴疳诸疮，杀虫止痛。酿白矾烧研饮服，治肠风血痢。酿硫黄煅研，酿五倍子煅研，酒服并治下血。酿茗叶煨服，治消渴。酿胡蒜煨研服，治膈气。酿绿矾煅研饮服，治反胃。酿盐花烧研，掺齿疼。酿当归烧研，揩牙乌髭止血。酿砒烧研，治急疳疮。酿白盐煨研，搽骨疽。酿附子炙焦，同油涂白秃疮。

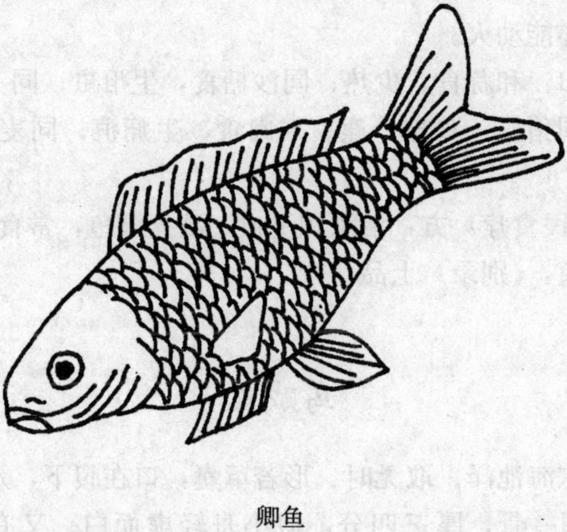

鲫鱼

鲙【主治】久痢赤白，肠澼痔疾，大人小儿丹毒风眩。○治脚风及上气。○益脾胃，去寒结气。

鲊【主治】瘑疮，批片贴之，或同桃叶捣傅，杀虫。

头【主治】小儿头疮、口疮，重舌目翳。〇烧研饮服，疗咳嗽。〇烧研饮服，治下痢。酒服，治脱肛，及女人阴脱，仍以油调搽之。

子【主治】调中，益肝气。〇忌猪肝。

骨【主治】䘌疮，烧灰傅，数次即愈。

脑【主治】耳聋，以竹筒蒸过，滴之。

胆【主治】取汁，涂痔疮、阴蚀疮，杀虫止痛。点喉中，治骨鲠、竹刺不出。

鳞【主治】食鱼中毒烦乱，或成癥积，烧灰水服二钱。〇诸鱼鳞烧灰，主鱼骨鲠。

震亨曰：诸鱼属火，独鲫鱼属土，有调胃实肠之功。若多食，亦能动火。

鼎曰：和蒜食，少热；同沙糖食，生疳虫；同芥食，成肿疾；同猪肝、鸡雉、鹿、猴肉食，生痈疽；同麦门冬食，害人。

《便民食疗》方：治酒积下血，酒煮鲫鱼，常食最效。

鲫鱼，《别录》上品。

乌贼鱼

生东海池泽。取无时。形若革囊，口在腹下，八足聚生口旁。只一骨，厚三四分，似小舟轻虚而白。又有两须如带，可以自缆，故别名缆鱼。弘景曰：是鹲鸟所化。今其口腹具存，犹颇相似，故一名乌鲗。能吸波噀墨令水溷黑自卫，以防人害。又《南越志》云：其性嗜乌，每暴水上，有飞乌过，谓其已死，便啄其腹，则卷取而食之，因名乌贼，言为乌之贼害也。

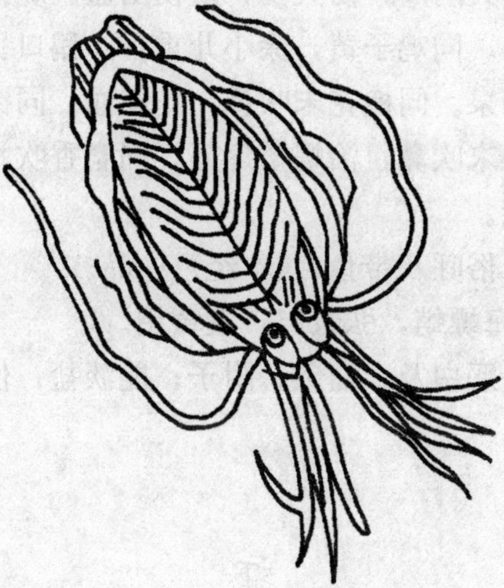

乌贼鱼

海螵蛸，乌贼鱼骨也。名螵蛸，象形也。

肉【气味】酸，平，无毒。

【主治】益气强志。〇益人，通月经①。

海螵蛸【气味】咸，微温，无毒。

【主治】女子赤白漏下，经汁血闭，阴蚀肿痛寒热，癥瘕，无子。〇惊气入腹，腹痛环脐，丈夫阴中肿痛，令人有子。又止疮多脓汁不燥。〇疗血崩，杀虫。〇炙研饮服，治妇人血瘕，大人小儿下痢，杀小虫。〇治眼中热泪，及一切浮翳，研末和蜜点之。久服之益精。亦治牛马障翳。〇主女

① "肉【气味】酸，平……通月经"：初刊本无此18字。

子血枯病，伤肝，唾血下血。治疟消瘿。研末傅小儿疳疮，痘疮臭烂，丈夫阴疮，汤火伤，跌伤出血。烧存性酒服，治妇人小户嫁痛。同鸡子黄，涂小儿重舌、鹅口。同蒲黄末傅舌肿，血出如泉。同槐花末吹鼻，止衄血。同银朱吹鼻，治喉痹。同白矾末吹鼻，治蝎螫疼痛。同麝香吹耳，治聤耳有脓水，及耳聋。

乌贼鱼，俗呼八带鱼，《本经》中品。

【修治】海螵蛸，弘景曰：炙黄用。

之才曰：恶白及、白敛、附子；能淡盐；伏硇缩银。厥阴血分药也。

虾

时珍曰：江湖出者，大而色白；溪池出者，小而色青。皆碟须钺鼻，背有断节，尾有硬鳞，多足而好跃，其肠属脑，其子在腹外。刘恂《岭表录》云：海虾皮壳嫩红色，前足有钳者，色如朱，最大者长七八尺至一丈也。闽中有五色虾，亦长尺余，彼人两两干之，谓之对虾，以充上馔。虾音霞，入汤则红色如霞也。俗作虾。蒸熟去壳者，俗呼虾米。

虾【气味】甘，温，有小毒。

【主治】五野鸡病，小儿赤白游肿，捣碎傅之。作羹，治鳖瘕，托痘疮，下乳汁。法制，壮阳；煮汁，吐风痰；捣膏，傅虫疽。

海虾【气味】甘，温、平，有小毒。

鲊【主治】飞尸蛔虫，口中甘䘌，龋齿头疮，去疥癣，风瘙身痒，治山蚊子入人肉，初食疮发则愈。

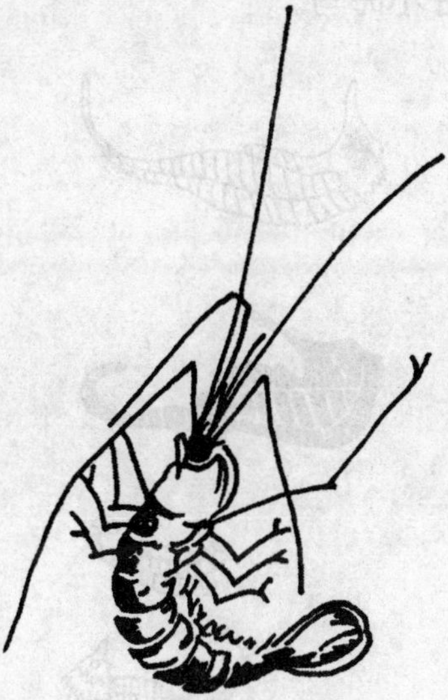

虾

虾，《别录》下品。多足而善跳。

藏器曰：以热饭盛密器中作鲊食，毒人至死。

弘景曰：无须及腹下通黑，并煮之色白者，并不可食。小儿及鸡狗食之，脚屈弱。

鼎曰：动风，发疮疥冷积。

源曰：动风热，有病人勿食。

海　马

藏器曰：出南海。虾类也。宗奭曰：其首如马，其身如虾，其背伛偻有节纹，长二三寸。《圣济总录》云：雌者黄色，雄者青色。形状如马，故名。似海马而小者，名海蛆，又名海蝎子，亦呼小海马。

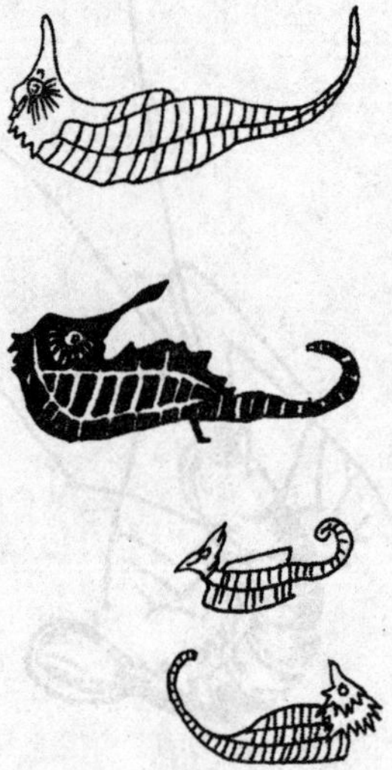

海马

海马【气味】甘，温，无毒。

【主治】妇人难产，带之于身，甚验。临时烧末饮服，并手握之，即易产。〇主产难及血气痛，暖水脏，壮阳道，消癥块，治疔疮肿毒①。

大海马，《拾遗》。

小海马新增。气味、主治缺。今人作神脏腑，及作镇物用。

① 毒：初刊本后有“今房术多用”5字。

海　牛

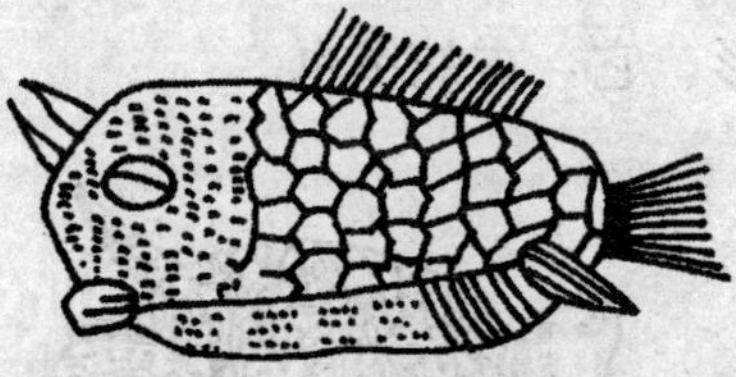

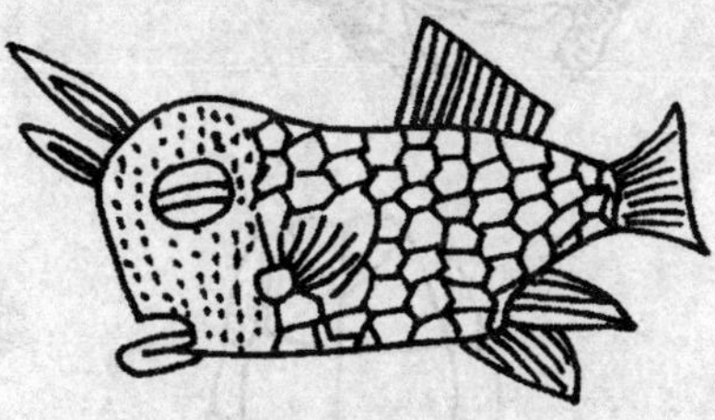

海牛　角硬尖锐，有纹，身苍色。有龟背纹，
腹黄白色，有筋。顶花点，鱼尾

生东海。海蠃之属。头有角如牛，故名海牛。

海牛【气味】咸，温，无毒。

【主治】益肾，固[1]精，兴阳。

今房术中多用。

龟

生南海池泽及湖水中，今江湖间多有之。蛇头龙颈，外

① 固：初刊本作“回”。

骨内肉，肠属于首，能运任脉。广肩大腹，卵生思抱，其息以耳。雌雄尾交，亦与蛇匹。甲虫三百六十，而神龟为之长。许慎《说文》云：龟头与蛇同，故字上从它，其下象甲、足、尾之形。它，古蛇字也。

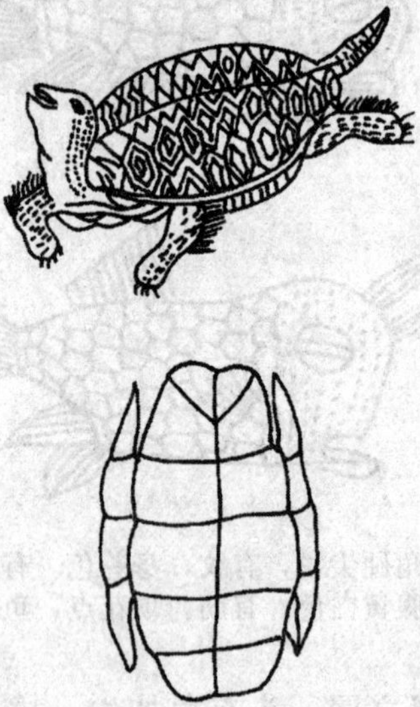

龟甲　水龟　龟版

龟甲【气味】甘，平，有毒。

【主治】漏下赤白，破癥瘕痎疟，五痔阴蚀，湿痹，四肢重弱，小儿囟不合。久服轻身不饥。○惊恚气，心腹痛不可久立，骨中寒热，伤寒劳役，或肌体寒热欲死。以作汤良。久服，益气资智，使人能食。烧灰，治小儿头疮难燥，女子阴疮。○壳主久嗽，断疟。○壳，炙末酒服，主风脚弱。○版治血麻痹。○烧灰，治脱肛。○下甲补阴，主阴血不足，去瘀血，止血痢，续筋骨，治劳倦，四肢无力。治腰脚酸痛，补心肾，益大肠，止久痢久泄，主难产，消痈肿。烧灰，傅臁[①]疮。大有补阴之功。

龟，《本经》上品。古人上下甲皆用之。今人惟用底版入药。在水曰神龟，在山曰灵龟。入药宜用水中神龟。

【修治】龟甲，锯去四边，石上磨净，灰火炮过，涂酥炙黄用。亦有酒炙、醋炙、猪脂炙，烧灰用者。

龟溺滴耳中，治聋。和银朱写字，入木极深。术士尝用此，书神仙于漆桌或漆门上惑人。溺最难得，采时置雄龟于磁盘中，以镜照之，龟见形影，往往淫发而失[②]溺，急以物收之。今人惟以猪鬃或松叶刺其鼻，即溺出，更简捷也。其龟头骨带入水，身骨带入山，并令不迷。

时珍曰：按陶氏用生龟炙用。《日华》用灼多者，皆以其有生性、神灵也。曰败者，谓钻灼陈久如败也。吴氏不达此理，而反用自死枯败之版，复谓灼者失性，谬矣！纵有风坠自死者，亦山龟耳。浅学立异误世，鄙人据以为谈，故正之。

鳖

甲虫也。水居陆生，穹脊连胁，与龟同类。四缘有肉裙裹甲，无耳，以目为听。纯雌无雄，以蛇及鼋为匹，卵生思抱。时珍曰：鳖行蹩躄，故谓之鳖。俗呼团鱼。

鳖甲【气味】咸，平，无毒。

---

① 臁：初刊本作“脓”。

② 失：原本作“止”，据初刊本改。

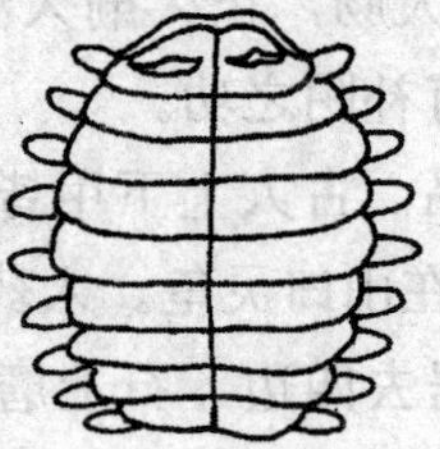

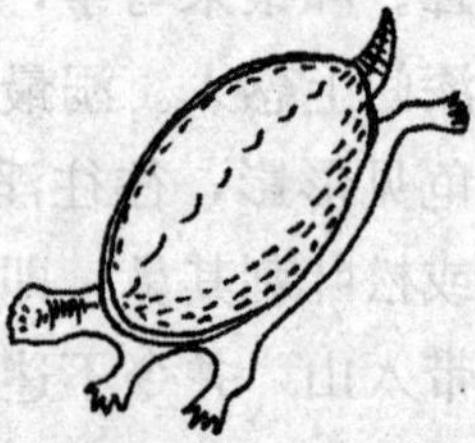

鳖甲 九肋鳖甲 今人呼九齿 鳖头项类蛇

【主治】心腹癥瘕坚积，寒热，去痞疾息肉，阴蚀痔核、恶肉。○疗温疟，血瘕腰痛，小儿胁下坚。宿食，癥块痃癖，冷瘕劳瘦，除骨热，骨节间劳热，结实壅塞，下气。妇人漏下五色，下瘀血，去血气，堕胎，消疮肿肠痈，并扑损瘀血。○补阴补气。除老疟疟母，阴毒腹痛，劳复食复，斑痘烦喘，小儿惊痫，妇人经脉不通，难产，产后阴脱，丈夫阴疮石淋，敛溃痈。

鳖，《本经》中品。

食肉忌苋菜。

【修治】鳖甲，颂曰：处处有之，以岳州抚江所出，甲有九肋者为胜。入药以醋炙黄用。

之才曰：鳖甲恶矾石、理石。时珍曰：厥阴肝经血分之药。

李楼《怪症奇方》治发背痈疽，一切疮不敛口，烧存性，研末掺之，甚妙。

肉【气味】甘，平，无毒。

【主治】伤中益气，补不足。〇热气湿痹，腹中激热，五味煮食，当微泄。〇妇人漏下五色，羸瘦，宜常食之。〇妇人带下血瘕，腰痛。〇去血热，补虚。久食，性冷。〇补阴。〇作臛食，治久痢，长髭须。作丸服，治虚劳，痃癖，脚气。

弘景曰：不可合鸡子食，苋菜食。昔有人剉鳖，以赤苋同包置湿地，经旬皆成鳖。又有裹鳖甲屑，经五月皆成鳖者。

脂【主治】除日拔白发，取脂涂孔中即不生，欲再生，白犬乳汁涂。

头【主治】烧灰，疗小儿诸疾，妇人产后阴脱下坠，尸疰心腹痛。〇傅历年脱肛不愈。

爪【主治】五月五日收藏衣领中，令人不忘。

《肘后方》：治中风口㖞，鳖血调乌头末，涂之，待正，则即揭去。

蟹

生伊洛池泽诸水中，今淮海、京东、河北陂泽中多有之。八、九月出食稻芒，八跪二螯，利钳尖爪，外骨内肉，壳坚而脆，有十二星点。团脐者牝，尖者牡也。渔人捕取，霜后益佳。足节屈曲，行则旁横，故今里语谓之螃蟹。性走，明漆见之而解，名之为蟹，似出乎此。宗奭曰：此物每至夏末秋初，则如蝉蜕解，当日名蟹之意，必取此义。

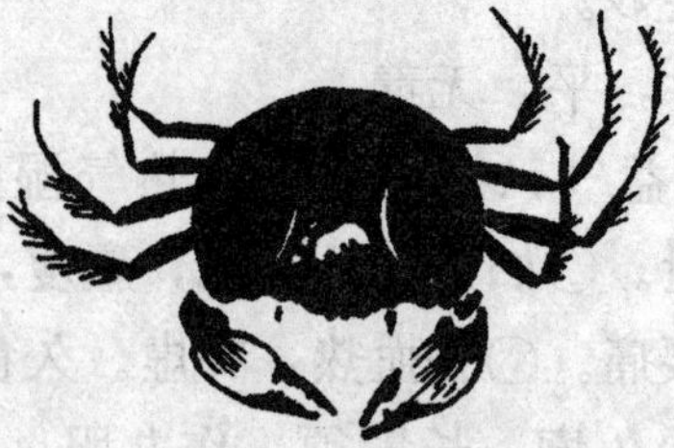

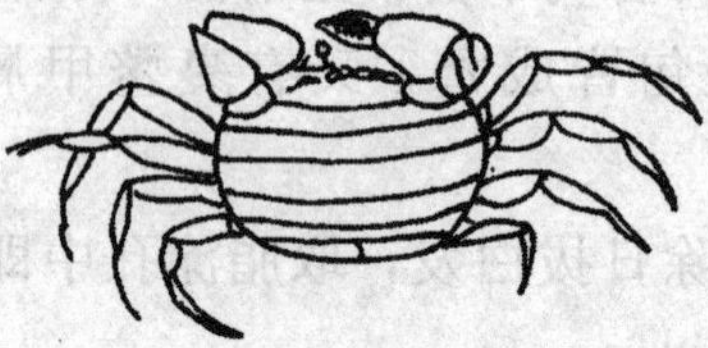

蟹

蟹【气味】咸，寒，有小毒。

【主治】胸中邪气热结痛，㖞僻面肿，能败漆，烧之致鼠。〇解结散血，愈漆疮，养筋益气。〇散诸热，治胃气，理经脉，消食。以醋食之，利肢节，去五脏中烦闷气，益人。〇产后肚痛[①]不下食，以酒食之。筋骨折伤者，生捣炒署之。〇能续断，绝筋骨。去壳同黄捣烂，微炒，纳入疮中，筋即连也。〇小儿解颅不合，以螯同白及末捣涂，以合为度。〇杀莨菪毒，解鳝毒、漆毒，治疟及黄疸。捣膏，涂疥疮癣疮。捣汁，滴耳聋。

① 痛：原本后有“血”字，据初刊本删。

时珍曰：不可同柿及荆芥食，发霍乱动风。木香汁可解。

蟹，《本经》中品。未被霜，独螯独目，六足四足，腹中有骨头，有星点，足斑目赤有毒，害人，并勿食。

【修治】凡蟹生烹，盐藏糟收，酒浸酱汁浸，皆为佳品。但久留易沙，见灯亦沙，得椒易脏。得皂荚或蒜及韶粉，可免沙脏。得白芷则黄不散。得葱及五味子同煮，则色不变。

壳，烧存性，蜜调，涂冻疮。酒服，治妇人儿枕痛，及血崩腹痛，消积。

牡　蛎

生东海池泽，今海傍皆有之，而南海闽中及通、泰间尤

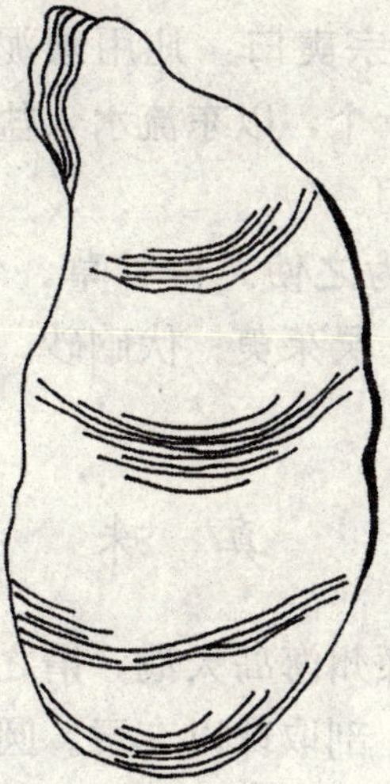

牡蛎

多。以大者为好。其生着石，皆以口在上。举以腹向南视之，口斜向东，则是左顾，左顾者牡也。入药用牡而大者，故名牡蛎。雄曰牡，粗大曰蛎。

牡蛎【气味】咸，平，微寒，无毒。君药也。

【主治】伤寒寒热，温疟洒洒，惊恚怒气。除拘缓鼠瘘，女子带下赤白。久服强骨节，杀邪鬼，延年。〇除留热在关节，营卫虚热，去来不定，烦满，心痛气结。止汗止渴，除老血，疗泄精，涩大小肠，止大小便，治喉痹咳嗽，心胁下痞热。〇粉身，止大人小儿盗汗。同麻黄根、蛇床子、干姜为粉，去阴汗。〇治女子崩中，止痛，除风热风疟，鬼交精出。〇男子虚劳，补肾安神，去烦热，小儿惊痫。〇去胁下坚满，瘰疬，一切疮。〇化痰软坚，清热除湿，止心脾气痛，痢下，赤白浊，消疝瘕积块，瘿疾结核。

牡蛎，《本经》上品。左顾牡蛎形。

【修治】牡蛎，宗奭曰：凡用须泥固为粉，亦用生者。敩曰：凡真牡蛎二十个，以东流水入盐一两，煮一伏时，再入火中煅赤，研粉用。

之才曰：贝母为之使。得甘草、牛膝、远志、蛇床子良。恶麻黄、辛夷、吴茱萸；伏硇砂。

真　珠

出南海。今出廉州海岛大池，谓之珠池。每岁刺史亲监珠户入池，采老蚌，剖取珠以充贡。圆大光莹者优。欲穿孔眼，非金刚钻不能也。入药须用新完未经钻缀者为佳。《南方志》名蚌珠。俗呼珍珠。

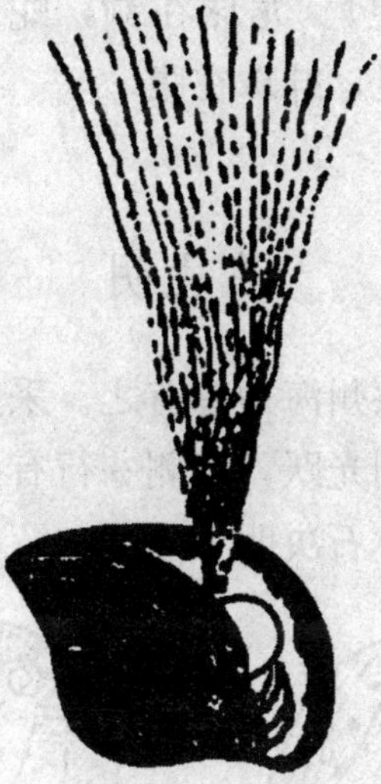

真珠　蚌珠

真珠【气味】咸、甘，寒，无毒。

【主治】镇心，点目去肤翳障膜。涂面令人润泽好颜色；涂手足，去皮肤逆胪；绵裹塞耳主聋。〇磨翳坠痰。除面皯，止泄。合知母，疗烦热消渴。合左缠根，治小儿麸痘疮入目。〇除小儿惊热。〇安魂魄，止遗精白浊，解痘疔毒，主难产，下死胎胞衣。

【修治】真珠以新完未经钻缀者，研如粉，方堪服食。不细[①]则伤人脏腑。〇时珍曰：入药不用首饰及见尸气者。以人乳汁浸三日，煮过，捣细重筛，更研万遍用。一云以绢袋盛，入豆腐腹中煮一炷香，云不伤珠也。〇入厥阴肝经。

① 细：原本作“经”，据初刊本改。

真珠，宋《开宝》。龙珠在颔，蛇珠在口，鱼珠在目，鲛珠在皮，鳖珠在足，蚌珠在腹。

石决明

今岭南州郡及莱州海边皆有之。采无时。形长如小蚌而扁，外皮甚粗，内则光跃，背侧一行有孔如钻成者。附石而生。功能明目，故称石决明。

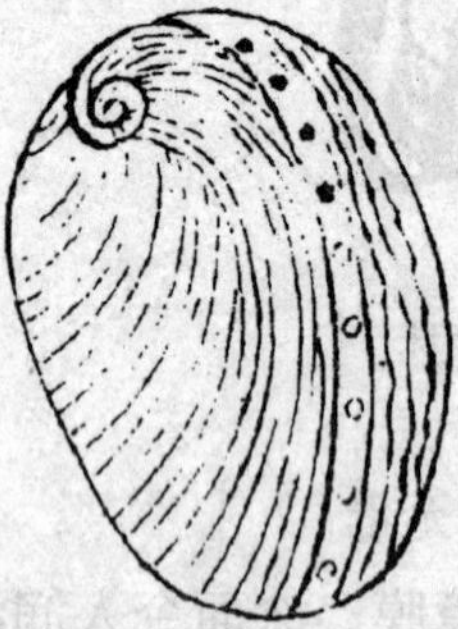

九孔决明

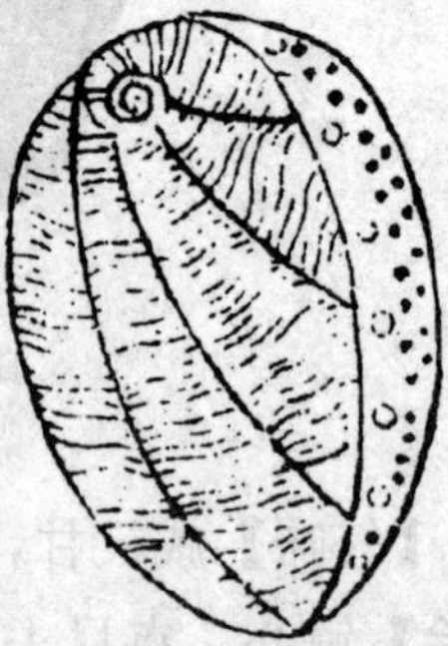

七孔决明

石决明

壳【气味】咸，平，无毒。

【主治】目障翳痛，青盲。久服益精轻身。明目磨障。肝肺风热，青盲内障，骨蒸劳极。水飞，点外障翳。通五淋。

【修治】石决明。珣曰：石决明以面裹煨热，磨去粗皮，烂捣，再乳细如粉，方堪入药。时珍曰：以盐同东流水煮一伏时，研末水飞用。

蛤　蜊

生东海。似蚌而小，白腹紫唇，两片相合而生，故曰蛤。食之有利于人，故曰蜊。

肉【气味】咸，冷，无毒。

【主治】润五脏，止消渴，开胃。治老癖为寒热。妇人血块，宜煮食之。〇煮食醒酒。

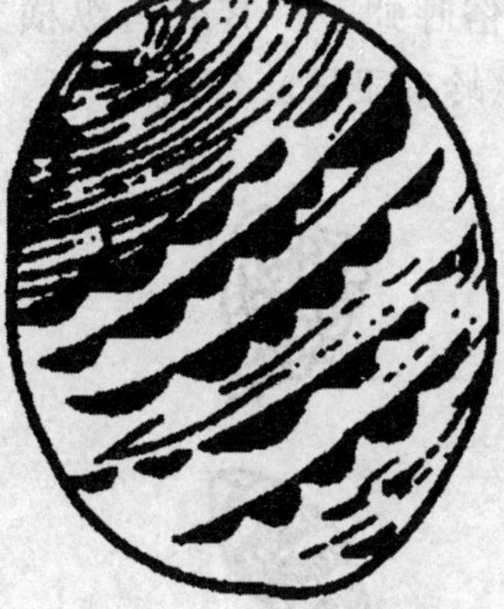

蛤蜊

蛤蜊，宋《嘉祐》。

藏器曰：肉性虽冷，乃与丹石人相反，食之令腹结痛。

蛤蜊粉俗呼蛤粉。【气味】咸，寒，无毒。

【主治】热痰湿痰，老痰顽痰，疝气，白浊带下。同香附末、姜汁调服，治心痛。〇清热利湿，化痰饮，定喘嗽，止呕逆，消浮肿，利小便，止遗精白浊，心脾疼痛，化积块，解结气，消瘿核，散肿毒，治妇人血病。油调，涂汤火[①]伤。

【修治】蛤粉，以蛤蜊烧煅成粉。一方：蛤蜊壳火煅成，以熟栝楼连子同捣，和成团，风干用，最妙。

瓦垄子

生东海，今出莱州。状如小蛤而圆厚。《别录》名魁蛤。味甘，故一名蚶，俗呼蚶子。其壳有纵横文理，似瓦屋之垄，故名瓦垄子。《岭表录异》名瓦屋[②]子。

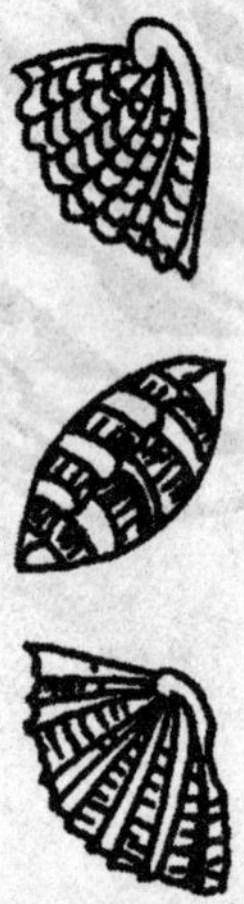

瓦垄子　色白有垄

① 火：原本作"大"，据初刊本改。
② 屋：原本作"垄"，据初刊本改。

肉【气味】甘、咸[①]，平，无毒。

【主治】瘘痹，泄痢，便脓血。〇润五脏，止消渴，利关节。服丹石人宜食之，免生疮肿热毒。〇心腹冷气，腰脊冷风，利五脏，健胃，令人能食。〇温中消食，起阳。〇益血色。〇炙食，益人。

壳【气味】甘、咸，平，无毒。

【主治】烧过醋淬，醋丸服，治一切血气冷气，癥癖。〇消血块，化痰积。〇连肉烧存性，研，傅小儿走马牙疳有效。

瓦垄子，《别录》上品。

【修治】瓦垄子，取陈久者，炭火煅红，米醋淬三度，出火毒，研粉用。

贝子

生东海池泽。亦出南海，乃小白贝也。大如指顶，背隆如龟背，腹下两开相向，有齿刻如鱼齿，其中肉如蝌蚪而有首尾。其贝上古珍之，以为宝货，故贿赂贡赋。凡属于货者，字从贝，意有在矣。至今云南犹作钱用，盖亦不违古也。时珍曰：贝字象形。其中二点，象其齿刻；其下二点，象其垂尾。俗作海𧵳。

贝子【气味】咸，平，有毒。

【主治】目翳，五癃，利水道，鬼疰蛊毒，腹痛下血。〇温疰寒热，解肌，散结热。〇烧研，点目去翳。〇伤寒狂

---

① 咸：初刊本无此字。

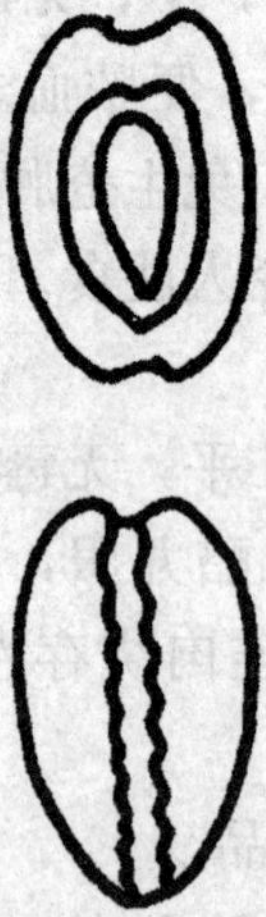

贝子　背上一圈黄色

热。〇下水气浮肿，小儿疳蚀，吐乳。〇治鼻渊出脓血，下痢，男子阴疮，解漏脯、面臛诸毒，射罔毒，药毒箭。

贝子，《本经》下品。

【修治】烧过用之。或蜜、醋相对浸之，蒸过取出，以清酒淘，研。

《简便单方》：治阴下疳疮，用贝子三枚，火煅红，研成细尘，搽之良。

海　燕

出东海。形扁，大二三寸，色青腹白，似海螵蛸，有纹，五角，不知头尾，口在腹下。阴雨则飞。生时体软，死则干脆。其形仿佛燕子，故名。

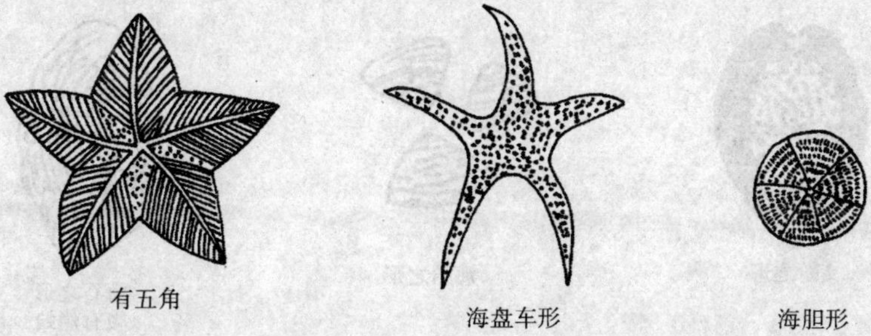

海燕

海燕【气味】咸，温，无毒。

【主治】阴雨发损痛，煮汁服，取汗即解。入滋阳药用之。

海胆【主治】心疼，烧研，酒服一枚。〇海盘车功同海燕。

海燕、海盘车、海胆俱生海中。能软坚，功亦不甚相远。

文　蛤

生东海。大者圆三寸，小者五六分。一头大，一头小，背上有花斑文者，文蛤也。

海蛤小者如细麻，大者若棋子，海蛤也。李时珍曰：海蛤，海中诸蛤烂壳之总称。不专指一蛤也。

海石蛤壳在海中，久被风涛打磨砻砺，廉棱消尽，无复形质光莹。礓块杂于泥沙，有似碎石者，海石也。

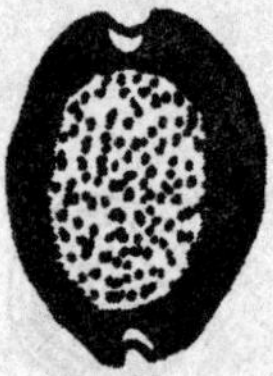
文蛤之形

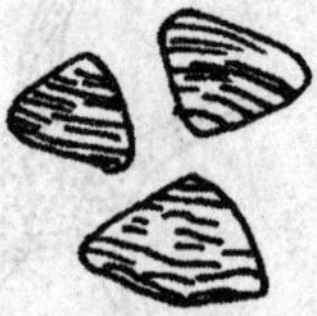
海蛤之形

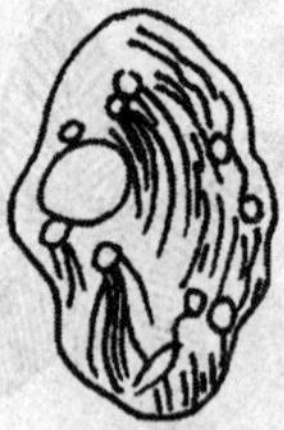
海石之形
腹有烂蛤

文蛤

海粉海石煅治为面者，海粉也。

文蛤【气味】咸，平，无毒。

【主治】恶疮，蚀五痔。○咳逆胸痹，腰痛胁急，鼠瘘大孔出血，女人崩中漏下。○能止烦渴，利小便，化痰软坚，治口鼻疳蚀。

海蛤【气味】苦、咸，平，无毒。

【主治】咳逆上气，喘息烦满，胸痛寒热。○疗阴痿。○主十二水满急痛，利膀胱大小肠。治[①]水项下瘤瘿。清热利湿，化痰消积，疗五痔，止血痢。

海石、海粉功同海蛤，治顽痰更捷。

① 治：初刊本后有"水气浮肿，下小便，治嗽逆上气"12字。

本草原始卷之十二

雍丘李中立正宇甫纂辑
吴郡葛鼐端调甫校订

人　部

发　髲

李时珍曰：发髲，乃翦髲下发也；乱发，乃梳栉下发也。按许慎《说文》云：大人曰髡，小儿曰髦。顾野王《玉篇》云：髲，鬄也；鬄，发髲也。二说甚明。古者刑人鬄发，妇人以之被髻，故谓之发髲。《周礼》云：王后大人之服，有以发髦为首饰是矣。又《诗》云：鬒发如云，不屑髢也。甄权曰：发鬊，雷敩所谓二十男子顶心剪下发者，得之矣。毛苌《诗传》云：被之僮僮。被，首饰也。编发为之，即此髲也。《释名》曰：发，拔也，拔擢而出也。髲，被也，发少者得以被助其发也。

发髲【气味】苦，温，无毒。

【主治】五癃关格不通，利小便水道，疗小儿惊，大人痉，仍自还神化。〇合鸡子黄煎之，消为水。疗小儿惊热百病。〇止血闷血运，金疮伤风，血痢。入药烧存性。用煎膏，长肉，消瘀血。

乱发一名血余，一名人退。【气味】苦，微温，无毒。

【主治】咳嗽，五淋，大小便不通，小儿惊痫，止血。鼻衄，烧灰吹之立已。○烧灰，疗转胞，小便不通，赤白痢，哽噎，痈肿，狐尿刺，尸疰，疔肿骨疽，并杂疮。○消瘀血，补阴甚捷。

【修治】敩曰：发髲是男子二十已来，无疾患，颜貌红白，于顶心剪下者，入丸药膏中用。先以苦参水浸一宿，漉出，入瓶子，以火煅赤，放冷研用。今人以皂角水洗净，入罐煅存性用亦良。

韩保昇曰：《本经》云自还神化。李当之云：神化之事，未见别方。按《异苑》云：人发变为鳝鱼。神化之异，应此者也。又陈藏器曰：生人发挂果树上，乌鸟不敢来食其实。又人逃走，取其发于纬车上却转之，则迷乱不知所适，此皆神化也。○李时珍曰：发者，血之余。埋之土中，千年不朽。煎之至枯，复有液出。误食入腹，变为癥虫。煅治服饵，令发不白。此正神化之验也。

爪甲

时珍曰：爪甲者，筋之余，胆之外候也。《灵枢经》云：胆应爪，爪厚色黄者，胆厚；爪薄色红者，胆薄；爪坚色青者，胆急；爪软色赤者，胆缓；爪直色白者，胆直；爪恶色黑者，胆结。又一名筋退。

爪甲【气味】甘、咸，无毒。

【主治】鼻衄，细刮嗜之立愈。众人甲亦可。○催生，下胞衣，利小便，治尿血及阴阳易病，破伤中风，去目翳。怀孕妇人爪甲，取末点目，去翳障。

治破伤风：手足十指甲，香油炒研，热酒调，呷服之，汗出便好。

牙　齿

李时珍曰：两旁曰牙，当中曰齿。肾主骨，齿者，骨之余也。女子七月齿生，七岁齿龀[1]，三七肾气平而真牙生，七七肾气衰，齿槁发素。男子八月齿生，八岁齿龆[2]，三八肾气平而真牙生，八①八肾气衰，齿搞发堕。钱乙云：小儿发蒸蜕齿，如花之易苗，不及三十六齿，由蒸之不及其数也。

牙齿【气味】甘、咸，热，有毒

【主治】除劳治疟，蛊毒气。入药烧用。〇治乳痈未溃，痘疮倒靥。

佛牙散：治五般聤耳，出脓血水，人牙烧存性，麝香少许，为末，吹之。

钱氏小儿方：治痘疮倒靥，人牙烧存性，入麝香少许，温酒调服半钱。

【注】

[1] 龀（chèn，音趁）：儿童换牙。

[2] 龆（tiáo，音条）：儿童换牙。

① 八：原本作“五”，据初刊本改。

乳 汁

李时珍曰：乳者，化之信，故字从孚、化，省文也。方家隐其名，谓之仙人酒、生人血、白朱砂，种种名色。盖乳乃阴血所化，生于脾胃，摄于冲任。未受孕则下为月水，既受孕则留而养胎，已产则赤变为白，上为乳汁。此造化玄微，自然之妙也。凡入药，并取首生男儿、无病妇人之乳，白而稠者佳。若色黄赤，清而腥秽如涎者，并不可用。有孕之乳，谓之忌奶，小儿饮之，吐泻成疳魃之病，最为有毒也。

乳汁【气味】甘、咸，平，无毒。

【主治】补五脏，令人肥白悦泽。疗目赤痛多泪，解独肝牛肉毒，合浓豉汁服之，神效。〇和雀屎，去目中弩肉。〇益气，治瘦悴，悦皮肤，润毛发，点眼止泪。

弘景曰：汉·张苍年老无齿，妻妾百数，常服人乳，故年百余岁，身肥如瓠。

服乳歌：仙家酒，仙家酒，两个壶卢盛一斗。五行酿出真醍醐，不离人间处处有。丹田若是干涸时，咽下重楼润枯朽。清晨能饮一升余，返老还童天地久。

《摘玄方》：治人臁胫生疮，用人乳汁、桐油等分和匀，以鹅翎扫涂，神效。

戏术：白纸火炙见红字：用奶汁写字放纸上，俟干，火上炙之，自见红字。

耳塞

《修真指南》曰：肾气从脾右畔上入于耳，化为耳塞。耳者，肾之窍也。肾气通则无塞，塞则气不通，故谓之塞。又一名耳垢，一名脑膏，一名泥丸脂。

耳塞【气味】咸、苦，温，有毒。

【主治】颠狂鬼神及嗜酒。〇蛇虫、蜈蚣螫者，涂之良。

《寿域方》：治蛇虫、娱蚣螫伤者，入耳垢、蚯蚓屎，和涂，出尽黄水，立愈。

口津唾

李时珍曰：人舌下有四窍，两窍通心气，两窍通肾液。心气流入舌下为神水，肾液流入舌下为灵液，道家谓之金浆、玉醴。溢为醴泉，聚为华池，散为津液，降为甘露，所以灌溉脏腑，润泽肢体。故修养家咽津纳气，谓之清水灌灵根。人能终日不唾，则精气常留，颜色不槁；若久唾，则损精气成肺病，皮肤枯涸。故曰：远唾不如近唾，近唾不如不唾。人有病，则心肾不交，肾水不上，故津液干而真气耗也。越人《难经》云：肾主五液，入肝为泪，入肺为涕，入脾为涎，入心为汗，自入为唾也。俗呼吐沫。

津唾【气味】甘、咸，平，无毒。

【主治】疮肿疥癣，皻疱，五更未语者，频涂擦之。又明目退翳，消肿解毒，辟邪，粉水银。

《范东阳方》云：凡人魇死，不得叫呼，但痛咬脚跟及拇指里际，多唾其面，徐徐唤之，自省也。

头垢

乃梳头上宿垢。一名百齿霜。

头垢【气味】咸、苦，温，有毒。

【主治】淋闭不通。〇疗噎疾，酸浆煎膏用之，立愈。又治劳复。中蛊毒、蕈毒，米饮或酒化下，并取吐为度。

《类要方》：治天行劳复，用头垢枣核大一枚，含之良。

《小品方》：治中野菜诸脯肉、马肝①、马肉毒，以头垢枣核大，含之咽汁，能起死人。或白汤下亦可。

人屎

一名人粪。时珍曰：屎，粪，乃糟粕所化，故字从米，会意也。

人屎【气味】苦寒，无毒。

【主治】时行大热狂走，解诸毒，捣末，沸汤沃服之。〇伤寒热毒，水渍饮之弥善。新者，封丁肿，一日根烂。〇骨蒸劳复，痈肿发背，疮漏，痘疮不起。

人中黄【主治】天行热狂疾，中毒、蕈毒、恶疮。〇热毒湿毒，大解五脏实热，饭和作丸，清痰，消食积，降阴火。

---

① 马肝：初刊本无此2字。

震亨曰：人中黄以竹筒入甘草末于内，竹木塞两头，冬月浸粪缸中，立春取出，悬风处阴干，破竹取草晒干用。

小儿胎屎【主治】恶疮，食瘜肉，除面印字，一月即瘥。

人尿

时珍曰：尿，从尸从水，会意也。方家谓之轮回酒、还元汤，隐语也。《素问》名溲。俗呼小便。

人尿【气味】咸，寒，无毒。

【主治】寒热头痛，温气。童男者尤良。〇主久嗽上气失声，及癥积满腹。〇明目益声，润肌肤，利大肠，推陈致新，去咳嗽肺痿，鬼气痓病。停久者，服之佳。恐冷，则和热汤[1]服。〇止劳渴，润心肺，疗血闷热狂，扑损，瘀血在内运绝，止吐血鼻衄，皮肤皴裂，难产，胎衣不下，蛇犬咬。〇滋阴降火甚速。〇杀虫解毒，疗疟、中暍。

震亨曰：小便降火甚速。常见一老妇，年逾八十，貌似四十。询其故：常有恶病，人教服人尿，四十余年矣，且老健无他病，而何谓之性寒不宜多服耶？凡阴虚火动，热蒸如燎[2]服药无益者，非小便不能除。〇按《褚澄遗书》云：人喉有窍，则咳血杀人。喉不停物，毫发必咳，血即渗入，愈渗愈咳，愈咳愈渗。惟饮溲溺，则百不一死；若服寒凉，则百不一生。又吴球云：诸虚吐衄咯血，须用童子小便，其效

① 汤：初刊本无此字。

② 燎：原本作“一”，据初刊本改。

甚速。

人中白时珍曰：滓淀为垽，以风日久干者为良。此乃人溺澄下白垽也。故《唐本草》名溺白垽。

人中白【气味】咸，平，无毒。

【主治】鼻衄，汤火灼疮。○烧研，主恶疮。○治传尸，热劳肺痿，心膈热，羸瘦渴疾。○降火，消瘀血，治咽喉口齿生疮疳䘌，诸窍出血，肌肤汗血。

秋石嘉谟曰：秋石，须秋月取童子溺，每缸入石膏末七钱，桑条搅澄定，倾出清液。如此二三次，乃入秋露水一桶，搅澄，如此数次，滓秽涤净，咸味减除，以重纸铺地上，晒干，完全取起。轻清在上者为秋石，重浊在下者刮去。古人立名，实本此义。男用童女溺，女用童男溺，亦一阴一阳之道也。世医不取秋时，杂收人溺，但以皂荚水澄，晒为阴炼，煅为阳炼，尽失于道，何合于名？媒利败人，安能应病？况以火炼，性却变温耶？

秋石【气味】咸，温，无毒。

【主治】虚劳冷疾，小便遗数，漏精白浊。○滋肾水，养丹田，返本还元，归根复命，安五脏，润三焦，消痰咳，退骨蒸，软坚块，明目清心，延年益寿。

治噎食反胃：秋石用一钱，白汤下，妙。

人　精

时珍曰：营气之粹，化而为精，聚于命门。命门者，精血之府也。男子二八而精满一升六合。养而充之，可得三升；损而丧之，不及一升。谓精为峻者，精非血不化也。谓精为宝者，精非气不养也。故血盛则精长，气聚则精盈。邪术蛊惑愚人，取男[1]女交媾，饮女精液，或以已精，和其天癸，吞咽服食，呼为铅汞，以为秘方。放恣贪淫，甘食秽滓，促其天年，愚之甚矣！按鲍景翔云：神为气主，神动则气随；气为水母，气聚则水生。故人之一身，贪心动，则津生；哀心动，则泪生；愧心动，则汗生；欲心动，则精生。

人精【气味】甘，温。无毒[2]。

【主治】和鹰屎，灭瘢。○涂金疮血出，汤火疮。

治汤火伤灼，用人精、鹰屎白，日日涂之，效。

髭　须

时珍曰：嘴上曰髭，颐下曰须[3]。

髭须【主治】烧研，傅恶疮。

唐李勣病，医云：得须灰服之方止。太宗闻之，遂自剪髭，烧灰赐服，复令傅痈，立愈。故白乐天诗云：剪须烧药赐功臣。

天灵盖

藏器曰：此是天生，盖押一身之骨。囟门未合，即未有也。志曰：此乃死人顶骨十字解者，方家婉其名耳。俗呼脑

---

① 男：初刊本作“童”。
② “无毒”：初刊本无此 2 字。
③ 须：原本脱，据初刊本补。

盖骨。

天灵盖【气味】咸，平，无毒。

【主治】传尸尸疰，鬼气伏连，久瘴劳疟，寒热无时者，烧令黑，研细，白饮和服，亦合丸散用。〇治肺痿，乏力羸瘦，骨蒸盗汗，酥炙用。〇退心经蕴寒之气。

妇入月水

时珍曰：妇人，阴类也，以血为主。其血上应太阴，下应海潮。月有盈亏，潮有朝夕。月事一月一行，与之相符，故谓之月水、月信、月经。经者，常也，有常轨也。《素问》名天癸，谓天一生水也。邪术家谓之红铅，谬名也。

月水【气味】咸，平，无毒。

【主治】解毒箭，并女劳复。

月经衣【主治】金疮血涌出，炙热熨之。又主虎狼伤，及箭镞入腹。

《博物志》方：令妇不妒，取妇人月水布，裹虾蟆于厕前一尺，入地五寸埋之。〇《集验方》：治剥马刺伤，以妇人月水涂之，效。〇女人之经，一月一行。其常也。或先或后，或通或塞，其病也。复有变常，而古人并未言及者，不可不知。有行期只吐血、衄血，或眼耳出血者，是谓逆行；有三月一行者，是谓居经，俗名按季；有一年一行，是谓避年；有一生不行而受胎者，是谓暗经；有受胎之后，月月行经而产子者，是谓盛胎，俗名垢胎；有受胎数月，红忽大下，而胎不陨者，是谓漏胎，此虽以气血有余、不足而言，则亦异于常矣。女子二七天癸至，七七天癸绝，其常也；有女年十二、十三而产子，如褚记室所载，平江苏达[①]乡女，十二受孕者；有妇年五十、六十而产子，如《辽史》所载，亟普妻六十余，生二男一女。此人异常之尤者也。学医者，于此类亦宜留心焉。

人 胞

包人如衣，故一名胞衣，一名胎衣，一名混沌衣，一名混元母，一名佛袈裟，一名仙人衣。俗呼紫河车。

人胞【气味】甘、咸，温，无毒。

【主治】血气羸瘦，妇人劳损，面皯皮黑，腹内诸病渐瘦者，治净，以五味和之，如馅饵法与食之，勿令妇知。○治男女一切虚损劳极，癫痫，失志恍惚，安心养血，益气补精。

时珍曰：人胞虽载于《陈氏本草》，昔人用者甚少。近因朱丹溪言其功，遂为时用。而括苍吴球始造大造丸一方，尤为世行。其方药味平补，虽无人胞，亦可服饵。按《隋书》云：琉球国妇人产乳，必食子衣，张师正《倦游录》云：八桂獠人产男，以五味煎调胞衣，会亲啖之。此则诸兽生子，自食其衣之意，非人类也。崔行功《小儿方》云：凡胎衣宜藏于天德、月空[②]吉方。深埋紧筑，令男长寿。若为猪狗食，令儿颠狂；虫蚁食，令儿疮癣；鸟鹊食，令儿恶死；弃于火中，令儿疮烂。近于社庙、污水、井灶、街巷，

---

① 达：初刊本作“连”。

② 月空：原本作“用德”，据初刊本改。

皆有所禁。按此亦铜山西崩，洛钟东应，亦自然之理也。今复以之蒸煮炮炙，和药捣饵，虽曰以人补人，取其同类，然以人食人，独不犯崔氏之禁乎？其异于琉球獠人者几希！

阴　毛

男子阴毛【主治】蛇咬，以口含二十条，咽汁，令毒不入腹。〇损（横）生逆产，用夫阴毛三[①]七茎，烧研，猪膏和丸大豆大，吞之。

妇人阴毛【主治】五淋及阴阳易病。〇牛胀欲死，妇人阴毛草裹与食之，即愈。

---

① 三：初刊本作“二”。

附录：《本草原始》初刊本与永怀堂本之比较

本次校勘选用明崇祯十一年（1638）鹿城葛鼒永怀堂刻本（以下简称“永怀堂本”）为底本，选用明万历四十年（1612）作者亲手书画初刊本为底本（以下简称“初刊本”）为校本。就此，笔者将此二版本的内容进行了比对，发现两版本之间主要有以下几方面的不同之处：

一、体例的不同

（一）序文的不同

初刊本原有序文两篇，分别为罗文英所著的“《本草原始》叙”以及马应龙所著的“《本草原始》序”。

而永怀堂刻本仅见序文一篇，即为葛鼒所著的“合刻李正宇先生《本草原始》戚南塘大将军《纪效新书》序”。该序文题名告诉我们永怀堂本的《本草原始》是与戚南塘大将军的《纪效新书》合刻在一起的。戚南塘大将军就是明代著名民族英雄戚继光，号南塘。《纪效新书》则是戚继光在东南沿海平倭战争期间练兵和治军经验的总结。那么为什么葛鼒要把看似毫不相干的两本书（《本草原始》与《纪效新书》）合刻在一起呢？关于这一点葛鼒在序文中交代的很明确：“兵药一也。此言驱患苦而活人其功同也。”“兵乎，药乎，岂特一之而，且贯之矣。”由此可见，葛鼐认为用药治病与用兵打仗的目的是一致的，都是驱人患苦，而且二者为达到目的所采取的方式也很相似，都要凭借物品，治病用的是药物，打仗用的是士兵及兵器。正是出于这两点考虑，葛鼐将二者合刻在一起。《江浙藏书家史略》载："葛鼐，字端调，昆山人，太常卿锡璠子，崇祯举人。锡璠有八子，皆好学……鼐益购所未备书，所藏达三万卷。"[①] 因葛鼐为大藏书家，见多识广，藏有《本草原始》与《纪效新书》，并将二书合刻在一起也不足为怪。

（二）大小字

初刊本每条药物的"原始"内容（包括药物产地、形态、释名等）均为大字，而药物的气味、主治、采摘、修治、附方等均为小字。而永怀堂本每条药物的主治为大字，其余项均为小字。

二、药物文字的比较

（一）药物数量的增减

初刊本共载药物 502 条。永怀堂本载药 499 条，与初刊本比较缺失药物 4 味，补入药物 1 味，分别为：

缺失药物分别为卷之二缺失"艾"一药，卷之三缺失"狼毒"一药，卷之十一缺失"蜣螂"及"蚱蝉"二药。增补药物为卷之四补入"儿茶"一药。

（二）药物顺序的调整

永怀堂本与初刊本在部分药物的排列顺序上也有不同，

① 吴晗．江浙藏书家史略．北京：中华书局，1981，205.

经比对共有三处：

其一，永怀堂本卷之六“堇堇菜”条药物排在“兔儿酸”条药物之前，初刊本于此相反。

其二，永怀堂本卷八“礞石、花乳石、不灰木、炉甘石、蓬砂、鹅管石、蛇含石、姜石”8 条药物排在“雨水、露水、腊雪、夏冰、千里水、逆流水、井华水、新汲水、地浆、热汤、浆水、无根水、半天河”13 条药物之前，而初刊本于此相反。

其三，永怀堂本卷八“梁上尘、百草霜、墨”3 条药物排在“半天河”条后，初刊本此 3 条药物排在“礞石”条药物后，“花乳石”条药物前。

（三）药物正文内容的变化

经校对发现，初刊本与永怀堂本在药物正文内容上出入很大，几乎每个药物条的内容均有不同程度的差别。存在一个药物条中有超过 20 字以上的内容增补或删除或修改这样情况的药物条数共有 109 条。

药物内容更改超过 20 字以上的药物表：

卷数	部类	药物	药物条数
1	草(上)	灵芝条、续断条、天门冬条、独活条、* 王不留行条	5
2	草(中)	* 香薷条、* 恶实条、延胡索条、鳢肠条	4
3	草(下)	半夏条、旋复花条、* 萹蓄条、* 豨莶条、马鞭草、骨碎补条、* 续随子条、马兜铃条、鹤虱条、* 鹤虱条、夏枯草条、灯心草条、海金沙条、番木鳖条、墓头回条	15
4	木	五加皮条、大枫子条、百药煎条	3

卷数	部类	药物	药物条数
5	谷	＊胡麻条、＊麻蕡条、＊粟条、＊糯米条、＊粳米条、＊黍条、酒条、＊小麦条、神曲条、＊大麦条	10
6	菜	白芥条、＊莱菔条、＊葱条、＊韭条、＊生姜、干姜条、＊葫条	7
7	果	＊橘条、＊藕实条、石莲子条、＊葡萄条、＊银杏条、＊栗条、＊鸡头实条、＊梅实条、柹条、枇杷条、＊荔枝条、甘蔗条、桃条	13
8	石	灵砂条、＊云母条、＊玉泉条、石钟乳条、矾石条、＊朴消条、＊消石条、滑石条、石胆条、空青条、禹余粮条、太一余粮条、白石英条、五色石脂条、石硫黄条、＊食盐条、石膏条、凝水石条、珊瑚条、＊伏龙肝条、＊石灰条、铅丹条、东壁土条、＊古镜条、＊古文钱条、石燕条、蛇含石条、＊露水条、＊千里水、东流水、甘烂水条、梁上尘条、百草霜条	33
9	兽	麝条、牛条	2
10	禽	鸡条、鹜条	2
11	虫鱼	白僵蚕条、＊蚱蝉条	2
12	人	无	0
合计	10		109

前加＊，代表药物条更改内容在100字以上。

三、药图的比较

初刊本共收录药图417条。而永怀堂本收录药图424条，比初刊本多出7条药图，多出来的这7条药图均来自该书第八卷。除此之外，两本尚有17条药图存在不一致之处。

永怀堂本《本草原始》与初刊本《本草原始》药图比较表：

序号	药物	卷次	部类	不一致之处
1	蒺藜子	1	草部上	永怀堂本比初刊本多一“白蒺藜”图
2	栝楼	2	草部中	永怀堂本比初刊本少一“天花粉”图
3	香薷	2	草部中	两本图不一致
4	天麻	2	草部中	永怀堂本比初刊本少一“羊角天麻”图
5	高良姜	2	草部中	两本图不一致
6	红豆蔻	2	草部中	两本图不一致
7	红蓝花	2	草部中	永怀堂本比初刊本少一“子形”图
8	半夏	3	草部下	两本图不一致，永怀堂本没有画出“脐”
9	豨莶	3	草部下	两本图不一致
10	骨碎补	3	草部下	永怀堂本比初刊本多一图
11	甘松香	3	草部下	两本图不一致
12	藿香	3	草部下	两本图不一致
13	松	4	木部	两本琥珀图不一致
14	檀香	4	木部	两本图不一致
15	巴豆	4	木部	永怀堂本比初刊本少一图
16	水银	8	石部	永怀堂本有图，初刊本无图
17	水银粉	8	石部	永怀堂本有图，初刊本无图
18	玉屑	8	石部	永怀堂本有图，初刊本无图
19	朴硝	8	石部	永怀堂本有图，初刊本无图
20	金屑	8	石部	永怀堂本有图，初刊本无图
21	凝水石	8	石部	永怀堂本有图，初刊本无图

序号	药物	卷次	部类	不一致之处
22	自然铜	8	石部	永怀堂本有图,初刊本无图
23	马	9	兽部	两本图不一致
24	蚱蝉	11	虫鱼部	两本图不一致

四、分析

综上，我们可以看出永怀堂本《本草原始》较《本草原始》的初刊本无论从药物正文内容、药材图以及书籍的体例上都做了很大的改动，这些改动应为葛鼐重刊该书时所为。改动中增补了很多内容，以该书第 8 卷为最，增补的主要内容主要引自《本草纲目》及《证类本草》。

葛鼐在校勘中改正了初刊本一些文字和内容上的错误，如将千里水、东流水的内容从“逆流水”条中分出，移入“千里水、东流水、甘烂水”条中等。但由于校勘不够认真，也带来了更大的错误，如卷三遗漏了狼毒条，并将狼毒条正文中部分内容移至“豨莶”条正文中，药图上将“豨莶”药材图画成了“狼毒”药材图；“藿香”条药材图有明显的错误；半夏图注中标明“有脐并棕眼”，而葛鼐却将药材图中半夏的“脐”给遗失了，等等。

在体例上李中立之所以将论述药物“原始”内容（包括药物的产地、形态以及释名）用大字书写，乃别有用心，是想强调该书是为了推究药物之原始而作。而葛鼐不明缘由，将这部分大字统统改为小字，并按照本草书籍编写的惯例将药物的“主治”内容改为大字，这也似乎有悖于李中立的初衷。

既然葛鼒对于《本草原始》的改动如此之大，那么是否应该将葛鼒所勘订的此书看为另一部本草著作呢？答案是否定的。因为虽然葛鼒重刊的《本草原始》较初刊本有了很大的改动，但仍将该书命名为《本草原始》，并且在书中指明了该书的作者雍丘李中立，而自己只是校订者。另外，从总体上来说改本还是保持了初刊本的原始风貌，改动的内容对于全书内容来说也只是一小部分，所以仍应看作是原书的一个版本，而不是新的本草著作。